老年危重病抢救与护理技术

主编 王立香 田明月 张爱兰 董长艳
刘 颖 宋文娟 张克利

四川科学技术出版社

图书在版编目（CIP）数据

老年危重病抢救与护理技术/王立香等主编. —成
都：四川科学技术出版社，2022. 7
ISBN 978 - 7 - 5727 - 0648 - 6

Ⅰ. ①老…　Ⅱ. ①王…　Ⅲ. ①老年病—急性病—急救
②老年病—险症—急救③老年病—急性病—护理④老年病—
险症—护理　Ⅳ. ①R459.7②R473.59

中国版本图书馆 CIP 数据核字（2022）第 132739 号

老年危重病抢救与护理技术
LAONIAN WEIZHONGBING QIANGJIU YU HULI JISHU

主　　编　王立香　田明月　张爱兰　董长艳　刘　颖　宋文娟　张克利

出 品 人　程佳月
责任编辑　李迎军
封面设计　刘　蕊
责任出版　欧晓春
出版发行　四川科学技术出版社
　　　　　成都市锦江区三色路 238 号　邮政编码 610023
　　　　　官方微博：http://weibo.com/sckjcbs
　　　　　官方微信公众号：sckjcbs
　　　　　传真：028 - 86361756
成品尺寸　185mm×260mm
印　　张　21.75
字　　数　520 千
印　　刷　成都博众印务有限公司
版　　次　2022 年 7 月第 1 版
印　　次　2022 年 7 月第 1 次印刷
定　　价　88.00 元

ISBN 978 - 7 - 5727 - 0648 - 6

邮　　购：成都市锦江区三色路 238 号新华之星 A 座 25 层　邮政编码：610023
电　　话：028 - 86361770

本书编委会

主　编　王立香　田明月　张爱兰　董长艳　刘　颖
　　　　　宋文娟　张克利

副主编　尉　昆　杨　颖　姚兰娟　王荣凯　顾政辉

编　委　（排名不分先后）

　　　　王立香　泰安市中心医院

　　　　王荣凯　聊城市直机关公费医疗门诊部

　　　　田明月　汶上县人民医院

　　　　刘　颖　滨州医学院烟台附属医院

　　　　宋文娟　中国人民解放军总医院第二医学中心

　　　　杨　颖　山东中医药大学第二附属医院

　　　　张爱兰　东营市东城医院

　　　　张克利　中国人民解放军陆军第八十集团军医院

　　　　姚兰娟　滨州医学院附属医院

　　　　顾政辉　武警甘肃总队医院

　　　　尉　昆　山东中医药大学第二附属医院

　　　　董长艳　烟台毓璜顶医院

前　言

进入 21 世纪，我国已进入老龄化社会，预计在未来的 20 年内，我国的人口老龄化将进入一个严峻的时代。由于我国人口基数大，人口出生率不断下降。我国将从老龄化社会转变为一个老龄社会，而且会持续相当长的一个时期。因此，研究老年人的健康问题，满足老年人的健康需要，提供优质的老年护理，提高老年人的生活质量，已成为医学领域的重要课题。

为适应医学科学发展和社会老龄化的需求，我们在繁忙的工作之余，积累多年临床经验，并参考众家学说，精心编写成《老年危重病抢救与护理技术》一书，奉献给读者，以期对老年人的保健与护理有所帮助。

全书共分 10 章，重点介绍了症状学、呼吸系统、循环系统、消化系统、泌尿系统、血液系统、代谢和内分泌疾病、风湿免疫性疾病、老年神经系统疾病、肿瘤疾病等老年常见危重疾病的防治与护理，内容新颖实用。

本书在编写过程中，得到了许多同仁的大力帮助，虽竭尽全力，但限于编者的能力和水平，书中难免存在错误和疏漏之处，恳请读者批评指正，并愿与广大老年病医护工作者共学共勉。

编　者
2022 年 1 月

目　录

第一章　症状学

第一节 头 痛

头痛是指因各种伤害性刺激所产生的致痛因子,作用于头颅内、外对疼痛敏感组织的疼痛感受器,经痛觉传导系统的神经结构,传入到中枢部分,进行分析、整合后所产生的一种局部或全头颅的痛楚与体验。

一、病因及发病机制

头痛的分类十分复杂,一般将头痛分为原发性头痛、继发性头痛两大类,原发性头痛包括偏头痛、紧张型头痛、丛集性头痛和三叉自主神经性头痛、其他原发性头痛四类;继发性头痛涉及八大类型。

头痛的常见病因有:

(一)颅内疾病

包括:

1. 脑膜炎、脑炎、脑脓肿等颅内感染性疾病。

2. 脑血管意外(脑出血、脑血栓形成、蛛网膜下隙出血)、高血压脑病、脑供血不足等颅内血管疾病。

3. 脑瘤、脑结核瘤等颅内占位性病变。

4. 脑震荡、脑挫伤、硬脑膜下出血等颅脑外伤。

5. 偏头痛等其他类型的头痛。

(二)颅外疾病

包括:

1. 颈椎病等骨疾病。

2. 三叉神经痛等神经病。

3. 眼源性、耳源性、鼻源性、牙源性头痛。

(三)其他

高血压、急性与慢性全身感染、中暑、系统性红斑狼疮、肺性脑病等全身性疾病。神经衰弱、癔症等神经官能性疾病。

二、病情评估

(一)病史

1. 头痛的部位

一侧头痛,多为偏头痛及丛集性头痛;一侧头痛,且深在性,见于颅内占位性病变,但疼痛侧不一定就是肿瘤所在的一侧;颞、顶、颈部的头痛,可能为幕上肿瘤。额部和整个头痛可能为高血压引起的;全头部痛多为颅内或全身感染疾病;浅表性、局限性头痛见于眼、鼻或牙源性疾患。

2. 头痛的性质

搏动性、跳动样头痛见于偏头痛、高血压或发热疾病的头痛;呈电击样痛或刺痛多为神经痛;重压感、紧箍感或钳夹样感为紧张性头痛。

3. 头痛的程度

头痛的程度与其病情的严重性不一致。剧烈的头痛常提示三叉神经痛、偏头痛或脑膜刺激的疼痛。轻或中度头痛可能为脑肿瘤。

4. 头痛的时间

一天之内头痛发作的时间往往与头痛的病因有关。清晨醒来时发作,常见于高血压、颅内占位性病变、额窦炎;头痛多在夜间发作,可使患者睡眠中痛醒,见于丛集性头痛;头痛在下午加重见于上颌窦炎。

5. 伴随症状

头痛伴剧烈呕吐提示颅内压增高,头痛于呕吐后缓解见于偏头痛。头痛伴眩晕见于椎基底动脉供血不足或小脑肿瘤。头痛伴发热常见于颅内或全身性感染。头痛伴视力障碍见于青光眼或脑肿瘤。头痛伴神经功能紊乱症状见于紧张性头痛。

(二)体格检查

检查时应注意血压、体温、头面部及心、肺、腹部检查及颈部淋巴结等检查。神经系统应做全面检查,包括姿势、步态、精神和意识状态、脑神经检查、运动系统检查、反射。必要时进行自主神经及感觉检查。

(三)实验室及其他检查

应根据疾病的具体情况及客观条件,选择必要的辅助检查。

1. 三大常规

1)血常规:感染性疾病常见白细胞总数及中性粒细胞增多,嗜酸性粒细胞增多见于寄生虫及变态反应性疾病。

2)尿常规:有助于糖尿病、肾病的诊断。

3)粪常规:可发现寄生虫卵或节片。

2. 血液生化及血清学检查

血液生化及血清学检查可查肾功能、肝功能、血糖、血脂、免疫球蛋白、补体及有关抗原、抗体,对病原学及某些特异性疾病提供有益的诊断线索。

3. 脑脊液检查

脑脊液检查可发现颅压高低、有无炎性改变及其性质,常行血常规、生化及特异性免疫学、病原学检查。

4. 脑电图、脑地形图

脑电图、脑地形图可提供脑部疾患的异常变化。

5. 诱发电位

诱发电位依病情可选择视、听、感觉、运动及事件相关等诱发电位检查,可发现相应神经功能传导障碍的分布情况。

6. 经颅多普勒超声(TCD)及脑循环动力(CVA)

TCD 和 CVA 有助于颈内、外血管病变的发现及其血流动力学的改变情况。

7. 影像学检查

1)颅骨 X 线片:可发现先天性异常、颅压增高、垂体肿瘤、病理性钙化及局部骨质破坏与增生;鼻颏及鼻额位片可发现各鼻旁窦的炎症、肿瘤;颅底片可发现骨折、肿瘤。

2)颈椎四位片:正、侧及左、右斜位有助于骨折、肿瘤、退行病变及关节紊乱症的诊断。

3)计算断层扫描(CT)及磁共振成像(MRI):对脑及颈段脊髓的炎症、肿瘤、血肿、囊肿及血管出血、梗死、寄生虫病变有重要诊断意义。

4)脑血管造影或脑血管成像(MRA、CTA):对血管病变、畸形、炎症、血管瘤可提供定位、定性诊断,对占位性病变亦可发现间接征象。

5)单光子发射计算机体层摄影(SPECT)及正电子发射断层显像(PET):对脑血流、脑代谢提供有价值的参考指标。

(四)鉴别诊断

头痛是一种症状,诊断时应注意查明原因,如突然出现的剧烈头痛,应考虑与脑血管疾病、急性青光眼、急性鼻窦炎、三叉神经痛等有关。头痛经过数日、数周逐渐加重时,应考虑为器质性病变所引起,如脑肿瘤、慢性硬膜下血肿、亚急性脊髓膜炎、慢性鼻窦炎及慢性中耳炎等。持续数月或数年的头痛,可考虑肌紧张性头痛、心源性头痛、颈椎病引起的头痛、高血压性头痛、慢性肺疾患引起的头痛。一过性头痛多与发热、酒精中毒、一氧化碳中毒等有关。鉴别诊断时应详问细查,如头痛的部位、性质、伴随症状、发病时间、诱发加重因素、缓解因素及既往病史等。

三、治疗

(一)病因治疗

针对病因进行治疗,如颅内感染应用抗生素;颅内占位性病变可行手术治疗;高血压、五官疾病、精神因素等所致者,均应进行相应的处理。

(二)一般治疗

无论何种原因引起的头痛,患者均应避免过度疲劳和精神紧张,须静卧、保持安静、避光。

(三)对症治疗

1. 镇痛剂

用于严重头痛时,多为临时或短期用,可用于各型头痛。可选用阿司匹林(乙酰水杨酸)0.2~0.5 g,或复方阿司匹林(APC)0.5~1.0 g,吲哚美辛 25 mg,均每日 3 次,口服。若痛剧未止,或伴烦躁者,选用延胡索乙素 100~200 mg,每日 3 次,口服;或 60~100 mg 皮下或肌内注射。或罗通定 30~60 mg,每日 3 次,口服;或 60 mg 皮下或肌内注射。或可待因 15~30 mg 或哌替啶 50 mg,皮下或肌内注射。

2. 镇静、抗癫痫药

通过镇静而减轻疼痛。可用地西泮 2.5~5 mg,口服;或 5~10 mg,肌内注射。氯氮

5～10 mg,每日 3 次,口服。抗癫痫药多用于控制头痛发作。可选用苯妥英钠 50～100 mg,每日 3 次,口服。

3. 控制或减轻血管扩张的药物

主要用于血管性头痛。

1)麦角胺:麦咖片 1～2 片口服,0.5 小时后无效可加用 1 片。严重头痛者用酒石酸麦角胺 0.25～0.5 mg 皮下注射,孕妇、心血管、肝肾疾病患者等忌用。

2)5-羟色胺拮抗剂:二甲麦角新碱每日 2～12 mg;苯噻啶 0.5～1 mg,每日 3 次;赛庚啶 2～4 mg,每日 3 次。

3)单胺氧化酶:苯乙肼 15～25 mg 或阿米替林 10～35 mg,每日 3 次。

4)β 受体阻滞剂:普萘洛尔 10～30 mg,每日 3 次;吲哚洛尔每日 2.5 mg。哮喘、心力衰竭、房室传导阻滞者禁用。

5)可乐定:0.035～0.075 mg,每日 3 次。

4. 脱水剂

颅内高压(脑水肿)时,用 20% 甘露醇或 25% 山梨醇 250 mL,快速静脉滴注,4～6 小时重复 1 次,间隙期静脉注射 50% 葡萄糖注射液 60 mL。必要时加地塞米松 10～20 mg,与 10% 葡萄糖液 500 mL 静脉滴注,每日 1 次。

(四)手术治疗

对脑血管性疾病、脑肿瘤、鼻咽部肿瘤等引起的头痛可考虑行手术治疗。

(五)其他治疗

对不能手术的脑肿瘤可采取化学治疗(化疗)和放射治疗(放疗)。

(六)中药治疗

酌情选用正天丸、清眩丸、牛黄上清丸等。

(七)针灸治疗

1. 风袭经络

主穴:风池、头维、通天、合谷、三阳络。

手法:毫针刺,用泻法。

2. 肝阳上亢

主穴:太冲、太溪、悬颅、侠溪。

手法:毫针刺,用泻法。

3. 气血不足

主穴:百会、气海、肝俞、脾俞、肾俞、合谷、足三里。

手法:毫针刺,用补法,并灸。

4. 瘀血停滞

主穴:头顶痛取百会、通天、太冲;前头痛取上星、头维、合谷;侧头痛取太阳、率谷、侠溪;后头痛取后顶、天柱、昆仑。

手法:毫针刺,用泻法或点刺放血。

(八)电针体穴疗法

与体针疗法的选穴相同。取穴分为六组,第一组取头部的穴位,如印堂、鱼腰、太阳、阳白;第二组取百会、风池等;第三组取相关节段内远隔部位的穴位,如膻中、玉堂、紫宫、华盖、内关、神门等;第四组取相关节段内远隔部位的穴位,如 T$_1$ ~ T$_2$ 夹脊穴、大杼、风门;第五组取足三里、内庭;第六组取三阴交、太溪。第一组、第三组、第五组穴位同时取用,第二组、第四组、第六组穴位同时取用。两种处方交替使用。

操作方法:分为两步,第一步进针操作与体针疗法一样,第二步为电针疗法操作方法。第一步操作完毕后,在第一组(头部的穴位)与第三组、第五组穴位之间,在第二组(头部的穴位)、第四组与第六组穴位之间,分别连接电针治疗仪的两极导线,采用疏密波,刺激量的大小以出现明显的局部肌肉颤动或患者能够耐受为宜。每次电针治疗 20 分钟,每天治疗 1 ~ 2 次,每次电针 6 ~ 8 个穴位即可。没有接电疗仪的穴位,按普通体针疗法进行操作。

(九)针刺加拔罐疗法

治疗颈肌紧张性头痛,方法:取穴为天柱、颈夹脊、风府、百会、攒竹、后溪、申脉、项肩穴(大椎旁开 3 寸*)。伴肩痛者,加天宗、秉风、肩髎。伴手臂麻木者,加曲池、支沟、外关、合谷。令患者取坐位,全身放松,常规消毒后,用 32 号 1 寸毫针,行针刺治疗,头项部穴位,宜轻刺,平补平泻,小幅度提插捻转,得气后即止,四肢远端穴位在行针得气后,用提插泻法,如特殊敏感者,仍行平补平泻法,留针 20 分钟。针后于项背肩胛肌肉紧张处,行拔罐治疗,先沿项背部肌肉及肩胛上部肌肉行闪罐法,待局部皮肤充血后,于项肩部留罐6 ~ 10 分钟;隔日治疗 1 次,14 次为 1 个疗程。

(十)灸法

多与针刺法配合使用,而且不能用于面部的穴位。

1. 处方

取穴分为三组,第一组取 T$_1$ ~ T$_2$ 夹脊穴、大杼、风门、三阴交、太溪,第二组取膻中、紫宫、内关、神门、足三里、内庭。两组穴位交替使用。

第三组取头部的穴位,如印堂、鱼腰、太阳、阳白、百会、风池等,第三组穴位使用针刺法。

2. 操作方法

第一组、第二组交替使用,用艾条温和灸,或用隔姜灸,每穴灸 15 分钟,使局部有明显的温热感为宜。第三组穴位每次均用。可先针第三组,再灸第一组、第二组。每日治疗1 ~ 2 次。

(十一)耳针疗法

1. 处方

主穴、配穴同时取用,两侧交替。

1)主穴:典型偏头痛与普通型偏头痛均取一侧的颞区、脑点(缘中)、皮质下。

2)配穴:取另一侧的耳穴,女性患者加取卵巢区,丛集型偏头痛加取眼区,偏瘫型偏头痛取穴同典型偏头痛,基底动脉型偏头痛加取脑干区、枕颈区,眼肌瘫痪型加取脑干,内脏型和典型者加取胃区。

———————————

* 寸,指中医的同身寸。

2. 操作方法

常规消毒后,用 28 号 0.5～1.0 寸毫针斜刺或平刺耳穴。每天针刺 1～2 次,每次留针 20 分钟,留针期间行针 2～3 次,用中等强度的捻转手法,捻转的幅度为 2～3 圈,捻转的频率为每秒 2～4 个往复,每次行针 5～10 秒。

（十二）耳穴贴压疗法

1. 处方

主穴、配穴同时取用,两侧交替。

1）主穴:取头部对应的单侧耳区,如额、颞区、枕、脑干、脑点。

2）配穴:取另一侧的耳穴,即颈部、肩胛带对应耳区内的敏感点。

2. 操作方法

用王不留行子进行贴压。常规消毒后,用 5 mm×5 mm 的医用胶布将王不留行子固定于选用的耳穴,每穴固定 1 粒。让患者每天自行按压 3～5 次,每个穴位每次按压 2～3 分钟,按压的力量以有明显的痛感但又不过分强烈为度。隔 2～3 天更换 1 次,双侧耳穴交替使用。

（十三）穴位注射疗法

治疗血管性头痛。

方法:复方丹参注射液(每瓶 2 mL,每毫升内含丹参、降香各 1 g)做穴位注射。主穴取风池、太阳、合谷、率谷。

随症加减:头痛伴失眠者加安眠₁、安眠₂,头痛伴恶心者加足三里,头痛伴畏光、闪耀暗点者加翳明,头痛伴高血压者加太冲,头痛与月经相关者加三阴交。每次用复方丹参注射液 2 mL,分 2～3 穴位注射,每天或隔天 1 次,10 次为 1 个疗程。

四、护理

（一）一般护理

1. 避免过度疲劳和精神紧张,保持安静休息。运动使血液中氧消耗增加,促进循环并使血管扩张,可引起和加重血管性头痛。长时间的读书、裁缝、编织、书写等工作,使头颈部和肩胛部的肌肉负担增加,可引起或加重紧张性头痛,故休息对于缓解头痛大有益处。剧烈头痛者可卧床休息;轻度头痛者则只要适当休息;脑血管病、颅内疾病应绝对卧床休息;青光眼、屈光不正等应注意眼的休息。

2. 注意姿势、枕头的合理调整。采取头低卧位可改善脑血液循环,使因缺血引起的脑血管收缩得以扩张,缓解头痛。若是由于颅内压升高引起的头痛,则应把头部及肩部抬高 15°～20°为宜,并减少活动以降低颅内压力。腰椎穿刺(腰穿)后头痛应去枕平卧,也可将床尾抬高,待症状缓解后再取一般平卧位。因鼻窦炎引起的头痛,应取半坐位,以利鼻腔分泌物的排出。

3. 保持室内安静,光线不宜过强。肝火头痛者,可用冷毛巾敷头部;风寒头痛剧烈者,可用盐炒附子包在纱布内,频擦痛处;外出时戴帽,避免风寒外袭。

4. 保持心情舒畅,避免精神刺激,适当调节休息时间。加强锻炼,生活规律,起居有常,增强体质,抵御外邪侵袭。

5. 颅内高压引起的头痛,应严格限制摄水量,包括口服液和静脉补液。颅内低压所致头痛可多饮水,以增加颅内压,减轻头痛。

6. 对血管性头痛剧烈时应冷敷,使血管收缩,提高痛阈。对紧张、不安引起的肌肉收缩性头痛可用热敷法得以缓解。

7. 做好心理护理,关怀、体贴患者,帮助患者改正个性上的弱点、缺点(如个性内向、遇事紧张、急躁、焦虑)。

(二)病情观察与护理

1. 应注意观察头痛的部位、性质、发生的急缓、程度、发生的时间和持续的时间、与体位的关系;注意头痛的前驱症状和伴随症状,激发、加重和缓解头痛的因素;注意患者的神志、意识情绪、瞳孔大小、呼吸、脉搏、体温及血压;注意观察头痛治疗、护理效果。

2. 头痛严重时,应遵医嘱给予止痛剂,但要避免镇痛药物的长期连续使用,尤其是慢性头痛长期给药,易引起药物的依赖性。对于常用的止痛药物还要注意其他不良反应,如胃肠道反应、凝血障碍、过敏反应、水杨酸反应等。

3. 对颅内高压使用甘露醇或山梨醇时,注意滴入速度要快,宜加压输入,一般250 mL溶液在30分钟内滴完;在用药过程中要随时观察,以免压力过高使空气进入血管;注射部位药液不得外渗,以免引起局部组织坏死;对于慢性心功能不全的患者,由于增加循环血量和心脏负荷,故应慎用。

五、康复

1. 合理安排工作、休息,不应过度疲劳,保障充足睡眠。

2. 注意保持良好的精神状态,适当参加娱乐及体育活动。

3. 指导患者进行自我病情监测:如头痛的性质、部位、程度、持续时间、前驱症状、伴随症状等,能主动向医务人员报告。

4. 向患者说明护理措施中减轻头痛的各项疗法的必要性,并指导患者积极参与和配合各种治疗。

5. 对头痛的各种检查、用药等给予详细耐心地解释,尤其是所用药物的药名、用法、常见不良反应以及预防发生不良反应的有关措施,使患者主动配合。

(姚兰娟)

第二节 眩 晕

由不同的原因而产生的一种运动性或位置性错觉称为眩晕。老年人发生的眩晕在临床上较为常见。

一、病因和发病机制

本病可见于多种疾病,如梅尼埃病、迷路炎、内耳药物中毒、前庭神经元炎、脑动脉粥样硬化、高血压、椎基底动脉供血不足、阵发性心动过速、贫血、中毒性眩晕、头部外伤后眩晕、屈光不正、神经症等。此外,老年人肾功能常常处于临界状态,应用耳毒性药物时,由于肾脏排泄功能差,容易导致耳毒性反应,表现为眩晕。常引起眩晕的药物还有链霉素、庆大霉素、水杨酸钠、奎宁、苯妥英钠和卡马西平等。

眩晕可分为耳源性眩晕、眼源性眩晕、神经源性眩晕、全身疾病性眩晕四大类。

二、病情评估

(一)临床表现

1. 症状

1)真性眩晕(旋转性眩晕):多为自身或外物的旋转、翻滚、晃动等运动感,且常伴恶心、呕吐、倾斜、眼震、平衡障碍等症状,又称为系统性眩晕。

2)非真性眩晕(非旋转性眩晕):又称假性眩晕或非系统性眩晕,多为自身摇晃、漂浮、升沉等自身不稳感。可有眼及全身疾病的相应症状或病史。

2. 体征

1)真性眩晕:常有眼球震颤、肢体倾斜或倾倒、错定物位、平衡障碍等症状。

2)假性眩晕:常伴有眼疾及全身有关疾病的相应体征,一般不伴眼震及明显自主神经症状。

(二)实验室检查及其他检查

1. 眼科检查

包括视力、视野、复相分析、瞳孔、眼底检查等。必要时,做眼震电图、视网膜电图、视动功能及视觉诱发电位等检查,以明确或排除眼疾及视神经病患。

2. 耳科检查

耳镜检查可观察耳道、鼓膜病变;听力测定可行耳语、音叉试验及电听力测定、耳蜗电图或听觉诱发电位等。

3. 前庭功能检测

1)平衡障碍可行过指试验、Romberg 或 Mann 试验及步态观察有无倾斜或倾倒。

2)眼球震颤诱发试验可行位置性诱发、变温试验(冷热水交替)、旋转椅试验、直流电试验等,以观察眼球震颤与自主神经反应出现的潜伏期、持续时间、方向、类型,双侧对比情况。

4. 神经科理学检查

其有助于脑部疾病的定位诊断。

5. 血及脑脊液检查

其有助于对感染、内分泌代谢性疾病、血液病、血管病、尿毒症、中毒性疾病等的定性诊断。

6. 血流动力学检查

TCD、CVA 有助于脑部血管狭窄、闭塞及血流速度、血流量等项的测定,对脑血管病的诊断有重要意义。

7. 影像学检查

颈椎、内耳道、颅底 X 线片有助于发现颈椎病、听神经瘤、颅底畸形;脑血管造影可发现血管畸形、动脉瘤、血管狭窄及阻塞的部位;CT 及 MRI 可发现骨折、出血、梗死、占位病变或炎症病灶。

8. 其他

脑电图、脑地形图、心电图,可依病情选择检查。

(三)诊断和鉴别诊断

根据病史及上述症状可作出诊断,体格检查时,重点对心、肺、肝、肾功能,脑神经功能包括眼球运动、眼震、听力、步态、肢体共济运动等进行检查,以作为鉴别。

三、治疗

(一)一般治疗

积极寻找病因,进行病因治疗。如颅内感染,应积极控制感染;颅内肿瘤,应手术治疗;椎基底动脉系统血栓形成,应用低分子右旋糖酐、血管扩张剂、抗凝剂、激素等;体质差者应积极进行体育锻炼。发作期宜卧床休息,防止起立时跌倒受伤,减少头部转动。要保持心情舒畅,不宜过多饮水。饮食宜清淡,不宜食用酒、浓茶、咖啡、韭菜、辣椒、大蒜等刺激性食物。

(二)药物治疗

1. 镇静剂

一般头晕者可给氯丙嗪25 mg、苯巴比妥0.03 g、地西泮2.5 mg 每日3 次口服或肌内注射。

2. 茶苯海明

茶苯海明50 mg,每日3 次口服。

3. 甲氧氯普胺

甲氧氯普胺10 mg,每日3 次口服。对晕车、晕船者,有较好疗效。

4. 氟桂利嗪

氟桂利嗪又名西比灵。剂量10 mg,每日1 次口服,10 天为1 个疗程。

5. 培他司汀

文献报道应用本品每日12 mg,分3 次服用,治疗各种原因引起的眩晕30 例(梅尼埃病18 例,高血压动脉硬化6 例,颈椎病2 例,中耳炎、迷路炎、脑震荡后遗症、链霉素中毒各1 例),多数于服用后4~12 小时即有明显效果,最快者2 小时即见效。症状、体征消失时间为(2.3±1.9)天,总有效率为96%。

6. 利多卡因

本品具有调节自主神经系统或扩张脑微血管,改善脑循环和内耳微循环的作用。有人给100 例患者用本品50 mg 加25% 葡萄糖40 mL 缓慢静脉注射,每日1~2 次,结果效果显著。国外有人用本品鼓室注射治疗梅尼埃病28例,获良效。

7. 地芬尼多

地芬尼多别名戴芬逸多,为强效抗晕止吐药。对眩晕、呕吐和眼球震颤均有明显疗效,对头痛和耳鸣亦有较好疗效。剂量25～50 mg,每日4次。6个月以上儿童,首剂0.9 mg/kg,必要时1小时可重复1次,以后每4小时给药一次。1天剂量5.5 mg/kg,6个月以下儿童禁用。肌内注射时剂量相应减少1/5～1/2。本品应在严密监护下给药。青光眼、窦性心动过速及胃肠道或泌尿道梗阻性疾病患者应慎用。

8. 复方氯化钾液

取10%葡萄糖500 mL加10%氯化钾10 mL、地塞米松10 mg、维生素B_6 100 mg静脉滴注。有人治疗眩晕症88例,有效率93.18%,优于对照组,$P < 0.005$。钾具有改善内外淋巴囊中钾离子不平衡的病理过程,使淋巴囊内外与细胞内外钾离子浓度迅速恢复到正常平衡状态的作用;激素具有膜稳定等作用;维生素B_6是细胞代谢的良好辅酶,可增加氨基酸与脂肪的代谢;三药合用具有很好的调节和协同效果。

(三)高压氧治疗

对慢性眩晕,用高压氧治疗有效。

四、护理

(一)一般护理

1. 卧床休息

急性眩晕发作时,应卧床休息,避免头部活动。

2. 饮食

宜给予低盐饮食,避免刺激性饮食及饮酒。

3. 心理护理

患者常有恐惧感,应注意给予精神安慰,向患者说明此症并非严重疾病,经治疗和休息可好转,以消除顾虑。

(二)病情观察与护理

1. 观察眩晕程度

眩晕剧烈但无突出的症状,伴眼球震颤者,大多是梅尼埃病,应嘱患者闭目休息。

2. 观察眩晕性质

眩晕呈旋转性,为耳性眩晕;眩晕呈非旋转性,常为中枢性眩晕。眩晕伴耳鸣、耳聋、间歇期恢复,为耳性眩晕;眩晕无耳鸣、耳聋,有耳鸣和其他脑神经及中枢神经症状,为中枢性眩晕。护理中应详细观察症状,并记录,协助医生诊断。

五、康复

1. 注意劳逸结合,勿过度劳累。平时注意锻炼身体,以增强体质,鼓励患者保持乐观情绪,以减少发病的机会。

2. 积极治疗中耳炎,去除病灶。

3. 注意颈椎保健,椎基底动脉供血不足者应注意头部转动时,动作宜缓慢。老年或高血压患者,醒后不宜马上起立,应休息片刻,然后缓慢起立,以免脑血供不足,引起直立性低血压而产生眩晕。平时注意颈椎锻炼,尤其是坐位低头工作者,应定时做颈部活动,防止颈椎病变。

4. 晕动病患者,在乘车前不宜过饱,亦不可空腹,应在乘车前2小时进少量易消化食物;可先服茶苯海明(或舟车宁);亦可在脐部贴伤湿止痛膏,加以预防。乘车时须坐在靠窗通风及颠簸较轻的座位上,闭目休息,勿观望窗外移动物。

5. 告诫患者不宜从事高空作业、航空、航海及其他高速运动的职业,亦不宜骑自行车,以防突发眩晕,产生危险。一旦发生眩晕,立即靠边站立,闭目扶持物体,如无物可扶,同时蹲下,防止摔倒,休息片刻。有条件者应立即躺下,待好转后再缓慢行走。亦可随身携带茶苯海明,发作时及时吞服,以减轻症状。

(姚兰娟)

第三节 晕 厥

晕厥是最常见的短暂性或发作性意识丧失,是由于脑血流急剧减少所造成,这种减少常常是全面的、广泛的,而非局部性的,因而反映了心搏出量的急剧下降。无论何种原因导致的晕厥,意识障碍的程度均取决于脑血流量减少的程度。

一、病因和分类

引起晕厥的原因很多,但主要是低血压、低血糖、脑源性、心源性、血管性、失血性、药物过敏性疾病以及精神受强烈刺激、剧烈疼痛、剧烈咳嗽等导致的。其中除心源性(急性心肌梗死、心室颤动、心律不齐等)、脑源性(脑血管破裂、栓塞和脑挫伤等)、失血性(各类大出血)常有生命危险外,其余原因发生的晕厥大都无生命危险。晕厥最常见的病因种类有:

(一)血管迷走性晕厥(VVS)

VVS是由于某种强烈刺激引起的,是晕厥中最常见的一种,约占半数以上。多见于年轻、平素体弱而情绪不稳的女性,一般无严重器质性病变。其发生是由于各种刺激通过迷走神经反射,而引起周围血管扩张,使回心血量减少,排血量降低,导致脑组织一过性缺血。往往在立位时发生,很少发生于卧位,发病前有明显的诱发因素,如恐惧、剧痛、亲人亡故、遭受挫折、空腹过劳或手术、出血、见血、注射、外伤、空气污浊、闷热等。发作前常有头晕、恶心、出冷汗、面色苍白、眼前发黑等前驱症状,几秒钟到几分钟,随即意识丧失而昏倒。晕厥时,心率起初较快,以后则显著减慢,每分钟50次左右,规则而微弱,血压在短时间内可出现偏低现象,让患者躺下后即能恢复,并无明显后遗症。

(二)直立性晕厥

直立性晕厥也是临床上较常见的一种晕厥,又称体位性低血压。多见于老人或久病常卧者突然站立或蹲下复立时发生。其特点是血压骤然下降,眼前发黑冒"金星"。心率加快,晕厥时间短暂,发生时无明显前兆。

（三）排尿性晕厥

排尿性晕厥多见于年轻人或老年人夜间起床排尿者。当他们被尿憋醒后,因突然起床和用力排尿,腹压大减,使上身血液回流腹腔,导致脑部缺血而发生晕厥。

（四）剧咳性晕厥

剧咳性晕厥多因剧烈的痉挛性咳嗽导致,为一时性晕厥。剧咳时患者多先感心慌、气喘、头晕、眼花而很快失去意识与知觉。

（五）颈动脉窦综合征

颈动脉窦综合征临床上较少见,好发于中年以上,尤其老年伴动脉硬化者,常因压迫颈动脉窦的动作,如衣领过紧、突然转动颈部以及在室上性心动过速时做颈动脉窦按摩时,或因局部淋巴结肿大、肿瘤、瘢痕的压迫等,均可刺激颈动脉窦使迷走神经兴奋,从而使心率减慢,血压下降,脑缺血而发生晕厥,并可伴有抽搐。因此,对老年人尤其伴动脉硬化者,按摩颈动脉窦的时间不宜超过10秒,并切忌两侧同时进行,预防晕厥发生。

（六）癔症性晕厥

癔症性晕厥临床上多见于年轻女性。发病前往往有明显的精神因素。发作时常有气管堵塞感、心悸、眩晕、过度换气、手足麻木等,随即出现意识丧失,肢体无规律性地抽搐,且持续时间较长,可在数分钟至数小时以上,发作时血压及脉搏往往无改变。此外,患者可伴有其他精神症状,既往可有类似的发作史,并可在卧位时发生。

（七）心源性晕厥

心源性晕厥为晕厥中最严重的一种。是由于心律失常、心排血发生机械性阻塞、血氧饱和度（SO_2）低下等因素引起心排出量减少或中断,导致脑缺血而发生晕厥。在心源性晕厥中,以心律失常所致者最常见。由于各种疾病或药物的毒性作用引起心脏停搏、心动过缓、心动过速,使心排出量骤减或停止,导致急性脑缺血而发生晕厥,可见于阿—斯综合征、奎尼丁的药物使用、QT间期延长综合征等。心源性晕厥发作的特点是用力为常见发病诱因,发作与体位一般无关,患者多有心脏病史及体征。

（八）脑源性晕厥

脑源性晕厥临床上多见于患者原有高血压史或有肾炎、妊娠毒血症者在血压突然升高时,脑部血管痉挛、水肿,导致一时性广泛性脑血液供应不足。晕厥发作时多伴有剧烈头痛、视物模糊、恶心、呕吐等先驱症状,继之神志不清伴抽搐。

（九）低血糖性晕厥

低血糖性晕厥多见于严重饥饿者或长时间进食很少者,以及糖尿病与低血糖患者。由于脑部主要靠葡萄糖来供应能量,如血糖过低,则影响脑的正常活动而发生晕厥。发作前常有饥饿、乏力、心悸、头晕、眼前突然发黑。晕厥时面色苍白、出汗、心率加快,给予葡萄糖后即可清醒。

二、病情评估

(一)病史

询问过去有无相似的发作史,有无引起晕厥的有关病因。问清发作与劳动的关系,如主动脉瓣狭窄常在劳动时发作。开始发作时的体位,如血管抑制性晕厥一般发生于坐位或立位,直立低血压性晕厥在平卧立起时发生。发作与情绪变化的关系,发作与饮食、药物的关系,如低血糖晕厥常于空腹时发作。询问起病的缓急和持续时间的长短,大多数晕厥发作仅持续几秒钟。主动脉瓣狭窄、血糖过低及急性脑缺血疾病,常引起较长时间的知觉丧失。

(二)临床表现

突然昏倒,不省人事,面色苍白,四肢厥冷,脉搏缓慢,肌肉松弛,瞳孔缩小,收缩压下降,舒张压无变化或较低,短时间内能逐渐苏醒(通常不超过 15 秒),无手足偏废和口眼歪斜。

体格检查要全面系统地进行,注意测定仰卧和直立位时的血压。心脏听诊注意有无心律失常、心脏瓣膜病等,有无杂音及震颤。神经系统检查有无定位体征等。

(三)实验室及其他检查

1. 实验室检查

血液检查可示贫血、低血氧、低血糖、高血糖;血气分析可示低氧、低碳酸血症;血液毒物检测等有助于血源性晕厥的诊断。

2. 心电图

心电图示心律失常、心肌缺血或梗死等,有助于心源性晕厥的诊断。

3. 脑电图

脑电图示广泛同步慢波化(发作期)。

4. TCD、CVA、SPECT、PET 等项检测

TCD、CVA、SPECT、PET 等项检测可提示脑血管狭窄,血流不畅,脑供血不足。

5. 脑血管造影

脑血管造影可提示血管狭窄及偷漏情况。结合第 2、3 项检查,有助于脑源性晕厥的诊断。

6. CT、MRI

CT、MRI 有助于能引起脑源性晕厥病变的发现。

7. X 线检查

X 线检查可发现颈椎病及颅脊部畸形改变等。

8. 诱发试验

1)直立倾斜试验:血管迷走神经反射性晕厥多呈阳性。

2)颈动脉窦按摩试验:颈动脉窦性晕厥常呈阳性,行此检查应小心,并应备急救用药。

3)双眼球压迫法:迷走神经兴奋者多呈阳性。

4)屏气法(Weber 法):屏气晕厥常示阳性。

5)深呼吸法:呼吸过度所致血源性晕厥常呈阳性。

6)吹张法(Valsalva 法):心源性及反射性晕厥常呈阳性。

三、鉴别诊断

一般可依据病史、体检和相关辅助检查对晕厥做出临床诊断,晕厥与眩晕、跌倒发作等症状也相对容易鉴别,但临床上癫痫与晕厥鉴别诊断有时存在一定困难,特别在晕厥继发抽搐时容易误诊。除了脑电图和动态脑电图外,以下临床特征对二者的鉴别有所帮助:

1. 晕厥患者常伴有出汗、恶心等症状,癫痫患者则鲜有上述症状。

2. 晕厥发作后一般意识恢复快、完全,少有精神紊乱,而癫痫发作后常有意识模糊状态,部分还有嗜睡或精神错乱。

3. 癫痫患者肢体抽搐持续时间长,而且多出现在意识丧失之前或同时,晕厥患者出现抽搐的形式为全身痉挛,持续时间短,多发生在意识丧失之后 10 分钟以上者。

4. 癫痫发作与体位和情景改变无关,而晕厥常具有以下诱因:疼痛、运动、排尿、情绪刺激和特殊体位等。

四、治疗

(一)对症处理

发作时应取平卧位,将所有紧身的衣服及腰带松解,以利呼吸,将下肢抬高,以增加回心血量。头部应转向一侧,防止舌部后坠而阻塞气道。紧急情况下可针刺中百会、合谷、十宣穴。

(二)病因治疗

心源性晕厥应处理心律失常,如心房颤动或室上性心动过速时,可应用洋地黄治疗,完全性房室传导阻滞所致的晕厥,最好使用心脏起搏器。心室颤动引起的晕厥,可用电击除颤。对脑部及其他神经疾患所引起的晕厥,主要是治疗原发病。体位性低血压可试用麻黄碱 25 mg 每日 2～3 次或哌甲酯 10～20 mg,早晨、中午各服 1 次。排尿性晕厥应劝告患者靠墙或蹲位小便;咳嗽性晕厥应治疗肺部炎症。

(三)药物治疗

药物治疗主要适用于部分 VVS 和直立性晕厥患者,其目的在于阻断 VVS 和直立性晕厥的触发机制中的某些环节,常用的药物包括以下几种类型:

1. β 受体阻滞剂

该药为目前常用的一线药物,通过阻断高水平儿茶酚胺的作用,降低心肌收缩力,减慢心率,降低对心脏机械感受器的刺激而起作用。常用的药物为阿替洛尔,25～100 mg/d,1～2 次/天,口服,常见不良反应有心动过缓、血压下降、头痛、头晕、恶心、乏力、失眠和抑郁。其他药物包括:普萘洛尔、美托洛尔和吲哚洛尔等。

2. 糖皮质激素

氟氢可的松可增加肾脏对钠的重吸收,增加血容量,也可能通过影响压力感受器灵敏度,降低血管对去甲肾上腺素缩血管作用的敏感性,降低交感神经活性。0.1～0.2 mg/d,2 次/天,口服。该药尤其适用于家族性 VVS 及年轻的 VVS 患者。

3. 抗心律失常药

丙吡胺是具有抑制心肌细胞 0 相上升速度、中度减慢传导速度、延长复极的作用。此外，它还有抗胆碱能效应，直接收缩血管的作用。对于 β 受体阻滞剂治疗失败，伴有心动过缓或心脏停搏的患者很有效，但由于丙吡胺有潜在的致心律失常作用和明显的抗胆碱不良反应，一般不作为一线药物。

4. 5 - 羟色胺(5 - HT)再摄取抑制剂

5 - HT 在 VVS 的发作中有降低血压和减慢心率的作用，5 - HT 再摄取抑制剂可阻断突触间隙的 5 - HT 再摄取，突触后 5 - HT 受体密度下调，可减少 5 - HT 的作用。可选用的药物有：氟西汀，20 ~ 40 mg/d，1 次/天，口服；盐酸舍曲林，50 ~ 100 mg/d，1 次/天，口服。5 - HT 再摄取抑制剂的有效性有待于进一步证实，推荐和其他药物合用。对于那些与精神因素密切相关，而且频繁发生过度换气后晕厥的患者，这类药物也可选用。

5. α 受体激动剂

米多君为选择性 α 受体激动剂，可增强周围血管收缩，增加外周血管阻力，减少静脉血容量，减少重力对中心血容量分布的影响，提高低血压患者直立位血压，可有效改善因血容量不足出现的脑缺血症状。2.5 ~ 10 mg/d，2 次/日，口服。其他药物包括去氧肾上腺素、哌甲酯，但只有甲氧胺的疗效在随机临床实验中获得证实。

6. 其他药物

抗胆碱能药物可降低 VVS 时的高迷走张力，提示对晕厥的治疗可能有效；血管紧张素转换酶抑制剂(ACEI)通过减少血管紧张素 Ⅱ 的产生而减少对血管紧张素 Ⅱ 受体的刺激，达到抑制儿茶酚胺分泌的目的，从而阻断晕厥发生的关键启动环节，防止晕厥的发生；茶碱因其可阻断腺苷引起的低血压，有抗心动过缓作用，故可能对 VVS 有效。其他药物还包括麻黄碱、可乐定和一些中药等，这些药物的疗效均需进一步临床研究予以证实。夜尿增加的患者使用去氨加压素治疗、奥曲肽(生长抑素)治疗餐后低血压、红细胞生成素(EPO)治疗贫血等。

五、护理

1. 按医嘱指导患者卧床休息或适当活动。病室应靠近护理站。

2. 解释晕厥的原因；嘱患者避免剧烈活动、情绪激动，直立性低血压者卧位坐起或站立时动作应缓慢；有头晕、黑矇等晕厥先兆时，立即下蹲或平卧，防止摔伤。

3. 病情观察与护理：观察生命体征，注意血压、呼吸频率及节律、心率及心律有无改变；皮肤有无发绀、水肿、色素沉着；有无病理反射及神经系统阳性体征。如晕厥发作伴面色红润，呼吸慢而伴有鼾声，或晕厥发作期间，心率超过每分钟 180 次或低于每分钟 40次，分别考虑有脑源性或心源性晕厥可能者，应立即报告医生处理。

（杨颖）

第四节 意识障碍

意识障碍是指人体对外界环境刺激缺乏反应的一种精神状态。大脑皮质、皮质下结构、脑干网状上行激活系统等部位损害或功能抑制均可导致意识障碍。其可表现为觉醒下降和意识内容改变,临床上常通过患者的言语反应、对针刺的痛觉反应、瞳孔对光反应、吞咽反射、角膜反射等来判断意识障碍的程度。

一、病因和发病机制

意识障碍的病因比较复杂,常见于下列疾病:

（一）颅内病变

颅内病变常见为出血、梗死、炎症、外伤与肿瘤等。

1. 脑出血性疾病

脑出血性疾病常见于脑出血与蛛网膜下腔出血。但自 CT 应用以来,少量的脑出血包括基底核区出血、脑桥出血很少引起昏迷。

2. 脑梗死

如脑栓塞、脑血栓形成等也可引起昏迷。

3. 炎症

如各种脑炎、脑脓肿、脑膜炎等。

4. 外伤

如脑震荡、脑挫裂伤、外伤性颅内血肿等。

5. 肿瘤

如脑肿瘤等。

6. 其他

如癫痫、中毒性脑病等。

（二）全身性疾病

1. 急性感染性疾病

急性感染性疾病见于全身重度感染,包括各种细菌、病毒、螺旋体、寄生虫等。常见于败血症、肺炎、猩红热、白喉、百日咳、伤寒及尿路感染。

2. 心血管疾病

心血管疾病如心律失常、心肌梗死、肺性脑病和高血压脑病等。

3. 水、电解质平衡紊乱

水、电解质平衡紊乱如慢性充血性心力衰竭、慢性肾上腺皮质功能减退症等引起的稀释性低钠血症等。

4. 内分泌及代谢障碍性疾病

内分泌及代谢障碍性疾病如尿毒症、肝病、甲状腺危象、糖尿病、高渗性糖尿病、低血糖及慢性肾上腺功能减退症等所引起的昏迷。

5. 外源性中毒

外源性中毒包括工业毒物中毒、农药类中毒、药物类中毒、植物类中毒、动物类中毒等。

二、病情评估

(一)病史

要注意详细询问发病过程、起病缓急、昏迷时间及伴随症状，如突然发病者见于急性脑血管病、颅脑外伤、急性药物中毒、一氧化碳中毒等；缓慢起病者见于尿毒症、肝昏迷、肺性脑病、颅内占位性病变、颅内感染及硬脑膜下血肿等。昏迷伴有脑膜刺激征见于脑膜炎、蛛网膜下腔出血；昏迷伴有偏瘫以急性脑血管病多见；昏迷伴有颅内压增高者见于脑出血及颅内占位性病变；昏迷伴有抽搐常见于高血压脑病、子痫、脑出血、脑肿瘤、脑水肿等。

此外，要注意有无外伤或其他意外事故，如服用毒物、接触剧毒化学药物和煤气中毒等；以往有无癫痫发作、高血压病、糖尿病及严重的心、肝、肾和肺部疾病等。

(二)临床表现

昏迷是高度的意识障碍，意识完全丧失，体格检查时不能合作。在程度上有深浅之分。

1. 浅昏迷

患者意识模糊，对呼吸有反应，答话简短而迟缓，强烈的疼痛刺激有反应，瞳孔对光反射存在，吞咽、咳嗽、打喷嚏等反射均存在，脉搏、呼吸、血压多无变化。

2. 中昏迷

各种外界刺激多无反应，或反应极为迟钝，答话含糊不清或答非所问，强烈的疼痛刺激可出现简单的防御反射，瞳孔对光反射存在但较迟钝，大小便失禁或潴留，呼吸速率或节律可有变化。

3. 深昏迷

对各种刺激均失去反应，瞳孔散大或缩小，角膜反射、吞咽反射、咳嗽反射消失，肌肉松弛，腱反射消失，大小便失禁或潴留，脉搏、血压、呼吸多有异常改变。

4. 伴随状态

1)伴发热：发热见于感染性疾病。冬季见于流行性脑脊髓膜炎(流脑)、肺炎；夏秋季见于乙型脑炎、中毒性细菌性疾病、脑型疟疾或中暑等；无发热而皮肤湿冷者见于有机磷中毒、巴比妥类中毒、休克、低血糖昏迷等。

2)伴呼吸减慢：呼吸减慢可见于有机磷、巴比妥类、阿片中毒；深大呼吸者见于尿毒症或糖尿病酮症酸中毒(DKA)。

3)伴瞳孔扩大：瞳孔扩大见于癫痫、颠茄类中毒、低血糖昏迷；瞳孔缩小者见于有机磷、巴比妥类、毒蕈中毒及尿毒症或脑干出血；双侧瞳孔大小不等或忽大忽小，提示脑疝形成早期。

4）伴脑膜刺激征：多为中枢神经系统感染，见于各种脑炎、脑膜炎、蛛网膜下隙出血等。

5）伴局灶性神经体征或偏瘫：该症状见于脑血管意外或颅内占位性病变。

6）伴抽搐：抽搐多见于脑血管意外、癫痫、药物中毒（如大量异烟肼中毒）。

7）伴深度黄疸：深度黄疸可能系急性或亚急性重型肝炎，若有慢性肝病史、腹水者则为肝硬化所致肝性脑病。

8）伴皮肤黏膜淤点、淤斑：该症状常提示为败血症，特别是金黄色葡萄球菌感染，在冬季应警惕流脑。

9）伴视神经乳头水肿：视神经乳头水肿是颅内高压的重要客观指征；有视网膜渗出、出血、动脉的改变者，要考虑尿毒症、恶性高血压和糖尿病的存在。

10）呼吸气体亦有助于诊断，如伴有大蒜气味、分泌物增多者，系有机磷中毒；肝臭味为肝性脑病；尿臭味为尿毒症；烂水果味系 DKA；酒味为乙醇中毒。

（三）体格检查

要仔细观察体温、脉搏、呼吸、血压、皮肤等。如严重感染性疾病体温可升高，影响下丘脑体温调节中枢引起中枢性高热，体温多在 40℃ 以上；体温下降多见于周围循环衰竭或下丘脑功能紊乱；高颈髓病变、急性感染性多发性神经根炎及重症肌无力危象可表现呼吸困难；高血压见于急性脑血管病、子痫、高血压脑病；低血压见于心肌梗死、心脑综合征、安眠药物中毒及重度感染等引起的昏迷；皮肤呈樱桃红色见于一氧化碳中毒；慢性肾上腺皮质功能减退可有皮肤色素沉着；败血症可出现淤点与低血糖；休克时皮肤湿润多汗；糖尿病昏迷、尿毒症与抗胆碱能药物中毒则皮肤干燥无汗。此外，瞳孔大小与光反射的变化常提示患者的病情变化。单侧瞳孔散大除外药物作用应视为视神经或动眼神经损害，见于脑外伤、脑出血及颅内占位性病变引起的颞叶沟回疝，预后不良。眼底如发现视神经乳头水肿，提示颅内压增高的表现。脑膜刺激征阳性，见于脑膜炎、蛛网膜下隙出血或脑疝。昏迷患者如无肢体运动反应、肌张力低下、腱反射消失，或出现异常的伸张反射或屈曲反射常提示预后不良。

（四）实验室及其他检查

1. 一般常规检查

一般常规检查常规检查包括血、尿、大便常规，血生化，电解质及血气分析等。

2. 脑脊液检查

脑脊液检查为重要辅助诊断方法之一，脑脊液的压力测定可判断颅内压是否增高，但应慎重穿刺，以免脑疝形成。

3. 其他检查

脑电图、CT、脑血管造影等检查可出现异常。

三、鉴别诊断

应注意和晕厥、癔症性昏睡相鉴别。

四、治疗

意识障碍的治疗需要一个护理团队良好地协调配合。初诊时,在迅速判断意识水平和瞳孔情况后,应立即尽可能地维持正常的呼吸和循环功能;有脑疝征象者应立即处理颅内高压情况,然后通过详细的病史、周密的体格检查及辅助检查找寻昏迷的病因;在抢救过程中严密监测生命体征,并进行频繁的评估。

(一)病因治疗

对颅内出血或肿瘤,要立即考虑手术清除的可能;脑膜炎要针对不同性质给予足量的抗生素;低血糖昏迷立即静脉注射50%葡萄糖60～100 mL;糖尿病昏迷应立即请内科协助抢救;中毒则可给予相应的解毒剂,等等,不一一举例。

(二)对症治疗

为了维持昏迷患者有效的呼吸循环,及时补充水及电解质,促使患者神志恢复,减少及预防并发症,特别对病因不明患者或在病因治疗的同时,进行积极的对症治疗更显得重要。

1. 保持呼吸道通畅

注意吸痰,对病情严重者,应行气管切开术。自主呼吸停止者需给予人工辅助呼吸。

2. 纠正休克

注意心脏功能。

3. 降颅内压

对颅内压增高、脑疝者,应立即采用措施降低颅内压。

4. 止血、清创

开放性伤口应及时止血、清创缝合,注意有无内脏出血。

5. 血液检查

疑有糖尿病、尿毒症、低血糖、电解质及酸碱失衡者应抽血检查。

6. 洗胃

对服毒、中毒可疑者洗胃,并保留洗液送检。

7. 对症处理

有高热或低温者,则对症处理。

8. 导尿

有尿潴留者进行导尿等处理。

9. 补充水及电解质

维持水、电解质及酸碱平衡。

10. 防治感染

尤应注意预防肺、尿道、皮肤感染。

11. 抗癫痫药物治疗

一旦有癫痫发作,用苯巴比妥钠0.1～0.2 g,肌内注射;若呈现癫痫持续状态,可用地西泮10 mg,缓慢静脉注射。

以上处理应分清轻重缓急,妥善安排,以免坐失转危为安的时机,各项具体措施可参考有关章节。

（三）脑复苏

直接病因已经去除的昏迷患者,可行脑复苏治疗,以促进神经功能的恢复。可给脱水剂以减轻脑水肿,给予促进细胞代谢的药物,如谷氨酸盐或钾盐、ATP、肌苷、各种维生素、醋谷胺、醒脑静、胞磷胆碱等。

五、护理

1. 保持呼吸道通畅

昏迷患者在意识丧失后各种反射减弱或消失,易使口腔异物、痰块等吸入呼吸道而窒息。亦可因呼吸不畅,口腔分泌物不能自动排出而发生呼吸道梗阻和肺部感染。故患者应取侧卧头后仰,下颌稍前位,以利于呼吸。取下义齿,如有舌根后坠,可用舌钳将舌头拉向前方固定,及时清除口腔分泌物和呕吐物。

2. 营养维持

患者发病后前 2 日可由静脉输液,维持生理需要。48 小时后应给鼻饲饮食供应营养。因过早鼻饲可因插胃管刺激导致患者烦躁不安而加重病情。鼻饲饮食的质量和数量应根据患者的消化能力而定,原则上应保证患者摄入足够的蛋白质与热量。鼻饲饮食每次灌注量不可过多或过快,以防引起呃逆和呕吐,对不能适应鼻饲的患者,可采用深静脉高能营养供应。

3. 安全保护

昏迷患者常因躁动、抽搐而发生外伤,故需按时为其剪短指甲,以防抓伤。为预防舌及口腔黏膜咬伤,应备好开口器、压舌板,如有躁狂应加用约束带、床栏,以防坠床。

4. 密切观察病情变化

昏迷初期尤应密切观察,每隔半小时至 1 小时观察意识、瞳孔、体温、脉搏、呼吸及血压 1 次。病情稳定后可改为每 4 小时 1 次。注意昏迷程度的变化,记录昏迷和清醒的时间。

5. 备好各种抢救药品及器械

鼻导管吸氧流量以 2 L/min 为宜。呼吸衰竭时,可协助医生采用机械辅助呼吸器维持通气功能。及时准确抽血送有关化验,维持水、电解质及酸碱平衡。

（杨颖）

第五节　颅内压增高

成年人颅腔是一个不能扩张的闭合性骨腔。正常情况下,颅腔内充满脑组织等内容物,对颅腔壁硬脑膜产生一定的压力,称为颅内压。正常的颅内压是指在侧卧位时,侧脑室内脑脊液的压力。

一、颅内压的调节

正常情况下颅内压随着血压和呼吸的节律有小范围的波动,收缩期颅内压略有升高,舒张期稍下降;呼气或屏息时颅内压略高,吸气时略低。这种现象是由于血压和呼吸的节律性变化导致颅内三种内容物中血液含量的轻微增减所引起的,临床上行腰穿测压时可以观察到测压管中水柱液面的轻微波动。正常的颅内压的自身调节机制是通过改变颅内容物中脑脊液和血液的体积来实现的,脑脊液量占颅内总容积的10%,颅内压的代偿主要依靠脑脊液量的变化来完成。颅内压增高时,脑脊液分泌减少,吸收增加;颅内压降低时则发生相反的变化,以维持颅内压。一般认为,颅内容物增加的临界容积为5%,超过这一限度,颅内压才开始增高;增加8%~10%则将产生严重的颅内压增高。

颅内压增高是神经外科常见的病理生理综合征,是许多颅内疾病的共同表现。由于某种病因使颅内容物体积增加超过正常颅内压的调节代偿范围,导致颅内压力持续超过200 mmH$_2$O* 以上,从而引起一系列临床表现。

二、颅内压增高的病因和发病机制

(一)脑脊液增多

脑脊液由两侧侧脑室脉络膜丛产生,由侧室经室间孔到达第Ⅲ脑室,再经中脑导水管到达第Ⅳ脑室,由Ⅳ脑室的侧孔和中间孔排出到小脑延髓池、基底池及枕大池,而进入脑和脊髓的蛛网膜下隙,最后经上矢状窦的蛛网膜颗粒(及脊髓蛛网膜绒毛)而汇入静脉系统。

成人的脑脊液(CSF)总量为100~200 mL,每24小时中CSF全部更换5~7次,共产生CSF约1 500 mL/d,并处于动态平衡中。

脑脊液增多的原因有:

1. CSF 分泌过多

如单纯的分泌过多、脑膜炎、脉络膜丛病变等。

2. CSF 循环阻塞

如蛛网膜粘连、脑脊液通路受阻等。

3. CSF 吸收障碍

如蛛网膜下隙出血后蛛网膜颗粒阻塞等。

(二)颅内血容积增加

主要指静脉压的增高而影响了脑脊液的排出,从而发生高颅压。

颅内静脉压的增高多见于静脉窦和颈内静脉的阻塞,如海绵窦血栓形成、上矢状窦血栓形成、乙状窦血栓形成等。

(三)颅内占位性病变

正常情况下脑体积与颅腔容积之间的差别约为10%,因此颅腔内只要存在>10%的占位性病变,即将引起颅内压升高。

---

* 1 mmH$_2$O =9.8 Pa。

常见的病变有:脑肿瘤、脑血肿、脑脓肿、脑粘连囊肿、脑内肉芽肿、脑内寄生虫等,上述占位性病变除本身体积可逐渐增大外,它所压迫的周围脑组织所产生的水肿更加重了颅内压的增高。

（四）脑水肿

动、静脉血压升高都可使颅内血管系统中血液容积增加而引起颅内压增高。如突然发生的动脉压升高或降低,可引起颅内压的相应变化,但逐渐升高的动脉压不影响颅内压,故特发性高血压病若无高血压脑病发生,则颅内压仍保持正常。颅内静脉阻塞,静脉压升高引起颅内压增高的机制主要是静脉淤血和大脑半球水肿。颅内血液容积增加引起颅内压增高的同时也导致脑实质液体增加,脑水肿形成。从脑水肿的发病机制和药理可分为以血管源性为主的细胞外水肿和以细胞毒性为主的细胞内水肿。引起脑水肿的原因有很多,导致颅内压增高的各种原因几乎都能引起脑水肿,如炎症、外伤、中毒、代谢性疾病、缺氧及占位性病变等。但脑组织受损害后水肿发生的时间和程度因损害的原因而异。

三、颅内压增高的临床分类

根据颅内压增高的速度,可把颅内压增高分为急性、亚急性和慢性三类。

（一）急性颅内压增高

见于急性颅脑损伤中的颅内血肿、高血压脑出血等,病情发展很快。

（二）亚急性颅内压增高

见于颅内恶性肿瘤、颅内炎症等,病情发展比较快。

（三）慢性颅内压增高

见于生长缓慢的良性肿瘤等,病情发展较慢。

四、病情评估

（一）临床表现

1. 头痛

70%～80%的患者出现头痛症状。由于颅内压增高的压迫、牵扯一些导致疼痛发作的颅内结构,如脑膜动脉、颅内硬脑膜、天幕、大脑镰、大静脉窦、脑底动脉环、脑神经等。头痛的特征为:①新近发生(数周或数月内);②弥散性无固定部;③用力、咳嗽、低头或排便时加重;④进行性加重,通常用镇痛剂无效。

2. 呕吐

呕吐由延脑中枢、前庭及迷走神经核团或其神经根受到刺激所引起。常出现于剧烈头痛时,多伴有恶心,表现为与饮食无关的喷射性呕吐。

3. 视神经乳头水肿

视神经乳头水肿是颅内压增高最客观的重要体征,颅内压增高早期,一般未出现视神经乳头水肿,没有视觉障碍,视野检查可见生理盲点扩大,持续数周或数月以上的视神经乳头水肿可导致视神经萎缩,视神经乳头逐渐变得苍白,视力逐渐减退,视野向心性缩小,最后导致失明。

以上3个表现是颅内压增高的典型征象,称为颅内高压的"三征"。但三征并不是缺一不可的,急性患者有时只在晚期才出现,也有的症状始终不出现。除了上述三征外,颅内压增高还可引起一侧或双侧展神经麻痹、复视、视力减退、情感淡漠、脉搏缓慢、血压升高、大小便失禁、烦躁不安、癫痫发作等现象。严重颅内压增高时,常伴有呼吸不规则、瞳孔改变、昏迷。

（二）实验室及其他检查

1. 头颅 X 线片

可见脑回压迹加深,蛛网膜颗粒压迹增大加深,蝶鞍鞍背脱钙吸收或局限性颅骨破坏吸收变薄,幼童可见颅缝分离。

2. CT 及 MRI 检查

可见脑沟变浅,脑室、脑池缩小或脑结构变形、移位等影像,通常能显示病变的位置、大小和形态。

（三）颅内压增高的程度判断

下列指标示颅内压增高已达严重程度:

1. 头痛发作频繁而剧烈并伴有反复呕吐。

2. 视神经乳头水肿进行性加重或有出血。

3. 意识障碍出现并呈进行性加重。

4. 血压升高、脉搏减慢、呼吸不规则。

5. 出现脑疝前驱症状,如瞳孔不等、一侧肢体轻偏瘫、颈项强直等。

6. 脑电图呈广泛慢波。

7. 颅内压监测示颅内压进行性上升。

（四）诊断

诊断中要考虑起病的急缓,进展的快慢,可能的原因,结合当时的全身及神经系统检查,参考化验资料和必要的影像学检查,做出诊断及鉴别诊断,但须注意如下几点:

1. 有无颅内压增高危象,即有无脑疝或脑疝前的征象,如剧烈头痛、反复呕吐、意识障碍、瞳孔改变及生命体征改变等。有以上表现者应先输入甘露醇等降压药物,在保证呼吸道通畅及生命体征平稳的情况下,进行影像学及其他必要的检查。有颅内高压危象的患者做 CT 检查时应由临床医生陪同。

2. 有颅内压增高,但无颅内压增高危象,有定位性体征者,应优先做影像学检查,首选 CT 检查。禁忌腰穿,待肯定或除外占位性病变后,再做相应处理。

3. 有颅内压增高症状,无定位体征而有脑膜刺激征者,可做腰穿检查。有发热及流行病学根据时,可能为脑膜炎、脑炎等;无炎症线索应考虑蛛网膜下隙出血。

4. 病史、体征提示全身性疾病者,应做相应的生化检查,注意肝、肾功能,尿糖、血糖定量及电解质平衡。

5. 原因不明的颅内压增高应考虑药物或食物中毒。

6. 下列情况禁做腰穿检查:

1）脑疝。

2）视神经乳头水肿。

3）肩颈部疼痛、颈僵、强迫头位疑有慢性扁桃体疝。

4）腰穿处局部皮肤有感染。

5）有脑脊液耳、鼻漏而无颅内感染征象者。但如需除外或治疗颅内感染时,可在专科医生指导下进行。

五、治疗

对颅内压增高症的患者,应抓紧时机明确诊断,必要时可及时进行各种辅助检查,如头颅 X 线片、CT、MRI 等合适的各种检查,以找出致病原因,并应积极采取适当的防治措施,以免延误治疗。在治疗上分为病因治疗和对症治疗两方面。

（一）病因治疗

病因治疗为最理想和有效的治疗方法。如及时处理广泛凹陷骨折和清除颅内血肿或脑脊液积聚,切除向颅内生长的巨大骨瘤或颅内良性肿瘤,摘除脑脓肿、脑寄生虫囊虫或肉芽肿,分离蛛网膜粘连和囊肿,以及采用颅缝再造术治疗狭颅症和颅后窝减压术纠正颅底凹陷症等。通过解决病因,颅内压增高症状可相应地恢复正常。

（二）降低颅内压疗法

1. 缩减脑体积

根据病情可选用以下药物:

1）20% 甘露醇:该药分子量大,静脉注射后血浆渗透压增高,从而使脑组织内液体渗入血内,降低了脑的容量而使颅内压下降。剂量按每次 1 ~ 2 g/kg,快速静脉滴注,0.5 小时内滴完,每 4 ~ 6 小时 1 次。

2）高渗性葡萄糖溶液:是应用最久的脱水降颅压制剂。一般剂量为 50% 溶液 60 ~ 100 mL 静脉注射,于 3 ~ 5 分钟注射完,每日 3 ~ 4 次。一般用药后数分钟内颅内压开始下降,但在用药后 40 ~ 60 分钟内颅内压恢复到注射前的高度。其后少数患者出现压力反跳（超过用药前压力的 10%）。其机制为葡萄糖容易进入脑细胞内,待细胞外液的葡萄糖含量因代谢或经肾脏排出而减少后,血液的渗透压低于脑细胞内,水分又进入细胞内,使脑容积增加和颅内压增高。近年来,不少学者发现脑缺血后,高血糖动物的脑功能恢复较低血糖者差。其原因为在脑缺氧的情况下,若用葡萄糖治疗,由于增加了糖的无氧代谢,将导致乳酸增多,脑组织受损更严重。因此认为对脑卒中及其他缺血、缺氧性脑病,急性期出现的颅内压增高不宜应用高渗性葡萄糖。有糖尿病者禁用葡萄糖。

3）30% 尿素:是一种强力的高渗脱水药,常用量为每次 0.5 ~ 1.5 g/kg,静脉滴注,以每分钟 60 ~ 120 滴为宜,1 ~ 2 次/日。尿素有明显"反跳"现象,且肾功能不良者禁用,故目前已极少为临床医生所采用。

4）10% 甘油:是较理想的高渗脱水剂,不良反应少,当达到同样抗水肿效果时,用甘油所排出的尿量较用甘露醇少 35% ~ 40%,因此不会引起大量水分和电解质的丧失,且很少发生反跳现象。其脱水作用在甘露醇与葡萄糖之间,常用 10% 甘油盐水口服（加维生素 C 更好）,1 ~ 2 g/(kg·d),分 3 次,静脉滴注应将 10% 甘油溶于 10% 葡萄糖 500 mL 中,按 1.0 ~ 1.2 mL/kg 计算,缓慢滴入,3 ~ 6 小时滴完,1 ~ 2 次/日,浓度过高或滴速过快可引起溶血及血红蛋白尿。

5）强力脱水剂:有人主张混合用药,使脱水作用加强。

（1）30%尿素+10%甘露醇混合剂,用药后15分钟颅内压下降,降颅压率在70%~95%,维持6~7小时,无反跳作用。

（2）尿素—甘露醇—利尿合剂:其含量为尿素0.5~1.0 g/kg,甘露醇1~2 g/kg,罂粟碱10~20 mg,氨茶碱0.5 g,咖啡因0.5 g,维生素C 1 g,普鲁卡因500 mg,配成20%~30%的溶液,静脉滴注,可获较强的脱水利尿作用。

应用大剂量高渗脱水剂时的注意事项:

（1）大剂量、快速、反复应用高渗性脱水药后,由于循环血量骤增,对心功能不全患者有可能诱发急性循环衰竭。

（2）长期反复应用高渗脱水剂后,可能出现过度脱水,血容量过低,故应严格记录出入量,并合理补充液体。在脑水肿未解除前,水出入量应为负平衡,脑水肿已控制时,水出入量应维持平衡状态。

（3）注意电解质平衡,尤其要防止低钾血症。

6）利尿剂:应用利尿剂治疗颅内压增高的机制是通过增加肾小球的滤过率和减少肾小管的再吸收,使排出尿量增加而造成整个机体的脱水,从而间接地使脑组织脱水,降低颅内压。但其脱水功效不及高渗脱水剂。使用利尿剂降颅内压的先决条件是肾功能良好和血压不低,对全身水肿伴颅内压增高者较适宜。

（1）依他尼酸钠:主要是抑制肾小管对钠离子的重吸收,而产生利尿作用。一般用药量为每次25~50 mg,加入5%~10%葡萄糖液20 mL内,静脉缓注,2次/日,一般在注射后15分钟见效,维持6~8小时,口服25~50 mg/d,可维持10小时,治疗过程中应密切注意钾、钠、氯离子的变化。

（2）呋塞米:作用机制同依他尼酸钠。成人一般用20~40 mg,肌内注射或静脉注射,每日2~4次。有人用大剂量一次疗法,以250 mg呋塞米加于500 mL林格液中静脉滴入,1小时内滴完,其利尿作用可持续24小时,降颅压作用显著。治疗中亦应注意血电解质的紊乱,并及时纠正。

7）地塞米松:能降低毛细血管渗透性而减少脑脊液形成,有效地降低颅内压,每次10~20 mg,每日1~2次静脉滴注,是降低颅内压的首选药物。

2. 减少脑脊液量和潴留

对阻塞性脑积水,在紧急情况下可行脑室持续外引流;如为无法彻底清除阻塞原因的病变,要行脑室—脑池分流术、脑室—腹腔或脑室—心房分流术;对蛛网膜下隙出血的患者应行腰穿放出血性脑脊液和椎管内注氧,以促使红细胞吸收,防止红细胞堵塞蛛网膜颗粒;可适当地给予乙酰唑胺等抑制脉络丛碳酸酐酶等药物,以减少脑脊液分泌。

3. 减少脑血流量

1）控制性过度换气:用人工呼吸器增加通气量。动脉血二氧化碳分压（$PaCO_2$）应维持在25~35 mmHg*。本法适用于外伤性颅内压增高。

2）巴比妥类药物:常用戊巴比妥和硫喷妥钠,首次用量3~5 mg/kg,最大用量可达20 mg/kg,维持用量每1~2小时1~2 mg/kg,血压维持在60~90 mmHg,颅内压<

---

* 1 mmHg = 0.133 kPa。

200 mmH₂O,若颅内压持续正常 36 小时,压力/容积反应正常即可缓慢停药。

4. 手术治疗

目的在于去除病灶,减少脑体积和扩大颅内容积,从而降低颅内压。适用于颅内占位性病变和急性弥散性脑水肿内科治疗效果不佳者。

常用手术方法:

1)脑室外引流术:对有脑积水的病例,可行脑室穿刺外引流,快速降低颅内压,以缓解病情。一般成人经前额,婴幼儿经前囟穿刺脑室额角,经引流管,将脑脊液引流入封闭的引流瓶或引流袋中。

2)脑脊液分流术:对病情稳定者,可行脑脊液分流术,主要有脑室腹腔分流术、脑室脑池分流术、脑室心房分流术。

3)减压术

(1)外减压术:指去除颅骨瓣,为颅内容物提供一个更大的空间,以缓解颅内压。去骨瓣同时需敞开硬脑膜,或以人工硬膜、肌膜、骨膜等减张缝合硬脑膜。

(2)内减压术:在严重颅脑外伤时,因广泛脑水肿,外减压难以达到目的,可切除部分脑组织,如一侧的额极、颞极或已损伤的脑组织,称为内减压。因有损脑组织,只能作为最后一种手段,需慎重选择。

六、护理

1. 体位

抬高床头 15°～30°,以利于颅内静脉回流,减轻脑水肿。

2. 给氧

持续或间断吸氧,改善脑缺氧,使脑血管收缩,降低脑血流量。

3. 饮食与补液

控制液体摄入量,不能进食者,成人每日补液量不超过 2 000 mL,保持每日尿量不少于 600 mL。神志清醒者,可予普通饮食,但需适当限盐,注意防止水、电解质紊乱。

4. 生活护理

满足患者日常生活需要,适当保护患者,避免外伤。

5. 病情观察与护理

1)加强对颅内压增高症状的观察:颅内压明显增高时,患者可出现剧烈头痛、喷射状呕吐、烦躁不安和意识状态的改变,通过观察患者对时间、地点、人物的辨认及定向能力,按时间的先后加以对比,对患者意识有无障碍及其程度作出判断。意识障碍程度加重,是颅内压增高、病情加重的主要症状之一。频繁剧烈的呕吐标志颅内压急剧增高,是脑疝发生的先兆。

2)生命体征的动态观察:按时测量并记录血压、脉搏、呼吸和体温。如出现血压升高、脉搏慢而有力、呼吸不规则等,也是颅内压增高和即将发生脑疝的先兆征象,应予重视。重症患者应每 30 分钟测量血压、脉搏、呼吸 1 次,体温每 2～4 小时测量 1 次。

3)加强对瞳孔的观察:对比双侧瞳孔是否等大、等圆及对光反射的灵敏度并做记录,瞳孔的改变是小脑幕切迹疝的重要标志之一。当发生小脑幕切迹疝时,疝入的脑组织压迫脑干及动眼神经,动眼神经支配同侧瞳孔括约肌,故该侧瞳孔暂时缩小,对光反应迟钝,继之动眼神经麻痹引起病变侧瞳孔散大,对光反应消失。

4)面部和肢体运动功能的观察:观察患者面部及肢体活动情况,对清醒患者可让其露齿、鼓腮、皱额、闭眼,检测四肢肌力和肌张力,据此判断有无面肌和肢体瘫痪。

5)癫痫大发作预兆的观察:一过性意识不清或局部肢体抽搐是癫痫大发作的预兆。癫痫大发作可引起呼吸骤停,加重脑缺氧和脑水肿,也易引起脑疝。对有癫痫发作的患者应注意观察开始抽搐的部位、眼球和头部转动的方向及发作后有无一侧肢体活动障碍等,并详细记录。

6)颅内压监测:可较早发现颅内压增高,及时采取措施将颅内压控制在一定程度以内。若发现颅内压呈进行性升高表现,提示需手术治疗。经过多种治疗,颅内压仍持续在530 mmH$_2$O 或更高,提示预后极差。

7)发现脑疝时应采取下列措施

(1)遵医嘱立即快速静脉滴注 20% 甘露醇 250 mL,严重者可同时静脉或肌内注射呋塞米。

(2)迅速准备脑室穿刺物品,协助医生行脑室穿刺以降低颅内压。

(3)留置尿管,观察记录每小时尿量,了解脱水情况。

(4)密切观察意识、瞳孔、生命体征及肢体活动情况。做好紧急开颅准备。

七、康复

1. 保持大便通畅,嘱患者大便时不能过度用力,以免诱发脑疝。必要时用缓泻剂,但禁用高压大量灌肠。排尿困难者,忌用腹部加压帮助排尿。

2. 高热患者可用冰帽、冰毯降温,以降低脑组织耗氧量,缓解脑缺氧,对减轻脑水肿有利。

(张爱兰)

第六节 脑 疝

脑疝是颅内压增高引起的一种危及生命的综合征。当颅腔内有占位性病变时,使各分腔间产生压力梯度,脑组织从高压区经过解剖上的裂隙或孔道向低压区移位,压迫附近脑干,出现意识障碍、生命体征变化、瞳孔改变和肢体运动与感觉障碍等一系列症状,称为脑疝。

一、解剖概要

颅腔被大脑镰、小脑幕分隔为 3 个彼此相通的分腔。小脑幕以上为幕上腔,幕上腔又分左右 2 个分腔,容纳大脑左右半球;小脑幕以下为幕下腔,容纳小脑、脑桥和延髓。中脑在小脑幕切迹裂孔中通过,紧邻海马回和钩回。动眼神经自中脑腹侧的大脑脚内侧发出,也通过小脑幕切迹,在海绵窦的外侧壁上前行至眶上裂。

颅腔的出口为枕骨大孔,延髓经此孔与脊髓相连,小脑扁桃体在枕骨大孔之上,位于延髓下端的背侧。

二、病因及分类

常见病因有:

1. 外伤所致各种颅内血肿,如硬脑膜外血肿、硬脑膜下血肿及脑内血肿。

2. 颅内脓肿。

3. 颅内肿瘤尤其是颅后窝、中线部位及大脑半球的肿瘤。

4. 颅内寄生虫病及各种肉芽肿性病变。

5. 医源性因素,对颅内压增高患者,进行不适当的操作如腰穿,放出脑脊液过多过快,使各分腔间的压力差增大,则可促使脑疝形成。

根据移位的脑组织及其通过的硬脑膜间隙和孔道,可将脑疝分为以下常见的三类:

1. 小脑幕切迹疝又称颞叶疝。为颞叶的海马回、钩回通过小脑幕切迹被推移至幕下。

2. 枕骨大孔疝又称小脑扁桃疝,为小脑扁桃体及延髓经枕骨大孔推挤向椎管内。

3. 大脑镰下疝又称扣带回疝,一侧半球的扣带回经镰下孔被挤入对侧分腔。

三、病情评估

(一)临床表现

1. 小脑幕切迹疝

因一侧幕上压力增高,使位于该侧小脑幕切迹缘的颞叶的海马回、钩回疝入小脑幕裂孔下方,故又称颞叶钩回疝。

1)颅内压增高:剧烈头痛,进行性加重,伴躁动不安、频繁呕吐。

2)进行性意识障碍:由于阻断了脑干内网状结构上行激活系统的通路,随脑疝的进展,患者出现嗜睡、浅昏迷、深昏迷。

3)瞳孔改变:脑疝初期由于患侧动眼神经受刺激导致患侧瞳孔缩小,随病情进展,患侧动眼神经麻痹,患侧瞳孔逐渐散大,直接和间接对光反应消失,并伴上睑下垂及眼球外斜。晚期,对侧动眼神经因脑干移位也受到推挤时,则相继出现类似变化。

4)运动障碍:钩回直接压迫大脑脚,锥体束受累后,病变对侧肢体肌力减弱或麻痹,病理征阳性。

5)生命体征变化:若脑疝不能及时解除,病情进一步发展,则患者出现深昏迷,双侧瞳孔散大固定、去大脑强直、血压骤降、脉搏快弱、呼吸浅而不规则、呼吸心跳相继停止而死亡。

2. 枕骨大孔疝

1)枕下疼痛、项强或强迫头位:疝出的组织压迫颈上部神经根,或因枕骨大孔区脑膜或血管壁的敏感神经末梢受牵拉,可引起枕下疼痛。为避免延髓受压加重,机体发生保护性或反射性颈肌痉挛,患者头部维持在适当位置。

2)颅内压增高:表现为头痛剧烈,呕吐频繁,慢性脑疝患者多有视神经乳头水肿。

3)后组脑神经受累:由于脑干下移,后组脑神经受牵拉,或因脑干受压,出现眩晕、听力减退等症状。

4)生命体征改变:慢性疝出者生命体征变化不明显;急性疝出者生命体征变化显著,迅速发生呼吸和循环障碍,先呼吸减慢、脉搏细速、血压下降,很快出现潮式呼吸和呼吸停止,如不采取措施,不久心跳也停止。

与小脑幕切迹疝相比,枕骨大孔疝的特点是:生命体征变化出现较早,瞳孔改变和意识障碍出现较晚。

由于脑疝发生后病情危重,迅速确定病因对有效治疗极为重要。CT 是目前临床定位及定性最好的方法。MRI 因检查时间长,而非首选;脑超声波定位简单而迅速,但无 CT 精确;脑室造影、脑血管造影,均为有创伤性检查,所示病变为间接征象,因有一定危险性,临床目前已少用。其他如脑电图、X 线片等检查因定位不确切,而不能作为确诊性检查。

四、治疗

(一)小脑幕裂孔疝的处理

脑疝是颅内压增高引起的严重情况,须紧急处理。先给予强力降颅内压药物,以暂时缓解病情,然后行必要的诊断性检查,明确病变的性质和部位,根据具体情况手术处理,去除病因。对暂时不能明确病因者,则可选择下列姑息性手术来缓解增高的颅内压。

1. 诊断明确后立即开颅手术,去除病因,以达到缓解颅内高压目的。

2. 诊断不明确者应紧急做颞肌下减压术,去除骨瓣,敞开硬脑膜,必要时切除部分颞极部脑组织,内外同时减压。情况允许应将小脑幕裂孔边缘切开,促使脑疝复位。

3. 术后应采取如下措施:

1)防治脑水肿:可选用脱水剂、利尿剂、激素。

2)预防并发症

(1)预防和治疗感染:应用广谱抗生素或敏感抗生素。危重患者抵抗力低下,昏迷患者易并发坠积性肺炎,首选青霉素 + 庆大霉素(二者有协同作用,但加入同一液体内则效价降低),价廉,效果确切。其次,先锋霉素 V + 阿米卡星。若出现耐药或不敏感可选用头孢哌酮、头孢曲松或头孢他啶。

(2)防治消化道出血:常用西咪替丁或雷尼替丁静脉滴注,预防出血。剂量:西咪替丁每日 0.6～0.8 g,雷尼替丁每日 0.3～0.6 g,分次应用效果更好。一旦出现消化道出血征象,则可应用制酸剂,奥美拉唑(洛赛克)1 片,每日 1 次,口服或鼻饲。局部止血药:云南白药 2 g,6 小时 1 次,鼻饲。10% 孟氏液 20 mL + 冰盐水 80 mL,经鼻胃管注入上消化道,6 小时 1 次;凝血酶 2 000 U,2～6 小时 1 次,鼻饲。肌内注射药物巴曲酶,1U 肌内注射,每日 1 次或每 8 小时 1 次,出血量大时,可临时静脉滴注;静脉滴注氨甲苯酸、酚磺乙胺。出血量大时应及时补充全血或成分输血(血小板、压积红细胞)。

(3)健脑促醒:常用胞磷胆碱,静脉滴注,每日 1.0～2.0 g;椎管注入 0.25 g 隔日 1 次。脑活素每日 10～20 mL。氯酯醒片每次 0.1～0.2 g,每日 3 次;儿童每日 0.1 g,每日 3 次。

细胞色素 C 肌内注射每日 15 mg;病重者每次 30 mg,每日 2 次,静脉注射每次 15~30 mg,每日 1~2 次。ATP 肌内注射每次 20 mg,每日 1~2 次;静脉注射 20 mg 溶于 5% 葡萄糖溶液 10~20 mL 中缓注。辅酶 A 肌内注射、静脉滴注每次 50 U,每日 1 次或隔日 1 次。

(4)防治水、电解质紊乱,支持疗法:通过血气分析、电解质等检查手段指导用药。

(5)高压氧治疗:有条件患者情况允许时尽早应用高压氧治疗,每日 1 次,每次 45~90 分钟,10 日为 1 个疗程。若有效,1 周后第 2 个疗程开始,据病情决定疗程。急性期过后,颅压不高,可椎管高压注氧,每次 40~80 mL,每周 2 次,2 次为 1 个疗程。

(二)枕骨大孔疝的处理

如患者突然呼吸停止应紧急行脑室穿刺,缓慢放出脑脊液,使颅内压慢慢下降,然后做脑室外引流。同时应控制呼吸和静脉内滴注高渗脱水剂。如呼吸恢复,应首选 CT 明确诊断,立即开颅手术,去除病因,尽快解除脑疝压迫,敞开硬脑膜减压。

五、护理

1. 遵医嘱立即快速静脉滴注 20% 甘露醇 250 mL,严重者可同时静脉或肌内注射呋塞米。

2. 迅速准备脑室穿刺物品,协助医生行脑室穿刺以降低颅内压。

3. 留置尿管,观察记录每小时尿量,了解脱水情况。

4. 密切观察意识、瞳孔、生命体征及肢体活动情况。做好紧急开颅准备。

(张爱兰)

第七节　抽　搐

抽搐是指全身或局部成群骨骼肌不自主的阵发性强烈收缩,常引起关节的运动或强直。伴有意识丧失的抽搐称为惊厥。异常的肌肉收缩可起自肌肉、周围神经或中枢神经系统任何水平的障碍,单纯来自肌肉的异常收缩,一般只发生于局部肌束的颤动而无关节的运动,如肌束颤动、肌肉颤动。

一、病因

1. 颅内疾病

1)颅内感染,包括各种病毒、细菌和其他微生物引起的脑炎、脑膜炎、脑脓肿。

2)颅内肿瘤。

3)颅脑外伤。

4)脑寄生虫病,如脑血吸虫病、脑囊虫病、脑肺吸虫病、脑型疟疾等。

5)脑血管病,如脑血管畸形、脑动脉瘤、脑蛛网膜下隙出血、脑出血、脑血栓形成、脑栓塞、钩端螺旋体脑动脉炎等。

6）癫痫。

7）其他疾病。

2. 全身性疾病

1）感染，如中毒性菌痢、中毒性肺炎、败血症等引起的急性中毒性脑病。

2）缺氧，如窒息、一氧化碳中毒。

3）代谢疾病，如低血糖、低血钙、低血钠、低血镁、高血钠、维生素 B_6 缺乏症、维生素 B_6 依赖症、急性维生素 B_1 缺乏性脑病、苯丙酮尿症、糖尿病昏迷、尿毒症、肝昏迷、碱中毒等。

4）心血管疾病，如高血压脑病、急性心源性脑缺血综合征。

5）中毒，如食物中毒、药物中毒、农药中毒、金属汞中毒。

6）其他疾病，如结缔组织病、过敏性疾病、高热、中暑、日射病。

3. 癔症性抽搐。

二、病情评估

（一）病史

全面详细收集病史，对一个抽搐患者，要首先区分抽搐是大脑功能或非大脑功能障碍所致；若确定是前者，则要进一步分清是原发于颅内的疾病还是继发于颅外的全身性疾病。

1. 伴意识障碍的抽搐

1）大脑器质性损害：是抽搐最常见的类型。其特点是抽搐表现为阵挛性或强直性，意识障碍较重，持续时间长，且多伴瞳孔散大、大小便失禁等表现。多数有颅内高压表现。

2）大脑非器质性损害：其特点表现为意识障碍可轻可重，多数为短暂性晕厥，数秒至数十秒内自行恢复；全身性疾病的表现往往比神经系统症状更明显，无明确的神经系统定位体征。

2. 不伴意识障碍的抽搐

此类抽搐的特征是呈疼痛性、紧张性肌收缩，常伴有感觉异常。根据病史及临床特点常可确定这类抽搐的病因。如诊断有困难时，可测定血钙和血镁。

3. 引起抽搐疾病的特点及伴随症状

1）癫痫大发作：有反复发作史，除癫痫持续状态外，发作间意识清晰，抽搐时有典型的强直期、阵挛期顺序，常伴有舌尖咬伤和尿失禁。抽搐后可有一段时期的昏睡，然后清醒。

2）各种脑炎、脑膜炎：出现抽搐多为强直性的或阵挛性的，同时伴有高热、昏迷、脑膜刺激征阳性，以及呕吐、头痛、视神经乳头水肿、瞳孔改变等颅内高压症。

3）妊娠高血压综合征（妊高征）：有妊娠史，常先有前驱症状如高血压或发热，有尿液和眼底变化。

4）破伤风：有外伤史，发作时牙关紧闭，角弓反张，呈苦笑面容，但神志清楚，受到轻刺激即发生短促的全身性抽搐。

5）尿毒症：前驱症状有嗜睡、头痛、厌食、情绪不稳和精神错乱，继而出现短暂肌肉阵挛和震颤,然后发生全身抽搐。事后往往陷入长期昏迷或昏沉状态。肾病病史和血、尿化验可资诊断。

6)食物中毒:如毒蕈中毒和发芽马铃薯中毒皆先有胃肠道症状,如恶心、呕吐、腹痛、腹泻等。

7)癔症性抽搐:多在精神刺激下发作,全身肌肉僵直或手足乱动,常伴哭笑叫骂而无意识丧失。受暗示或刺激可中断其发作。

8)手足搐搦症:多见于儿童和青少年,伴有低血钙或碱中毒;偶见于癔症的过度换气之后。发作时有双侧强直性痉挛,以肢端最为显著,形成"助产士手"和足趾及踝部的跖屈。检查血液和做面神经征(Chvostek 征)、陶瑟征(Troussean 征)等试验可以诊断。

(二)实验室及其他检查

血常规、尿常规、血液生化(电解质、尿素氮等)、血气分析、肝肾功能、心电图、脑电图、脑血流图、头颅 X 线、CT 等现代检查手段,对引起抽搐的病因诊断有帮助。

三、鉴别诊断

鉴别诊断主要是病因之间的鉴别。

四、治疗

(一)一般处理

将外裹纱布的压舌板置于患者上下白齿之间,防止舌尖咬伤;对伴意识障碍的患者要加强护理,病床两侧加防护栏防止坠床;头部应转向一侧,使口涎自行流出;下颌托起,防止舌根后坠引起窒息;及时给氧、吸痰,维持呼吸道通畅。

(二)控制抽搐发作

对伴发昏迷的抽搐处理按癫痫处理;对发热惊厥须给擦浴降温;如果抽搐时间超半小时,可给予苯巴比妥钠肌内注射;癔症性抽搐可用针刺疗法,取穴人中、内关、合谷、涌泉,同时给予苯巴比妥钠或氯丙嗪。抽搐发作时不要强行制止肌肉抽动,以防骨折。

(三)病因治疗

应针对原发疾病治疗,如急性感染性疾病,应根据不同病原体选用有效的抗生素,积极控制感染;心源性抽搐应尽快建立有效循环,提高心排出量及治疗原发病;中毒性抽搐应采取催吐、洗胃、导泻、利尿、解毒等方法去除体内毒物。

五、护理

1. 抽搐的观察

应注意有无发作先兆,抽搐从哪个部位开始、如何扩展,发展的顺序,抽搐发作持续的时间,有无意识丧失、双眼上翻、瞳孔变化、面色青紫、口唇发绀、口吐白沫或血沫、大小便失禁等情况,频繁发作者应记录发作次数。当患者癫痫突然大发作时,切记不要离开患者,应边采取保护措施边大声呼救他人赶来共同急救。

2. 抽搐时的护理

1)保护患者免受外伤或坠床,勿用力按压其肢体,以免引起骨折。

2)抽搐发作时应有专人守护,解开衣扣,用包好的压舌板或类似物品放入口内,以防舌咬伤。

3)保持呼吸道通畅,将患者头偏向一侧,如有呕吐物及时清理,抽搐时禁饮食。

4)抽搐时减少对患者的任何刺激,一切动作要轻,保持安静,避免强光刺激。

5)抽搐后应让患者安静休息,室内光线偏暗、安静,伴高热、昏迷者,按其常规护理。

3. 癫痫持续状态的护理

1)除上述各项抽搐护理外,应按昏迷护理。重点防止分泌物吸入造成肺炎等并发症。

2)立即给予相应的镇静药物,以静脉用药为主,发作控制后还应维持用药,切勿强行灌喂药物,待醒后能口服时再改用口服药物。

3)注意观察体温、血压、脉搏、呼吸、神志改变。高烧者可物理降温,同时应适当使用脱水药、吸氧、补液,防止水电解质紊乱,注意营养热量供给。

4. 发作后的护理

1)嘱安静休息,以消除疲劳,且按医嘱按时督促患者服药。

2)有的患者发作后可能出现一段时间意识蒙眬状态,应注意观察防止患者伤人或自伤、出走等意外。

3)如有大小便失禁,应及时更换衣裤及床褥,保持干燥清洁。

4)测体温时,勿用口表,以免发作时咬破体温表误吞水银。

5)患者身旁要有人陪同,以免发生意外。

5. 健康教育

1)有的职业不适于抽搐患者,如驾驶员或高空作业、易疲劳、生活不规律的职业。

2)在工作、生活中应减少不良刺激,改掉不良生活习惯及生活规律。

3)外出时随身携带有姓名、住址、联系电话的卡片等。

(张爱兰)

第二章　呼吸系统疾病

第一节 慢性阻塞性肺疾病

慢性阻塞性肺疾病(COPD)是一种气流受限不完全可逆、呈进行性发展的疾病。由于肺功能检查对确定气流受限有重要意义,因此,肺功能是诊断 COPD 的重要手段。在吸入支气管舒张剂后,第一秒用力呼气容积(FEV_1)/用力肺活量(FVC) $<70\%$ 表明存在气流受限,并且不能完全逆转。

COPD 与慢性支气管炎、肺气肿有密切关系。慢性支气管炎、肺气肿发展到一定程度,出现不完全可逆的气道受阻时则诊断为 COPD。临床上,慢性支气管炎和肺气肿是导致 COPD 的常见疾病。另一方面,慢性咳嗽、咳痰虽常先于气流受限存在许多年,然而不是所有此类患者都会进展为 COPD;少数 COPD 患者没有慢性咳嗽、咳痰史。在我国,COPD 是导致慢性呼吸衰竭和慢性肺源性心脏病(肺心病)最常见的病因,约占 80%,是老年人的一种常见病。

一、病因和发病机制

(一)病因

COPD 的确切病因尚不清楚,所有与慢性支气管炎和阻塞性肺气肿发生有关的因素都可能参与 COPD 的发病。已经发现的危险因素大致可以分为外因(即环境因素)与内因(即个体易患因素)两类。

1. 遗传因素

流行病学研究结果显示 COPD 易患性与基因有关,常见遗传危险因素是 α_1 - 抗胰蛋白酶的缺乏。

2. 气道高反应性

国内外流行病学研究结果均表明,支气管哮喘和气道高反应性是 COPD 的危险因素。

3. 吸烟

吸烟为 COPD 重要发病因素,被动吸烟也可能导致呼吸道症状及 COPD 发生。

4. 职业粉尘和化学物质

纵向研究资料证明,接触某些特殊的物质、刺激性物质、有机粉尘及过敏原能够使气道反应性增加,尤其吸烟或合并哮喘时更易并发 COPD。

5. 大气污染

严重的城市空气污染可以使病情加重。化学气体如氯、氧化氮、二氧化硫等烟雾,其他粉尘如二氧化硅、煤尘、棉屑等,以及烹调时的油烟而引起的室内空气污染也是 COPD 的危险因素。

6. 感染

呼吸道感染是导致 COPD 急性发病的重要因素,可以加剧病情进展,肺炎球菌和流感嗜血杆菌为 COPD 急性发作的最主要病原菌。病毒、肺炎衣原体和肺炎支原体可能参与 COPD 发病。儿童时期的重度呼吸道感染也与 COPD 的发生有关。

7. 其他

寒冷空气能引起黏液分泌物增加,支气管纤毛运动减弱,导致 COPD 发病。

(二)发病机制

各种外界致病因素在易患个体导致气道、肺实质和肺血管的慢性炎症,这是 COPD 发病的关键机制。中性粒细胞、肺泡巨噬细胞、淋巴细胞(尤其是 CD_8^+ 细胞)等多种炎症细胞通过释放多种生物活性物质而参与该慢性炎症的发生,如白细胞介素(IL)-1、IL-4、IL-8、肿瘤坏死因子(TNF)-α、γ 干扰素等细胞因子,白三烯类、细胞间黏附分子、基质金属蛋白酶、巨噬细胞炎性蛋白等都通过不同环节促进气道慢性炎症的发生和发展。肺部的蛋白酶和抗蛋白酶失衡及氧化与抗氧化失衡也在 COPD 发病中起重要作用。

COPD 气道阻塞和气流受限的产生机制主要与下列 2 个因素有关:

1. 小气道慢性炎症时细胞浸润、黏膜充血和水肿等使管壁增厚,加上分泌物增多等因素,都可以使管腔狭窄,气道阻力增加。

2. 肺气肿时肺组织弹性回缩力减低,使呼气时将肺内气体驱赶到肺外的动力减弱,呼气流速减慢;同时,肺组织弹性回缩力减低后失去对小气道的正常牵拉作用,小气道在呼气期容易发生闭合,进一步导致气道阻力上升。

二、病理

COPD 的病理改变主要表现为慢性支气管炎及阻塞性肺气肿的病理变化。

三、病理生理

气道阻塞和气流受限是 COPD 最重要的病理生理改变,引起阻塞性通气功能障碍。患者还有肺总量、残气量和功能残气量增多等肺气肿的病理生理改变。大量肺泡壁的断裂导致肺泡毛细血管破坏,剩余的毛细血管受肺泡膨胀的挤压而退化,致使肺毛细血管大量减少,此时肺区虽有通气,但肺泡壁无血液灌流,导致生理无效腔气量增大;也有部分肺区虽有血液灌流,但肺泡通气不良,不能参与气体交换,导致血液分流。这些改变使通气与血流比例失调,肺内气体交换效率明显下降。加之肺泡及毛细血管大量丧失,弥散面积减少,进一步使换气功能发生障碍。通气和换气功能障碍可引起缺氧和二氧化碳潴留,发生不同程度的低氧血症和高碳酸血症,最终出现呼吸衰竭,继发肺心病。

四、病情评估

(一)病史

多有长期吸烟史或较长期接触粉尘、烟雾、有害气体等。常有反复呼吸道感染史,冬季多发,病程较长。

(二)临床表现

1. 症状

1)慢性咳嗽:为首发症状。疾病初期为间歇性咳嗽,早晨较重,以后早晚或整日均有咳嗽,但夜间咳嗽不明显。少数患者干咳。也有部分患者虽有明显气流受限,但无咳嗽。

2)咳痰:一般为白色黏液或浆液性泡沫样痰,部分患者清晨咳痰较多,偶有痰中带血丝,合并感染时痰量增多,常有脓性痰。

3)气短或呼吸困难:是COPD的标志性症状。早期在劳力时出现,后逐渐加重,以致日常活动甚至休息时也感到气短。这是患者焦虑不安的主要原因。

4)喘息和胸闷:部分患者特别是重度患者有喘息,常于急性加重期或劳力时感到胸部紧闷。

5)全身性症状:在疾病过程中,特别是较重患者,可出现体重下降、食欲减退、外周骨骼肌肉萎缩和功能障碍、精神抑郁和(或)焦虑等。

2. 体征

早期体征可不明显,随疾病进展,常有以下体征。

1)视诊及触诊:胸廓形态异常,胸部过度膨胀、前后径增大、剑突下胸骨下角增宽(桶状胸)及腹部膨凸;呼吸变浅,频率增快;重症患者常常前倾坐位、缩唇呼吸以增加呼出气量;低氧血症者可出现皮肤、黏膜发绀,伴右心衰竭者可见双下肢水肿。

2)叩诊:肺叩诊过清音,肺肝浊音界下移,心浊音界缩小。

3)听诊:两肺呼吸音减低,呼气延长,部分患者可闻及干、湿性啰音,剑突部心音较清晰响亮。

(三)实验室及其他检查

1. 肺功能检查

肺功能检查是判断气流受限的主要客观指标,对COPD诊断、严重程度评价、疾病进展状况、预后及治疗反应判断等都有重要意义。气流受限是以第一秒用力呼气容积占预计值百分比(FEV_1%预计值)和第一秒用力呼气容积占用力肺活量百分比(FEV_1/FVC)的降低来确定的。FEV_1/FVC是COPD的一项敏感指标,可检出轻度气流受限。FEV_1%预计值是中、重度气流受限的良好指标,它变异性小,易于操作,应作为COPD肺功能检查的基本项目。吸入支气管舒张剂后FEV_1<80%预计值,且FEV_1/FVC<70%者,可确定为不能完全可逆的气流受限。

肺总量(TLC)、功能残气量(FRC)和残气量(RV)增高,肺活量(VC)减低,RV/TLC增高,均为阻塞性肺气肿的特征性变化。

2. 胸部X线检查

对确定肺部并发症及与其他疾病(如肺间质纤维化、肺结核等)鉴别有重要意义。COPD早期胸片无明显变化,后出现肺纹理增多、紊乱等改变,表现为肺过度充气:肺容积增大,胸腔前后径增长,肋骨走向变平,肺野透亮度增高,横膈位置低平,心脏悬垂狭长,肺门血管纹理呈残根状,肺野外周血管纹理纤细稀少等,有时可见肺大疱形成。并发肺动脉高压和肺源性心脏病时,除右心增大的X线征外,还可有肺动脉圆锥膨隆,肺门血管影扩大及右下肺动脉增宽等。

3. 胸部CT检查

高分辨率CT(HRCT)可辨别小叶中心型或全小叶型肺气肿及确定肺大疱的大小和数量。

4. 血气检查

$FEV_1 < 40\%$ 预计值者及具有呼吸衰竭或右心衰竭临床征象者,均应做血气检查。呼吸衰竭的血气诊断标准为海平面吸空气时,动脉血氧分压(PaO_2) < 60 mmHg 伴或不伴 $PaCO_2 > 50$ mmHg。

5. 其他

低氧血症时血红蛋白可增高,血细胞比容 > 55% 可诊断为红细胞增多症。并发感染时痰培养可检出各种病原菌,如肺炎链球菌、流感嗜血杆菌和肺炎克雷伯菌等。

（四）诊断

COPD 的诊断,尤其是早期诊断较不易,应结合症状、体征、危险因素接触史（尤其是吸烟史）、胸部 X 线检查及肺功能检查综合判断。凡有逐渐加重的气急史,肺功能测验示 RV/TLC 增加,FEV_1/FVC 减低,最大通气量（MBC）降低,气体分布不均;经支气管扩张剂治疗,肺功能无明显改善,诊断即可成立。

五、治疗

（一）目标和病情评估

COPD 是一种不可逆的慢性进展性疾病,其治疗目标为:①延缓病情进展;②控制症状;③减少并发症和急性加重;④增加活动能力,扩大活动范围;⑤解除心理情绪障碍。总之,尽可能延长患者生存时间,提高其生活质量。

（二）减少危险因素

戒烟是目前证明唯一行之有效的方法。戒烟后咳嗽、咳痰减轻,因增龄引起的 FEV_1 减退速度较非戒烟者缓慢。越早戒烟越好。大力进行戒烟宣传,提倡健康生活方式。另外,对于接触有害气体或粉尘者,应改善工作或生活环境,并注意预防呼吸道感染。

（三）稳定期治疗

1. 支气管舒张剂

主要的支气管舒张剂有 β_2 受体激动剂、抗胆碱药及甲基黄嘌呤类,根据药物的作用及患者的治疗反应选用。

2. 糖皮质激素

吸入糖皮质激素的长期规律治疗只适用于具有症状且治疗后肺功能有改善的患者。可进行 6 周至 3 个月的糖皮质激素吸入实验性治疗,根据效果确定是否进行糖皮质激素吸入治疗。对 COPD 患者,不推荐长期口服糖皮质激素治疗。

3. 其他药物

1）祛痰药（黏痰溶解剂）：常用药物有盐酸氨溴索、乙酰半胱氨酸等。

2）抗氧化剂：COPD 气道炎症使氧化负荷加重,促使 COPD 的病理、生理变化。应用抗氧化剂如 N - 乙酰半胱氨酸可降低疾病反复加重的频率。

3）疫苗：流感疫苗可降低 COPD 患者的严重程度和死亡率。

4. 长期家庭氧疗（LTOT）

LTOT 对 COPD 并发慢性呼吸衰竭者可提高生活质量和生存率,对血流动力学、运动能力和精神状态均会产生有益的影响。

LTOT 的使用指征为：①$PaO_2 \leqslant 55$ mmHg 或动脉血氧饱和度（SaO_2）$\leqslant 88\%$，有或没有高碳酸血症。②$PaO_2 55 \sim 60$ mmHg，或 $SaO_2 < 89\%$，并有肺动脉高压、右心衰竭或红细胞增多症（血细胞比容 > 0.55）。一般用鼻导管吸氧，氧流量为 $1.0 \sim 2.0$ L/min，吸氧时间 > 15 h/d。目的是使患者在海平面、静息状态下，达到 $PaO_2 \geqslant 60$ mmHg 和（或）SaO_2 升至 90%。

（四）加重期治疗

COPD 常会出现急性加重，主要原因为气道感染（病毒、细菌），其他可以导致加重的继发性原因包括肺炎、肺栓塞、气胸、肋骨骨折/胸部创伤、不合理用药（镇静剂、麻醉剂、β_2 受体阻滞剂）、心力衰竭或心律失常，应注意区别。加重的诊断和分级尚无统一标准，主要根据基础肺功能损害和现有症状程度，轻者气急加重，咳嗽和咳痰增加。重者可出现急性呼吸衰竭（或称慢性呼吸衰竭急性加重）。如果没有酸血症和呼吸衰竭，社区医疗服务和家庭护理条件良好，可先启用或增加支气管扩张剂吸入治疗及抗生素治疗，数小时后如果症状改善，则可以继续在家治疗，如无效则当去医院。

1. 控制性氧疗

氧疗是 COPD 加重期患者住院的基础治疗。给氧途径包括鼻导管或文丘里（Venturi）面罩。鼻导管给氧时，吸入的氧浓度与给氧流量有关，估算公式为吸入氧浓度（%）= $21 + 4 \times$ 氧流量（L/min）。一般吸入氧浓度为 $28\% \sim 30\%$，吸入氧浓度过高时引起二氧化碳潴留的风险加大。氧疗 30 分钟后应复查动脉血气以确认氧合满意而未引起二氧化碳潴留或酸中毒。

2. 抗生素

COPD 急性加重并有脓性痰是应用抗生素的指征。起初应根据患者所在地常见病原菌类型经验性地选用抗生素，如给予 β 内酰胺类/β 内酰胺酶抑制剂、大环内酯类或喹诺酮类。如果对最初选择的抗生素反应欠佳，应及时根据痰培养及抗生素敏感试验调整药物。长期应用广谱抗生素和糖皮质激素者易继发真菌感染，宜采取预防和抗真菌措施。

3. 支气管舒张剂

COPD 急性加重期用短效 β_2 受体激动剂治疗。如效果不佳，可加用抗胆碱能药物（异丙托溴铵、噻托溴铵等）。严重 COPD 急性加重者，应静脉滴注茶碱类药物，但应注意茶碱类药物血药浓度的个体差异。

4. 糖皮质激素

COPD 急性加重期住院患者宜在应用支气管舒张剂基础上，口服或静脉滴注糖皮质激素，糖皮质激素的剂量要权衡疗效及安全性，建议口服泼尼松 $30 \sim 40$ mg/d，连续 $7 \sim 10$ 天逐渐减量停药。也可以静脉给予甲泼尼龙 40 mg，每天 1 次，$3 \sim 5$ 天改为口服。延长给药时间不能增加疗效，反而会使不良反应增加。

5. 机械通气

根据病情需要可通过无创或有创方式给予机械通气，无论是无创或有创机械通气都只是一种生命支持方式。

6. 其他治疗措施

注意纠正身体水、电解质失衡。补充营养，根据患者胃肠功能状况调节饮食，保证热量和蛋白质、维生素等营养素的摄入,必要时可以选用肠外营养治疗。积极排痰治疗,最有效的措施是保持机体有足够体液,使痰液变稀薄;其他措施如刺激咳嗽、叩击胸部、体位引流等方法,并可酌情选用祛痰药。积极处理伴随疾病[如冠状动脉粥样硬化性心脏病(冠心病)、糖尿病等]及并发症[如休克、弥散性血管内凝血(DIC)、上消化道出血、肾功能不全等]。

7. 并发肺源性心脏病、右心衰竭的患者

治疗方法可参阅有关章节。

六、预后

COPD 是慢性进行性疾病,目前尚无法使其病变逆转,但积极采用综合性治疗措施可以延缓病变进展。FEV_1 测定值对于判断预后意义较大。晚期常继发肺心病。

七、护理措施

(一)一般护理

1. 重症患者应卧床休息,呼吸困难者取半卧位。保持室内空气流通、新鲜。冬季应有保暖设备,避免患者受凉感冒加重病情。

2. 给予营养丰富、易消化普通饮食,重症患者可给软饭或半流质饮食。

3. 重度缺氧并二氧化碳潴留的患者行低流量间歇给氧,避免持续或过量给氧。

4. 鼓励患者咳嗽、咳痰、嘱其变换体位,轻拍背部,尽量使痰排出,改善通气功能。

5. 做好口腔、皮肤和生活护理,记录出入量。

(二)病情观察与护理

观察痰的颜色、性状、黏稠度、气味及量的改变;观察呼吸困难、缺氧和二氧化碳潴留的表现。如呼吸困难是否合并有耳垂、口唇、四肢末端(甲床)发绀,如出现二氧化碳潴留除全身发绀外尚有头痛、心悸、精神不振、嗜睡等,发现上述情况及时通知医生。

(三)指导患者进行呼吸功能锻炼

1. 腹式呼吸

患者取立位(体弱者可取坐位或仰卧位),一手放于腹部,一手放于胸前,吸气时尽力挺腹,胸部不动,呼气时腹部内陷,尽量将气呼出,每分钟呼吸 7~8 次。如此反复训练,每次 10~20 分钟。

2. 缩唇呼吸

用鼻吸气用口呼气,呼气时口唇缩拢似口哨状,持续慢慢呼气,同时收缩腹部,吸气与呼气之比为 1:2 或 1:3。

八、康复

1. 让患者及其家人了解本病的主要病因、治疗目的、用药及并发症,并认识到积极参与诊治及康复过程可减少患者急性发作、改善呼吸功能、延缓病情进展、提高生活质量,但为此必须付出耐心,要有长期准备。

2. 避免任何刺激因素:①避免上呼吸道感染;②戒烟,除讲解吸烟的危害外,还要告之戒烟办法;③改善居住环境,避免尘埃、烟雾,患者不宜到高原地区,严重低氧血症者航空旅行时可能需供氧。

3. 指导患者坚持呼吸锻炼和全身运动锻炼。适当的全身锻炼不但可以改善心血管的状态,锻炼骨骼肌,使之有效发挥功能,提高全身运动的力量和耐力,而且能改善心理状态,增加生活情趣。活动形式尽可能多样化,如散步、上下阶梯、保健体操、太极拳,运动的强度和时间应根据患者的具体情况确定,有条件时应请物理治疗师协助制订运动计划。

一般每次锻炼从5~10分钟开始,逐渐增加到20~30分钟1次,每日2~4次,必要时可辅加氧疗。运动前、中、后均应动态评估症状的变化,有时还应监测动脉血氧分析,疗效评定可以从行走的距离或速度,以及运动前后呼吸、心率的变化中获得。

4. 遵循饮食原则和计划,增强身体素质,提高机体抗病能力。

5. 向家属介绍疾病的特点以及家庭配合的重要性,鼓励家属参与护理计划的制订,有利于患者出院后坚持执行防治计划。

6. 有条件者可去海滨及森林区疗养,以呼吸洁净、湿润、负氧离子较多的空气,促进氧气的吸入和二氧化碳的排出,可缓解患者缺氧、气急等症状。告诫患者不宜去海拔高、空气稀薄、气压低的高山地区,以免加重呼吸困难。

7. 如感觉不适,出现明显呼吸困难、剧烈胸痛、畏寒、发热、咳嗽、咳痰加重,应警惕自发性气胸、肺部急性感染等并发症,并及时就医。

慢性阻塞性肺气肿一旦形成,肺组织破坏是不可逆的,难以修复,预后较差。关键是积极治疗、控制病情、防止并发症的发生。

(张克利)

第二节　老年人肺炎

肺炎是老年人群中的常见病、多发病,也是老年人死亡的重要原因。同济医科大学分析了1 247例住院老年患者,发现死于呼吸系统疾病的占9.5%。北京医院的统计资料表明,80岁以上老年人肺炎为第1位死因,90岁以上死者中,有一半死于肺炎。其主要原因是老年人免疫功能衰退和伴有其他慢性疾病。因此,重视老年人肺炎的防治对提高老年人生活质量有极其重要的意义。

一、病因和发病机制

引起本病的病原微生物主要有:

(一)细菌

包括需氧革兰阳性菌,如肺炎链球菌、金黄色葡萄球菌、甲型溶血性链球菌等;需氧革兰阴性杆菌,如肺炎克雷伯菌、流感嗜血杆菌、大肠杆菌、绿脓杆菌等;厌氧菌如棒状杆菌、梭形杆菌等。

（二）病毒

如腺病毒、呼吸道合胞病毒、流感病毒、麻疹病毒（MV）、巨细胞病毒、单纯疱疹病毒等。

（三）支原体

如肺炎支原体。

（四）真菌

如白色念珠菌、曲菌、放线菌等。

（五）其他病原体

如立克次体、衣原体、弓形体、军团菌等。

病原体侵入呼吸道，可抑制纤毛活动，破坏上皮细胞，使气管、细支气管黏膜完整性被破坏，防御功能下降，从而更易导致病原微生物感染，引起肺泡炎性细胞浸润、水肿渗出或肺泡壁破坏、肺组织坏死液化等病理变化，或可引起血行播散，累及其他器官。

二、病情评估

肺炎的表现多种多样，取决于感染的程度、病程、致病菌的类型。

（一）病史

1. 近期有呼吸道感染。

2. 因与外界接触而生病（受凉、淋雨等），有过度疲乏、醉酒、精神刺激、病毒感染史。

（二）临床表现

典型的肺炎临床表现有高热、寒战、咳嗽，咳铁锈色痰和胸痛。病侧肺可有湿性啰音及其他实变体征。老年人机体反应能力下降，大多数患者症状不典型，起病多缓慢而隐匿，发热不显著或有中度不规则发热，很少畏寒及寒战，全身症状较重，乏力倦怠，食欲锐减。轻度咳嗽，痰多黏稠，咳出困难，量不大，很少发现铁锈色痰（肺炎球菌肺炎特征）或果酱样痰（克雷伯菌肺炎特征）。有些患者起始症状是嗜睡、意识障碍、末梢循环衰竭及休克。同济医科大学报道70例老年人休克，其中肺炎35例，占首位。此外，肺实变体征多不典型，常发现呼吸音减低，肺底部啰音。

（三）实验室及其他检查

1. 血常规

约有50%患者的细胞总数不升高，但红细胞沉降率（血沉）加快，细胞核左移明显，50%的病例有贫血，为感染的重要指征。

2. 痰液涂片

革兰染色后镜检，是简单确定病原菌的方法。

3. 痰培养

革兰阴性杆菌居多，且多混合生长为特点。据240例老年人肺炎中184例痰菌培养，15例培养出各类细菌和真菌，其中68例培养出混合细菌。

4. 血培养

有半数呈阳性，有时需反复培养才获阳性结果。

5. X 线检查

肺炎球菌性肺炎常见大片均匀致密的阴影,有的则呈斑点状、小片状阴影。金黄色葡萄球菌性肺炎,病变可呈小叶性、融合性肺段或肺叶实变。肺炎杆菌和绿脓杆菌肺炎均可呈小叶或大叶性病变,易形成空洞。部分老年患者肺部并无异常征象,阴影不典型,这与老年人肺净化功能减退、肺实质功能细胞减少、肺泡纤维增生、肺血流量减少、全身器官老化有关。

肺炎经治疗后无吸收或吸收后又在原部位重复出现者,可能为肺癌引起的阻塞性肺炎,应动态观察胸片,反复检查痰中有无癌细胞,尽早做纤维支气管镜(纤支镜)检,以明确诊断。

三、治疗

肺炎多起病急骤,症状笃重,甚则危及生命,故临床当以急重病对待。抗生素应用是治疗细菌性肺炎的最主要环节。

(一)常规治疗

1. 抗生素治疗

病情一经诊断,应立即给予敏感抗生素治疗。

1)肺炎球菌肺炎:首选青霉素。青霉素 G,80 万 U,肌内注射,每日 2 次,疗程为 7 ~ 10 天;重者静脉点滴,每日 240 万 ~ 480 万 U;合并脓胸等并发症,每日可用 1 000 万 U 左右,疗程适当延长。红霉素为主要候补药物,罗红霉素(又名罗力保),150 mg,口服,每 12 小时 1 次。

2)金黄色葡萄球菌性肺炎:苯唑西林 1 ~ 2 g,每 4 小时 1 次,肌内注射或静脉滴注;氯唑西林每日 2 ~ 6 g,分 2 ~ 4 次肌内注射或静脉滴注;头孢唑啉(先锋霉素 V)每日 4 ~ 6 g,分 3 ~ 4 次肌内注射或静脉滴注;头孢噻吩每日 3 ~ 6 g,分 3 ~ 4 次肌内注射或静脉滴注;红霉素每日 1 ~ 1.5 g,分 4 次口服。

3)革兰阴性杆菌肺炎:头孢唑啉每日 6 ~ 10 g,加阿米卡星每日 0.4 g,均分 2 次静脉滴注;头孢哌酮每日 4 ~ 6 g 或头孢他啶每日 2 ~ 4 g,分 2 次加入少量液体中静脉滴注。

2. 抗病毒治疗

金刚烷胺 0.1 g,每日 2 次,连服 3 ~ 5 日。利巴韦林(病毒唑)可按每 10 mg/kg,口服或肌内注射;也可雾化吸入,每次 20 ~ 30 mg(2 岁以上),溶于蒸馏水 30 mL 内,雾化吸完为止,每日 2 次,连续 5 ~ 7 日。

3. 支持疗法

鼓励患者多饮水,每日 1 ~ 2 L。进食易消化并含足够热量的饮食,必要时补充液体。做好护理,高热者可用冰袋冷敷或乙醇浴物理降温,一般不用退热剂,酌情使用止痛剂,缺氧者($PaO_2 < 60$ mmHg 或有发绀)及时给氧。

(二)感染性休克的治疗

1. 一般治疗

立即进行抢救、平卧、吸氧、保暖,维持呼吸道通畅,行心电图监护。

2. 纠正休克

1）补充血容量：补液量和速度应视病情和心肺功能而定，液体组成有生理盐水、平衡盐、葡萄糖盐水或低分子右旋糖酐溶液。低分子右旋糖酐 500～1 000 mL 静脉滴注，每日 1 次。伴有代谢性酸中毒时，予以 4% 碳酸氢钠 400～600 mL 每日 1 次静脉滴注。老年患者注意肺部湿啰音与尿量变化，必要时可静脉注射毒毛花苷 K 0.125～0.25 mg，对于感染性休克的患者，纠正酸中毒是很重要的一项措施。

2）血管活性药物的应用：在输液的同时，可加用诸如多巴胺、异丙肾上腺素、间羟胺等血管活性药物以帮助恢复血压，保证重要器官的血液供应，使收缩压维持在 90～100 mmHg。在补充血容量的情况下，亦可应用血管扩张药，以改善微循环。若合并心、肾衰竭，酌情予以正性肌力药或利尿药。

3. 积极控制感染

感染性休克可能与患者感染严重或抗生素用量不足、感染未得到有效控制有关。因此，须加大青霉素使用剂量，用量可达 1 000 万 U/d，分 4 次静脉滴注，或根据痰液或血液细菌培养和药物敏感试验选用有效抗生素静脉滴注。必要时可选用高效、广谱抗生素，如头孢哌酮 4～6 g/d，或头孢他啶 2～3 g/d，或头孢曲松 1～2 g/d 进行治疗，以尽快控制感染。合并厌氧菌感染时，可同时使用甲硝唑 250 mL，静脉滴注，1 次/日。

4. 糖皮质激素的应用

病情严重、全身中毒症状明显经上述处理血压仍不升，可于 24 小时内静脉滴注氢化可的松 100～200 mg，休克纠正即停药。一般主张用药不超过 3 天，主要是根据微循环改善的情况而决定。纠正休克后，若尿量仍少于 30 mL/h 者，应快速滴入 20% 甘露醇 250 mL，或呋塞米 40 mg 肌内注射。若仍无明显效果，则应按肾功能不全处理。应测定中心静脉压，如低于 50 mmHg 时应提高滴速，接近 100 mmHg 时则应减慢滴速。无条件测定中心静脉压时，则观察颈外静脉是否怒张，呼吸有无加剧，肺底水泡音有否增多，结合几方面的体征调整滴速。需要时可适当提高滴速，但应严防滴速过快而并发急性肺水肿。对严重休克者，可采取两组静脉同时输液，一组用以快速输入右旋糖酐加肾上腺皮质激素、抗生素等；一组用以滴注碳酸氢钠溶液及血管活性药物，当血压稳定后即将此组输液通道撤除，保留一组继续输液。

5. 纠正水、电解质和酸碱平衡紊乱

补液不宜过快，以免引起肺水肿。输血可改善血的氧含量，增加抗体及中和毒性，纠正血中钾、钠、氯的含量。必要时可予以呼吸兴奋剂。

6. 加强支持疗法

食物中以高糖、高维生素、高蛋白为主。不能口服者予以鼻饲，予以大量维生素 C 3～5 g，每日 1 次静脉滴注。

7. 预防心、肾功能不全

对于原有心脏病患者，应注意输液速度，避免因输液过快而诱发心力衰竭。必要时，可给予毛花苷 C 0.2～0.4 mg，静脉注射。若患者经过补液，尿量仍 <400 mL/24 h 时，应考虑有肾功能不全的存在；如果患者收缩压 >90 mmHg，可给予 10～20 mg 呋塞米利尿，帮助代谢产物的排出；如果患者收缩压 90 mmHg，则应继续增加补液量。

四、护理措施

（一）一般护理

卧床休息，多饮水，进食柔软易消化、高蛋白、高纤维素、高热量的流质或半流质饮食，给患者一个安静舒适的环境，保持室内空气湿润。口唇疱疹者，局部涂以1%甲紫或抗病毒软膏以防止继发感染。对于有发绀和呼吸困难者应半卧位，中流量吸氧。

（二）病情观察与护理

1. 严密观察患者体温、脉搏、呼吸、血压等变化

尤其对老年体弱患者，应定时进行检查，这具有重要的临床意义。高热时给予物理降温，在头部、腋下与腹股沟等大血管处放置冰袋，或采用32～36℃的温水擦浴，也可采用30%～50%乙醇擦浴，降温后半小时测体温，注意降温效果并记录于体温单上。寒战时可增加盖被或用热水袋使全身保暖，并饮用较热开水。气急、发绀时应予以氧气吸入，同时给予半坐位。如发现患者面色苍白、烦躁不安、四肢厥冷、末梢发绀、脉搏细速、血压下降等，应考虑为休克型肺炎，应及时通知医生，按休克型肺炎进行处理。若发现患者体温下降后又复升，则应考虑是否有并发症出现，应立即通知医生，并协助做必要的处理。

2. 观察患者的咳嗽、咳痰、痰的颜色、性状、量、气味，并及时向医生汇报异常改变

患者入院后应迅速留取痰标本送检痰涂片或细菌培养。鼓励患者进行有效的咳痰，如无力咳嗽或痰液黏稠时，应协助患者排痰，采取更换体位、叩背、按医嘱服用祛痰止咳剂，痰液黏稠给予蒸汽吸入或超声雾化吸入等，以稀释痰液，利于咳出。

3. 观察患者是否有胸痛、腹胀、烦躁不安、谵妄、失眠等症状

胸痛时可让患者向患侧卧位，疼痛剧烈时可用胶布固定，以减少胸廓活动，减轻疼痛，必要时应按医嘱服用止痛片。腹胀时可给予腹部热敷或肛管排气。烦躁不安、失眠时，可按医嘱给予水合氯醛口服或保留灌肠。

4. 观察药物的反应及不良反应

如应用青霉素要详细询问过敏史，即使皮试阴性，仍有可能发生过敏反应，应密切观察。注意二重感染及抗菌药物的毒性反应。

（三）休克型肺炎的治疗与护理

1. 首先将患者安置在安静的抢救室内，由专人护理。患者取休克卧位，注意保暖，禁用热水袋，室内温、湿度应适宜。休克患者病情危急，应注意做好保护性医疗。

2. 迅速建立两条静脉通路，一条快速滴注扩充血容量液体，可加入糖皮质激素及抗生素；另一条先滴注碳酸氢钠液，后再加入平衡液及血管活性药物。按输液顺序输入所需液体。在快速扩容过程中应注意观察脉率、呼吸次数、肺底啰音及出入量等，避免发生肺水肿。

3. 氧气吸入。一般采用鼻导管法给氧，氧流量2～4 L/min。如患者发绀明显或发生抽搐时应加大吸氧浓度，可为4～6 L/min。给氧前应注意清除呼吸道分泌物，保证呼吸道通畅，以达到有效吸氧。

4. 按医嘱给予血管活性药物时，应根据血压调整滴数，切勿使药液漏出血管，以免发生局部组织坏死。

5. 密切观察病情变化,持续心电及生命体征监测。

1)神志状态:早期表现为精神紧张、烦躁不安等交感神经兴奋症状。当休克加重时,脑血流量减少,患者表情淡漠、意识模糊,甚至昏迷。神志、意识反映感染性休克时体内血液重新分配、脑部血液灌注情况及脑组织缺氧程度。

2)血压:早期血压下降,脉压小,提示严重感染引起毛细血管通透性增加,周围循环阻力增加,心排血量减少,有效血容量不足,病情严重。

3)脉搏的强度和频率:是观察休克症状的重要依据。脉搏快而弱,随后出现血压下降、脉搏细弱不规则或不易触及,表示血容量不足或心力衰竭。

4)呼吸:早期呼吸浅促,后期出现呼吸不规则,呼吸衰竭,因肺微循环灌注不足,肺表面活性物质减少,发生肺萎缩或肺不张而造成。

5)体温:可为高热、过高热或体温不升,若高热骤降在常温以下示休克先兆。

6)皮肤黏膜及温湿度:反映皮肤血液灌流情况,如面、唇、甲床苍白和四肢厥冷,表示血液灌注不足。

7)出血倾向:皮肤黏膜出现出血点、紫癜或输血针头极易发生阻塞,表示有 DIC 的可能。

8)尿量:常出现少尿或无尿,主要为肾缺血或肾小管坏死所致。必要时留置尿管导尿,准确测量。

6. 注意观察用药后的反应,观察用药后血压、脉搏、呼吸、尿量等变化,如发现血压上升、四肢温暖、尿量增多、面色红润,说明疗效好。

五、康复

1. 注意生活规律,劳逸结合,防止过度疲劳,忌淋雨、勿酗酒。

2. 积极防治感冒,季节变化及时添减衣服。出现感冒症状及时就诊,配合医生治疗,多喝水,注意休息。咳嗽、咳痰者尽量把痰咳出。

3. 体质弱者积极加强锻炼,做呼吸操及扩胸运动,以增强体质,患严重慢性疾病及长期卧床者应勤翻身,勤叩背。当咳嗽、咳痰症状加重应及时到医院就诊或向医生反映。

4. 对于急性期的患者应帮助其克服暂时的困难。积极配合治疗,以减少并发症的发生。

(张克利)

第三节　老年人肺结核

肺结核病是由结核分枝杆菌引起的肺部感染性疾病。长期以来,结核病被认为是婴幼儿和青少年的多发病。近几十年来,由于抗结核药物的合理应用以及卡介苗普种等结核防治措施的加强,婴幼儿和青少年结核病的患病率和病死率下降十分显著,而老年人特别是老年男性患病率下降缓慢,死亡率随年龄增长而上升。据统计,我国65～69岁老年人患肺结核率相当于青少年组的2.3～36.9倍,痰涂片阳性患病率相当于青年组的1.9～7.5倍。老年人肺结核多数临床症状不典型,有的虽患有活动性肺结核,排出大量结核分枝杆菌,但并不出现症状,仍随便接触周围人群,其传播危险性极大。老年人肺结核患者体质弱、免疫力低下,易合并其他疾病,病情较复杂,治疗效果差。因此,积极防治老年人肺结核病是保障人民身体健康的重要一环。

一、病因和发病机制

结核病的传播与流行有3个条件,即传染源、传播途径、易感人群。传染源是痰菌呈阳性的肺结核患者。结核分枝杆菌在阴暗地方可以长期生存,繁殖力强,经飞沫、尘埃或空气进入呼吸道。

老年人肺结核发病率高的主要原因有:

1. 内源性再感染增高

目前的老年人,在他们婴幼儿或青少年时期,正值结核病流行最猖獗的年代,绝大多数都受过结核分枝杆菌的感染。初染时未发病,当进入老年期后免疫功能降低或其他的疾病发生,促使原发病灶复发而患病。

2. 老年人口增多

随着人类寿命的延长,人口的老化,老年人肺结核必将随着老年人的增多而增多。

3. 老年原发性肺结核病增多

老年人非特异性免疫力下降,迟发性过敏反应较低,一旦受到结核分枝杆菌感染,就容易发生肺结核。

结核病的基本病理改变有以下3种表现:

1. 渗出性病变

在病变初期,即病情进展及人体免疫力低下时,结核分枝杆菌引起的肺血管充血、组织水肿、细胞浸润,即结核性炎症。此种病变为可逆性,可以完全吸收,也可变为增生性病变。

2. 增生性病变

主要表现为结核结节和结核性肉芽肿的形成,其中有上皮样细胞和郎格罕氏细胞的形成。这对结核病的诊断是具有特异性的。

3. 变质性病变

病变发生凝固性坏死,也称干酪性坏死。在坏死不很完全的区域中,有大量的结核分枝杆菌,而已坏死的区域结核分枝杆菌减少或消失。在机体抵抗力低落的情况下,结核病易浸润发展,并按一定途径在体内播散、肺内支气管播散、淋巴管播散、血行播散和消化道播散,从而引起相应组织器官的结核病。根据1987年全国结核病防治工作会议,我国结核病可分为原发型肺结核、血行播散型肺结核、浸润型肺结核、慢性纤维空洞型肺结核、结核性胸膜炎。老年人肺结核多为浸润型及血行播散型肺结核。

二、病情评估

(一)病史

询问有无与结核患者密切接触的情况,如同室工作、共同进餐等;工作环境和家庭生活环境;有无麻疹、糖尿病、肺尘埃沉着病(尘肺)、艾滋病(AIDS)、慢性疾病、营养不良或使用糖皮质激素、免疫抑制剂等降低人体免疫功能的状况;以及对结核病知识了解的程度等。

(二)临床表现

1. 症状

早期或轻度肺结核可无症状。典型肺结核起病缓,病程经过较长,有低热、乏力、食欲减退、咳嗽、少量咯血。

1)全身中毒症状

表现为午后低热、盗汗乏力、食欲减退、体重减轻。一般不伴畏寒,多有全身不适。在血行播散时可有高热,妇女可有月经失调或闭经。

2)呼吸系统症状

常见症状有:

(1)咳嗽、咳痰:常为干咳或少量黏液性痰,伴继发感染时可有大量脓痰,支气管内膜结核咳嗽剧烈呈呛咳。

(2)咯血:约半数患者有不同程度咯血,炎性病灶毛细血管通透性增高,引起痰中带血;小血管损伤可有中等量咯血;空洞壁动脉瘤破裂可发生大量咯血;有时钙化的结核病灶因硬结机械性损伤血管,或因结核性支气管扩张而咯血。

(3)胸痛:病变累及壁层胸壁时,相应胸壁有刺痛,一般并不剧烈,部位固定,随呼吸和咳嗽而加重。

(4)呼吸困难:病变范围广泛,肺功能减退,可出现呼吸困难;并发气胸或大量胸腔积液,则有急骤出现的呼吸困难。

2. 体征

肺结核患者多呈无力型,营养不良;重症者可出现呼吸困难,多为混合型呼吸困难,可伴有发绀;高热者呈热病容。大部分患者呈扁平胸,当病灶小或位于肺组织深部,多无异常体征。若病变范围较大,患侧胸部呼吸运动减弱,叩诊呈浊音,听诊有时呼吸音减低,或为支气管肺泡呼吸音。因肺结核好发生在上叶的尖后段和下叶背段,故锁骨上下、肩胛间区叩诊略浊,咳嗽后闻及湿啰音,对诊断有参考意义。当肺部病变发生广泛纤维化或胸膜增厚粘连时,则患侧胸廓下陷,肋间隙变窄,气管移向患侧,叩浊,而对侧可有代偿性肺气肿征。

3. 并发症

自发性气胸、脓气胸、支气管扩张、肺心病。结核分枝杆菌随血液播散可并发脑膜炎、心包炎、泌尿生殖系统感染或骨结核。

4. 老年肺结核

临床表现除有上述共同特点外,应注意4点。

1)首发症状:一般认为,老年肺结核发病隐匿、病程缓慢,症状常不典型。据统计,老年肺结核以咳嗽、咯血、发热、呼吸困难和食欲减退五项之一作为首发症状者占81.8%,其中咳嗽为第1位,占39.1%。

2)常见症状:据我国一组797例60岁以上老年肺结核分析。常见症状顺序为:咳嗽、咯血、胸痛、气急与发热,即呼吸道症状较明显。

3)合并非结核性疾病比例高:老年肺结核往往合并有COPD、糖尿病等,这些疾病的临床表现往往掩盖了肺结核的临床症状,值得注意。肺结核合并被控制的糖尿病者,结核病灶进展迅速,易有干酪样坏死及支气管扩散。

4)老年人血行播散型肺结核发生率有增高趋势:老年人发病多隐匿,因累及各系统而发生各种非特异的症状和体征,误诊率较高。X线胸片有典型改变者占1/3～2/3,结核菌素试验可为阴性。

(三)实验室及其他检查

1. X线检查

老年人肺结核早期可以没有任何症状,因此,定期胸部X线检查,仍是发现肺结核病的重要手段之一。肺结核病病变的基本X线影像:

渗出性病变:呈片絮状,中心较浓密,周边较淡,边缘模糊,可互相融合。

干酪样病变:密度较高、均匀,边缘清晰,结节状或球形病灶。

增生型病变:斑片状密度较高,病灶边缘清晰。

纤维化与钙化:纤维化病灶指密度较高的不规则的索条状阴影。病灶钙化是愈合的表现,为密度较高的点状或块状,边缘锐利,似骨或类金属阴影。

结核性空洞:按洞壁的性质和周围组织状态,有侵蚀性空洞、薄壁空洞、干酪空洞和纤维空洞等。

因肺结核病程长,病变复杂的阴影可在同一患者的胸片中见到以上多种表现。

2. 痰结核分枝杆菌检查

痰中查结核分枝杆菌仍是最简单、最直接诊断肺结核病的方法,因此,对原有呼吸道症状咳痰的患者,当病情发生改变或按原有疾病治疗效果不显著者,需警惕同时合并有肺结核病,查痰抗酸杆菌也是最好进行鉴别诊断的方法。但老年人肺结核的痰菌阳性率较低。

3. 结核菌素试验

传统的旧结核菌素试验虽是常用的辅助诊断手段之一,但老年人对结核菌素的敏感性下降,约15%老年活动性肺结核患者对结核菌素试验呈阴性反应。有时结核菌素试验对鉴别诊断有一定帮助。

4. CT检查

胸部CT可显示普通X线胸片上见不到的或轮廓不清的各种病灶,并能显示纵隔、肺门淋巴结的情况,对病灶及其周围组织、大血管的关系有较好地显示。但CT对肺结核病变定性鉴别上,不如X线检查。

5. 支气管镜检查

支气管镜检查对支气管结核和肺结核的鉴别诊断有一定的价值。

6. 血常规、血沉

轻者血常规无显著变化,重者可有继发性贫血,白细胞总数可以增多,核左移,大单核细胞数增加,淋巴细胞相对地减少。血沉增速,病变好转后可趋正常。但血沉变化无助于结核病的诊断。

三、治疗

合理的化学疗法(简称化疗)是消灭传染源、防止复发,从而控制结核病流行的根本措施。关于初、复治化疗方案,早已推广使用,并日趋完善。但是,由于老年肺结核患者的机体免疫功能随增龄而下降,其并发症较青年人多,所以化疗的效果较差。但研究也表明,老年人肺结核病如治疗得当,可完全获得与青年人一样好的效果,获得好的预后。

1. 初治病例

痰菌阴性,病变轻微,无空洞者,可单用异烟肼 100 mg,口服,每日 3 次。痰菌阳性或疑有空洞,可联合应用两药治疗。先以链霉素 0.75 g,肌内注射,每日 1 次与异烟肼 100 mg,口服,每日 3 次,合用 3 个月后,链霉素改为 0.75 mg,肌内注射,每周 2 次;或改为异烟肼与对氨水杨酸 2.0~3.0 g,口服,每日 4 次,合用半年,其后以异烟肼巩固治疗。重症者如急性血行播散型肺结核或干酪样肺炎,可联合三药治疗。如链霉素、异烟肼、对氨水杨酸;利福平 0.45~0.6 g,口服,每日 1 次,乙胺丁醇 0.2~0.3 g,口服,每日 3 次,异烟肼;链霉素、异烟肼、利福平等。疗程视病情而定,一般 1~2 年,若联合使用两种或三种杀菌药或/和一种杀菌药和两种抑菌药,则疗程可缩短至 9 个月。不可在症状消失后,立即停止使用抗结核药,以致疗程不足,病情反复。

2. 复治病例

复治患者以往曾正规或不正规进行过治疗,但每个患者用药时间长短不一,化疗次数、药物配伍和剂量不同,以及有无耐药性的产生等,情况较为复杂。

治疗原则是:对已接受系统化疗或完成化疗者,复发时仍可按初治方案用药;有条件的地区,可按药敏试验选用敏感药,或采用未曾用过的药物两药或三药联合治疗;对于病变广泛、有空洞、痰菌阳性、呼吸功能不全、反复恶化的复治患者,化疗效果多属不佳,需根据具体情况考虑用药。可以异烟肼加 2~3 种第二线药物联合使用。

通过十余年来的研究,已有许多新药用于临床,为老年肺结核患者治疗创造了有利的条件。

利福定:此药虽与利福平(RFP)有交叉耐药性,而杀菌作用较强,剂量只需 RFP 的一半,对动物肝脏与血液的毒性反应较 RFP 小。

利福喷汀(RPE):全国利福喷汀临床协作研究证明,每周只需服药 1 次(顿服 500~600 mg)。用于治疗肺结核初、复治患者,疗程(9 个月)结束时痰菌阴转率、病变有效率和空洞关闭率与 REP 每日联用组相比疗效一致。

利福布汀(RBU):为利福霉素的螺哌啶衍生物。最大特点是对耐 RFP 菌的作用,对结核分枝杆菌和 MAC 有较高活性。不足之处是口服吸收不完全,血清峰值浓度低。目前已在临床试用。

氧氟沙星(OFX):该药在日本试用于耐多种抗结核药的慢性空洞型肺结核,用量每日 0.3 ~ 0.6 g(分 1 ~ 3 次),并取得肯定疗效,且无严重不良反应。目前,我国对耐药结核分枝杆菌感染亦在试用 OFX。

环丙沙星(CFX):本品对结核分枝杆菌的最低抑菌浓度(MIC)稍优于氧氟沙星,两者均有高度杀结核分枝杆菌活性,口服剂量为每次 250 mg,每日 2 次。

斯巴沙星:本品对结核分枝杆菌的 MIC 为 0.1 mg/L,优于 OFX 数倍,在小鼠体内的抗结核活性比 OFX 强 6 ~ 8 倍。其剂量为 50 ~ 100 mg/kg,相当于异烟肼 25 mg/kg,毒性亦小,专家们认为它是第一个像异烟肼那样能防止小鼠结核分枝杆菌感染的喹诺酮类药物。目前正在进一步临床试验。

结核病的症状多种多样,除用抗结核药物治疗,改善患者营养状况外,及时治疗全身的和局部的症状是康复的重要环节。有明显毒性症状或有咯血等并发症时,须卧床休息。咯血较多时,应取患侧卧位并用卡巴克洛、6 - 氨基己酸、对羧基苄胺等止血剂或中药参三七粉、云南白药等。也可用脑神经垂体后叶素 5 ~ 10 U 加入 50% 葡萄糖溶液 40 mL 内,缓慢静脉推注或加入 5% 葡萄糖溶液 500 mL 内静脉滴注。高血压、冠心病患者忌用。发热患者一般抗结核药物治疗并适当休息可逐渐恢复。高热时可在抗结核药物治疗基础上用肾上腺皮质激素。如呼吸道继发感染,须选用抗生素治疗。刺激性咳嗽,可用镇咳药喷托维林 25 mg,1 日 3 次,痰液黏稠不易咳出时,可用祛痰剂或用雾化吸入等。

手术治疗:包括肺叶切除和全肺切除,现已减少采用。要注意严格选择适应证。

四、护理措施

(一)一般护理

1. 呼吸道隔离。开放性结核应住单人病室,如条件受限,可把病种相同的患者安置于一室。患者出去应戴口罩,洗脸用具、食具等一切用具均应单独使用,并定期消毒。严格探视制度,避免交叉感染。

2. 危重、高热、咯血或大量胸腔积液的患者应卧床休息,病情稳定后可逐渐活动。病室应保持安静、清洁、阳光充足、空气流通。

3. 给予高蛋白、高热量、多维生素、易消化饮食,如牛奶、鸡蛋、豆腐、鱼肉、新鲜蔬菜、水果等。

盗汗者应鼓励多饮水,常洗澡或擦澡,并及时更换床单及内衣。

4. 室内保持一定湿度,避免尘埃飞扬引起的刺激咳嗽。室内可用紫外线照射消毒,每日或隔日 1 次,每次 2 小时。用过的被、服应在烈日下暴晒 4 ~ 8 小时。

(二)病情观察与护理

1. 按时测量体温、脉搏、呼吸与血压。入院后连续留 24 小时痰浓缩查结核分枝杆菌 3 次;遵医嘱应用抗结核药物,应掌握给药原则、用量和方法;因持续咯血静脉滴注或推注神经垂体后叶素时,速度不宜过快;反复咯血药物不能奏效需行人工气腹时,应做好术前准备、术中配合、术后观察不良反应;需行支气管镜窥视时,应向患者解释手术方法和目的,鼓励患者密切配合。

2. 密切观察患者咯血的量、性质,尤应注意是否有喉部发痒、胸闷、咳嗽等咯血先兆,以便及早进行处理。咯血患者应安静休息,护士要给患者进行耐心解释,消除其紧张情绪,必要时可用少量镇静剂、止咳剂。有时小量咯血经以上处理,往往能自行停止。大咯血时护士应陪伴患者,动作要迅速而保持镇静,以消除患者恐惧心理;嘱患者少翻身,取患侧卧位,以免波及健侧;保持呼吸道通畅,指导患者轻轻将血咯出,同时可按医嘱应用垂体后叶素、卡巴克洛等止血剂。在大咯血时,应注意患者是否有窒息先兆及窒息,当出现胸闷、气促、咯血不畅、情绪紧张、面色灰暗、喉部有痰鸣音等窒息先兆表现时,应立即用导管吸出血块。在患者咯血时,若突然咯血不畅,有血块,或咯血突然中止,出现胸闷、呼吸困难、发绀严重、表情恐惧、张口瞪目、大汗淋漓、两手乱抓、抽搐等,提示呼吸道窒息,应立即抱起患者双腿呈倒立位,轻轻叩打背部,以使呼吸道内血块排出,并尽快挖出或吸出口、鼻、咽、喉部的血块,然后迅速通知医生进行相应处理,如行气管插管或气管切开,以解除呼吸道阻塞。

3. 观察药物不良反应,抗结核药物治疗的疗程长,易发生药物不良反应,如听神经损害属不可逆转,更应仔细观察。异烟肼可引起周围神经炎及皮疹,对氨水杨酸可引起胃肠不适及肝损害,乙胺丁醇可引起感觉异常、视力障碍等。一旦发现以上情况,应及时与医生联系,及早停药。

(三)对症护理

1. 发热

体温高于38.5℃者,应多休息、多饮水,并给予物理降温,必要时给予小剂量解热镇痛药治疗。重症高热可遵照医嘱进行强效抗结核药物治疗,并按高热护理。

2. 盗汗

应及时擦干汗液以免着凉,需更换衣服、被单,温水擦浴,使患者感觉舒适。

3. 咳嗽

指导患者进行有效咳嗽,适当给予止咳祛痰剂如棕色合剂、盐酸溴环己胺醇(沐舒坦)等,必要时辅以雾化吸入,湿化气道,达到稀释痰液的作用。

4. 胸痛

患侧卧位,必要时给予止痛药以减轻疼痛。渗出性胸膜炎积液较多时,应及早抽液,以减轻压迫症状。

五、康复

1. 遵医嘱按时服药,坚持疗程。

2. 注意营养和休息。

3. 尽可能与家人分室或分床就寝。

4. 定期复查。

5. 做好消毒隔离,避免传染他人。

(张克利)

第四节　慢性肺源性心脏病

慢性肺源性心脏病(简称肺心病),为肺组织、胸廓或肺动脉的慢性病变致肺循环阻力增加,引起右心室肥厚,最终发展成右心功能代偿不全及呼吸衰竭的一种心脏病。本病在我国比较常见,是老年人的一种常见多发病。肺心病的病死率随着年龄的增长而增加,40岁以上病死率上升较为明显,60岁以上就更为突出。老年肺心病的临床特点是心力衰竭及心律失常发生率高,容易发生酸碱失衡和水、电解质紊乱,容易出现精神症状,伴发高血压、冠心病者多见等。因此,肺心病是一种严重威胁老年人生命的一种疾病,是老年医学研究的重要课题。

一、病因和发病机制

(一)病因

1. 支气管、肺疾病

以 COPD 最为多见,占 80%～90%,其次为支气管哮喘、支气管扩张、重症肺结核、尘肺、特发性肺间质纤维化和各种原因引起的肺间质纤维化、结节病、过敏性肺泡炎、嗜酸性肉芽肿、药物相关性肺疾病等。

2. 胸廓运动障碍性疾病

较少见,严重的脊椎后凸、侧凸、脊椎结核、类风湿性关节炎、胸膜广泛粘连及胸廓成形术后造成的严重胸廓或脊椎畸形,以及神经肌肉疾患如脊髓灰质炎,均可引起胸廓活动受限、肺受压、支气管扭曲或变形,导致肺功能受损。气道不畅,肺部反复感染,并发肺气肿或纤维化。缺氧,肺血管收缩、狭窄,阻力增加,肺动脉高压,发展成慢性肺心病。

3. 肺血管疾病

甚少见。累及肺动脉的过敏性肉芽肿病,广泛或反复发生的多发性肺小动脉栓塞及肺小动脉炎,以及原因不明的原发性肺动脉高压症,均可使肺小动脉狭窄、阻塞,引起肺动脉高压和右心室负荷过重,而发展成为肺心病。

4. 呼吸中枢功能障碍造成通气不足

包括原发性肺泡通气不足、慢性高原病、呼吸中枢损害等。

(二)发病机制

肺心病发生的先决条件是肺动脉高压。持久而日益加重的肺动脉高压使右心负荷加重、右心室肥大,最终导致右心衰竭。

1. 肺动脉高压原因

1)肺血管阻力增加的因素:我国的肺心病大多由慢性支气管炎发展而来,细支气管及其周围的慢性炎症,可累及邻近肺细小动脉,引起细小动脉炎,造成管壁增厚、管腔狭窄,甚至完全闭塞;随着肺气肿的加重,肺泡内压力不断增高,压迫肺泡壁毛细血管,同时肺泡膨胀破裂,造成毛细血管网破坏,使肺泡壁毛细血管床减少,当其减少超过70%时,可造成肺动脉高压。

2)肺细小动脉痉挛:由于支气管、肺及胸廓疾病,使肺泡通气不足,导致缺氧和高碳酸血症,可使肺血管收缩、痉挛,从而使肺循环阻力增高。

3)血容量增多和血液黏稠度增加:长期慢性缺氧继发红细胞增多使血液黏稠度增加,血流阻力加大。缺氧和高碳酸血症,使交感神经兴奋,全身小动脉收缩,肾小动脉收缩,肾血流量减少,肾小球滤过减少而水、钠潴留,血容量增加。上述因素均可加重肺动脉高压,导致肺心病。

2. 右心肥大及心功能不全

肺循环阻力增加,右心负荷加重,发挥其代偿功能而肥厚。早期右心室尚能代偿,随病情发展,尤其当急性呼吸道感染时,加重了肺动脉高压,当超过右心负荷时则发生右心功能不全。此外,由于心肌缺氧,乳酸堆积,高能磷酸键合成降低,血容量增多,电解质及酸碱失衡所致心律失常等,均可促使心功能不全的发生。

3. 其他器官的损害

由于反复或持续缺氧及高碳酸血症,脑细胞及其间质水肿,可导致颅内高压,甚至发生脑疝、脑出血;肝肾功能受损;胃及十二指肠黏膜糜烂、水肿、溃疡或大出血等,多器官功能损伤。

二、病情评估

(一)病史

有慢性支气管炎、肺气肿及其他引起肺结构或功能损害而导致右心室肥大的疾病。

(二)临床表现

1. 肺、心功能代偿期

本期主要为慢性支气管炎、肺气肿的表现。慢性咳嗽、咳痰、喘息,劳累时胸闷、心悸、气急,冬季加重,常发生呼吸道感染;肺气肿阳性体征;心音遥远,但肺动脉瓣区可有第二心音亢进,提示有肺动脉高压;三尖瓣区出现收缩期杂音或剑突下示心脏搏动,提示有右心室肥大;颈静脉充盈,肝在肋缘下可触及,无压痛;营养不良。

2. 肺、心功能失代偿期

本期可见胸闷、乏力、呼吸困难、呼吸频率加快、发绀,重者头痛、失眠、神志恍惚、张口呼吸、大汗淋漓、谵妄、抽搐甚至昏迷等呼吸衰竭症状;也可见气急、心悸、厌食、呕吐、上腹胀满、面及下肢水肿等右心衰竭症状。体征可见球结膜充血水肿、眼底视网膜血管扩张和视神经乳头水肿等颅内压增高表现。腱反射减弱或消失。皮肤潮红多汗,颈静脉怒张,肝大且压痛,肝颈静脉回流征阳性,腹水及下肢肿胀。血压早期升高,晚期下降。心率增快或心律失常,三尖瓣区闻及收缩期吹风样杂音,严重者出现舒张期奔马律及第三心音、第四心音。肺动脉瓣第二心音亢进。

(三)并发症

1. 心律失常

多表现为房性期前收缩及阵发性室上性心动过速(室上速),也可有心房扑动及心房颤动。

2. 上消化道出血

缺氧、高碳酸血症及循环淤滞可使上消化道黏膜糜烂坏死,发生弥漫性渗血;或因其他原因产生应激性溃疡出血。

3. 肾衰竭

呼吸衰竭、心力衰竭、休克等原因均可导致氮质血症、尿毒症的发生。

4. 休克

可因严重感染、严重心力衰竭、上消化道大出血等引起。

5. 酸碱平衡失调及电解质紊乱

呼吸衰竭时,呼吸性酸中毒普遍存在。但由于体内代偿情况的不同,或并存有其他疾病时,可出现各种不同类型的酸碱平衡失调及电解质紊乱。

6. 肺性脑病

为中、重度呼吸衰竭所引起的高碳酸血症、低氧血症、酸碱平衡失调等一系列内环境紊乱引起的脑部综合征。患者表现为烦躁不安、神志模糊、嗜睡、谵语及四肢肌肉抽搐等。

7. DIC

因严重缺氧、酸中毒、感染、休克等因素激活凝血因子以及红细胞增多,血黏度增高,促使血液进入高凝状态,发生 DIC。

(四)实验室及其他检查

1. X 线检查

除肺、胸基础疾病及急性肺部感染的特征外,尚可有肺动脉高压症,如右下肺动脉干扩张,其横径≥15 mm;其横径与气管横径比值≥1.07;肺动脉段明显突出或其高度≥3 mm;中央动脉扩张,外周血管纤细,形成"残根"征;右心室增大征,皆为诊断慢性肺心病的主要依据。个别患者心力衰竭控制后可见心影有所缩小。

2. 心电图检查

主要表现有右心室肥大的改变,如电轴右偏、额面平均电轴≥ +90°、重度顺钟向转位、$R_{V1} + S_{V5} ≥ 1.05$ mV 及肺性 P 波。也可见右束支传导阻滞及低电压图形,可作为诊断慢性肺心病的参考条件。在 V_1、V_2 甚至延至 V_3,可出现酷似陈旧性心肌梗死图形的 QS 波,应注意鉴别。

3. 超声心动图检查

通过测定右心室流出道内径(≥30 mm)、右心室内径(≥20 mm)、右心室前壁的厚度、左右心室内径比值(<2)、右肺动脉内径或肺动脉干及右心房增大等指标,可诊断慢性肺心病。

4. 血气分析

慢性肺心病肺功能代偿期可出现低氧血症或合并高碳酸血症,当 $PaO_2 < 60$ mmHg、$PaCO_2 > 50$ mmHg 时,表示有呼吸衰竭。

5. 血液检查

红细胞及血红蛋白可升高。全血黏度及血浆黏度可增加,红细胞电泳时间常延长;合并感染时白细胞总数增高,中性粒细胞增加。部分患者血清学检查可有肾功能或肝功能改变;血清钾、钠、氯、钙、镁均可有变化。除钾以外,其他多低于正常。

6. 其他

肺功能检查对早期或缓解期慢性肺心病患者有意义。痰细菌学检查对急性加重期慢性肺心病可以指导抗生素的选用。

三、治疗

慢性肺心病是呼吸系统病变的晚期表现,其所发生的低氧血症和高碳酸血症,常影响全身各重要脏器和组织。因此,在治疗中,急性加重期关键在于迅速有效地控制感染,保持呼吸道通畅,纠正缺氧和二氧化碳潴留,处理好电解质紊乱和酸碱平衡,改善右心衰竭状态;病情缓解期,应抓紧扶正固本的防治措施,积极治疗基础病变,提高免疫力,减少急性发作,延缓病情发展。

(一)急性发作期治疗

1. 控制感染

有效地控制呼吸道感染是急性发作期治疗成败的关键。

合理应用抗生素是控制感染综合治疗中最重要的环节。应根据可靠的痰菌培养及药敏结果针对性应用,未出结果前一般可酌情经验用药。目前医院外感染及以肺炎球菌、甲型链球菌等多见,但金黄色葡萄球菌和革兰阴性杆菌明显增多。院内感染以革兰阴性杆菌为主,如铜绿假单胞菌、大肠杆菌等,其次为产酶金黄色葡萄球菌及其他耐药菌株。此外支原体、真菌、病毒等感染有增多趋势。

应用抗生素的原则,除针对致病菌选药外,还提倡早期足量、联合、静脉给药。联合用药一般以二联窄谱抗生素为宜,必须用广谱抗生素时,要注意二重感染,特别是真菌感染。多主张一种药单独滴注,液体量在 100 ~ 250 mL,不宜过多,以尽快达到和保持有效的药浓度,并避免加重心肺负荷。半衰期短的抗生素,应一天内多次给药。通常疗程为 10 ~ 14 天,或者感染症状消失后再巩固治疗 3 ~ 5 天。

院外感染可选青霉素 320 万 ~ 640 万 U/d,联用阿米卡星 0.4 g/d;头孢唑啉或头孢拉定 4 ~ 6 g/d;或根据药敏选用大环内酯类、喹诺酮类、其他 β - 内酰胺类、氨基糖苷类药物,均以静脉给药为好。院内感染则更重视培养及药敏结果;以哌拉西林、苯唑西林、氯唑西林等半合成青霉素,阿米卡星等氨基糖苷类,三代头孢菌素类,以及含 β - 内酰胺酶抑制剂的复合抗生素,甚至碳青霉烯类抗生素应用的可能性增大。因此,更应注意药物不良反应的观察。

2. 治疗呼吸功能不全

1)清除痰液、保持气道通畅:给予化痰药物溴己新等,或结合雾化吸入清除痰液。同时配合使用氨茶碱等支气管解痉剂解除气道痉挛,保持气道通畅,改善肺通气功能,以利于氧气吸入和二氧化碳的排出,缓解机体缺氧状况。

2)吸氧:慢性肺心病多为Ⅱ型呼吸衰竭,因此,吸氧应采取 24 小时持续低流量、低浓度、鼻导管方式。尤其当 $PaO_2 > 80$ mmHg 时,此时由于二氧化碳对呼吸中枢不仅没有兴奋作用,还有抑制呼吸,而呼吸中枢的兴奋性刺激主要来自低氧血症,若给予高浓度吸氧会造成外周血氧分压突然升高,减少或停止对呼吸中枢刺激,加重呼吸衰竭或导致呼吸停止。另外,呼吸衰竭患者禁止使用镇静药物,以免抑制呼吸。

3)使用呼吸兴奋剂及呼吸机:严重呼吸性酸中毒或呼吸衰竭患者可通过使用呼吸兴奋剂如尼可刹米、洛贝林等,必要时使用呼吸机改善呼吸功能。

4)经鼻人工气道技术的应用:经鼻人工气道技术的引进是降低呼吸衰竭死亡率的关键,国内对重症Ⅱ型呼吸衰竭的治疗,多先应用静脉滴注呼吸兴奋剂如尼可刹米、二甲弗林、多沙普仑、氨苯噻唑及洛贝林等。呼吸兴奋剂若与抗感染、扩张支气管和排痰等措施配合应用能起到有益的作用,但如气道不通畅,其应用可增加耗氧量反而不利,一般在应用24小时后若未能使$PaCO_2$下降、$PaCO_2$上升即应停用,考虑建立人工气道,施用机械通气治疗。国内在20世纪80年代初及以前多经口腔插管建立人工气道,但神志清醒的患者,常难于接受,而且在插管时可能发生迷走神经反射性心脏停搏。近年来,气管插管导管的制作材料由橡胶改为塑料,又进而使用硅胶体,其组织相容性较橡胶好,聚氯乙烯塑料导管用热水浸泡后变软有利于通过弯曲的上呼吸道,硅胶管较塑料管更佳。因此,经鼻气管插管患者易于接受,很少引起支气管黏膜的损伤,患者可以进食,便于口腔护理,便于长期应用机械通气。

5)机械通气技术的应用:机械通气的适应证如下。

(1)肺性脑病时。

(2)呼吸频率 > 30 次/分或 < 7 次/分;潮气量 < 250 mL 或最大吸气压力小于 20 cmH_2O。

(3)在适当控制氧疗情况下 PaO_2 < 45 mmHg。

(4)失代偿性呼酸 pH 值 < 7.25。

(5)$PaCO_2$ 进行性升高时,在未建立人工气道条件下若呼吸衰竭不严重,患者神志清醒能配合治疗时可采用鼻面罩双水平气道正压呼吸,可取得一定疗效。

在严重Ⅱ型呼吸衰竭,自主呼吸受到明显抑制时,可采用同步持续强制通气方式(ACMV)通气。当感染得到控制、病情好转,要换用同步间歇通气(SIMV),在进一步好转准备撤机时可换用压力支持通气方式(PSV),在新型机械通气机具有 PSV + SIMV 方式时将压力下调至 5 cmH_2O 或更低,以刚刚能克服通气机管道阻力水平为宜,稳定 2 ~ 4 小时后即考虑撤机。

3. 控制心力衰竭

肺心病是以右心损害为主的心脏病,右心衰竭的治疗,最主要是去除病因的治疗。除上述积极控制感染、合理氧疗、降低右心后负荷外,治疗主要从三个方面考虑:①扩张肺血管;②利尿;③强心剂的应用。

1)控制感染、吸氧:与治疗呼吸衰竭相同。

2)利尿剂的应用:通过利尿减少血容量,减轻心脏负荷。但利尿过快可导致电解质紊乱、血液浓缩、循环阻力增加、痰黏稠不易咳出等,使病情加重。因此,近年来,对肺心病心力衰竭使用利尿剂持谨慎态度,一般选用缓和利尿剂、小剂量、短疗程。常用的有噻嗪类利尿剂,如氢氯噻嗪(双氢克尿噻)12.5 ~ 25 mg,2 ~ 3 次/天,或环戊噻嗪 0.25 ~ 0.5 mg,1 ~ 2 次/天。因通过排钾利尿,故应补充钾盐,或与保钾利尿剂交替使用。保钾利尿剂如氨苯蝶啶 50 ~ 100 mg,1 ~ 3 次/天,或螺内酯(安体舒通)20 mg,3 次/天。对严重水肿患者可临时使用呋塞米 20 mg 肌内注射,或依他尼酸 25 mg,口服或稀释后静脉缓慢注射。

3)强心剂的应用:经控制感染、应用利尿剂等措施后,心力衰竭仍不能被控制时,可考虑加用强心剂。肺心病患者由于心肌缺氧、感染中毒等因素,对洋地黄类药物耐受性很低且疗效亦差,易发生心律失常。故应用强心剂时,一般选用作用快、排泄快的强心剂,且剂量宜小。例如,毒毛花苷 K 0.125 ~ 0.25 mg/d,稀释后静脉缓慢推入,或去乙酰毛花苷 0.2 ~ 0.4 mg,稀释后静脉缓慢推入,必要时 2 ~ 4 小时 0.2 mg 重复 1 次,1 日剂量不超过 0.8 mg。

4)扩张血管的药物:按照 Rubin 提出的评价血管扩张剂治疗肺动脉高压的标准,即:①肺血管阻力下降20%;②心排血量增加或不变;③肺动脉压降低或不变;④周围动脉血压不变或降低,但未产生不良反应,不影响氧合。

在临床经常使用的血管扩张剂有:

(1)酚妥拉明:通过对肺小动脉 α 受体的阻滞作用,使血管扩张,肺动脉压下降,减轻右心室的后负荷。本品 10 ~ 20 mg 加入 10% 葡萄糖液 250 ~ 500 mL 中静脉滴注,每分钟 30 ~ 40 滴,每日 1 次,维持 3 ~ 11 天。

(2)多巴胺:在综合治疗基础上加用本品 30 mg、山莨菪碱 30 ~ 60 mg 加入 10% 葡萄糖液 250 mL 内静脉滴注,每分钟 20 ~ 30 滴,每日 1 次。

(3)多巴酚丁胺:通过改善心肌的收缩力,增加心排血量,减轻右心室的淤血状态。本品 250 mg 加入 5% 葡萄糖液 500 mL 中,以每分钟 2.5 ~ 10 μg/kg 的速度静脉滴注。心房颤动者禁用。

(4)硝普钠:国内近来研究表明,硝普钠能直接扩张肺血管床使肺循环阻力降低,从而降低右心室射血阻力,肺动脉、右心房压力下降,心排血量增加,应用硝普钠后临床症状改善明显,患者能从端坐位转至平卧或高枕位,发绀、浮肿、颈静脉怒张、呼吸频率及心率等均有改善,静脉压下降。故认为硝普钠对于肺心病心力衰竭患者亦是有用的药物之一。

4. 肝素疗法

肝素不仅能抗凝,又能激活多种活性物质,结合抗体抗原复合物,抑制细菌毒性作用,增强吞噬细胞对病原菌的吞噬作用,加快炎症的吸收。有人报道 480 例重症肺心病患者在综合治疗基础上给予肝素 100 mg(125 U/ mg),分两组加入 5% ~ 10% 葡萄糖液 500 ~ 1 000 mL 中,静脉滴注每分钟 30 滴,每日 1 次,7 天为 1 个疗程,总有效率为 80.3%,对照组总有效率为 63.8%,两组对比 $P < 0.05$。

5. 控制心律失常

肺心病心律失常多因感染、缺氧、高碳酸血症、电解质紊乱或洋地黄过量引起。经积极控制呼吸道感染、纠正缺氧、高碳酸血症和电解质紊乱或停止使用洋地黄后,多数患者心律失常即可消失。经上述处理后,仍有心律失常者,可考虑应用抗心律失常药物,如属室上性心律失常,且未使用过洋地黄者,可考虑选用毛花苷 C 或维拉帕米等;室性异位心律者可给予利多卡因或美西律等。对于药物不能控制的快速性心律失常,根据指征,必要时电击复律。多源性房性心动过速不宜用洋地黄或抗心律失常药物治疗,应治疗基础病因,调整全身情况。由于 β 受体阻滞剂对呼吸道的作用,不适宜于肺心病患者。

6. 并发症的处理

1）肺性脑病：肺性脑病的治疗基本上和呼吸衰竭的治疗相同,对脑水肿应降低颅内压,除纠正缺氧与二氧化碳潴留的各项措施后,可再用脱水剂和地塞米松、20% 甘露醇或 25% 山梨醇,剂量为 1~2g/kg,静脉快速滴注,每日 1~2 次。在应用脱水剂时要注意血液浓缩和加重电解质与酸碱平衡紊乱的不良反应。对躁动者使用镇静剂应慎重。可用 10% 水合氯醛 10~15 mL 保留灌肠,或奋乃静口服,每次 4 mg,已做气管插管或气管切开及辅助呼吸者,呼吸由人工控制,镇静剂可放手使用。

2）其他并发症的治疗：如积极纠正酸碱失衡及电解质紊乱、消化道出血、休克、DIC 等治疗,参见有关章节。

（二）缓解期治疗

缓解期防治是改善预后,减少急性发作和住院次数,增强劳动力和延长患者寿命,降低病死率的重要措施。因此,应积极预防呼吸道感染、防治慢性支气管炎和支气管哮喘等肺部疾患,提高机体免疫力等。

根据患者情况,选用下列方法提高机体免疫能力：

1. 免疫疗法

1）死卡介苗做皮肤划痕治疗,每周 1 次,3 个月为 1 个疗程。

2）左旋咪唑,50 mg,每日 3 次,每隔 2 周服 3 天,连用 3~6 个月。

3）支气管炎菌苗疗法,开始剂量 0.1 mL,每周 1 次,皮下注射,每次递增 0.1~0.2 mL,至 1 mL 为维持量,每年用 2~3 个月,有效者可连用 2~3 年。

2. 扶正固本疗法

据机体情况不同进行辨证施治；或给予归脾丸、金匮肾气丸、百合固金丸或固肾定喘丸等。此外,胎盘组织液及丙种球蛋白亦可酌情使用。

（三）营养疗法

肺心病患者多数有营养不良（占 60%~80%）,营养疗法有利于增强呼吸肌力及改善免疫功能,提高机体抗病能力。应按具体情况给以合理营养,碳水化合物不宜过高,因为糖的呼吸商高,过多二氧化碳生成会增加呼吸负荷。

四、护理措施

（一）一般护理

1. 休息

休息是降低心脏负荷的一种方法,应每日评估患者活动的耐力。根据心功能级别决定其活动量。正确休息能降低静脉压,减少机体耗氧量,从而降低心率和减轻呼吸困难,有利于心功能的改善。对卧床休息患者应引导其认识卧床固定不动可能带来的一些有害影响。如静脉血淤滞引起静脉血栓和肺栓塞,局部压迫引起压疮。护理人员自己或指导家属每日给患者做被动腿部运动,安排静态的活动如阅读书报、听音乐等。随着病情逐步好转应逐步增加活动量。若活动导致呼吸困难、心率增快和水肿等症状发生,则应停止或减少其活动量。心力衰竭已被控制的患者应注意避免过度疲劳,每天下午可小睡一会,夜间应保证较多的睡眠；逐渐做些轻度运动,以减少心肌代谢产物,改善心脏功能。

2. 减少情绪波动

肺心病患者精神休息与体力休息同等重要,情绪悲观和波动可导致交感神经兴奋,儿茶酚胺分泌增加,使心率加快,心肌耗氧量增加,心力衰竭加重。因此,对悲观绝望的患者,应鼓励其说出忧虑的问题,帮助患者认识这些问题,提供一些应对措施,示范一些有效的松弛技巧,病情危重患者往往夜间更为恐惧不安,为减轻患者夜间恐惧,可打开灯光或让家属陪伴,使患者有安全感。

3. 合理安排饮食

1)低热量饮食:心力衰竭患者宜采取低热量、清淡、容易消化的饮食,可给予适量的糖类和脂肪、富含足够的维生素及其他无机盐。对蛋白质不必过于限制,但高蛋白可能会因蛋白质的特殊动力学作用而增加额外的能量需求,故对蛋白质的摄入量也不宜太高,一般以每 1.0 g/kg 计算为宜。但肺心病患者由于呼吸频率快,且多数诱发感染,因此,对蛋白质的摄入量要比一般心力衰竭者略放宽。

2)限制钠盐摄入:限制钠盐是控制心力衰竭最适当的方法。一般认为,心力衰竭患者每日总钠量摄入 I 度心力衰竭应限制在 2 000 mg(相当于 5 g 食盐);II 度心力衰竭应限制在 1 000 mg(相当于 2.5 g 食盐);III 度心力衰竭不得超过 500 mg(相当于 1.3 g 食盐)。

3)钾的摄入:对长期应用利尿剂治疗者,缺钾易诱发洋地黄中毒。应鼓励患者多吃含钾量较高的食物和水果,如香蕉、橘子、大枣等;另一方面亦应注意严重心力衰竭或伴有肾功能减退,以及不恰当地应用保钾利尿剂后可产生高钾血症。

4)水的摄入:在限制钠盐摄入时,可不必严格限制进水量。一般主张每日进水量可限制在 1 000 ~ 1 500 mL,但对严重心力衰竭尤其伴有肾功能减退患者,由于排水能力减低,在限制钠盐的同时也必须适当控制水的摄入,以防止引起稀释性低钠血症。

5)膳食的实施:对于轻度心力衰竭患者,可给予不用盐烹调的膳食和避免咸味食物,每日给予食盐 1 ~ 2 g,进餐时加在菜上使滋味较为可口,患者乐于接受。中度或重度心力衰竭患者的饮食,最好在治疗开始的 3 天内,每日早餐各给大米饭一中碗,豆腐、鲜肉类或淡水鱼 30 ~ 60 g,青菜及素油少许。此外,患者可吃适量水果及喝茶水。这项食谱可使患者感到舒适、轻松、脉搏减慢,基础代谢率降低,从而减轻心脏负担,使心功能得到改善。

(二)病情观察与护理

1. 观察咳嗽、咳痰及体温变化,评估痰的性状、颜色、量,发现患者咳嗽、咳黄色或脓性黏痰,并伴有发热,应考虑继发感染,按医嘱给予止咳祛痰或超声雾化吸入和抗生素治疗,并留取痰液做痰培养。同时应注意保持呼吸道通畅,改善通气功能,对长期卧床不起或无力咳嗽及咳痰的患者,应鼓励患者尽量咳嗽,指导患者有效排痰方法,辅助叩背,鼓励患者尽可能将痰液咳出,必要时可给予鼻导管吸痰。

2. 观察呕血和黑便,患者呕吐咖啡样内容物或大便呈柏油样,常为缺氧引起胃肠道黏膜水肿、糜烂,导致出血所致,也说明病情较严重。应禁食并报告医生,按医嘱经胃管注入去甲肾上腺素冰水或西咪替丁止血,待出血停止后,可服少量温流质食物,密切观察血压、脉搏的变化情况。

3. 患者兴奋、四肢麻木、肌肉痉挛、抽搐或神志淡漠、少言无力、反应迟钝等,可能是由于长期食欲减退、恶心、呕吐及长期限制钠盐或应用利尿剂及激素等,引起血清中钾、钠、氯等电解质紊乱所致。发现上述情况应立即报告医生。

4. 监测患者血压、脉搏、呼吸、心率、心律、尿量及意识状态,记录24小时出入液量。观察有无尿量减少、下肢浮肿、心悸、腹胀、腹痛等右心衰竭表现。做好心电监护,及时辨认出现的异常心律并估计其危险性,若发现心率过快或过慢,或心律不规则,脉搏不规整,应及时做心电图检查,以确定心律失常类型,同时报告医生进行相应处理。

5. 肺心病急性发作期常并发肺性脑病,应向患者和家属解释肺性脑病的原因、临床表现及预防措施。密切观察病情变化,注意患者体温、脉搏、呼吸、血压、心率、瞳孔、神志的变化,若发现患者表情淡漠、头痛、肌肉颤动、烦躁不安、嗜睡或昏迷等,常提示已发生肺性脑病,尤其是夜间最易发生,可给低流量(每分钟 1~2 L)持续吸氧加正压给氧或用呼吸机。肺心脑病合并急性呼吸衰竭者,需应用呼吸兴奋剂,对伴有高血压、动脉硬化、冠心病或癫痫患者,呼吸兴奋剂应慎用。肺性脑病时忌用镇静剂,严禁用吗啡类制剂。肺性脑病兼有酸碱紊乱者,应定期取血查二氧化碳结合力、pH 值、$PaCO_2$、PaO_2 和电解质,以供治疗参考。肺心病心力衰竭时,对洋地黄制剂较敏感,易发生毒性反应,故剂量宜小,并严密观察毒性反应,发现异常及时通知医生。

五、康复

1. 帮助患者及家属认识肺心病的病因和发病机制,积极防止上呼吸道感染,积极治疗慢性支气管炎、支气管哮喘、支气管扩张等疾患,以阻止肺组织的进一步损害。

2. 改善环境卫生,居室应安静、舒适,既保暖,又保持空气流通。注意个人卫生,减少各类诱发因素。

3. 注意休息,适当开展体育锻炼,如打太极拳、散步、做保健呼吸操等。适当进行耐寒锻炼,以夏季开始,可有意识地开始冷水洗手、洗脸、洗腿以至洗澡。

4. 酌情应用三联或五联菌苗、卡介苗、核酪、转移因子、左旋咪唑、丙种球蛋白、胸腺素等,提高机体免疫力,防止肺心病发作。

5. 坚持医生、护士建议的合理化饮食,鼓励患者戒烟,消除呼吸道不良刺激。

6. 告知患者病情变化时,及时就诊。

肺心病如能早期发现、早期积极治疗,肺功能的损害能够得到较好控制;如防治不当,发展成肺功能不全,将影响患者的生活质量。反复发作者预后不良。

(宋文娟)

第五节 呼吸衰竭

在海平面大气压下,于静息条件下呼吸室内空气,PaO_2 低于 60 mmHg 或伴有 $PaCO_2$ 高于 50 mmHg,即为呼吸衰竭。临床上根据病程可分为急性呼吸衰竭和慢性呼吸衰竭。

急性呼吸衰竭是指呼吸功能原来正常,由于突发原因,引起通气、换气功能严重损害,突然发生呼吸衰竭,如脑血管意外、药物中毒、呼吸肌无力或麻痹、肺梗死等。因机体不能及时代偿,如不能及时抢救,会危及患者生命。慢性呼吸衰竭是各种原因引起的肺通气功能严重障碍,不能进行有效的气体交换导致缺氧伴(或不伴)二氧化碳潴留,从而引起一系列生理功能和代谢紊乱的临床综合征。多见于慢性呼吸系统疾病,如COPD、重度肺结核、广泛支气管扩张、间质性肺疾病等。肺功能损害逐渐加重,虽有缺氧伴二氧化碳潴留,但通过机体代偿适应,仍能从事个人生活活动,称为代偿性慢性呼吸衰竭。本节重点介绍老年人慢性呼吸衰竭。

一、病因

1. 呼吸器官疾病

临床最常见,通常所说呼吸衰竭多指此种。

1)胸廓和胸膜病变:如胸廓畸形、脊柱侧弯后突、胸部外伤及多发性肋骨骨折、气胸、血气胸、大量胸腔积液、广泛胸膜增厚、膈及纵隔疾病、肥胖低通气综合征。

2)气道疾病:包括急性窒息,喉头水肿,气管异位,肿瘤,痰、血块阻塞,弥漫性支气管痉挛和水肿。

3)肺部疾病:如慢性支气管炎致阻塞性气肿、肺水肿、肺萎陷不张、广泛肺炎、尘肺、重症肺结核、弥漫性肺纤维化、急性理化因素引起的肺损伤、肺动脉栓塞和成人呼吸窘迫综合征等。

2. 中枢神经和神经肌肉疾病

脑血管意外、颅脑感染、脑外伤可损害呼吸中枢导致中枢性呼吸衰竭;肌营养不良、重症肌无力、格林—巴利综合征、脊髓灰质炎等可引起呼吸肌无力而发生呼吸衰竭。

3. 中毒

药物中毒可抑制呼吸中枢及发生休克、肺水肿致呼吸衰竭;氰化物(如苦杏仁)、亚硝酸盐等中毒可致细胞水平气体交换障碍,一氧化碳中毒可致氧合血红蛋白减少,从而引起严重缺氧,即内呼吸性呼吸衰竭。

二、发病机制

(一)通气不足

在静息呼吸空气时,总肺泡通气量(V_A)约为 4 L/min,才能维持正常的肺泡氧分压(P_AO_2)和二氧化碳分压(P_ACO_2)。V_A 减少,则 P_AO_2 下降,P_ACO_2 上升。呼吸空气条件下(吸入氧浓度为20.93%,二氧化碳接近零),P_ACO_2 与 V_A 和二氧化碳产生量(VCO_2)的关系亦可以用下列公式反映:$P_ACO_2 = 0.863 \times VCO_2/V_A$。由于 P_ACO_2 直接影响 $PaCO_2$,可见通气不足(V_A 下降)时 $PaCO_2$ 升高。

(二)通气/血流($\dot{V}/\dot{Q}$)比例失调

肺泡通气和灌注周围毛细血管的血流比例必须协调,才能保证有效气体交换。正常人 $\dot{V}/\dot{Q}$ 为0.8,如 $\dot{V}/\dot{Q} > 0.8$,表示肺泡通气量在比率上大于血流量,形成生理无效腔增加,即为无效腔效应,$\dot{V}/\dot{Q} < 0.8$,表示肺泡通气量在比率上小于血流量,使肺动脉的混合静脉血未经充分氧合进入肺静脉,形成肺动静脉样分流。

单纯 $\dot{V}/\dot{Q}$ 比例失调在临床上最终导致缺氧而无二氧化碳潴留,这是因为:①混合静脉血与动脉血的氧分压差较二氧化碳分压差大得多,前者为 60 mmHg,而后者仅 6 mmHg,相差 10 倍;②氧解离曲线和二氧化碳解离曲线的特点,正常肺泡毛细血管中的血液,其 SO_2 已处于曲线的平坦部分,即使再增加通气,吸入空气时,P_AO_2 虽有所增加,但 SO_2 上升甚少,因此,通过健全的肺泡过度通气难以代偿通气不足肺泡所致的摄氧不足。而二氧化碳解离曲线几乎是直线,通气不足的肺泡中潴留的二氧化碳完全可由肺毛细血管血液携带,运至通气良好的肺泡排出体外。因此,单纯的 $\dot{V}/\dot{Q}$ 比例失调最终引起低氧血症,一般无二氧化碳潴留。

（三）肺内分流增加

正常情况下,肺内右至左分流仅占 5%,称为生理性分流。但在严重的慢性支气管—肺疾病时,肺泡及毛细血管破坏,气道阻塞,使肺血分流量明显增加,成为病理性分流,由于肺血流没有与氧交换,故可造成严重的低氧血症,即使吸入高浓度的氧气,也难以纠正,为肺内分流的临床特征。

（四）氧耗量

氧耗量增加是加重缺氧的原因之一。发热、寒战、呼吸困难和抽搐均增加氧耗量。寒战耗氧量可达 500 mL/min;严重哮喘,随着呼吸功的增加,用于呼吸的氧耗量可为正常的十几倍。氧耗量增加,P_AO_2 下降,正常人借助增加通气量以防止缺氧。随着氧耗量的增加,V_A 亦相应明显增加。每分钟氧耗量分别为 200 mL、400 mL、800 mL 时,维持正常 P_AO_2 所需的 V_A 分别为 3 L、6 L、12 L。故氧耗量增加的患者,如同时伴有通气功能障碍,会出现严重的低氧血症。

（五）弥散功能障碍

肺泡和毛细血管之间的气体交换是一种物理弥散过程,通常肺泡—毛细血管膜（呼吸膜）分六层:肺泡表面活性物质、肺泡上皮、肺泡基底膜、肺间质、毛细血管基膜和毛细血管内皮细胞。呼吸膜平均厚度 0.7 μm,气体的弥散效果取决于以下因素:

1. 呼吸膜面积（A）。

2. 呼吸膜厚度（T）。

3. 气体的弥散系数（d）。

4. 肺泡与毛细血管内气体的分压差（$P_1 - P_2$）,用公式表示即:

D（弥散量）$= d \times A \times (P_1 - P_2)T$

在 COPD 患者中,由于大量肺泡受损,呼吸面积减少;肺水肿、肺间质纤维化时,呼吸膜厚度增加,上述因素均可使 D 下降。由于二氧化碳的弥散系数为氧的 20 倍,故一般不出现弥散障碍。

三、病理生理

呼吸衰竭时机体的影响主要为低氧血症、高碳酸血症和酸中毒。

（一）缺氧对机体的影响

1. 对中枢神经的影响

中枢神经对缺氧的程度和发生的急缓可出现不同的临床表现。一般轻度缺氧患者表现为注意力不集中、智力减退、定向力障碍。随着缺氧加重可出现烦躁不安、神志恍惚、谵妄乃至昏迷。若突然中断氧气供应，20秒内患者即出现深昏迷和全身抽搐。

2. 对呼吸的影响

呼吸中枢对缺氧不如缺二氧化碳敏感。当吸入气的氧浓度降低时，通过颈动脉体与主动脉体化学感受器的反射作用刺激通气，如果缺氧程度缓慢加重，这种反射作用即很迟钝。

3. 对心血管的影响

缺氧可刺激心脏，使心率、搏出量增加和血压升高。缺氧时冠状动脉和脑动脉扩张，而肺动脉收缩。急性严重缺氧可致血压、脉率和心搏出量下降而发生心肌缺氧、坏死、心律失常、心室纤维颤动和心搏骤停。

4. 对酸碱平衡的影响

严重缺氧可抑制细胞能量代谢，使其主要依靠无氧代谢，丙酮、乳酸增加，引起代谢性酸中毒，无机磷不能组成三磷酸腺苷而造成堆积，加重了代谢性酸中毒。因能量供应不足，破坏了细胞离子泵和离子交换功能，使钠和氢离子向细胞内转移，钾离子移向细胞外，形成细胞内酸中毒和高血钾，加剧了电解质和酸碱平衡。

5. 对肾、肝功能的影响

动脉血氧降低时，肾血流量、肾小球滤过率、尿排出量和钠排出量等均有增加，当氧分压低于40 mmHg时，肾血流量减少，肾功能受抑制，尿量减少。此外，缺氧亦可使谷丙转氨酶（GPT）上升，但可随呼吸衰竭的缓解而恢复正常。

（二）二氧化碳潴留对机体的影响

1. 对中枢神经的影响

二氧化碳潴留可单独影响神经系统，脑血管扩张，脑血流量增加，颅内压增高。二氧化碳对中枢神经系统影响随二氧化碳潴留程度可分三个阶段，直接抑制脑皮质，使大脑皮质兴奋性降低→皮质下中枢受刺激，间接兴奋皮质→麻醉状态。缺氧和二氧化碳潴留对机体的影响除与其严重程度有关外，还和它们发展速度的快慢有关。

2. 对呼吸的影响

二氧化碳是强烈的呼吸中枢刺激剂，吸入气的二氧化碳浓度低于1%时，通气即可增加，9%时肺通气量可为静息的8～10倍或更多，但超过此浓度通气量即开始下降，当$PaCO_2 > 70$ mmHg时，呼吸中枢由兴奋转入抑制，呼吸变浅弱。

3. 对心血管系统的影响

二氧化碳潴留引起心率加快、心搏出量增加，血压上升，脉洪大。心搏出量的增加与二氧化碳刺激交感神经而间接影响心脏有关。$PaCO_2$的增高使脑血管扩张，血流量增加；皮肤毛细血管和静脉亦扩张，而肺小动脉和内脏血管收缩，加上心搏出量增加的因素，因而血压仍升高。

4. 对酸碱平衡的影响

二氧化碳潴留使血中碳酸增多,血液酸碱度降低,出现呼吸性酸中毒。急性呼吸衰竭或慢性呼吸衰竭失代偿期,由于肾脏未失代偿或因失代偿使 pH 值明显下降,肾血管痉挛,肾血流量减少,尿量减少,因而呼吸性和代谢性酸中毒同时存在,并伴有电解质失衡。

5. 对肾功能的影响

轻度二氧化碳潴留,肾血管扩张,肾血流量增加,尿量随之增加。呼吸性酸中毒失代偿,pH 值明显下降时,肾血管出现明显痉挛,肾血流量和尿量减少。

四、病情评估

(一)病史

询问患者病前是否有支气管—肺组织疾病如 COPD、重症肺结核、肺间质纤维化、尘肺等;胸廓和神经肌肉病变如胸廓畸形、胸部外伤、手术、重症肌无力等;溺水、电击等疾病史,注意询问有无诱发呼吸衰竭的因素存在,如呼吸道感染、手术、创伤、药物中毒等。

(二)临床表现

1. 呼吸功能紊乱

缺氧和二氧化碳潴留均可影响呼吸功能。呼吸困难和呼吸频率增快往往是临床上最早出现的重要症状。表现为呼吸费力,伴有呼吸频率加快,呼吸表浅,鼻翼扇动,辅助肌参与呼吸活动,特别是 COPD 患者存在气道阻塞、呼吸泵衰竭的因素,呼吸困难更为明显。有时也可出现呼吸节律紊乱,表现为潮式呼吸、叹息样呼吸等,主要见于呼吸中枢受抑制时。呼吸衰竭并不一定有呼吸困难,严重时也出现呼吸抑制。

2. 发绀

发绀是一项可靠的低氧血症的体征,但不够敏感。以往认为血还原血红蛋白超过 50 g/L 就有发绀的观点已被否定。实际上当 $PaO_2 < 50$ mmHg、动脉血氧饱和度(SaO_2)< 80% 时,即可出现发绀。舌色发绀较口唇、甲床显现得更早一些、更明显。发绀主要取决于缺氧的程度,也受血红蛋白量、皮肤色素及心功能状态的影响。

3. 神经精神症状

轻度缺氧可有注意力不集中、定向障碍;严重缺氧者特别是伴有二氧化碳潴留时,可出现头痛、兴奋、抑制、嗜睡、抽搐、意识丧失甚至昏迷等。慢性胸肺疾患引起的呼吸衰竭急性加剧,低氧血症和二氧化碳潴留发生迅速,因此可出现明显的神经精神症状,此时可称为肺性脑病。

4. 心血管功能障碍

严重的二氧化碳潴留和缺氧可引起心悸、球结膜充血水肿、心律失常、肺动脉高压、右心衰竭、低血压等。

5. 消化系统症状

①溃疡病症状;②上消化道出血;③肝功能异常。上述变化与二氧化碳潴留、严重低氧有关。

6. 血液系统异常

慢性缺氧可使红细胞代偿性增多,出现继发性红细胞增多症,并引起高黏血症,易诱发肺动脉栓塞及加重心负荷发生心力衰竭。严重缺氧、酸中毒、感染、休克等可致循环淤滞,诱发 DIC,进而发生多器官损害。

7. 肝肾等器官损害

可表现转氨酶增高,血清白蛋白减低,血液尿素氮和肌酐增高,肾上腺皮质功能障碍等。

8. 其他表现

呼吸衰竭时二氧化碳潴留导致血碳酸增加,pH 值降低,引起呼吸性酸中毒;由于缺氧,机体无氧酵解代谢增强,产生大量酸性中间代谢产物,引起代谢性酸中毒;在抢救处理过程中也可因措施欠当引起呼吸性或代谢性碱中毒。随着酸碱代谢紊乱,引起电解质平衡失调,如代谢性酸中毒时,"钠泵"功能障碍,使 Na^+ 和 H^+ 转入细胞内,而 K^+ 移出细胞外等,形成高钾血症;呼吸性酸中毒时,肾小管排 Cl^- 保 HCO_3^- 等,形成低氯血症;此时也可因肾脏代偿作用,使远曲肾小管泌 H^+ 保 Na^+,引起高钠血症;酸中毒时,血中游离钙可增高而出现高钙血症;碱中毒时,血钙可降低而引起低钙血症。

酸碱平衡紊乱、电解质代谢失调而出现相应临床症候,是呼吸衰竭过程中极常见的临床表现,必须严密观察,及时纠正。

缺氧、酸碱平衡失调、电解质代谢紊乱等也可引 DIC,出现 DIC 相应的临床表现。

(三)实验室及其他检查

1. 实验室检查

本病血常规检查白细胞总数及中性粒细胞可增高。尿常规常见蛋白、红细胞、白细胞及管型。

2. X 线检查

胸部摄片常可发现引起呼吸衰竭的肺、胸原发疾病的征象。

3. 血气分析

1)Ⅰ型呼吸衰竭时,PaO_2 低于 60 mmHg;Ⅱ型呼吸衰竭时,除 PaO_2 低于 60 mmHg,当 $PaCO_2$ 升高至 50 mmHg 时出现中枢兴奋症状,升至 80 mmHg 以上时,出现嗜睡、谵妄或昏迷。

2)SaO_2 低于 70%。

3)pH 值低于 7.35 为失代偿性酸中毒,高于 7.45 为失代偿性碱中毒,代偿性的酸中毒或碱中毒时,pH 值在 7.35~7.45 的正常范围内。

4)碱过剩(BE)为反映代谢性酸碱失平衡的指标,正常值为(0±2.3) mol/L,代谢性酸中毒时,BE 负值增大,代谢性碱中毒时,BE 正值增大。

5)标准碳酸氢盐(SB)和实际碳酸氢盐(AB)。SB 是在标准条件下所测得血浆 HCO_3^- 的含量,不受呼吸因素影响,正常值为 22~27 mol/L,其数值的增减反映体内碳酸氢根储备量的多少。AB 为血浆中 HCO_3^- 的实际含量,可受呼吸因素影响。正常人两者无差异,两者的差数可反映呼吸对血浆 HCO_3^- 影响的程度,如 SB > AB,表示二氧化碳排出增加,SB < AB 表示二氧化碳潴留。

五、治疗

呼吸衰竭治疗的基本原则：

1. 针对不同病因，积极治疗基础疾病。

2. 及时去除病情加重的诱因，如急性呼吸道感染、痰液引流不畅、心力衰竭等。

3. 按病情变化全面分析，抓住主要矛盾，采取有效措施纠正缺氧和二氧化碳潴留。

4. 维护心、脑、肝、肾等重要脏器功能，预防和治疗并发症。

一般应采取综合治疗措施，但必须以纠正缺氧和二氧化碳潴留为主要目标。

（一）病因治疗

病因治疗是纠正呼吸衰竭的基本措施，所以应采取积极措施治疗引起呼吸衰竭的基础疾病。慢性呼吸衰竭急性加重的诱因，以呼吸道感染最为常见。据统计，我国慢性呼吸衰竭急性发作的诱因80%以上为感染所致，即使非感染因素诱发的呼吸衰竭也会发生继发感染，故积极控制感染是缓解呼吸衰竭的重要措施。抗感染治疗的最佳方案是根据痰培养和药物敏感试验的结果选用敏感抗生素，也可根据病情先制订经验性方案，如青霉素与庆大霉素、红霉素与氯霉素、氨苄西林、头孢唑啉、氟喹诺酮类、哌拉西林或第三代头孢菌素等，待细菌培养和药敏试验结果出来后再作调整。在治疗过程中应注意二重感染的可能，特别是真菌感染，故应用广谱抗生素（尤其是同时应用糖皮质激素）时更应注意，及时进行有关检查，一旦发现二重感染，应立即进行处理。

（二）保持呼吸道通畅

呼吸衰竭治疗的开始，第一步就是要保证呼吸道通畅。因通畅的呼吸道是进行各种呼吸支持治疗的必要条件，在重症急性呼吸衰竭尤其是意识不清的患者，咽部肌肉失去正常的肌肉张力，软组织松弛，舌根后倒，均可阻塞上呼吸道。

此外，呼吸道黏膜水肿、充血、痰液壅滞，以及胃内容物误吸或异物吸入，都可以成为急性呼吸衰竭的原因或使呼吸衰竭加重。可让患者采取头偏向一侧，频频做深呼吸动作。

当有大量痰液、血液、误吸的胃内容物，以及淹溺时的淡水或海水等闭塞气道时，充分有效的负压吸引和顺位排液常可立即解除梗阻，改善通气。

有支气管痉挛时要用平喘解痉药以扩张支气管，如氨茶碱、喘定、地塞米松等。排痰不畅可用祛痰药，除氯化铵合剂口服外，可用雾化吸入，如用3%碳酸氢钠2~2.5 mL、5%~10%乙酰半胱氨酸1~3 mL、0.5%异丙肾上腺素0.25 mL作雾化剂，经超声波雾化器雾化吸入，湿化呼吸道，利于排痰。

如经上述处理无效，病情危重者，可采用气管插管和气管切开建立人工气道。近年来，较多采用经鼻插管法治疗慢性呼吸衰竭。人工气道建立后可行机械通气，亦方便吸引痰液。

（三）氧疗

氧疗是通过增加吸入氧浓度，从而提高 P_AO_2，提高 PaO_2 和 SaO_2，增加可利用氧的方法。合理的氧疗还能减轻呼吸做功和降低缺氧性肺动脉高压，减轻右心负荷。

1. 氧疗的适应证

1）因神经或呼吸肌病变所致的呼吸衰竭、导致通气不足的低氧血症，氧疗能有效地改善低氧血症,但对二氧化碳潴留无效。

2)肺炎、轻度肺栓塞、支气管哮喘急性发作所致的低氧血症,吸入低浓度的氧,有利于改善临床症状。

3)严重的肺水肿,如急性呼吸窘迫综合征(ARDS)时,此时吸入高浓度的氧,有时可使低氧血症改善。

4)COPD 患者由于肺内感染而使病情恶化,造成肺泡通气不足,通气/血流分布不均和弥散功能障碍,氧疗能改善患者的病情,提高 PaO_2,但可加重二氧化碳的潴留。

2. 氧疗的方法

常用的氧疗法为双腔鼻管、鼻导管或鼻塞吸氧。吸入氧浓度(FiO_2)与吸入氧流量大致呈如下关系:$FiO_2 = 21 + 4 \times$ 吸入氧流量(L/min)。然而,这只是粗略的估计值。在同样吸入氧流量下,FiO_2 还与潮气量、呼吸频率、分钟通气量和吸呼比等因素有关。总的来说,每分通气量小时,实际 FiO_2 要比计算值高;相反则较计数值低。

对于慢性Ⅱ型呼吸衰竭患者,特别是伴有肺源性心脏病者,长期夜间氧疗(1～2 L/min,每日 10 小时以上)有利于降低肺动脉压,减轻右心负荷,提高生活质量及 5 年存活率。

在呼吸衰竭过程中器官组织缺氧,不一定完全是由于肺通气或氧合功能不全。若因器官灌注不足,则必须同时改善循环功能;若因严重贫血,则需及时输血;若因严重代谢性碱中毒导致血红蛋白解离曲线左移,使氧与血红蛋白亲和力增强而降低其在组织中的释放,则应纠正碱中毒。

3. COPD 患者的氧疗原则

长期持续吸入低浓度氧对 COPD 患者有特殊的治疗意义。这种方法自从 1967 年美国丹佛高原地区首次报告以来,已普遍引起临床工作者的重视。实验证明,长期持续吸低浓度氧可改善 COPD 患者智力、记忆力、运动肺协调能力,改善高血红蛋白血症减少肺循环阻力,缓解因缺氧而引起的肺血管收缩,降低肺动脉压,可预防或延缓肺心病的发生。长时间的连续观察证明,每日 24 小时持续吸氧比 12 小时效果更佳。

COPD 患者多有长期二氧化碳潴留,呼吸中枢对二氧化碳的敏感性降低,呼吸兴奋性主要靠低氧对周围化学感受器的刺激来维持。如吸入高浓度氧,迅速解除缺氧对呼吸中枢的兴奋作用,继之发生的是通气减低,$PaCO_2$ 进一步升高。也有人认为,氧合血红蛋白携带二氧化碳的能力只有还原血红蛋白的 1/3,因而吸氧可使血中滞留的二氧化碳增多。在不增加通气的条件下,单纯吸高浓度氧,对 COPD 患者是危险的,甚至可致命。

4. 氧疗的不良反应

氧同某些药物一样,如果应用不适当,亦可出现严重的不良反应,甚至产生氧中毒。近二十年来,由于机械通气和氧疗的广泛应用,长时间吸高浓度氧的病例增多,氧中毒作为临床问题越来越引起人们的重视,吸氧除可抑制呼吸中枢、加重二氧化碳潴留外,长期吸高浓度氧,对机体还有以下两方面的危害。

1)吸收性肺不张:呼吸空气时,大量不为血液吸收的氮气是构成肺泡气的主要组成成分,即使气道局部有梗阻,其远端的气体要数小时至数日才能被完全吸收。所以氮气在维持肺泡扩张方面起了一定的作用。当吸高浓度氧时,氮被易吸收的氧所取代,P_AO_2 增高，P$_{(A-a)}$O$_2$增大，气道稍有堵塞，远端气体很易被吸收而发生肺泡萎陷。

2）氧中毒：氧中毒的发生机制尚不清，高浓度氧可使细胞内产生氧自由基或过氧化氢，导致含巯基酶失活，并使磷脂转化为过氧脂类，造成生物膜与线粒体的损伤。

（四）呼吸兴奋剂

适用于通气严重不足伴意识障碍者。应用氧疗的同时应用呼吸兴奋剂，以尼可刹米为常用。首次 2 支（0.75 g）静脉推注，然后以 10 支（3.75 g）加入 5% 葡萄糖溶液 500 mL 中静脉滴注。同时应注意气道通畅，并防止呼吸兴奋剂过量引起抽搐并增加氧耗。如应用呼吸兴奋剂 12 小时无明显效果，神志不清者，应考虑气管插管或切开，加用机械呼吸。

（五）机械辅助呼吸

严重的呼吸性酸中毒和肺性脑病，经上述治疗无效，可考虑气管插管和机械辅助呼吸。插管留置 2~3 天或患者清醒不能耐受插管，可进行气管切开，但应严格掌握指征。用呼吸机辅助呼吸多采用间歇正压通气（IPPV）。气管插管或气管切开后须加强护理，注意湿化气道和吸痰时的无菌操作。机械辅助呼吸时要密切观察血气分析和电解质的变化，要求低氧血症和高碳酸血症逐渐改善。机械辅助呼吸持续时间长短视病情而定。

（六）纠正酸碱平衡和电解质紊乱

1. 呼吸性酸中毒

靠增加通气来纠正。

2. 呼吸性酸中毒伴代谢性酸中毒

发生于急性加重期，低氧血症严重时，除充分供氧、改善通气外，严重酸中毒可用碱性药物 3.64% 氨基丁二醇 150 mL 加 5% 碳酸氢钠 100 mL 静脉滴注。

3. 呼吸性酸中毒伴代谢性酸中毒

多发生于治疗过程中应用利尿剂及糖皮质激素之后，应避免二氧化碳排出过快和补充碱性药物过量。轻者可补以氯化钾、氯化钠，若不见好转者，PaCO$_2$ 不太高时，可小量使用乙酰唑胺 1~2 天。若 PaCO$_2$ 明显升高时，使用氯化铵口服，或静脉滴注 1% 氯化铵溶液，以提高血氯，降低血液酸度。

4. 呼吸性碱中毒

应用呼吸机通气量过大，二氧化碳排出过快，可引起呼吸性碱中毒，应调节通气量，充分供氧。

5. 代谢性酸中毒

多发生于大量使用利尿剂及糖皮质激素，进食少或频发呕吐者，补充氯化钾及氯化铵。

（七）心力衰竭的治疗

1. 利尿剂的应用

呼吸衰竭并心肺功能不全时利尿不宜过快，以免发生血液浓缩、痰液变稠和电解质紊乱等不良反应。一般应用氢氯噻嗪，可并用氨苯蝶啶，无效时可更换螺内酯。口服利尿剂无效或严重右心衰竭时可静脉注射或肌内注射呋塞米或依他尼酸钠。

2. 强心剂的应用

一般呼吸衰竭患者无须使用强心剂，但在呼吸道感染基本控制而心功能不全仍未改善时应继续使用强心剂。一般选用毒毛花苷 K 或毛花苷 C 静脉注射或口服地高辛,剂量一般为常用剂量的 1/3 ~ 1/2。

(八)消化道出血的处理

消化道出血是呼吸衰竭的严重并发症,治疗的关键为积极缓解呼吸衰竭,昏迷患者宜放置鼻饲导管,适量灌注氢氧化铝凝胶,静脉滴注西咪替丁有防治作用,剂量为西咪替丁 0.2 ~ 0.4 g 加入 10% 葡萄糖液内静脉滴注,每日 1 次。此外,还可应用其他止血药物如云南白药、凝血酶、氨甲苯酸等。

(九)其他

如脑水肿的预防和治疗,肾血流量的维持以及肝功能和各种电解质、酸碱平衡的维持都是不可忽视的。此外,治疗引起呼吸衰竭的病因也是一个根本的问题,应予充分重视。

(十)营养支持

呼吸衰竭患者因摄入热量不足和呼吸增加、发热等因素,导致能量消耗增加,多数存在混合型营养不良,会降低机体免疫功能,感染不易控制;呼吸肌无力和疲劳,以致发生呼吸泵功能衰竭,使抢救失败或病程延长。故抢救时应常规给鼻饲高蛋白、高脂肪、低糖类,以及适量多种维生素和微量元素的饮食,必要时行静脉高营养治疗。营养支持应达到基础能量消耗值,可用 Harris - Benedict 公式预算(单位:kcal*):

基础能耗(女性) = 665 + 9.6 × 体重(kg) + 1.8 × 身高(cm) - 4.7 × 年龄(岁);

基础能耗(男性) = 66 + 13.7 × 体重(kg) + 5.0 × 身高(cm) - 6.8 × 年龄(岁)。

呼吸衰竭患者实际的基础能耗比上式计算的能耗平均增加 20%;人工通气患者增加 50%。补充时宜循序渐进,先用半量,逐渐增至理想能量入量。胃肠营养时还要特别注意调整胃肠道功能和预防胃食管反流。三大能量要素的比例宜按照:糖类 45% ~ 50%,蛋白质 15% ~ 20%,脂肪 30% ~ 35%。

六、护理措施

(一)一般护理

1. 病房安置

为患者安排安静、空气流通、温度和湿度适宜的房间,保证患者充分的休息与睡眠,防止交叉感染。

2. 饮食与营养

慢性呼吸衰竭患者多有营养不良,应给予高热量、高蛋白、高维生素易于消化的饮食,不能进食者应通过鼻饲保证营养的摄入,对蛋白质的补充尤为重要,必要时可输以血浆、白蛋白或少量新鲜全血。但对合并有心功能不全患者热量及钠盐的供应应予以控制,以减少心脏的负荷。

3. 保持床单的整齐和清洁

定时给患者沐浴、更衣、修剪指甲,及时投给便器,加强口腔护理及皮肤护理,定时帮助翻身,防止并发症的发生。

---

* 1 kcal = 4.186 kJ。

4. 重视心理护理

急性呼吸衰竭患者面临死亡的威胁，患者及家属均极为紧张和恐惧。护理人员要镇定自若，态度和蔼，动作娴熟，认真细致，敏捷利索，紧张而有秩序的进行护理抢救工作，使患者和家属在心理上有信赖和安全感。对患者及家属提出有关疾病方面所顾虑的问题，尽可能予以解答，解除其恐惧及忧虑情绪，使患者处于最佳心理状态，有利于提高抢救的成功率。

对慢性呼吸衰竭患者尤其是多次住院的患者，护理人员要以热情态度接待，如护理人员对再次复发入院患者时，应热情地上去说："您老又患病了，不要紧，治疗一段时间就会好的。"这样患者心情会感到舒畅，因为他感到护理人员不厌烦他，给他一种可信任感，并愿意把心里话告诉护理人员，如对疾病给予折磨所感到的痛苦和绝望，为今后家庭、子女的生活以及住院时的经济负担而忧虑等，求得帮助和心理上的满足。护理人员应根据不同年龄、性别、性格、文化修养和生活习惯及家属对患者的态度等个体差异，应用交流技巧去对付患者面临的这些问题。如有可能，尽量帮助患者解决一点实际问题，这样将会取得更好的护理效果。

（二）病情观察与护理

1. 严密观察呼吸的变化

注意呼吸节律和频率的改变，防止发生呼吸骤停。一旦发生呼吸骤停，需迅速吸痰，行气管插管或气管切开术。

1）潮式呼吸：当患者出现潮式呼吸时，表明呼吸中枢功能降低，是呼吸中枢缺氧引起，常见于中枢神经系统疾病，如脑膜炎、脑血管意外等，护理上要及时观察，正确迅速给氧，改善缺氧状况。

2）毕奥呼吸（间歇呼吸）：是呼吸停止前的表现，常见于重症脑循环障碍，如脑膜炎、尿毒症等，护理上要严密观察呼吸的变化，及时通知医生，并做好抢救的准备。

3）中枢性呼吸：是呼吸衰竭中期的表现，呼吸深而均匀，一般每分钟 30~60 次，常见于脑栓塞，护理上应仔细观察呼吸的变化。

4）延髓呼吸：是呼吸衰竭的晚期表现，呼吸的幅度及间隔时间不规则，每分钟小于 12 次，常见于延髓和脊髓高位颈段水平的锥体系损伤的患者。易发生呼吸骤停，应严密观察，随时进行抢救。

5）叹气样呼吸：临床常见于脑血管栓塞、出血和脑肿瘤，应做好抢救准备。

2. 观察心率、心律、血压的变化

如患者心率增加、呼吸加快是缺氧的早期表现。如心率减慢、心律不齐，表明缺氧进一步加重。应正确用氧，警惕心搏骤停的发生，及时报告医生，给予处理。

3. 观察肝肾功能变化

当患者出现尿量减少，24 小时少于 500 mL，尿中有蛋白、管型，提示为肾缺氧引起肾衰竭。护理中应明确记录尿量，及时检查，预防肾功能进一步恶化，并协助医生做好抢救准备。肝大或肝功能不全为肝损害，注意保肝治疗。

4. 观察意识障碍和精神状态

当患者出现白天嗜睡、晚上失眠，神志不清，定向力减退，精神失常或昏迷，瞳孔小，对光反应迟钝等二氧化碳潴留的表现时,应立即通知医生,并给予低流量吸氧。

5. 观察发绀情况

在护理观察中发现患者有口唇、耳郭、指(趾)端有发绀,及时给氧气吸入,改善缺氧症状,发绀可减轻或好转。

6. 酸碱平衡失调和电解质紊乱的观察

如发现患者有恶心、呕吐、食欲减退、全身无力、低血压时,应考虑水、电解质平衡失调,应通知医生及时给予纠正。

7. 观察痰量和颜色

发现患者痰量增多,呈黄色或脓样痰,多为继发感染,应按医嘱给予有效抗生素治疗。发现痰量突然减少,呼吸及发绀明显加重,说明痰液黏稠阻塞细支气管,故一面报告医生进行处理,一面应迅速清除痰液。对无力咳嗽、痰不易咳出的患者,应定时帮助患者翻身,一般 1~2 小时翻身 1 次。为了使痰液排出通畅,可同时以手掌轻叩患者的背部和前胸部,以震动黏附于管壁上的痰栓,使痰易于排出。叩背时动作要轻巧,不可用力过大,可自外向内,自上而下,边叩背边鼓励患者尽量咳嗽,以使痰液排出。如痰液仍不能排出,可口服祛痰剂或超声雾化吸入治疗。吸痰时严格遵守无菌操作规程,插入吸痰管时阻断负压,吸痰动作要轻柔、迅速,左右旋转,向上提拉,避免黏膜损伤,每次吸痰时间不超过 15 秒,以免加重缺氧。

8. 观察大便及呕吐物的变化

发现患者大便呈黑色或呕吐咖啡样物,常提示消化道出血,可按消化道出血予以护理。按医嘱向胃内注入去甲肾上腺素冰水或西咪替丁等止血。发现大量呕血时,应密切观察脉搏、血压等,以及早发现出血性休克,并及时按医嘱予以补充液体或输入新鲜全血。

9. 呼吸兴奋剂的应用及观察

呼吸兴奋剂可刺激呼吸中枢或周围化学感受器,通过增强呼吸中枢兴奋,增加呼吸频率和潮气量以改善通气。

1)尼克刹米可直接兴奋呼吸中枢和通过刺激颈动脉体化学感受器,反射性兴奋呼吸中枢,增加通气量,亦有一定的苏醒作用。用药过程中,密切观察患者的睫毛反应、神志改变,以及呼吸频率、幅度和节律的改变。如果出现多汗、呕吐、面色潮红、面肌抽搐、烦躁不安,提示药物过量,应及时减量或停药。

2)山梗菜碱可刺激颈动脉体化学感受器,反射性兴奋呼吸中枢,作用快,不良反应少,维持时间短,过量时可致心动过速、呼吸麻痹、血压下降等。

3)氨茶碱除有利尿、解痉、降低肺动脉高压作用外,还有兴奋呼吸中枢的作用,剂量过大可引起恶心、呕吐、心动过速,静脉滴注时宜缓慢。

10. 注意监测血气分析与电解质的变化

护士应熟练掌握采取动脉血气的方法和注意事项。当氧疗及其他综合治疗仍不能改善重度缺氧和二氧化碳持续增加时,需通过气管插管或气管切开使用人工呼吸机等方法缓解症状,护士应做好气管插管和气管切开的护理,熟悉所使用呼吸机的性能和特点,做好呼吸机的管道管理及消毒工作,及时清除报警,保障呼吸机的正常工作。对建立人工气道和使用呼吸机的患者,护士应经常询问患者的自然感受,可用手势、点头或摇头、睁闭眼等方法交流,也可做一些卡片和患者交流,以便及时了解患者的心理活动,必要时也可请患者家属与患者进行交流,有时会使患者获得更大的精神支持。

11. 其他

出现肺水肿或脑水肿应用利尿剂和脱水药时,注意观察药物的不良反应,并记录出入液量。仔细观察瞳孔、结合膜水肿的变化,以确定脱水剂的用量,同时及时抽血检查钾、钠、氯等电解质变化,以防发生脱水及低钾、低钠、低氯性碱中毒。发现异常,及时报告医生。心功能不全的患者,静脉输液量不可过多,滴速不宜过快,以免发生肺水肿。中心静脉压测定对输液的速度有指导意义。

(三)康复

1. 加强心理指导,多与患者交谈,了解患者心理动态,以耐心、细致的护理工作,取得患者的信任和合作,同时,在家属的配合下,帮助患者克服不良情绪,树立战胜疾病的信心。

2. 慢性呼吸衰竭患者体力消耗大,饮食以高热量、高蛋白、易消化、少刺激、富含维生素食物为宜。伴有心功能不全者,宜少量多餐,同时限制钠盐的摄入。

3. 气短症状明显时,指导患者卧床休息。随疾病的好转,呼吸困难明显减轻,可先让患者适量床上活动,活动量以不引起气短或其他不适为宜。

4. 患者出院后嘱注意休息,避免过度劳累。鼓励患者进行呼吸功能锻炼,如做腹式呼吸、呼吸体操、打太极拳等以增强机体的抵抗力和呼吸肌的力量,改善呼吸功能。

5. 指导患者预防呼吸道感染,戒烟,进行耐寒训练(如冷水洗脸)。

6. 教给患者及家属家庭氧疗知识,使患者在出院后仍能达到持续性治疗与保健的目的。

7. 指导患者门诊随访知识,若有咳嗽、咳痰加重,痰呈脓性或伴有发热,应及时就医。

(宋文娟)

第三章 循环系统疾病

第一节　老年人心力衰竭

　　心力衰竭又称心功能不全,指由于心肌收缩、舒张功能下降或心脏负荷增加。使心脏不能正常地维持组织代谢的血液供应,引起的一种临床病理综合征。心力衰竭并不是一种独立的疾病,而是各种心脏病多年发展的最后结局。也正因为如此,老年人的心力衰竭尤其多见。心力衰竭可分为急性和慢性两种,又可分为左心衰竭、右心衰竭及全心衰竭。

一、病因和发病机制

　　老年人心力衰竭最常见的原因是冠心病、心肌梗死、高血压心脏病、肺心病、老年人心肌纤维化和心肌硬化、扩张型心肌病、心脏瓣膜病、老年退化性瓣膜病及其他心脏病。感染、劳累、情绪激动、心律失常、出血与贫血、输血过量或过快、电解质紊乱、药物作用等为常见诱因。

　　当心血管疾病使心肌收缩力减损时,机体可发挥一系列调节机制,如通过增加血容量及增加心率等代偿机制,使心排血量接近或恢复正常,暂不发生心力衰竭。但代偿是有一定限度的,在遇到诱因或心脏病变发展到一定严重程度而不能为机体的调节机制所代偿时,则进入心功能失代偿期即心力衰竭。

二、病情评估

(一)病史

　　老年心功能不全的基本病因不同于中青年,多见于冠心病、高血压心脏病,也见于老年人退行性心瓣膜病、心肌病及肺源性心脏病等,而且可同时存在于同一患者而构成多病病因。

　　老年人急性心功能不全最常见的诱因是呼吸道感染,尤其是上呼吸道感染及肺炎,其次是情绪激动或过度体力劳动、心律失常、过量或过速输液、盐摄入过多、高血压、药物使用不当(如洋地黄中毒或骤然停药、利尿剂过量、β受体阻滞剂及抗心律失常药等有负性肌力作用的药物可抑制心肌收缩力),均能诱发或加重心功能不全。甲状腺功能亢进症(甲亢)虽非老年人多发病,但因发病比较隐蔽,临床不典型,易被忽略,所以对心力衰竭不易控制的患者应注意甲亢的检查。

(二)临床表现

1. 症状

　　老年人心力衰竭的症状表现多种多样且多不典型,病情变化急剧,反复发作。总的来说,具有以下特点。

　　1)临床表现多较隐匿或不典型:临床上除心力衰竭主要症状(气促和呼吸困难)外,疲乏无力、食欲减退、恶心、呕吐、体重增加、定向障碍等均可能是心力衰竭最早出现的症状。夜间阵发性呼吸困难是左心衰竭的特征性临床表现之一,但老年患者白天发作阵发性呼吸困难并不少见,且具有相同的临床意义。老年人心功能不全致心排血量降低,往往使已有不同程度脑动脉硬化的脑血供进一步减少,从而导致神志改变、嗜睡、注意力不集中、表情淡漠者更为多见。老年人心功能不全致肝和胃肠淤血引起的腹痛、恶心、呕吐也更为多见。

2)常有多种疾病并存:各种疾病间的相互影响可掩盖或加重心脏病的症状与体征,或产生与心力衰竭类似的临床表现,导致诊断上的困难。例如,气促、呼吸困难、咳嗽是心功能不全的最常见症状,但易被误诊为慢性支气管炎、肺气肿等慢性肺部疾患。

3)易并发多器官衰竭。

2. 体征

1)查体可见左心室增大、心率快、心尖区舒张期奔马律,两肺底湿啰音,发绀,脉压变小。

2)颈静脉充盈,颈外静脉充盈为右心衰竭的早期表现,严重时可见静脉搏动和周围表浅静脉充盈。

3)肝大,质地较软,有充血饱满感,有压痛,肝颈静脉回流征阳性。长期慢性右心衰竭可致心源性肝硬化,肝脏质硬常伴腹水。

4)下垂性水肿多在颈静脉充盈和肝大之后出现。水肿常出现在身体下垂部位,重时可全身水肿。

5)可出现胸水、腹水及心包积液。

6)大多数右心衰竭者有发绀。

(三)实验室及其他检查

1. 左心衰竭

X线检查可见心影增大,肺静脉充血期仅见肺上叶静脉扩张,支气管、血管阴影增粗、模糊,出现 Kerley B 线或 A 线;肺门云雾状阴影,蝶状阴影。肺毛细血管楔压增高,以漂浮导管测定,正常者在 12 mmHg 以下。循环时间测定结果为臂舌时间延长,臂肺时间正常。

2. 右心衰竭

X线检查右心房和右心室增大,上腔静脉增宽。周围静脉压测定明显增高。循环时间测定结果为臂肺时间延长,臂舌时间亦延长。

左心衰竭和右心衰竭行心电图检查,可见各种类型的心律失常、心肌缺血、心脏肥大、心肌梗死等基础心脏病变的心电图改变及低钾等电解质紊乱。有条件可经超声心动图、核心脏学检查来诊断。

(四)诊断与鉴别诊断

根据上述症状特点和有心脏病病史,结合实验室检查、X线检查、心电图检查、肺功能测定、血流动力学检查、心功能测定等可作诊断。根据体力活动的限度,心脏功能可分为以下四级:

Ⅰ级:体力活动不受限制,一般性体力活动不引起症状。

Ⅱ级:体力活动稍受限,不能胜任一般的体力活动,可引起呼吸困难、心悸等症状。

Ⅲ级:体力活动大受限制,不能胜任较轻的体力活动,可引起心力衰竭的症状和体征。

Ⅳ级:体力活动能力完全丧失,休息时仍有心力衰竭的症状及体征。

左心功能不全早期的劳力性气促和阵发性夜间呼吸困难需与肺部疾患引起的呼吸困难和非心源性肺水肿相鉴别;右心衰竭主要与心包积液、缩窄性心包炎、肾炎、肝硬化等引起的水肿鉴别。

三、治疗

近十余年来,慢性心力衰竭的治疗原则已从短期的血流动力学/药理学措施转为长期的、修复性措施,以期达到改变衰竭心脏的生物学性质。心力衰竭的治疗目标不仅仅是为了改善症状、提高生活质量,更重要的是针对心室重塑的机制采取措施,防止和延缓心室重塑的发展,降低心力衰竭的病死率和住院率,延长患者的寿命,从而使心力衰竭的治疗概念有了根本性转变。

(一)病因治疗

去除和限制基本病因,消除诱因。如采用药物、介入或手术治疗改善冠心病心肌缺血;高血压心脏病的降压治疗;慢性心瓣膜病的介入或手术治疗;先天性心脏病的手术矫治等可使部分心力衰竭解除或根治。消除诱因如控制呼吸道感染、抗心律失常、避免过劳及情绪激动等有助于防止心力衰竭的发生或加重。

(二)减轻心脏负荷

1. 休息

休息是减轻心脏负担的有效措施之一,且必须是身、心两方面的休息。安慰、解释以及帮助患者解决一些生活上的困难,使患者感到安心和舒适。严重者需绝对卧床 1~2 周。根据病情的需要,给予适量的镇静药和安眠药,使脑力休息和保证充分的睡眠。

1)环境要求:病室内要保持安静、舒适、整齐、空气新鲜,冬天注意保暖,以防止呼吸道感染而加重病情。患者应按病情轻重分别安置,确保休息,有利心功能的恢复。

2)卧位的选择:在观察病情过程中,如患者出现呼吸困难、端坐呼吸等症状时,立即给患者取半卧位或坐位,保持舒适的姿势。这样能使一部分血液由于重力作用转移至腹腔及下肢的静脉内,回心血量减少,肺部淤血也能得到改善。同时横膈下降,胸腔容积增大,肺活量增加,使呼吸困难减轻。

3)休息原则:根据心功能不全的程度而定。一般待心功能不全基本控制后,按病情许可逐渐增加患者的活动量,原则上以不出现症状为限。防止因不必要的长期卧床而导致肌肉萎缩、静脉血栓形成以及消化功能减退等不良后果。对需长时间卧床的患者,应定期帮助进行被动的下肢运动。

4)精神支持:患者可因病程长而多思多虑、精神紧张、烦躁不安,应协助解决其思想上或生活中的疑虑和困难,做好家属工作,让患者树立信心,以利于心功能恢复。

2. 供氧

鼻导管和面罩给氧。一般为低流量持续吸氧。

3. 饮食管理

限制钠盐摄入,每日食盐量不宜超过 2 g,轻者可食 5 g,相当于正常人的半量。鼓励患者多吃新鲜水果、蔬菜、蘑菇及大枣等,一方面补充维生素有利于心肌代谢,同时又可以防止应用利尿剂后排尿过多引起低血钾。此外,饮食上避免胃的过度充盈,以减轻腹胀、呼吸困难及心脏负担。由于患者长期卧床,活动量减少,使肠蠕动减慢,因此要注意患者的排便情况,除饮食中增加粗纤维食物外,可服些轻泻剂如镁乳、液状石蜡,或用开塞露等。

4. 利尿剂的应用

利尿剂是心力衰竭治疗中最常用的药物,通过排钠、排水对缓解淤血症状、减轻水肿有十分显著的效果。但是它并不能提高心肌的收缩力,不能使心排血量增加,在左室充盈压不太高的情况下,大量利尿可使心排血量下降。常用的利尿剂有:

1)噻嗪类:如氢氯噻嗪 25 mg,每日 2～3 次。环戊噻嗪 0.25～0.5 mg,每日 2～3 次。和噻嗪类作用相似的氯噻酮 0.1 g,每日 1 次。上述药物常和保钾利尿剂交替使用,糖尿病和痛风患者忌用。

2)袢利尿剂:呋塞米 20～40 mg,每日 1～2 次,或肌内、静脉注射 20～40 mg,每日 1～2 次。依他尼酸 25～50 mg,每日 1～2 次,或依他尼酸钠 25～50 mg,肌内或静脉注射,每日 1 次。由于不良反应较多而日趋少用。布美他尼(丁尿胺)0.5～1 mg 口服或静脉注射,每日 1～2 次。

3)保钾利尿剂

(1)螺内酯:作用于肾远曲小管,干扰醛固酮的作用,使钾离子吸收增加,同时排钠利尿,但利尿效果不强。在与噻嗪类或袢利尿剂合用时能加强利尿并减少钾的丢失,一般用 20 mg,每日 3 次。

(2)氨苯蝶呤:直接作用于肾远曲小管,排钠保钾,利尿作用不强。常与排钾利尿剂合用,起到保钾作用,一般 50～100 mg,每日 2 次。

(3)阿米诺利:作用机制与氨苯蝶啶相似,利尿作用较强而保钾作用较弱,可单独用于轻型心力衰竭的患者,5～10 mg,每日 2 次。保钾利尿剂,可能产生高钾血症。一般与排钾利尿剂联合应用时,发生高血钾的可能性不大,但不宜同时服用钾盐。

使用利尿剂注意事项:

(1)间断使用机体在利尿后有一个恢复、平衡的过程。

(2)首选噻嗪类,必要时加用保钾类。急性肺水肿或重度心力衰竭方使用袢利尿剂。

(3)利尿期间记出入量、电解质变化及肾功能。使用快速或强利尿剂时尚要注意脉搏和血压的变化,以防血流动力学紊乱。

5. 血管扩张剂

其基本原理是通过扩张动脉和(或)静脉,减轻心脏的前后负荷,减少心脏做功,从而降低心肌耗氧。血管扩张剂近年来发展很快,有很多新药问世,按其作用机制可分为:

1)直接作用于血管平滑肌,如硝酸酯、硝普钠、肼屈嗪、米诺地尔,新药有恩哒嗪、羟胺肼哒嗪、垂匹地尔、潘钠西地尔。

2)交感神经系统阻滞剂,如哌唑嗪、酚妥拉明、妥拉唑啉、酚苄胺、双苄胺,新药有三甲唑嗪、多塞唑嗪、吲哚拉明、乌拉哌地尔。

3)血管紧张素转换酶抑制剂,如卡托普利、苯脂丙脯酸。

4)钙拮抗剂,如硝苯地平。

按其作用部位分为:主要扩张动脉的药,如硝苯地平、肼屈嗪、敏尔定。主要扩张静脉的药,如硝酸酯;均衡扩张动脉和静脉的药,如硝普钠、哌唑嗪、三甲唑嗪、卡托普利和依那普利。

适应证:最主要的适应证是急性左心衰竭,尤其是急性心肌梗死(AMI)并发的泵衰竭;其次是经利尿剂、洋地黄治疗无效的慢性病例如慢性顽固性左心衰竭或全心衰竭、高血压心脏病、扩张性心脏病以及关闭不全为主的瓣膜病。

(三)加强心肌收缩力

洋地黄类药物可加强心肌收缩力和减慢心率。

1. 洋地黄类正性肌力药物

1)适应证:适用于各种类型充血性心力衰竭,对伴有快速室率的心房颤动的心力衰竭效果特别显著。在心脏病伴心房扩大者面临手术或分娩等应激时也可起预防作用,对室上性快速心律失常如室上性心动过速、心房颤动或扑动也有较好疗效。

2)禁忌证:预激综合征伴心房颤动或扑动;二度或高度房室传导阻滞;梗阻性肥厚型心肌病而无明显心房颤动或心力衰竭者;单纯性重度二尖瓣狭窄伴窦性心律者。

3)洋地黄制剂的选择:常用的洋地黄制剂为地高辛、洋地黄毒苷及毛花苷C、毒毛花苷K等。

4)洋地黄中毒及其处理:洋地黄的应用应个体化。因其中毒量与治疗量接近,易出现中毒反应,故用药中要注意观察中毒征象,一旦发生,立即停药治疗中毒。

(1)影响洋地黄中毒的因素:洋地黄轻度中毒剂量约为有效治疗量的2倍,这本身就表明洋地黄用药安全窗很小。心肌在缺血、缺氧情况下则中毒剂量更小。水、电解质紊乱特别是低血钾,是常见的引起洋地黄中毒的原因;肾功能不全以及与其他药物的相互作用也是引起中毒的因素;心血管病常用药物如胺碘酮、维拉帕米及阿司匹林等均可降低地高辛的经肾排泄率而致中毒。在住院患者中,洋地黄中毒的发生率为10%~20%。

(2)洋地黄中毒的表现主要有:

心外征象:主要包括消化道症状,如恶心、呕吐、食欲减退,是强心苷中毒最常见的症状,应与心功能不全或其他药物所引起的偶有腹泻、腹痛相鉴别。神经症状,如头痛、头晕、失眠、忧郁、乏力,严重者可有谵妄、精神错乱及惊厥等。视觉症状,常见者为色视异常,如绿视或黄视、视物模糊、盲点等。

心脏征象:包括心肌收缩力受抑制而使心力衰竭症状加重和发生各种心律失常,这是应用强心苷时中毒致死的主要原因。常见的心律失常有:室性期前收缩,常呈二联、三联律或多形性者,为常见的中毒表现;室性心动过速或双向性心动过速、房性阵发性心动过速伴房室传导阻滞、非阵发性交界性心动过速、心房颤动伴高度房室传导阻滞等亦为多见,且具特征性;也有缓慢性心律失常者,如房室传导阻滞、窦房阻滞、窦性停搏、窦性心动过缓等;心房颤动的患者,用药后心室律变为规则时,除转复为窦性心律者外,无论心室率是快是慢,均提示强心苷中毒。

(3)洋地黄中毒的处理:立即停药,有室性期前收缩、室上性心动过速或合并低钾者,可用钾盐和苯妥英钠治疗;出现缓慢性心律失常时,阿托品常能显效,个别严重者,常需安装临时起搏器。近年来发现,镁离子不但可以兴奋受洋地黄抑制的 $Na^+ - K^+ - ATP$ 酶,还可改善心肌的代谢,防止钾的丢失,纠正严重的心律失常以及降低心脏前后负荷等作用。这样既能防治洋地黄中毒,又可治疗心力衰竭。一般剂量为25%硫酸镁 10 mL 加入 5%葡萄糖液中静脉滴注,每日 1 次,连用 3~5 天多能显效,低血钾严重者可同时补充钾盐。

2. 非洋地黄类正性肌力药物

可用于洋地黄治疗无效或不能耐受洋地黄的患者。现试用于临床的如下:

1)β 受体激动剂

(1)多巴胺:主要兴奋 $β_1$ 受体和多巴胺受体。可使心肌收缩力增加,心排血量增多,尿量增多,而体循环血管阻力不变或略降低。剂量: $2~10~\mu g/(kg \cdot min)$。

(2)多巴酚丁胺:是多巴胺的衍生物,它具有增强心肌收缩力的作用,而增快心率的作用比多巴胺小,对周围血管的作用比多巴胺弱。因而总的衡量看来,多巴酚丁胺更宜于心力衰竭的治疗。

(3)左旋多巴:近年来,文献报告左旋多巴(L - dopa)为多巴胺的前体,是一种口服儿茶酚胺类药物,口服后可转化为多巴胺。有人用 L - dopa 伍用维生素 B_6 治疗 34 例充血性心力衰竭,总有效率达85%。未发现心律失常等其他不良反应。

(4)对羟苯心胺:系一新的 $β_1$ 受体激动剂,有强大的正性肌力作用,可口服也可静脉给药。业已发现本药治疗充血性心力衰竭安全有效,适于各种心力衰竭,可作为洋地黄的替代药或辅助药。加之能改善窦房结及房室传导功能,故对心动过缓的心力衰竭尤为适用。对急性心力衰竭及休克相对较差。剂量:口服 10~20 mg,每日 3 次,最大剂量为每日 200 mg。可长期应用。静脉注射每分钟 25~100 $\mu g/kg$,通常 2.5~5 mg 稀释后缓注。静脉滴注每分钟 15 $\mu g/kg$,控制心率在每分钟 100 次以内。本药治疗难治性心力衰竭可收到良好效果,与洋地黄合用有协同作用而不增加心律失常的发生。一般无明显不良反应,偶有心率增快,多于 1 小时内恢复,个别有室性期前收缩、胸闷、精神紧张,尚有使用大剂量可致心肌缺血的报道。

(5)吡布特罗:为 β 受体激动剂,动物实验证明它即有兴奋 $β_1$ 受体的作用而使心肌收缩力加强,同时又有兴奋 $β_2$ 受体的作用而使血管扩张,可以口服。作用时间持续 5~6 小时,长期应用疗效不定,可能产生了耐药性。

(6)丙丁基多巴胺:系新合成的多巴胺类似物,据称毒性很小。Fernnel 等以静脉给药每分钟 5~20 $\mu g/kg$,治疗 11 例充血性心力衰竭患者,左心室充盈压、体和肺血受阻力下降,心指数增加。该药不降低血压,稍增快心率。

(7)多巴胺异丁酯:为一种口服活性多巴胺,治疗充血性心力衰竭急性效应及长期效应良好,对心率、血压无大改变。初始量为 100 mg,每日 3 次。

(8)TA - 064:系 $β_1$ 受体激动剂,Thorman 等观察 16 例扩张型心肌病伴中、重度左心衰竭患者,以本品每分钟 8 $\mu g/kg$ 静脉滴注,左室搏出做功指数增加47%~65%,左室效率增加53%~62%,但心肌耗氧量增加11%~31%,无毒性反应及不良反应。

(9)沙丁胺醇(舒喘宁)、特布他林:为 $β_2$ 受体激动剂,主要用于治疗伴有支气管痉挛的 COPD。因具有正性肌力作用,故也被用于心力衰竭的辅助治疗。

（10）可文：是新合成的 β_1 受体激动剂。现已表明，在充血性心力衰竭患者中，可文有正性肌力作用，但对心肌代谢和冠状动脉血流量无明显影响。有人认为，可文特别适用于中度心力衰竭患者。

2）磷酸二酯酶抑制剂：这类药物是近年来新开发出来的一组正性药物，其正性肌力效应是通过心肌磷酸二酯酶活性的抑制，减少 cAMP 水解，使进入细胞内 Ca^{2+} 增加所致。其扩血管效应也与平滑肌内 cAMP 浓度增加相关。

（1）氨力农（氨联吡啶酮）：优点是正性肌力作用明显增强而心肌耗氧量显著降低（ - 30%），但对心肌有急性缺血性损害而非衰竭心肌，用药后心外膜心电图示 ST 段抬高，因而不宜应用。伴有心力衰竭时则不加重心脏缺血，其作用优于洋地黄及多巴酚丁胺。剂量：25 ~ 150 mg，每 6 小时 1 次口服；静脉注射每分钟 6 ~ 10 μg/kg；静脉滴注每次 0.75 ~ 0.76 mg/kg。不良反应少。

（2）米力农（二联吡啶酮）：其正性肌力作用为氨力农的 10 ~ 15 倍，不良反应小，耐受性好。是目前此类药物中最有希望的药物。适用于急、慢性及顽固性充血性心力衰竭。剂量：2.5 ~ 7.5 mg 口服，每日 1 次；静脉注射按 1.0 mg/kg 给药。与卡托普利、硝普钠合用疗效更佳，亦可联用洋地黄、多巴酚丁胺等。

（3）依诺昔酮：系咪唑衍生物，静脉注射速度为每分钟 1.25 mg，首次量为 0.5 mg/kg，每 15 ~ 20 分钟 1 次，每次递增 0.5 mg/kg 直至 1.5 ~ 3.0 mg/kg，作用持续 4.5 ~ 14（平均 10.8）小时。但本药并不降低病死率，且有一定不良反应。

（4）CI - 930：系双氧吡哒嗪酮衍生物。Jafri 等报道，经常规治疗无效的中、重度充血性心力衰竭 10 例，在停用血管扩张剂继用洋地黄的情况下，静脉用本品由 0.5 mg 开始，最多用至 3 mg，心指数由 2 L/（min·m²）增至 2.7 L/（min·m²），肺毛细血管楔压由 195 mmHg 降至 16 mmHg（$P < 0.001$），周围血管阻力亦下降，心率、血压无变化。口服也见到同样变化。

3）具有多种作用机制的正性肌力药物：这类药物通过两种或多种生化途径增强心肌收缩力。氟司喹南、匹莫苯和维司力农是临床研究较集中的具代表性的药物。

（1）氟司喹南：具有平衡扩张动脉阻力血管与静脉容量血管的作用。大剂量还有非反射性和非 cAMP 依赖的正性肌力和正性变时作用，可能通过促进 $Na^+ - Ca^{2+}$ 交换而发挥正性肌力作用。大剂量（150 mg/d）治疗心力衰竭的血流动力作用较小剂量（75 ~ 100 mg/d）显著，但改善运动耐量的效果反不如小剂量，且病死率高，其原因不明。

（2）匹莫苯：有轻度磷酸二酯酶抑制作用。临床研究结果表明，匹莫苯可迅速改善缺血性心肌病伴心力衰竭患者的心肌收缩力，而对心肌舒张并无负性作用，小剂量（5 mg/d）对心功能 Ⅱ ~ Ⅲ 级、应用地高辛和利尿剂治疗患者的运动耐量、氧耗峰值以及生活质量的改善较大剂量更明显，治疗 6 个月无耐药性。

（3）维司力农：除具轻度磷酸二酯酶抑制作用使 Ca^{2+} 内流增加外，还减少滞后的外向和内向调整 K^+ 离子流，并延长钠通道开放增加细胞内 Na^+。多中心随机对照长期临床治疗试验结果表明，小剂量（60 mg/d）使心功能 Ⅲ 级的有症状心力衰竭患者的病死率和致残率降低，生活质量改善，而大剂量（120 mg/d）却明显增高病死率。其他不良反应为可逆性颗粒性白细胞减少（发生率为 2.5%）。

（四）抗肾素—血管紧张素系统（RAS）相关药物的应用

1. ACEI

主要的作用机制：①扩张血管作用；②抑制醛固酮；③抑制交感神经兴奋性；④改善心室及血管的重构。其不良反应少，主要为刺激性咳嗽、低血压及胃肠道反应。提倡在心脏尚处于代偿期而无明显症状时就开始给予 ACEI，可降低心力衰竭患者代偿性神经—体液的不利影响，限制心肌、小血管的重构，达到维护心肌的功能，推迟心力衰竭的到来。

ACEI 目前种类很多，根据其半衰期的长短确定用药剂量及每天用药次数。应从小剂量开始，如能耐受则每隔 3～7 天剂量加倍，直至目标剂量。根据临床实验（ATLAS）结果，推荐应用大剂量。ACEI 的目标剂量或最大耐受量不根据患者治疗反应来决定，只要患者能耐受，可一直增加到最大耐受量或目标剂量，即可长期维持应用。但应注意，剂量调整的快慢取决于每个患者的临床状况，有低血压史、低钠血症、糖尿病、氮质血症以及服用保钾利尿剂者，递增速度宜慢。

ACEI 的良好治疗反应通常要到 1～2 个月或更长时间才能显示出来，但即使症状改善并不明显，ACEI 仍可减少疾病进展的危险性，仍应长期维持治疗，以降低死亡率或再住院率。撤除 ACEI 可能导致临床状况恶化，应避免。

2. 血管紧张素 Ⅱ 受体拮抗剂（ARB）

如氯沙坦、缬沙坦等，其长期疗效尚待评估。

3. 抗醛固酮制剂

螺内酯等抗醛固酮制剂小剂量（螺内酯 20 mg，每天 1～2 次）对抑制心血管的重构、改善慢性心力衰竭的远期预后有很好的作用。

（五）β 受体阻滞剂的应用

心力衰竭时，血中儿茶酚胺浓度长期增高，直接损伤心肌细胞，且使 β 受体密度下调。β 受体阻滞剂可减轻儿茶酚胺对心脏的有害作用，上调 β 受体密度，改善心脏功能，适用于扩张型心肌病所致的心力衰竭、冠心病心绞痛伴心力衰竭、风湿性心脏病心力衰竭伴交感神经兴奋性增强以及各种舒张功能不全性心力衰竭。

使用 β 受体阻滞剂注意事项：

1. 小剂量开始用药，逐渐增加剂量。

2. 疗程要长。

3. 严重的以收缩功能不全为主的心力衰竭、心动过缓、房室传导阻滞、药物治疗的糖尿病、慢性阻塞性肺气肿、支气管哮喘者，应避免使用 β 受体阻滞剂。

常用制剂：

（1）阿替洛尔：口服起始量 6.25 mg，2 次/天，无不良反应时，每周加量 1 次，增加量每次 6.25 mg，直至 25 mg，2 次/天。

（2）美托洛尔：口服起始量 12.5 mg，1～2 次/天，无不良反应时，每周增加 12.5 mg/d，至 50 mg，2 次/天。

（3）近年的研究证实，兼有非选择性 β 受体和 α 受体阻滞作用的卡维地洛同样可改善心力衰竭患者的预后。

（六）舒张性心力衰竭的治疗

多见于高血压和冠心病，主要侧重于病因治疗。长期治疗是应用 β 受体阻滞剂、钙拮抗剂、ACEI。尽量维持窦性心律，保持房室顺序传导，保证心室舒张期充分的容量。对肺淤血症状较明显者，可适量应用静脉扩张剂（硝酸盐制剂）或利尿剂降低前负荷；无收缩功能障碍者禁用正性肌力药物。

（七）顽固性心力衰竭的治疗

经常规强心、利尿、扩血管治疗无效的心力衰竭，称为顽固性心力衰竭，又称难治性心力衰竭。治疗包括：

1. 重新评价心脏病及心力衰竭的诊断是否正确。

2. 寻找心血管病的并发症及心外因素，如风湿活动、感染性心内膜炎(IE)等。

3. 评价以往的治疗是否合理、适当，包括利尿剂、血管扩张剂的应用，以及有无洋地黄用量不足或中毒等。

4. 进行心力衰竭的强化治疗，包括调整洋地黄类药物的剂量、用法，选用非洋地黄类强心药，与作用部位不同的利尿剂联合应用，根据血流动力学特点，合理选用血管扩张剂及应用转换酶抑制剂治疗。对高度顽固性水肿也可使用血液透析（血透）疗法，晚期病例可考虑行心脏移植。

四、护理措施

（一）一般护理

1. 休息

让患者取半卧或端坐位安静休息，鼓励患者多翻身、咳嗽，尽量做缓慢的呼吸。避免长期卧床休息，以防发生静脉血栓、肺栓塞、压疮等问题。注意心理护理，使患者身体、心理都得到放松。

2. 饮食

心力衰竭患者均有不同程度的水钠潴留，控制水钠摄入对治疗心力衰竭十分重要。一般患者每日限制钠盐在 5 g 以下，严重者应少于 1 g，但不宜限制过久，服利尿剂者可适当放宽，以防低钠血症的发生。应告知患者及家属下列药物和食物含钠量高，宜加以限制：①碳酸氢钠、溴化钠；②发酵面食、点心，如苏打饼干、油条、皮蛋、碱面包、汽水等。食物宜清淡、易消化且富含维生素类，避免饱食及进辛辣有刺激的饮食。

3. 环境

病室内保持温暖、安静，阳光充足，空气流通，但要避免使患者受凉而并发呼吸道感染。

4. 其他

防止大便干燥，避免大便用力，如有便秘，可服用缓泻剂或应用开塞露等，并劝告患者禁烟酒。

（二）病情观察与护理

对心功能不全住院的患者，需每日按时测量体温、呼吸、心率、脉搏及血压。对患有心血管疾病的患者，在测量心率、脉搏时，不应少于 1 分钟。本病需注意观察以下几点：

1. 观察患者的呼吸状态

必须加强夜间巡视,发现患者不能入眠、烦躁、不能平卧、呼吸短促、伴有咳嗽或有阵发性夜间呼吸困难,提示患者的病情尚未控制,应给予取半卧位,吸氧,同时报告医生,按医嘱给予用药。

出现急性肺水肿时护理应注意:

1）协助患者采取端坐位,两腿下垂。

2）四肢轮流结扎止血带。

3）鼻导管持续高流量吸氧 4～6 L/min,必要时给予 50% 乙醇湿化吸氧,氧流量6～8 L/min。

4）遵医嘱给予镇静剂,皮下注射吗啡或哌替啶。安慰患者不要紧张、恐惧,以消除顾虑。

5）遵医嘱迅速给予强心、利尿及血管扩张剂、激素治疗,并密切观察患者的面色、心率、心律、血压、神志等变化并准确记录。

6）症状缓解后,仍需继续密切观察病情,以免病情反复。

2. 大咯血患者的观察

对于患者有大咯血者,应注意安定患者情绪,测量血压,记录咯血的时间、量及颜色,及时报告医生,按医嘱给予治疗措施。

3. 注意观察水肿的消长情况

每日测量体重,准确记录出入量。遵医嘱正确使用利尿剂,在应用快速利尿药时,最好在上午注射,以使患者在白天利尿,有利于夜间休息;如尿量过多,必要时可建议医生减量或停用利尿剂。对严重水肿的患者,应给予按时翻身,保持床铺平整干燥。大量利尿者应测血压、脉搏和抽血查电解质,观察有无利尿过度引起的脱水、低血容量和电解质紊乱的表现,尤其是应用排钾利尿剂后有无乏力、恶心、呕吐、腹胀等低钾表现。对于利尿反应差者,应找出利尿不佳的原因,如了解肾脏功能情况,是否存在低血压、低血钾、低血镁或稀释性低钠血症,以及用药是否合理等。

4. 使用扩血管药物时的观察

遵医嘱给予扩血管药物时,应注意观察和预防药物的不良反应,应用血管扩张剂前测血压、心率,调整静脉滴数,如出现胸闷、出汗、气急、脉速、恶心、呕吐等不良反应时,应通知医生,立即停止注射。口服血管扩张剂时,应从小剂量开始,防止患者出现体位性低血压。

5. 应用洋地黄类药物应注意

1）使用洋地黄前,应先测心率（律）,如心率＜60 次/分或出现室性早搏,应暂缓给药并及时与医生联系。

2）由于洋地黄治疗量和中毒量接近,而且个体对洋地黄的反应有差异,使用时应注意观察有无恶心、呕吐、食欲减退或头昏、头痛、嗜睡、视物模糊、黄视等洋地黄毒性反应。如有上述情况,应停用洋地黄及利尿剂,并报告医生,协助处理。

3）在应用洋地黄药物期间,不宜同时服用钙剂,以免与洋地黄起协同作用而导致中毒。

4）老年人、肺心病、心肌炎及心肌梗死并发心功能不全需用洋地黄药物时，由于其敏感性较强，易造成中毒，故剂量宜适当减少，不宜长期应用。

5）静脉给药时应用 5%～20% 的葡萄糖溶液稀释，混匀后缓慢静脉推注，一般不少于10 分钟，用药时注意听诊心率及节律的变化。

6. 休克患者的观察

注意休克的临床表现，观察患者面色、神志、呼吸、血压、心率、心律及尿量的变化，测心率至少 1 分钟。

7. 输液、输血患者的观察

对必须静脉输液、输血的患者，应注意每天输液量不宜过多。输液量原则是量出为入，入量略少于出量。成人每天以 750～1 000 mL 为宜，以糖液为主，糖盐比例一般是 2∶1，同时补充钾盐，以防因糖的氧化及利尿作用而发生低钾血症。应严格掌握静脉滴注速度，一般每分钟在 20～30 滴。也不宜过慢，以免影响用药目的及影响患者休息，使患者过于劳累而促发心力衰竭加重。输血应掌握为少量多次，滴注速度不应超过每分钟 20 滴。

8. 其他

患者突然胸痛、呼吸急促、发绀，且有咯血时，需考虑可能因下肢静脉血栓或右心室内附壁血栓脱落，随血流进入肺内而并发肺栓塞或肺梗死，应立即给予吸氧，测血压，同时做好 X 线检查准备，协助医生进行处理。

五、康复

心力衰竭往往反复发作，而且随着病程延长而加重，原发病又难以根治。因此，心力衰竭防治效果的好坏，在很大程度上取决于患者自我防护意识及护理质量的好坏。应教育患者纠正不良的生活方式，保持正确的疾病观及稳定的心理状态，注意避免可导致心力衰竭的诱发因素，如感染，尤其是呼吸道感染；过度劳累；情绪过激；钠盐摄入过多等。在药物治疗上应有连贯性，并注意严格遵医嘱服用药物，随意减量可使心力衰竭复发或加重；随意加量可导致药物中毒。应告知患者常用药物的不良反应，尤其是洋地黄类药物的不良反应，以便患者自我监测。患者应定期门诊随访，由医生对治疗做出必要的调整。

（宋文娟）

第二节　老年人心律失常

老年人由于各种病因引起心脏兴奋、起搏和传导的异常，因而产生节律的紊乱，称为老年人心律失常。老年人心律失常较年轻人多见，且随着年龄的增长而增高。由于心律失常的危害在于引起血流动力学的恶化，常应按发病机制进行处理。一般轻度心律失常对血流动力学影响不大，常不必进行处理。严重者如引起心、脑、肾等重要脏器功能不全，甚至猝死，就必须抓紧治疗。

一、病因和发病机制

老年人心律失常最常见病因是冠心病,其他如高血压、风湿性心脏病、老年退行性心瓣膜病、心肌炎、心肌病、肺心病、心肌淀粉样变的器质性心脏病也可引起,另外,各种心肌缺血、缺氧、电解质紊乱、感染、劳累、中毒、应激、烟酒等也可诱发本病或加重病情,部分患者可无器质性心脏病依据。

老年人心律失常产生的机制,以冠状动脉粥样硬化为常见原因,对窦房结、房室结及其他心脏传导系统或心肌都有影响。另外,老年人窦房结内及其周围、结间束的起搏细胞减少,出现退行性病变及纤维化,房室束特别是左束支传导纤维退行性变,还有心肌变性或淀粉样变等都是产生老年人心律失常的特异性因素。

目前,对快速心律失常发病机制的阐述与折返(最常见)、异位兴奋性增高、触发有关。常见于室上速、心房颤动、室性心动过速、心室颤动等。另外,老年心律失常还有房性期前收缩,室性期前收缩,一度房室传导阻滞,病态窦房结综合征,二、三度房室传导阻滞较多见,右束支传导阻滞较左束支传导阻滞多见,但后者临床意义更为重要。常引起倦怠无力、晕厥、意识障碍等短暂性脑缺血的表现,有时在心绞痛发作或出现心衰时,才发现心律失常,提醒临床高度重视。

目前,用于治疗心律失常的主要手段:

1. 病因治疗

病因治疗是治疗心律失常的根本措施。某些病因去除后,心律失常即可消失,如电解质紊乱、药物不良反应引起的心律失常,在去除这些诱发因素后,心律失常即可纠正。其他病因治疗包括纠正心脏病理改变、调节异常病理生理功能(如冠状动脉狭窄、心功能不全、自主神经张力改变等)。

2. 对症治疗

如休息、吸氧、镇静药物及支持疗法等。

3. 针对心律失常本身进行治疗

常用方法如下:

1)药物治疗

(1)抗快速心律失常的药物:药物治疗的目的在于①终止持续性快速心律失常的发作;②减慢室上性心律失常的心室率,以便获得血流动力学的改善;③消除快速心律失常的复发因素,如期前收缩、儿茶酚胺分泌增加等。

快速心律失常的药物治疗可选用减慢传导和延长不应期的药物,如迷走神经兴奋剂(新斯的明、洋地黄制剂)、拟交感神经间接兴奋迷走神经药物(甲氧明、去氧肾上腺素)或抗心律失常药物。

目前,临床应用的抗心律失常药物达数十种之多,根据药物对心肌细胞动作电位的作用,将其分成四大类。

Ⅰ类:①ⅠA类,延长动作电位时程,中度减慢动作电位 0 相上升速度(V_{max}),减慢传导。如奎尼丁、普鲁卡因胺、丙吡胺。②ⅠB类,缩短动作电位时程,轻度减慢 V_{max},轻度减慢传导。如利多卡因、美西律、苯妥英钠、妥卡尼、莫雷西嗪。③ⅠC类,轻度延长动作电位时程,明显减慢 V_{max},显著减慢传导。如恩卡尼、氟卡尼、劳卡尼、普罗帕酮。

Ⅱ类:即 β 受体阻滞剂。阻断 β 肾上腺素能受体,减慢动作电位上升速度,抑制 4 位相除极。如普萘洛尔、美托洛尔、阿替洛尔。

Ⅲ类:延长动作电位时限和不应期,以胺碘酮为代表,其他如溴苄胺。

Ⅳ类:钙内流阻滞剂。主要通过影响 4 位相阻断细胞膜的钙通道,以维拉帕米为代表药物。其他有地尔硫䓬。

其他包括洋地黄、腺苷、三磷酸腺苷(ATP)、钾盐和镁盐等。

(2)提高心肌自律性和传导性的药物

抗胆碱药:减低迷走神经张力,加速窦性心率及房室和房内传导,用于治疗窦性心动过缓、窦房和房室传导阻滞及窦房结功能低下出现的异位节律。常用药为阿托品。

β 受体激动剂:提高自律性,加速房室传导,用于治疗房室传导阻滞、病态窦房结综合征。常用药物有异丙肾上腺素、麻黄碱。

甲状腺激素:治疗甲状腺功能低下所致的窦性心动过缓。

乳酸钠:治疗血钾过高、缺氧、酸中毒有关的心率过慢及心搏骤停。

2)非药物治疗

(1)兴奋迷走神经:主要用以终止阵发性室上性心动过速的发作。常用的方法有:①刺激咽喉、诱发恶心、呕吐。②屏气。嘱患者深吸气后闭口,手捏鼻,然后用力做呼气动作或深呼吸后闭口,手捏鼻,然后用力做吸气动作。③压迫眼球。患者取仰卧位,嘱其闭眼下视,用手指压迫眼球上部以免损伤角膜。每次 10 秒钟,先左后右试压一侧,无效时可同时压两侧,勿按压过重,患者稍感疼痛即可。有青光眼及高度近视者禁用。④颈动脉窦按摩。操作前应先听诊颈动脉,如有杂音则不宜进行。患者取仰卧位,于甲状软骨上缘水平颈动脉搏动最明显处用手指压向颈椎,先按摩右侧约 10 秒钟,如无效再按摩左侧,切不可两侧同时按摩,以免阻断脑部血供或引起心搏停顿。按压眼球或颈动脉窦时,均应同时听诊心脏或观察心电图,一旦心动过速停止,即应停止按压。

(2)其他:①电击复律;②人工心脏起搏术;③食管调搏技术;④手术疗法;⑤无水乙醇注射、射频消融治疗预激合并室上速等。

在临床选用治疗措施时,应权衡利弊,全面考虑,尤其要注意的是抗心律失常药物所致心律失常的治疗。

二、病情评估

(一)病史

有助于判断心律失常的类型和重要性。应详细询问激发发作、终止或加重的因素,持续时间,发作时的心率、节律,有无晕厥、胸痛、抽搐或心力衰竭表现,以及治疗经过。

(二)临床表现

1. 症状

老年患者往往自觉症状不明显,有的患者仅有乏力和烦躁的感觉,有的虽然频发期前收缩或心房颤动,但无明显不适。然而老年患者多伴有不同程度的心、脑、肾功能衰退,对药物耐受性降低;或早已存在重要脏器的供血不足,尤其是脑动脉硬化。因此,任何类型的心律失常都可能激惹出心、脑严重综合征,较易发生血流动力学变化,出现心悸、胸痛、晕厥、阿—斯综合征、休克等临床表现。

2. 体征

心率缓慢(<60次/分)而规则,以窦性心动过缓、2:1或3:1完全性房室传导阻滞、窦房传导阻滞或房室交接处心律多见;心率过快(>100次/分)而规则,以窦性心动过速、心房扑动、房性或室性心动过速常见;不规则的心律,以期前收缩为最常见;快而不规则者,以心房颤动或扑动、房性心动过速伴不规则房室传导阻滞为多;慢而不规则者,以心房颤动、窦性心动过缓伴窦性心律不齐、窦性心律合并不规则窦房或房室传导阻滞为多;心律规则而第一心音强弱不等(大炮音),尤其是伴颈静脉搏动间断不规则增强,多见于完全性房室传导阻滞或室性心动过速。

(三)实验室及其他检查

1. 心电图及24小时动态心电图(Holter)

其是目前发现心律失常的最常用方法之一。一般认为,心电图检出率为32%,实际发生率较此为高。若应用Holter或心电监测,文献报道,老年人心律失常的发生率可高达92%,大大提高了心律失常的检出率。

2. 心脏电生理检查

心腔内心电图记录、希氏束心电图、心内膜标测、程控食管调搏及其他心脏电生理检查,有助于鉴别心律失常的类型和发病机制,对选择治疗、判断预后(心室晚电位)有重要的临床意义。

(四)诊断与鉴别诊断

依据病史、临床表现和心电图、Holter、心脏电生理检查结果即可确诊。

鉴别诊断时其意义在于是否真正患有老年人心律失常,并证实是哪种心律失常;这种心律失常是否具有临床重要性,心功能和血流动力学是否发生障碍。

三、治疗

抗心律失常治疗的目的是减轻心律失常所致的症状,降低猝死率和病死率,延长患者的寿命。心律失常的治疗可分为病因治疗、药物治疗、机械及电治疗等方法。

(一)病因治疗

针对病因进行治疗,是抗心律失常治疗的基础。如纠正电解质紊乱,可使由于电解质紊乱所致的心律失常消失;积极治疗甲亢,可纠正甲亢所致的心律失常;焦虑、紧张引起的心律失常可经精神安慰、心理疏导而减轻。

(二)心律失常发作期治疗

根据心律失常的类型及其对血流动力学的影响,可选用相应的治疗措施。缓慢型心律失常伴阿—斯综合征者应静脉给予提高和维持心率的药物,无效时应进行心脏起搏治疗。快速型室上性心律失常(如室上速、心房扑动或颤动),可采用刺激迷走神经或药物控制心室率或转复为窦性心律;室性心动过速应及时选用药物或同步直流电复律以中止发作。期前收缩是最常见的心律失常,通常对血流动力学影响不重,在去除病因和诱因的同时,可选用相应的抗心律失常药物口服治疗。

（三）预防心律失常的复发

对一些病因暂时难以消除的心律失常,需采取适当的方法来预防复发或根治。如慢性三度房室传导阻滞和病态窦房结综合征药物治疗无效时,应安置永久心脏起搏器治疗;反复发作的快速性心律失常可采用导管射频消融治疗;对猝死高危患者可置入自动复律—除颤—起搏器。需要长期口服抗心律失常药物的患者,应选用疗效肯定而不良反应相对较轻的药物,必要时进行临床电生理测定或进行药物浓度监测,以协助选择可靠的抗心律失常药物。

四、护理措施

（一）一般护理

1. 病情轻者的一般护理

日常生活不受限制,但须注意:①劳逸结合,避免过度劳累和剧烈活动;②调节情绪,避免过度焦虑、情绪激动和精神紧张等;③饮食方面,宜增加富含维生素 C 的食物,如蔬菜和水果。

2. 病情重者的一般护理

1）患者宜安置在安静的单人房间,保持病房的安静,减少各种刺激,谢绝探视。一般患者可平卧,呼吸急促和血压不正常者可采用半卧位,休克者可采用仰卧中凹位。心律失常可因精神激动、烦躁而加重,护理人员应嘱患者安静勿躁,心情宽舒,并耐心听取患者叙述每次诱发的病因与处理经过,转告医生,以便作治疗参考。

2）清醒患者可给予高热量、高蛋白饮食。昏迷患者靠输入营养药物通常不能满足机体的需要,故一般须给予鼻饲。

3）立即行心电监测,以明确心律失常的类型、发作频率,及时报告医生,争取早确定诊断,早制订紧急抢救方案并协助处理。

4）快速建立静脉通道,立即给予氧气吸入。

5）急诊心律失常者,由于症状严重,病情凶险,患者多焦虑不安、惊恐、惧怕、有濒死感,加之原发病及血流动力学的影响,致使患者过度紧张。因此,应加强心理护理,耐心与患者交谈,并详细了解患者病情变化的原因,给患者讲明治疗方法和应该注意的事项,消除恐惧心理,使其积极配合治疗和护理,以利早日康复。

（二）病情观察与护理

1. 对心律失常患者除了重点监测心电图变化外,对全身情况的观察也很重要。要加强巡视,尤其是夜间巡视,要重视患者的主诉,密切观察病情微细的变化。定期测量血压、脉搏、呼吸。注意观察神色的变化,有时可出现在心律改变之前。并将病情的动态改变做好详细地记录。对于复律后的患者尚需警惕严重心律失常的复发。如发现异常,及时报告医生并协助处理。

2. 用药护理

老年人肝肾功能减退,用药后更易出现抗心律失常药物的不良反应与毒性反应。部分老年患者可能同时存在多种心律失常,故老年心律失常患者用药更应慎重。

1）熟悉各种心血管疾病常用药物的作用机制、理化性质、药物剂量、吸收排泄途径、特有的不良反应及毒性反应。重点观察、询问临床症状和体征,监测血压、心律和心率的变化,定期复查血清电解质,以便及早发现异常,及时处理。有条件时最好进行血清药物浓度的监测,这对早期发现、正确判断药物的毒性反应和不良反应具有指导作用。例如,地高辛血药浓度 >2 ng/ mL 时考虑中毒。

2)注意药物剂量和给药途径:一般来说,药物的不良反应和毒性反应的大小同药物剂量成正比。毒性反应出现的快慢与给药途径有如下的顺序关系:静脉注射 > 呼吸吸入 > 肌内注射 > 皮下注射 > 口服 > 直肠灌注。因此,药物应用剂量越大,越要仔细观察。静脉推注给药时一定要掌握注药速度,必要时应持续心电监护,有条件时备好除颤器、临时心脏起搏器等急救设施,以确保安全。

3)对于老年人用药应特别强调个体化,即用药时要全面考虑患者的年龄、性别、体重及其心脏病情轻重,慎重选用药品。剂量一般要减小至中年人剂量的 1/3 ~ 1/2,甚至更小。用药过程中必须密切观察病情,不断调整剂量,以取得最佳效果。

4)注意预防或消除诱发因素。患者本身的某些因素可加重药物的不良反应和毒性反应,必须随时注意观察,如心肌缺血加重、电解质紊乱、酸碱平衡紊乱、甲亢、甲状腺功能低下等因素。

5)医护人员严格"三查七对"防止误服及过量服用药物。核对医嘱应作为观察、防止药物毒性反应和不良反应的一个内容。

若怀疑患者发生了药物毒性反应和不良反应,应及时报告医生并进行积极处理。

3. 电复律的护理

1)复律前的护理

(1)加强心理支持,应向患者做好细致的解释工作,使患者处于接受治疗的最佳状态。

(2)检查并记录患者的一般情况及生命体征,并做心电图描记,以便在恢复窦性心律后进行对比,并选用 R 波较高的导联进行心电监护。

(3)吸氧。

(4)建立静脉通路。

(5)准备器械、药品,备好复苏所用的器械和抢救药品。

2)复律后的护理

(1)转复后配合心电监护,密切观察心律、血压、呼吸及神志改变,每 30 分钟测量 1 次,直至平稳。

(2)因电复律后窦性心律不稳定,活动后易复发,嘱患者卧床休息 1 ~ 2 日。

(3)严密观察肢体活动情况和神志改变,观察有无脑栓塞或周围血管栓塞症状和体征。

(4)注意观察与电极接触的皮肤是否有灼伤,必要时可按皮肤灼伤护理。

3)出院指导

(1)预防复发,心房颤动患者需严格遵医嘱规律用药,避免药量不足或过量。

(2)预防栓塞,嘱患者定时、定量服抗凝药,定期检查凝血酶原时间。

(3)叮嘱患者避免劳累、紧张、情绪激动等诱发因素,防止心律失常复发。

（4）定期到医院复查心电图。

4. 有些心律失常的发生可能与电解质紊乱,尤其是钾或者酸碱失衡有关。因此,常须做血钾和血气分析测定,以利及时纠正,使心律失常得到迅速控制。

5. 应随时准备好有关药物、仪器、器械、吸引器等抢救物品和器材。对可能出现快速的威胁生命的心律失常,应备好除颤器。对可能出现高度或三度房室传导阻滞者,事先做好浸泡消毒临时起搏导管电极及附件,并备好临时起搏器。

五、康复

心律失常的患者应注意劳逸结合,生活规律,保持情绪稳定。快速性心律失常者应戒烟,避免摄入刺激性食物,如咖啡、可乐、浓茶、烈酒等;心动过缓者应避免屏气用力的动作,如用力排便等,以免因兴奋迷走神经而加重心动过缓。患者应遵医嘱服用抗心律失常药物,严禁随意增加剂量以防加剧药物的不良反应和毒性反应。教给患者及家属测量脉搏的方法以利于自我监测病情。另外,还应教给患者家属心肺复苏术的简单方法,以备紧急需要时应用。

（张爱兰）

第三节　老年人风湿性心脏瓣膜病

风湿性心脏瓣膜病,亦称慢性风湿性心脏病,系指患风湿性心肌炎后,所遗留的心脏瓣膜病变。主要表现为心瓣膜狭窄或关闭不全。本病虽多见于20~40岁成年人,但由于人口老化,老龄人口日益增多,老年人风湿性心脏瓣膜病患病率与日俱增。

一、病因和发病机制

本病是风湿热时风湿性心瓣膜炎所遗留的慢性瓣膜损害。临床上大约40%老年人在童年或青年时期有过风湿热病史,由于青中年时期风湿热的缓解间期较长,到了老年才有心脏受损的表现。本病常累及二尖瓣、主动脉瓣、三尖瓣、肺动脉瓣,主要为二尖瓣及主动脉瓣,三尖瓣病变则很少见。感染后先为瓣膜的交界线和基底部发生水肿,炎症及赘生物形成,以后瓣膜粘连及纤维化,而致瓣口狭窄。按照病变程度,可分为隔膜型和漏斗型,前者病变较轻,瓣膜活动尚佳,后者病变较重,常伴瓣膜关闭不全。

据资料表明,在未做手术治疗的慢性风湿性心脏病患者中,年轻患者的平均存活率为13~15年,而在未手术治疗的轻、中度风湿性心脏病和保持窦性心律的中年患者中,大约70%可以存活15~20年,而无明显的恶化。大约有1/3未做手术治疗的风湿性心脏病老年患者在尸检时,发现有严重的二尖瓣狭窄,因此老年人风湿性心脏病的治疗主要还是内科治疗。对有躯体栓塞的患者可抗凝治疗,对二尖瓣狭窄和心房颤动患者,应像对青年患者一样,也应考虑抗凝治疗。

二、病情评估

(一)临床表现

二尖瓣狭窄后在心室舒张时,左心房流入左心室的血流受阻,左心房压力增高,逐渐扩张、肥厚。左心房压力增高使肺静脉压及肺毛细血管压力增高,严重时患者可发生咯血及肺水肿。长期左心房及肺动脉高压,使右心室负荷增加,产生右心室扩张、肥厚,最终导致右心衰竭,二尖瓣关闭不全时,在心室收缩期,除大部分血液进入主动脉外,还有部分血液反流到左心房,使左心房的充盈度和压力均增加,而左心室的排血量却降低。心室舒张期,由于左心房流入左心室的血量较正常增多,导致左心房和左心室肥大,最后引起左心衰竭。二尖瓣病变最易引起房性心律失常,以心房颤动最常见,心房颤动还易发生左心房内附壁血栓,脱落后可引起脑动脉栓塞、下肢动脉栓塞等。

由于主动脉狭窄,当左心室收缩时,排血受阻,负荷加重,久之左心室发生代偿性肥大。严重病例,因左心室排血量显著降低,可影响冠状动脉及脑的血流量,因而产生心绞痛、左心衰竭、眩晕或晕厥。主动脉瓣关闭不全时,左心室在舒张期不仅接受左心房流入的血液,还要接受由主动脉反流来的血液,因此,左室负荷增加,产生左心室代偿性肥大和扩张,逐渐发生左心衰竭,继之可引起右心衰竭。若反流量大,主动脉舒张压显著降低,可引起冠状动脉灌注不足而产生心绞痛。主动脉病变一旦发生心力衰竭常在2~3年死亡,也可发生猝死。

物理体征基本和年轻人相同,但需要注意的是,部分老年患者可无症状或症状不典型,体征也常发生变异,如典型心脏杂音常被肺气肿、肺内感染的啰音或快速心律失常、心力衰竭、栓塞等并发症所干扰和掩盖,心房颤动是心脏杂音消失和变异的主要原因,因此,在临床体检时应避免误诊及漏诊,对一时搞不清楚的问题应密切观察,注意其心音的动态变化。

(二)实验室及其他检查

1. 血液检查

有风湿活动的病例,血沉、抗"O"均可增高。并发细菌性心内膜炎时,血白细胞计数升高,血培养阳性。

2. X线检查

轻度二尖瓣狭窄者,心影可正常,或仅有左心房增大,较重者左心房明显增大,并有右心室增大,心影呈梨形,肺门血管阴影增大。二尖瓣关闭不全,左心室扩大,肺动脉段突出。吞咽钡餐时,右前斜位可见食管因左心房扩张而向后、向右移位。选择性左心室造影可见有二尖瓣反流。主动脉瓣狭窄时,X线胸部摄片示左心室扩大,升主动脉狭窄后扩张。主动脉瓣关闭不全时,X线检查显示左心室不同程度的扩大,心影呈靴形,主动脉弓突出,透视下可见显著搏动。

3. 心电图检查

二尖瓣轻度狭窄的病例,心电图可完全正常;中度狭窄的病例,P波增宽,并有切迹,形成所谓"二尖瓣P波"。右胸导联可出现增大的双相P波,提示左心房肥大,电轴右偏,并有右心室肥大的表现,晚期患者常有心房颤动表现。二尖瓣关闭不全时,心电图检查可见左心室肥大、劳损。出现肺动脉高压时,可有左、右心室肥大或右心房肥大的表现。主动脉瓣狭窄时,心电图检查可见左心室肥大、劳损,出现左束支阻滞或室内传导阻滞。主动脉瓣关闭不全时,心电图示电轴右偏,左心室肥大、劳损,后期可有右心室内传导阻滞。

4. 超声心动图

二尖瓣狭窄时显示二尖瓣前叶曲线,舒张期 E 峰下降缓慢;F 点消失;E – A 之间呈一平段,出现城墙样改变。二尖瓣关闭不全时,舒张期二尖瓣前叶 EF 斜率增大,瓣叶活动幅度增大,左心房增大,收缩期左心房过度扩张,主动脉瓣关闭减慢,左心室扩大,室间隔活动过度。

5. 心导管检查

二尖瓣狭窄主要表现为右心室、肺动脉和毛细血管压力增高,后者压力曲线 α 波显著,肺循环阻力增大,心排血量指数降低。二尖瓣关闭不全患者右心导管示肺动脉、右心室与毛细血管的压力增高,肺循环的阻力也有不同程度的增高,而心排血量降低。

(三)诊断与鉴别诊断

老年人风湿性心脏瓣膜病因,往往不具有年轻人的典型表现,给临床造成诊断困难,因此,熟悉老年病特性是减少本病诊断失误的前提。此外,应详细询问病史,仔细体格检查,提高对本病的警惕性,注意与肺心病、冠心病、心肌病、高血压心脏病、心肌病、左心房黏液瘤、先天性心脏房间隔缺损、二尖瓣脱垂综合征、特发性肥厚性主动脉瓣下狭窄等相鉴别。

三、治疗

(一)内科治疗

据资料表明,在未做手术治疗的慢性风湿性心脏病患者中,年轻患者的平均存活率为13～15年,而在未手术治疗的轻、中度风湿性心脏病和保持窦性心律的中年患者中,大约70%可以存活15～20年,而无明显的恶化。大约有1/3未做手术治疗的风湿性心脏病老年患者在尸检时,发现有严重的二尖瓣狭窄,因此,老年人风湿性心脏病的治疗主要还是内科治疗。对有躯体栓塞的患者可抗凝治疗,对二尖瓣狭窄和心房颤动患者,应像对青年患者一样,也应考虑抗凝治疗。

(二)外科治疗

当二尖瓣病变严重时,也可考虑手术治疗。在有经验的外科医生中,老年患者二尖瓣分离术和瓣膜置换术的结果相当好,5 年生存率达 60%。但应注意其适应证,有下列情况时可考虑手术治疗:①有严重的肺动脉高压者;②有进行性呼吸困难及对内科治疗效果不佳的充血性心力衰竭;③尽管经过恰当的内科治疗,但仍难维持其生活。年龄对这些患者并不是进行外科手术治疗的禁忌。此外,对严重主动脉瓣狭窄的老年患者,因其自然病程很差,可考虑进行主动脉瓣置换术。

四、护理措施

(一)一般护理

1. 卧床休息,呼吸困难时取半卧位,室内保持阳光充足,空气流通。

2. 高蛋白、高维生素、易消化饮食,多食新鲜蔬菜和水果,限制脂肪摄入。有心力衰竭者应限制钠盐和水的摄入。

3. 有心力衰竭者,应根据病情给予氧气吸入,或间断吸氧。并按心力衰竭及护理常规护理。

4. 高热患者按发热护理常规护理。

5. 做好患者的生活护理,对绝对卧床患者应随时满足其生活上的护理需要,关心开导患者,消除其悲观情绪,鼓励其树立战胜疾病的信心,积极配合治疗。

(二)病情观察与护理

1. 严密观察体温、心率、心律、血压、呼吸、咳嗽及咳血痰,注意有无并发症出现。服用洋地黄或奎尼丁时,密切观察疗效及不良反应。

2. 根据病情需要配合医生做血流动力学监测。应用洋地黄时禁用钙剂,以免发生协同作用,导致洋地黄中毒。一旦有风湿活动,如发热、红斑、血沉快,应按医嘱给予抗风湿治疗及休息。单纯二尖瓣狭窄需做二尖瓣球囊扩张的患者,应做好术前准备及术后护理。

五、康复

1. 鼓励患者进食高蛋白、多维生素、低脂肪、易消化饮食,有心力衰竭者应限制钠盐摄入。

2. 育龄妇女采取节育措施。

3. 日常生活中适当锻炼,加强营养,提高机体抵抗力。注意防寒保暖,避免感冒和呼吸道感染,避免与上呼吸道感染、咽炎患者接触,一旦发生感染应立即用药治疗。

4. 在拔牙、内镜检查、导尿术、分娩、人工流产等手术操作前应告诉医生自己有风湿性心脏病史,以便于预防性使用抗生素,劝告扁桃体反复发炎者在风湿活动控制后 2～4 个月手术摘除扁桃体。

5. 告诉患者坚持按医嘱服药的重要性,提供有关药物使用的书面材料,并定期门诊复查,防止病情进展。

(张爱兰)

第四节　冠状动脉粥样硬化性心脏病

冠状动脉粥样硬化性心脏病系冠状动脉粥样硬化所致血管腔狭窄或闭塞,使心肌缺血、缺氧甚至部分心肌产生坏死的心脏疾患,它和冠状动脉功能性阻塞(即痉挛)一起,统称冠状动脉性心脏病,简称冠心病。最常见的病因为冠状动脉粥样硬化,约占冠心病的90%。其他病变有冠状动脉栓塞;夹层动脉瘤;冠状动脉的炎症,多发性大动脉炎、系统性红斑狼疮和类风湿性关节炎等风湿性疾病,以及病毒、衣原体等感染侵犯冠状动脉;梅毒性动脉炎累及冠状动脉开口;代谢性疾病;先天性冠状动脉畸形;外伤等。本章主要叙述冠状动脉粥样硬化性心脏病。

冠心病在西方及我国现已成为流行病。冠心病的发生与年龄密切相关,主要多发于40岁以后,其发生率随年龄增长而升高。男性多于女性。据美国调查,冠心病男性多于女性,在40~55岁,男女发病率之比为2.5:1,妇女在绝经期后冠心病开始增多,75岁以后男女发病率接近相等,但老年人中男性仍较女性多一倍。我国冠心病发病率,在40岁以上人群中为4%~7%,但随年龄增长有升高趋势。城市高于农村,北方高于南方,脑力劳动者高于体力劳动者。据有关资料统计,我国目前冠心病发病率和病死率仍处于较低发达国家的行列,然而和一些发展中国家一样,近年有升高趋势。

本病病因是动脉粥样硬化,但动脉硬化的发生原因目前尚未完全明了。经过多年流行病学研究提示,本病易患因素包括如下几种:

1. 性别与年龄

冠心病的发病率与性别和年龄有明显关系。国外一项尸检资料发现在死于各种原因的60岁以上的男性中,50%有冠心病。冠心病随着年龄的增长而进展,且男性患者比女性多见。

2. 高脂血症

资料表明无论是中青年还是60~70岁的老年人,总胆固醇增加1%,冠心病的发病率就增加2%。老年女性甘油三酯升高可肯定是一个独立的冠心病易患因素。

3. 高血压

收缩压和舒张压的升高都可促使冠状动脉粥样硬化的发生。

4. 糖尿病

据报道,糖尿病患者冠心病的发病率是非糖尿病者的2倍。

5. 吸烟

65岁以上男女吸烟者,冠心病的死亡率是非吸烟者的4~8倍。

6. 脑力劳动

长期静坐,缺少体力活动也会加速动脉粥样硬化的发展。

7. 遗传因素

双亲或兄弟姐妹55岁以前有冠心病发作史者易患冠心病。

8. 其他

如肥胖、性情急躁、缺乏耐心、进取心及竞争性强、过度精神紧张等都是易患因素。

冠状动脉有左、右两支,分别开口于左、右主动脉窦。左冠状动脉有1~3cm长的主干。然后分为前降支和回旋支。上述三支冠状动脉之间有许多细小分支互相吻合。目前常将冠状动脉分为四支,即左冠状动脉主干、左前降支、左回旋支和右冠状动脉。其中以左前降支受累最为多见,亦较重,依次为右冠状动脉、左回旋支及左冠状动脉主干。血管近端病变较远端为重。粥样斑块常分布在血管分支开口处,且常偏于血管的一侧,呈新月形,逐渐引起冠状动脉的狭窄甚至闭塞。

心肌的需血和冠状动脉的供血,是对立统一的两个方面,在正常情况下,通过神经和体液的调节,两者保持着动态的平衡。当冠状动脉粥样硬化的早期,管腔轻度狭窄,心肌供血未受明显影响,患者无症状,心电图运动负荷试验也未显出心肌缺血的表现。此时虽有冠状动脉粥样硬化，还不能认为已有冠心病。当血管腔重度狭窄时，心肌供血受到影响，心肌发生缺血的表现，此时可认为是冠心病。冠状动脉供血不足范围的大小，取决于病变动脉支的大小和多少，其程度取决于管腔狭窄的程度及病变发展的速度。发展缓慢者，细小动脉吻合支由于代偿性血流量增大而逐渐增粗，增加了侧支循环，可改善心肌供血。此时即使动脉病变严重，心肌损伤有时却不重。发展较快者，管腔迅速堵塞，局部心肌出现急性缺血而损伤、坏死。冠状动脉除发生病理解剖学改变外，发生痉挛也是引起心肌供血不足的一个重要因素。

由于冠状动脉病变部位、范围、程度及心肌供血不足的发展速度等不同，可将本病分为五型，即隐匿性冠心病、心绞痛、心肌梗死、缺血性心肌病及猝死，下面分别叙述。

隐匿性冠心病：无症状，但在休息或运动后心电图有心肌供血不足表现。这部分老年冠心病患者在所谓正常人群中发病率在 2.5% ~ 10.0%。在心源性猝死病例中约有 1/4 的患者生前无冠心病症状。

心绞痛：发作性胸骨后疼痛，为一时性心肌供血不足引起，是冠心病中最常见的类型。

心肌梗死：冠状动脉阻塞，致使心肌急性缺血性坏死引起。

缺血性心肌病：为长期心肌缺血导致心肌纤维化引起。多表现为心律失常、心脏增大和心力衰竭。

猝死：突然心搏骤停而死亡。多为心脏局部电生理紊乱引起严重心律失常所致。

心绞痛

心绞痛是一种由于冠状动脉供血不足、心肌一过性缺血缺氧所引起，以发作性胸痛为主的临床综合征。疼痛可放射至心前区与左上肢，常因劳累等因素诱发，持续数分钟，休息或用硝酸酯制剂后缓解。发病以冬春季居多，四季均可发病，常因劳累、情绪激动、饱食、受寒、阴雨天等诱因而诱发。

一、病因和发病机制

心肌缺血是导致心绞痛发生的根本原因。正常心肌要摄取冠状动脉灌流血液中 65% ~ 75% 的氧，其他组织仅从动脉血中摄取 25% 左右的氧，故正常心肌对冠状动脉血氧的摄取已接近最大限度，当心肌氧需求量增加时，则难以从血中摄取更多的氧，只能依靠增加冠状动脉的血流量来提供。一般情况下，冠状动脉循环有很大的储备潜力，在剧烈体力活动时，冠状动脉适当地扩张，血流量可增加到休息时的 6 ~ 7 倍；缺氧时，冠状动脉也能扩张，冠状动脉的小动脉受神经—体液调节而扩张，以增加冠状动脉灌流量，满足心肌对血氧的需求。

冠状血管之间有丰富的交通支，生理情况下不发生侧支循环，当心肌供血不足时，可在数周内建立侧支循环，以增加心肌缺血区的供血。但当冠状动脉因粥样硬化造成狭窄或部分闭塞或痉挛时，会发生不同程度的血供减少，在机体调动一切扩张血管因素和建立侧支循环仍不能满足心肌对血氧的需求时，则发生心肌缺血。

如果心肌的血氧供给减少，但尚能应付心脏平时的需要，则休息时无症状。在劳累、情绪激动、左心衰竭等情况下，心脏负荷突然加重，使心肌张力增加，心肌收缩力增加，心率加快，导致心肌耗氧量增加，心肌对血液的需求增加，而病变的冠状动脉又不能满足时，则出现心绞痛。缺血缺氧时，心肌内积聚过多的代谢产物和致痛性物质，刺激血管周围的神经，引起疼痛冲动上行至大脑皮质，使胸骨后、心前区、颈部、左肩部、左臂尺侧，甚至上腹部出现疼痛。

二、病情评估

(一)病史

评估原有心脏病史、既往健康状况、心绞痛发作史及家庭史；有无高血压、高脂血症、吸烟、糖尿病、肥胖等危险因素存在；患者的年龄、饮食习惯、生活方式、工作性质及性格脾气；发病时是否存在劳累、情绪激动、饱食、寒冷、吸烟、心动过速、休克等诱发因素。

(二)临床表现

1. 心绞痛的特征

典型的心绞痛发生在心前区或胸骨后区，呈闷痛、钝痛、压迫感、紧束感或烧灼感。常因劳累、情绪激动、饱食、寒冷等原因而诱发，也可在睡眠中或无原因地发作，大多持续几秒钟到几分钟，一般不超过半小时，可向背部及左肩背放射，少数患者疼痛可在上腹、下颌、牙、咽喉部、前臂等处，舌下含服硝酸甘油可以缓解。发作时查体无异常发现，部分患者可有血压升高或下降，心率增快或减慢，可有心律失常。

2. 心绞痛分型

1)稳定型心绞痛

(1)稳定型劳力性心绞痛:反复发作心绞痛，常在劳累时发作，疼痛程度和性质至少在 12 个月内无变化。

(2)稳定型非劳力型心绞痛:主要有卧位性心绞痛，指在休息时或熟睡时发作心绞痛，发作的时间较长，症状也较重，发作与体力活动或情绪激动无关，舌下含服硝酸甘油片疗效不明显。

2)不稳定型心绞痛

(1)自发性心绞痛:部分患者心绞痛发生在休息时或夜间入睡时，发作常呈周期性，无明显诱因。

(2)初发劳力性心绞痛:心绞痛病程在 1 个月以内，且有进行性加剧趋势。

(3)恶化性劳力性心绞痛:指原有劳力性心绞痛的患者突然在短期内心绞痛发作较前频繁，每次发作的时间延长，程度加重或放射到新的部位，发作时或伴有出汗或心悸，发作前无明显诱因。

原本为稳定型心绞痛的患者也可突然发作变频，程度加重，时间延长，稍一活动即可诱发心绞痛发作，硝酸甘油的疗效越来越差。这部分患者也属于不稳定型心绞痛。

(三)实验室及其他检查

1. 心电图检查

主要是 R 波为主的导联上，ST 段压低，T 波平坦或倒置等。

2. 超声心动图

在心绞痛发作时,缺血区左室心肌收缩活动减弱或缺如及节段性改变。

3. 放射性核素检查

静脉注射^{201}Tl,心肌缺血区不显像。^{201}Tl 运动试验以运动诱发心肌缺血,可使休息时无异常表现的冠心病患者呈现不显像的缺血区。

4. 冠状动脉造影

可发现中动脉粥样硬化引起的狭窄性病变及其确切部位、范围和程度,并能估计狭窄处远端的管腔情况。

(四)诊断与鉴别诊断

心绞痛的诊断主要靠病史,根据典型的发作特点,含硝酸甘油后缓解,结合已存在的冠心病易患因素,常可作出诊断。如果在心绞痛发作时能及时做心电图检查,可发现 ST 段压低和(或)T 波倒置。对心电图正常而临床上疑有心绞痛的患者应加做心电图活动平板运动试验来明确心绞痛的诊断。但要注意,老年人因机体反应能力低下,心绞痛症状常不典型,有的老年人可能仅为左胸闷压感,误以为胃痛而不及时就诊,年龄较大的老年人有的仅表现为一阵头晕、出汗、面色苍白,又不能确切地表达而延误治疗。有的容易与胆石症、溃疡病、胰腺炎等相混淆。

三、治疗

本病治疗的基本原则主要是扩张冠状动脉,降低阻力,增加冠状动脉血流量,减慢心率,降低心肌张力,减少心肌耗氧量。

(一)冠心病易患因素的控制

积极治疗高血压、糖尿病、高脂血症、甲亢、贫血等;控制体重,戒烟;避免使用增加心肌氧耗的药物。

(二)避免诱发心绞痛的各种因素

避免过劳、饱餐、竞争性活动;避免焦虑、暴怒、过度兴奋等情绪剧烈变化;注意环境温度不过冷过热,适时增减衣服。

(三)药物治疗

主要包括硝酸酯类、β 受体阻滞剂及钙拮抗剂三大类。

1. 硝酸酯类

本类药物主要通过扩张冠状动脉,增加冠状动脉循环,扩张周围血管,减少静脉回流至心脏的血量,降低心室容量、心腔内压、心排血量和血压,减轻心脏前后负荷和心肌的需氧等途径而缓解心绞痛。本类药物的给药途径有 5 种:

1)舌下含化:硝酸甘油 0.3 ~ 0.6 mg,舌下含化,1 ~ 2 分钟见效,约 30 分钟作用消失;硝酸异山梨酯 5 ~ 10 mg,舌下含化,2 ~ 5 分钟见效,维持 2 ~ 3 小时。

2)口服:硝酸异山梨酯 5 ~ 20 mg,每日 3 次,服后 30 分钟见效,持续 3 ~ 5 小时;戊四硝酯 10 ~ 30 mg,口服制剂一般用于缓解期心绞痛预防,发作期用舌下含化或吸入法,每日 3 ~ 4 次,服后 60 ~ 90 分钟见效,持续 4 ~ 5 小时;长效硝酸甘油制剂 2.5 mg,每 8 小时一次,服后 30 分钟见效,持续 8 ~ 12 小时。

3)鼻部吸入:亚硝酸异戊酯盛于小安瓿内(0.2 mL),用时以手帕包裹压碎,立即盖于鼻部吸入,10～15 秒钟见效,数分钟内消失。

4)静脉:硝酸甘油 10 mg 加于 500 mL 溶液中静脉滴注,滴速宜慢(25～30 滴/分钟),勿使血压明显下降。

5)皮肤:2%硝酸甘油膏涂于膻中穴或灵墟穴处,经透皮释放给药而发挥作用。

2. β 受体阻滞剂

抗心绞痛作用主要是通过降低心率及减弱心肌收缩强度,减少心肌耗氧量。常用药物有普萘洛尔,每日 30～120 mg,分 3 次口服,有支气管哮喘、心力衰竭患者禁用。阿替洛尔,每日 25～75 mg,分 2～3 次口服,该药能引起低血压,宜从小量开始。美托洛尔,每日 75～150 mg,分 2～3 次口服。硝酸酯类与 β 受体阻滞剂两类合用可提高疗效。

3. 钙拮抗剂

能阻断钙离子流入动脉平滑肌细胞,从而扩张冠状动脉,降低周围阻力,控制自发性心绞痛有效,对变异性心绞痛疗效更好。常用药物有硝苯地平,每日 30～60 mg,分 3 次口服;硫氮草酮,每日 60～90 mg,每日 2～3 次口服。

4. 抑制血小板聚集药物

常用为阿司匹林,每日 100～300 mg 口服;双嘧达莫,每日 75～150 mg,分 3 次口服。

(四)冠状动脉介入治疗

对符合适应证的心绞痛患者可行经皮腔内冠状动脉成形术(PTCA)及冠状动脉内支架植入术。

(五)外科治疗

对病情严重,药物治疗效果不佳,经冠状动脉造影后显示不适合介入治疗者,应及时行冠状动脉搭桥术。

四、护理措施

(一)一般护理

1. 患者应卧床休息,嘱患者避免突然用力的动作,饭后不宜进行体力活动,防止精神紧张、情绪激动、受寒、饱餐及吸烟、酗酒,宜少量多餐,用清淡饮食,不宜进食含动物脂肪及高胆固醇的食物。对有恐惧和焦虑心理的患者,应向患者解释冠心病的性质,只要注意生活保健,坚持治疗,可以防止病情的发展;对情绪不稳定者,可适当应用镇静剂。

2. 保持大小便通畅,做好皮肤及口腔护理。

(二)病情观察与护理

1. 危重型心绞痛患者应安排在监护室予以监护,密切观察病情和心电图变化,观察胸痛持续的时间、次数,并注意观察硝酸盐类等药物的不良反应。发现异常,及时报告医生,并协助相应的处理。

2. 患者心绞痛发作时,嘱其安静卧床休息,做心电图检查观察其 ST－T 的改变,并给予舌下含化硝酸甘油 0.6 mg,吸氧。对有频繁发作的心绞痛或属自发型心绞痛的患者,需提高警惕,用心电监护观察有无发展为心肌梗死的先兆。如有上述变化,应及时报告医生。

(三)介入治疗的护理

近年来,心绞痛患者接受此种治疗日益增多,疗效肯定,如 PTCA 是目前治疗冠心病、心肌梗死的主要治疗方法。

1. 术前护理

护士应向患者介绍治疗的具体方法,注意事项,认真做好每一项术前准备。了解患者两侧足背动脉的搏动情况,以便术后对比观察。如果足背动脉搏动消失或减弱,皮温低于对侧,应适当松解,加压包扎,如松解后仍不能缓解,应注意有动脉闭塞的可能。

2. 术后护理

重点在于预防和严密观察各种并发症。穿刺部位的出血和皮下血肿是 PTCA 的常见并发症。PTCA 术后出血可能有如下原因:①应用肝素抗凝,拔管时肝素作用仍较强;②在血凝未稳定前移动鞘管;③穿刺部位不当;④压迫止血不充分,加压包扎位置不当;⑤患者凝血机制不良、肥胖、血压过高;⑥患者过早活动术侧肢体。对于有活动出血者,及时通知医生重新加压止血,针对病因进行处理。其他的并发症有气栓、血管闭塞、假性室壁瘤、动静脉瘘、鞘管滞留等。

五、康复

1. 向患者及家属讲解有关疾病的病因及诱发因素,防止过度脑力劳动,适当参加体力活动,合理搭配饮食结构,肥胖者需限制饮食,戒烟酒。积极防治高血压、高脂血症和糖尿病。有上述疾病家族史的青年,应早期注意血压及血脂变化,争取早期发现、及时治疗。

2. 心绞痛症状控制后,应坚持服药治疗。避免导致心绞痛发作的诱因。对不经常发作者,需鼓励做适当的体育锻炼,如散步、打太极拳等,这样有利于冠状动脉侧支循环的建立。随身携带硝酸甘油片或亚硝酸异戊酯等药物,以备心绞痛发作时自用。

3. 出院时指导患者根据病情调整饮食结构,坚持医生、护士建议的合理化饮食。教会家属正确测量血压、脉搏、体温的方法。教会患者及家属识别与自身有关的诱发因素,如吸烟、情绪激动等。

4. 出院带药,给患者提供有关的书面材料,指导患者正确用药。

5. 教给患者门诊随访知识。

急性心肌梗死

急性心肌梗死(AMI)是急性心肌缺血性坏死。是在冠状动脉病变的基础上,发生冠状动脉血供急剧减少或中断,使相应的心肌严重而持久地急性缺血所致。原因通常是在冠状动脉粥样硬化病变的基础上继发血栓形成所致。非动脉粥样硬化所导致的心肌梗死可由 IE、血栓脱落、主动脉夹层、动脉炎等引起。

一、病因和发病机制

本病的基本病因是冠状动脉粥样硬化(偶为冠状动脉栓塞、炎症、先天性畸形、痉挛和冠状动脉口阻塞所致),造成一支或多支血管管腔狭窄和心肌供血不足,而侧支循环尚未充分建立。一旦血供急剧减少或中断,使心肌严重而持久地急性缺血达 1 小时以上,即可发生心肌梗死。心肌梗死的原因多数是不稳定粥样斑块破溃,继而出血或管腔内血栓形成,使血管腔完全闭塞,少数情况是粥样斑块内或其下发生出血或血管持续痉挛,也可以使冠状动脉完全闭塞。

促使粥样斑块破溃出血及血栓形成的诱因有:休克、脱水、出血、外科手术或严重心律失常,使心排血量骤降,冠状动脉灌流量锐减;重体力活动、饱餐,特别是进食多量高脂饮食后、情绪过分激动或血压剧升,心肌需氧量猛增,冠状动脉供血明显不足;晨起 6~12 时交感神经活动增加,机体应激反应增强,冠状动脉张力增高。主要出现左心室舒张和收缩功能障碍的一些血流动力学变化,其严重程度和持续时间取决于梗死的部位、程度和范围。心脏收缩力减弱、顺应性减低、心肌收缩不协调,左心室压力曲线最大上升速度(dp/dt)减低,左心室舒张末期压增高、舒张和收缩末期容量增多。射血分数减低,心搏出量和心排血量下降,心率增快或有心律失常,血压下降,静脉血氧含量降低。心室重构出现心壁厚度改变、心脏扩大和心力衰竭(先左心衰竭后全心衰竭),可发生心源性休克。右心室梗死在心肌梗死患者中少见,其主要病理生理改变是右心衰竭的血流动力学变化,右心房压力增高,高于左心室舒张末期压,心排血量减低,血压下降。

急性心肌梗死引起的心力衰竭称为泵衰竭,按 Killip 分级法可分为:Ⅰ级尚无明显心力衰竭;Ⅱ级有左心衰竭;Ⅲ级有急性肺水肿;Ⅳ级有心源性休克等不同程度或阶段的血流动力学变化。心源性休克是泵衰竭的严重阶段。但如兼有肺水肿和心源性休克则情况最严重。

二、病情评估

（一）病史

发病前常有明显诱因,如精神紧张、情绪激动、过度体力活动、饱餐、高脂饮食、糖尿病未控制、感染、手术、大出血、休克等。少数在睡眠中发病。有半数以上的患者过去有高血压及心绞痛史。部分患者则无明确病史及先兆表现,首次发展即是急性心肌梗死。

（二）临床表现

与心肌梗死面积的大小、部位、侧支循环情况关系密切,典型的症状是出现严重而持久的胸痛。老年心肌梗死患者临床症状差异很大。

1. 不典型性

老年患者由于种种原因,当发生急性心肌梗死时常表现为多种不典型的临床症状,但高龄患者很少发生梗死先兆。表现为无心前区胸骨后疼痛,或疼痛轻微,或以其他器官、系统症状为主要表现者,常有下列几种。①无痛型心肌梗死;②以休克、心力衰竭为主要表现;③以恶心、呕吐、上腹部疼痛等消化道症状为主要表现;④以意识模糊、神志不清、头痛、晕厥、偏瘫等大脑血液循环障碍为主要表现;⑤以咽痛、牙痛、颈部痛等异位疼痛为主要表现。因此,必须密切注意患者的每一个临床变化,如持续或频繁胸闷憋气、呼吸困难、突然急性心力衰竭、突发性精神错乱、情绪异常、晕厥、意识障碍、原因不明的上腹痛、反复恶心、呕吐、原患高血压突然血压下降等症状等,均应高度警惕急性心肌梗死(AMI)发生的可能。

2. 复发性

复发性心肌梗死是老年急性心肌梗死的另一个重要特点,近年来有增多的趋势。复发性心肌梗死往往来势凶猛,并发症较多,病死率较高。因此,陈旧性心肌梗死的老年患者,当处于应激状态(如感染、高热、手术),均应进行心电监护,观察其心电图的动态变化。

3. 严重性

老年急性心肌梗死的并发症较多且危重,最常见的三大并发症有心律失常、心力衰竭、心源性休克,在老年人又常以首发症状出现。其中心律失常是最常见的并发症,发生率较非老年患者明显增高,以窦性心动过缓、窦性心动过速、期前收缩、加速室性自主心律较为常见。

(三)实验室及其他检查

1. 心电图

对诊断和估计病变的部位、范围和病情演变有很大帮助。急性心肌梗死在心电图上有进行性和特征性改变,即出现异常、持久的 Q 波或 QS 波,以及持续、进行性的 ST 段抬高。但由于老年人多患有高血压病、左心室肥厚、肺心病、左束支传导阻滞、陈旧性心肌梗死等,容易掩盖急性心肌梗死的典型心电图演变过程。对老年人心肌梗死不典型心电图的正确诊断,要靠细致分析系列心电图的动态变化,即使是微小的异常变化,也不要轻易放过,要熟练掌握各种不典型心电图特征的认识和鉴别。

2. 心肌酶学检测

对于诊断病情、评估梗死面积及预后都有指导意义,常规动态测定肌酸激酶(CK)、CK - MB、天冬氨酸转氨酶(AST)、乳酸脱氢酶(LDH)及其同工酶。其中 CK - MB 及 LDHI 主要采源于心肌,对诊断敏感性和特异性极高。心肌特异性肌钙蛋白 T(cTnT)和 I(cTnI)已作为急性心肌梗死的新标志物。

3. 超声心动图检查

可用于显示心室壁局部运动减弱或消失,也可检出心脏破裂后急性心包积血或乳头肌断裂所致的急性二尖瓣关闭不全。

4. 放射性核素心肌显像

急性期利用^{99m}Tc(锝)等核素选择性地集中在缺血和梗死心肌,使梗死部位显影而正常心肌不显影,形成"热点"显影;慢性期利用^{201}Tl(铊)等核素使正常心肌显影,而缺血、坏死心肌不显影所形成"冷点"显影,判断梗死的部位和范围。

(四)诊断

在典型的临床症状、特征性的心电图改变和血清心肌酶升高中具备 2 条即可诊断本病。在老年患者,早期往往得不到阳性结果,但此时容易发生心电不稳定,引起严重心律失常或猝死,因此,早期采取积极治疗尤为关键。可根据临床资料作出初步判断、初步处理后再进行有关检查。临床早期诊断的指标有下列 3 条:①梗死先兆者;②已确诊冠心病的患者,突发严重心律失常、心力衰竭、休克或血压明显下降者;③已诊断冠心病而出现不明原因晕厥或难以解释的消化道症状者。

三、治疗

（一）治疗原则

老年人急性心肌梗死在急性期的治疗原则基本同非老年者,包括以下几点。①降低心肌耗氧量;②尽快纠正严重的心肌缺血,再通阻塞的冠状动脉,但应尽量避免再灌注损伤及血管再堵塞发生;③改善冠状动脉血流及侧支循环,缩小梗死面积;④防治并发症。

治疗已从过去的监护治疗、及时处理严重的症状和并发症,发展到溶栓治疗,再发展到扩张堵塞冠状动脉的介入治疗,使急性期的病死率明显降低。

（二）治疗方案

1. 入院前的紧急救治措施

冠心病患者和虽无冠心病症状但有多项冠心病易患因素的老年人应熟悉前述的心肌梗死症状,尽量不单独外出。冠心病患者要随身携带硝酸甘油、速效救心丸等急救药品。若出现心绞痛应立即舌下含化硝酸甘油1片,如果5分钟胸痛不缓解,应含用第2片,含了第2片胸痛依然存在,应怀疑急性心肌梗死,争取向周围的人说明情况以求得帮助,这时患者家属或同事应立即安排运送患者到最近医院的急诊科。在等待去医院时可每隔5~10分钟使用第3片至第4片硝酸甘油。若医务人员在场可予肌内注射利多卡因100~200 mg及采取止痛措施和就地抢救。尽快将患者送至就近医院,有条件时呼叫急救中心。尽量使患者安静及减少活动,无担架时靠背椅是一种可替代的搬运工具,不可背患者。医院较远时,最好立即用出租车或其他可利用的汽车运送,不要浪费时间,争取发病1小时内送到医院,因为发病后1小时内病死率很高。在送医院途中,随行人员要随时注意患者的情况,按患者的脉搏,如果突然摸不到脉搏或患者突然抽搐和失去知觉,很可能是出现了严重的心律失常,如心室颤动。这时应立即向患者胸骨中央部分用力连续捶击3拳。假如患者在捶击后长叹一声醒来,表示严重心律失常可能消失。如果无反应,则心跳可能已经停止。这时护送人员应保持镇静,将患者放在硬板上,实行胸外心脏按压术和口对口人工呼吸,切不可慌乱中抛开患者去求救,使患者失去得救的机会,在维持急救的同时要尽快将患者送往医院。

2. 入院后的抢救措施

1）监护和一般治疗

（1）休息:患者应卧床休息,保持环境安静,减少探视,防止不良刺激。

（2）监测:在冠心病监护室进行心电图、血压和呼吸的监测5~7日,必要时进行床旁血流动力学监测,以便于观察病情和指导治疗。

（3）护理:第一周完全卧床,加强护理,进食、漱洗、大小便、翻身等都需要别人帮助。第二周可在床上坐起,第三至四周可逐步离床和室内缓步走动。但病重或有并发症者,卧床时间宜适当延长。食物以易消化的流质或半流质为主,病情稳定后逐渐改为软食。便秘3日者可服轻泻剂或用甘油栓等,必须防止用力大便造成病情突变。焦虑、不安患者可用地西泮等镇静剂。禁止吸烟。

（4）吸氧:对呼吸困难和发绀者,最初几日间断或持续通过鼻管面罩吸氧。

（5）建立静脉通道:保持给药途径畅通。

(6)阿司匹林:无禁忌证者即服水溶性阿司匹林或嚼服肠溶阿司匹林 150~300 mg,然后每日 1 次,3 日后改为 75~150 mg 每日 1 次长期服用。

2)解除疼痛:选用下列药物尽快解除疼痛。

(1)哌替啶 50~100 mg 肌内注射或吗啡 5~10 mg 皮下注射,必要时 1~2 小时后再注射一次,以后每 4~6 小时可重复应用,注意呼吸功能的抑制。

(2)痛较轻者可用可待因或罂粟碱 0.03~0.06 g 肌内注射或口服。

(3)或再试用硝酸甘油 0.3 mg 或硝酸异山梨酯 5~10 mg 舌下含用或静脉滴注(参见本书"心绞痛"),要注意心率增快和血压降低。

心肌再灌注疗法可极有效地解除疼痛。

3. 再灌注心肌

起病 6 小时内,使闭塞的冠状动脉再通,心肌得到再灌注,濒临坏死的心肌可能得以存活或使坏死范围缩小,预后改善,是一种积极的治疗措施。

1)溶栓疗法:有静脉和冠状动脉两种给药途径。静脉溶栓简便易行,可争取抢救时机,但盲目用药,剂量偏大,出血并发症增多。因此,有人主张先自静脉内给予半量,再在闭塞的冠状动脉内补充给药。

(1)溶栓治疗的适应证

两个或两个以上相邻导联 ST 段抬高(胸导联≥0.2 mV,肢体导联≥0.1 mV),或提示 AMI 病史伴左束支传导阻滞(影响 ST 段分析),起病时间 <12 小时,年龄 <75 岁。

年龄 >75 岁的 AMI 患者,溶栓治疗每 1 000 例患者仍可多挽救 10 人生命,因此,慎重权衡利弊后仍可考虑溶栓治疗。

发病时间 12~24 小时,仍有进行性缺血性胸痛和广泛 ST 段抬高,如无禁忌证,仍可考虑溶栓治疗。

高危心肌梗死,就诊时收缩压 >180 mmHg 和(或)舒张压 >110 mmHg,这类患者颅内出血的危险性较大,应认真权衡溶栓治疗的益处与出血性卒中的危险性。对这些患者首先应镇痛和降低血压(如应用硝酸甘油静脉滴注、β 受体阻滞剂等),将血压降至 150/90 mmHg 时再行溶栓治疗。

虽有 ST 抬高,但起病时间 >24 小时,缺血性胸痛已消失者或仅有 ST 段压低者不主张溶栓治疗。

(2)溶栓治疗的禁忌证及注意事项

既往任何时间发生过出血性脑卒中,1 年内发生过缺血性脑卒中或脑血管事件,以及患有颅内肿瘤。

近期(2~4 周)有活动性内脏出血(月经除外)。

入院时严重及未控制的高血压 >180/110 mmHg 或慢性严重高血压病史;以及可疑主动脉夹层。

目前,正在使用治疗剂量的抗凝药[国际标准化比率(INR)2~3],已知的出血倾向。

近期(2~4 周)创伤史,包括头部外伤、创伤性心肺复苏或较长时间(>10 分钟)的心肺复苏。以及近期小于 3 周内外科大手术;近期小于 2 周在不能压迫部位的大血管穿刺。

曾使用链激酶(尤其 5 天至 2 年内使用者)或对其过敏的患者,不能重复使用链激酶。

活动性消化性溃疡。

（3）溶栓药物

链激酶（SK）：SK 是 C 类乙型链球菌产生的酶，在体内将前活化素转变为活化素，后者将纤溶酶原转变为纤溶酶。有抗原性，用前需做皮肤过敏试验。静脉滴注常用量为 50 万～100 万 U 加入 5% 葡萄糖液 100 mL 内，30～60 分钟滴完，后每小时给予 10 万 U，滴注 24 小时。治疗前半小时肌内注射异丙嗪 25 mg，加少量（2.5～5 mg）地塞米松同时滴注可减少过敏反应的发生。用药前后进行凝血方面的化验检查，用量大时尤应注意出血倾向。冠状动脉内注射时先做冠状动脉造影，经导管向闭塞的冠状动脉内注入硝酸甘油 0.2～0.5 mg，后注入 SK 2 万 U，继之每分钟 2 000～4 000 U，共 30～90 分钟至再通后继用每分钟 2 000 U 30～60 分钟。患者胸痛突然消失，ST 段恢复正常，心肌酶峰值提前出现为再通征象，可每分钟注入 1 次造影剂观察是否再通。

尿激酶（UK）：作用于纤溶酶原使之转变为纤溶酶。本品无抗原性，作用较 SK 弱。50 万～100 万 U 静脉滴注，60 分钟滴完。冠状动脉内应用时每分钟 6000U 持续 1 小时以上至溶栓后再维持 0.5～1 小时。

重组组织型溶酶原激活剂（rt - PA）：本品对血凝块有选择性，故疗效高于 SK。冠状动脉内滴注 0.375 mg/kg，持续 45 分钟。静脉滴注用量为 0.75 mg/kg，持续 90 分钟。

rt - PA 的突变体：重组纤溶酶原激活药（rPA）：rPA 是组织型纤溶酶原激活药（tPA）的缺失突变体，野生 tPA 分子中的指形区、表皮生长因子（EGF）和圈形区 1 区域被去除。这些突变导致半衰期延长至 18 分钟（大约为 rPA 的 4 倍），从而使 rPA 可用静脉注射法给药。RAPID - 1（rPA 血管造影国际剂量探索研究）探索了不同剂量 rPA 的冠状动脉通畅率并与 rt - PA 进行比较，结果表明，rPA 给予 10 MU 静脉冲击量注射，30 分钟后再给予 10 MU 静脉冲击量注射，其 90 分钟冠状动脉造影通畅率（85.2%）高于 rt - PA（77.2%）。TNK - 组织型纤溶酶原激活药（TNK - tPA），TNK - tPA 是 tPA 的突变体，通过生物工程技术特别保存野生 tPA 的全部纤溶活性，但减慢药物清除，TNK - tPA 从血浆清除较 rt - PA 慢 75%，因此，可允许单剂静脉冲击量给药，方便患者，延长作用时间；TNK - tPA 的纤维蛋白特异性较野生 tPA 强 14 倍，使之靶向性作用于梗死相关的血栓而减少系统性纤溶酶原激活。另外，TNK - tPA 对纤溶酶原激活物抑制物（PAI - 1）的去活性的抵抗力较 tPA 强 80 倍。其内在的致血栓作用小于其他纤溶酶原激活药。这些特性都对其溶栓治疗作用有益。

茴香酰化纤溶酶原链激酶激活物复合物（APSAC）：由链激酶与纤溶酶原分子结合构成的复合物，再以茴香酰基覆盖其活性的部位。该复合物在血栓部位与纤维蛋白结合后去酰化，激活纤溶酶原而发挥溶栓作用，因而其作用具有相对选择性。其特点是半衰期长达 120 分钟，单次注射其作用可持续 4～6 小时。根据 TEAM - 2（APSAC 溶栓治疗 AMI 临床试验 - 2）研究，APSAC 5 mg 于 2～5 分钟静脉注射，其早期（90～240 分钟，平均 140 分钟）冠状动脉再通率为 72.1%。本药用药后血浆纤维蛋白原含量明显下降，提示其纤溶作用型链球菌产生的酶，在体内将前活化素转变为活化素，后者将纤溶酶原转变为纤溶酶。有抗原性，用前需做皮肤过敏试验。静脉滴注常用量为 50 万～100 万 U 加入 5% 葡萄糖液 100 mL 内,30 ~ 60 分钟滴完,后每小时给予 10 万 U,滴注 24 小时。治疗前半小时肌内注射异丙嗪 25 mg,加少量(2.5 ~ 5 mg)地塞米松同时滴注可减少过敏反应的发生。用药前后进行凝血方面的化验检查,用量大时尤应注意出血倾向。冠状动脉内注射时先做冠脉造影,经导管向闭塞的冠状动脉内注入硝酸甘油 0.2 ~ 0.5 mg,后注入 SK 2 万 U,继之每分钟 2 000 ~ 4 000 U,共 30 ~ 90 分钟至再通后继用每分钟 2 000 U 30 ~ 60 分钟。患者胸痛突然消失,ST 段恢复正常,心肌酶峰值提前出现为再通征象,可每分钟注入 1 次造影剂观察是否再通。

以上溶栓剂的选择:文献资料显示,用药 2 ~ 3 小时的开通率,rt - PA 为 65% ~ 80%,SK 为 65% ~ 75%,UK 为 50% ~ 68%,APSAC 为 68% ~ 70%。究竟选用哪一种溶栓剂,不能根据以上的数据武断地选择,而应根据患者的病变范围、部位、年龄、起病时间的长短以及经济情况等因素选择。比较而言,如患者年轻(年龄小于 45 岁)、大面积前壁 AMI、到达医院时间较早(2 小时内)、无高血压,应首选 rt - PA。如果年龄较大(大于 70 岁)、下壁 AMI、有高血压,应选 SK 或 UK。由于 APSAC 的半衰期最长(70 ~ 120 分钟),因此,它可在患者家中或救护车上一次性快速静脉注射;rt - PA 的半衰期最短(3 ~ 4 分钟),需静脉持续滴注 90 ~ 180 分钟;SK 的半衰期为 18 分钟,给药持续时间为 60 分钟;UK 半衰期为 40 分钟,给药时间为 30 分钟。SK 与 APSAC 可引起低血压和过敏反应,UK 与 rt - PA 无这些不良反应。rt - PA 需要联合使用肝素,SK、UK、APSAC 除具有纤溶作用外,还有明显的抗凝作用,不需要积极使用静脉肝素。另外,rt - PA 价格较贵,SK、UK 较低廉。以上这些因素在临床选用溶栓剂时应予以考虑。

(4)溶栓治疗的并发症

①出血

a. 轻度出血:皮肤、黏膜、肉眼及显微镜下血尿或小量咯血、呕血等(穿刺或注射部位少量淤斑不作为并发症)。

b. 重度出血:大量咯血或消化道大出血,腹膜后出血等引起失血性休克或低血压,需要输血者。

c. 危及生命部位的出血:颅内、蛛网膜下隙、纵隔内或心包出血。

②再灌注心律失常,注意其对血流动力学的影响。

③一过性低血压及其他的过敏反应(多见于 SK 或 rSK)等。

溶栓治疗急性心肌梗死的价值是肯定的。加速血管再通,减少和避免冠状动脉早期血栓再堵塞,可望进一步增加疗效。已证实有效的抗凝治疗可加速血管再通和有助于保持血管通畅。今后研究应着重于改进治疗方法或使用特异性溶栓剂,以减少纤维蛋白分解、防止促凝血活动和纤溶酶原分解;研制合理的联合使用的药物和方法。如此,可望使现已明显降低的急性心肌梗死病死率进一步下降。

2)经皮腔内冠状动脉成形术(PTCA)

(1)直接 PTCA:急性心肌梗死发病后直接做 PTCA。指征:静脉溶栓治疗有禁忌证者;合并心源性休克者(急诊 PTCA 挽救生命是作为首选治疗);诊断不明患者,如急性心肌梗死病史不典型或左束支传导阻滞者,可从直接冠状动脉造影和 PTCA 中受益;有条件在发病后数小时内行 PTCA 者。

（2）补救性 PTCA：在发病 24 小时内，静脉溶栓治疗失败，患者胸痛症状不缓解时，行急诊 PTCA，以挽救存活的心肌，限制梗死面积进一步扩大。

（3）半择期 PTCA：溶栓成功患者在梗死后 7～10 天，有心肌缺血指征或冠状动脉再闭塞者。

（4）择期 PTCA：在急性心肌梗死后 4～6 周，用于再发心绞痛或有心肌缺血客观指征，如运动试验、动态心电图、^{201}Tl 运动心肌断层显像等证实有心肌缺血。

（5）冠状动脉旁路移植术（CABG）：适用于溶栓疗法及 PTCA 无效，而仍有持续性心肌缺血；急性心肌梗死合并有左房室瓣关闭不全或室间隔穿孔等机械性障碍需要手术矫正和修补，同时进行 CABG；多支冠状动脉狭窄或左冠状动脉主干狭窄。

4. 缩小梗死面积

急性心肌梗死是心肌氧供/氧需的严重失衡，纠正这种失衡，就能挽救濒死的心肌，限制梗死的扩大，有效地减少并发症和改善患者的预后。控制心律失常，适当补充血容量和治疗心力衰竭，均有利于减少梗死区。目前多主张采用：

1）扩血管药物：扩血管药物必须应用于梗死初期的发展阶段，即起病后 4～6 小时。一般首选硝酸甘油静脉滴注或硝酸异山梨酯舌下含化，也可在皮肤上用硝酸甘油贴片或软膏。使用时应注意：静脉给药时，最好有血流动力学监测，当肺动脉楔压小于 18 mm-Hg，动脉压正常或增高时，其疗效较好，反之，则可使病情恶化；应从小剂量开始，在应用过程中保持肺动脉楔压不低于 15 mmHg，且动脉压不低于正常低限，以保证必需的冠状动脉灌注。

2）β 受体阻滞剂：大量临床资料表明，在急性心肌梗死发生后的 4～12 小时，给普萘洛尔或阿普洛尔、阿替洛尔、美托洛尔等药治疗（最好是早期静脉内给药），常能达到明显降低患者的最高血清酶（CPK，CK－MB 等）水平，提示有限制梗死范围扩大的作用。但因这些药的负性肌力、负性频率作用，临床应用时，当心率低于每分钟 60 次，收缩压 ≤ 110 mmHg，有心力衰竭及下壁心肌梗死者应慎用。

3）低分子右旋糖酐及复方丹参等活血化瘀药物：一般可选用低分子右旋糖酐每日静脉滴注 250～500 mL，7～14 天为 1 个疗程。在低分子右旋糖酐内加入活血化瘀药物如血栓通 4～6 mL、川芎嗪 80～160 mg 或复方丹参注射液 12～30 mL，疗效更佳。心功能不全者低分子右旋糖酐慎用。

4）极化液（GIK）：可减少心肌坏死，加速缺血心肌的恢复。但近几年因其效果不显著，已趋向不用，仅用于急性心肌梗死伴有低血容量者。其他改善心肌代谢的药物有维生素 C（3～4 g）、辅酶 A（50～100 U）、肌苷（0.2～0.6 g）、维生素 B$_6$（50～100 mg），每日 1 次静脉滴注。

5）其他：有人提出用大量糖皮质激素（氢化可的松 150 mg/kg）或透明质酸酶（每次 500 U/kg，每 6 小时 1 次，每日 4 次），治疗急性心肌梗死，但对此分歧较大，尚无统一结论。

5. 严密观察，及时处理并发症

1）抗休克：目前，对急性心肌梗死休克的治疗尚不满意，须尽早发现，及时处理。

（1）升压药：在严重低血压时，应静脉滴注多巴胺 5～15 μg/（kg·min），一旦血压升至 90 mmHg 以上,则可同时静脉滴注多巴酚丁胺 3～10 μg/(kg·min),以减少多巴胺用量。如血压不升,应加大多巴胺剂量。大剂量多巴胺无效时,也可静脉滴注去甲肾上腺素 2～8 μg/min。

(2)主动脉内球囊反搏(IABP):心源性休克药物治疗难以恢复时,在有条件的医院,于 IABP 支持下行选择性冠状动脉造影,随即施行经皮冠脉介入术(PCI)或 CABG,可挽救一些患者的生命。

(3)补充血容量:若为血容量不足引起的休克,中心静脉压和肺动脉楔压低者,可用右旋糖酐或 5%～10% 葡萄糖液静脉滴注。

(4)其他:治疗休克的其他措施包括纠正酸中毒、避免脑缺血、保护肾功能,必要时应用洋地黄制剂等。

2)消除心律失常

(1)发生心室颤动或持续多形室性心动过速时,尽快采用非同步直流电复律。持续性单形室性心动过速伴心绞痛、肺水肿、低血压者,或室性心动过速药物疗效不满意者也应及早用同步直流电复律。

(2)持续性单形室性心动过速不伴前述情况者,首先给予药物治疗。频发室性期前收缩、成对室性期前收缩、非持续性室速,可严密观察或以利多卡因 50 mg 静脉注射,需要时每 15～20 分钟可重复,最大负荷剂量 150 mg,然后 2～4 mg/min 静脉滴注维持,时间不宜超过 24 小时。室性心律失常反复发作者可用胺碘酮 150 mg 于 10 分钟静脉注入,必要时可重复,然后以 0.5～1 mg/min 静脉滴注维持。

(3)对缓慢性心律失常可用阿托品 0.5～1 mg 肌内或静脉注射。

(4)三度、二度 Ⅱ 型房室传导阻滞、双束支传导阻滞,以及二度 Ⅰ 型房室传导阻滞、症状性窦性心动过缓经阿托品治疗无效者,宜安装临时心脏起搏器。

(5)室上性快速心律失常可用维拉帕米、地尔硫草、美托洛尔、洋地黄制剂、胺碘酮等,药物治疗不能控制时可考虑用同步直流电转复。

3)心力衰竭的治疗:急性心肌梗死伴心力衰竭主要为急性左心衰竭,治疗时需注意。

(1)急性心肌梗死最初 24 小时应尽量避免使用洋地黄制剂。

(2)24 小时后心力衰竭伴有心房扑动、心房颤动而室率快或有室上性心动过速可考虑使用洋地黄。

(3)急性心肌梗死时对洋地黄敏感,用量应为常规量的 1/3～1/2,并应特别注意低血钾的发生。

(4)急性心肌梗死伴急性左心衰竭时皮下或肌内注射吗啡或哌替啶起效最迅速,此外,应优先使用利尿剂,但右室梗死慎用利尿剂。

(5)扩血管药物对心功能改善有肯定疗效,但用药时需更加严密观察血压、心率及其他临床情况。

(6)扩血管药物和正性肌力作用药物合用,可能取得良好效果。

6. 其他治疗

下列疗法可根据患者具体情况考虑选用。

1)抗血小板药

(1)急性期,阿司匹林使用剂量应在 150～300 mg/d,首次服用时应选择水溶性阿司匹林或肠溶阿司匹林嚼服,3 天后改为小剂量 50～150 mg/d 维持。

(2)噻氯匹定,起始剂量为 250 mg,每日 2 次,1～2 周后改为 250 mg,每日 1 次维持。该药起效慢,不适合急需抗血小板治疗的临床情况,多用于对阿司匹林过敏或禁忌的患者或者与阿司匹林联合用于置入支架的患者。不良反应有中性粒细胞及血小板减少。该类新型药物氯吡格雷,初始剂量 300 mg,以后 75 mg/d 维持。

(3)血小板膜糖蛋白(GP)Ⅱb/Ⅲa 受体拮抗药:阿司匹林仅能抑制血小板激活的一条通道,即花生四烯酸通路。血小板聚集到成熟血栓形成过程中,血小板膜上的纤维蛋白原受体糖蛋白Ⅱb/Ⅲa 是一个关键的因素。当血小板被活化后,血小板膜Ⅱb/Ⅲa 受体改变其构型与纤维蛋白原二聚体的一端结合完成血小板聚集。所以Ⅱb/Ⅲa 受体被认为是血小板聚集的最后共同途径。单用阿司匹林不能阻断胶原、ADP 及凝血酶同时对凝血酶的激活作用,抑制导致 GPⅡb/Ⅲa 激活的共同通路将会有效。

目前临床使的血小板Ⅱb/Ⅲa 受体拮抗药有以下 3 种:阿昔单抗是一种血小板 GPⅡb/Ⅲa 受体的单克隆抗体;依替非巴是一种环状七肽;替罗非班是一种小分子非肽化合物。随机对照研究显示以上 3 种药物的静脉制剂在接受介入治疗的急性冠状动脉综合征(ACS)患者均有肯定的疗效,在非介入治疗的 ACS 患者中疗效不能肯定。

2)抗凝疗法

(1)肝素:关于肝素在急性心肌梗死中的应用一直存在着分歧,应视临床情况而定,对未用溶栓治疗的患者,肝素可以减低病死率、再梗死和血栓栓塞等并发症。因此,急性心肌梗死患者,若无抗凝治疗的禁忌证,可考虑应用肝素,最小剂量是每 12 小时皮下注射 7 500 U,如静脉用药,则剂量为 70 U/kg 静脉推注,然后静脉滴注 15 U/(kg·h)。低分子量肝素抗因子Ⅹa 活性高,因而抗凝作用确切,引起出血少,皮下给药可以不用实验监测。但目前尚未证明在急性心肌梗死时皮下用低分子量肝素优于静脉滴注普通肝素,故仅在 48 小时后可用低分子量肝素代替普通肝素皮下注射。

(2)水蛭素:肝素应用相对安全,但是尚有许多不足之处,其活力需要抗凝血酶Ⅲ和肝素辅助因子Ⅱ;对纤维蛋白结合的凝血酶无作用,所以,其不能置换出与血小板结合的凝血酶;由激活的血小板释放的产物如血小板因子Ⅵ也可中和肝素的作用。因此,直接作用于凝血酶的水蛭素受到重视。水蛭素最初是从水蛭中分离出来的,它结合在凝血酶的催化部位及底物识别部位,既抑制了凝血酶催化激活因子Ⅴ、Ⅷ、Ⅻ,又抑制凝血酶诱导的血小板结合。目前应用的水蛭素是通过基因工程方法生产的,并且脱硫基水蛭素已用于临床试验评价。TIMI-5 试验的早期结果提示在加速 tPA 治疗后,对于保持 18～36 小时血管开通率,水蛭素优于肝素,病死率和心肌梗死再发生率也优于肝素。但在 Gusto-Ⅱ、TIMI-9 及 HIT-Ⅲ研究中因水蛭素显著增加颅内出血的发生率而被迫停止。因此,对水蛭素的应用尚需进一步临床评价。

3)血管紧张素转换酶抑制剂(ACEI):基础研究表明,冠状动脉急性闭塞后,可激活 RAS,循环和局部血管床血管紧张素(Ag)浓度增加,加重心肌氧供需失衡,致使梗死范围扩展,促发左室重塑。

动物实验结果表明,急性心肌梗死时应用 ACEI 可阻断 RAS,影响心肌重塑、减轻心室重塑,减轻心室过度扩张而减少充血性心力衰竭的发生率和病死率。大规模临床随机试验研究已确定急性心肌梗死早期使用 ACEI 能降低病死率,尤其是前 6 周的病死率降低最显著,而前壁心肌梗死伴有左心室功能不全的患者获益最大。其机制为增加 tPA 释放,改善心肌供血;促进前列环素的合成,而前列环素的基本功能是扩张血管、抑制血小板聚积,增加冠状动脉血流量和改善心肌供血氧;抑制缓激肽的降解,而缓激肽为较强的舒血管物质,因而有效地抑制血管紧张素 I 和血管紧张素 II 的缩血管作用;清除自由基,防止脂质过氧化,改善内皮功能;抗平滑肌增生,防止冠状动脉硬化的发展和稳定斑块。

在无禁忌证的情况下,溶栓治疗后血压稳定即可开始使用 ACEI。ACEI 使用的剂量和时限应随患者情况而定,一般来说,急性心肌梗死早期 ACEI 应从低剂量开始逐渐增加剂量,例如初始给予卡托普利 6.25 mg 作为试验剂量,当日内可加至 12.5 mg 或 25 mg,次日加至 12.5 ~ 25 mg,2 ~ 3 次/天。对于 6 周后无并发症和无左心室功能障碍的急性心肌梗死患者,可停服 ACEI 制剂。若急性心肌梗死特别是前壁心肌梗死合并左心功能不全,ACEI 治疗期应延长。

ACEI 的禁忌证:①急性心肌梗死急性期动脉收缩压 < 90 mmHg;②临床出现严重肾衰竭(血肌酐 > 265 μmol/L);③有双侧肾动脉狭窄病史者;④对 ACEI 制剂过敏者;⑤妊娠、哺乳期妇女等。

4)羟甲基戊二酸单酰辅酶 A(HMG – CoA)还原酶抑制剂:近年的研究表明,本类调脂药物可以稳定斑块,改善内皮细胞功能,应建议早期应用,如辛伐他汀 20 ~ 40 mg/d、普伐他汀 10 ~ 40 mg/d、氟伐他汀 20 ~ 40 mg/d 或阿托伐他汀 10 ~ 80 mg/d。

5)钙拮抗剂:对频发变异型心绞痛将发展为急性心肌梗死,或急性心肌梗死后反复发作血管痉挛引起心绞痛伴有 ST 段抬高者有应用非二氢吡啶类钙拮抗剂的指征,可选用硫氮䓬酮 60 ~ 90 mg/d,分 2 ~ 3 次,或维拉帕米 120 mg/d,分 3 次口服,但不宜选用作用时间长、起效慢的钙拮抗剂如氨氯地平等。

7. 恢复期处理

住院 3 周后,如病情稳定,体力增进,可考虑出院。近年主张出院前做症状限制性运动负荷心电图、放射性核素和(或)超声显像检查,如显示心肌缺血或心功能较差,宜行冠状动脉造影检查考虑进一步处理。心室晚电位检查有助于预测发生严重室性心律失常的可能性。近年又提倡急性心肌梗死恢复后,进行康复治疗,逐步做适当的体育锻炼,有利于体力和工作能力的增进。经 2 ~ 4 个月的体力活动锻炼后,酌情恢复部分或轻工作,以后部分患者可恢复全天工作,但应避免过重体力劳动或精神过度紧张。

8. 右心室梗死的处理

治疗措施与左心室梗死略有不同,下壁心肌梗死伴低血压而无左心衰竭的表现时,宜扩张血容量,在 24 小时内,可静脉滴注输液 3 ~ 6 L,直到低血压得到纠治,或肺毛细血管压在 15 ~ 18 mmHg,如此时低血压未能纠正,可用正性肌力药物。不宜用利尿剂,伴有房室传导阻滞时,可予以临时起搏。

9. 无 Q 波心肌梗死的处理

无 Q 波心肌梗死的住院期间病死率较低,但再梗死率、心绞痛再发生率和远期病死率则较高。治疗措施与 Q 波心肌梗死基本相同,钙通道拮抗剂中的地尔硫䓬和抗血小板药乙酰水杨酸联合应用,对降低再梗死率和远期病死率有效。

四、护理措施

(一)一般护理

1. 休息

发病后不要搬动患者,就地抢救为宜。由于发病48小时内病情易变,死亡率高,应向患者解释急性期卧床休息可减轻心脏负荷,减少心肌耗氧量,限制或缩小梗死范围,有利于心功能的恢复。因此第1周应绝对卧床,进食、排便、翻身、洗漱等一切日常生活由护理人员帮助照料,避免不必要的翻动,并限制亲友探视。此外,各项必需的医疗护理工作要集中一次做完,尽量减少患者的心脏负担。

2. 饮食

患者进入监护室后4~6小时禁食,随后根据患者的临床状态酌情开始进食,给予高维生素的流食和半流食,如果汁、菜汤、米粥、面片等。有心力衰竭者适当限盐。急性期后恢复冠心病饮食(同心绞痛饮食),以少食多餐为原则。

3. 保持大小便通畅

心肌梗死患者由于卧床休息、消化功能减退、哌替啶或吗啡等止痛药物的应用,使胃肠功能和膀胱收缩无力抑制,易发生便秘和尿潴留。应予以足够的重视,酌情给予轻泻剂,嘱患者排便时勿屏气,避免增加心脏负担和导致附壁血栓脱落。排便不畅时宜加用开塞露,对5日无大便者可保留灌肠或给低压盐水灌肠。对排尿不畅者,可采用物理或诱导法,协助排尿,必要时行导尿。

4. 吸氧

氧治疗可改善低氧血症,有利于心肌梗死的康复。急性期给患者高流量吸氧,持续48小时。氧流量在每分钟3~5L,病情变化可延长吸氧时间。待疼痛减轻,休克解除,可减低氧流量。注意鼻导管的通畅,24小时更换1次。如果合并急性左心衰竭,出现重度低氧血症时。病死率较高,可采用加压吸氧或乙醇除泡沫吸氧。

5. 防止血栓性静脉炎或深部静脉血栓形成

血栓性静脉炎表现为受累静脉局部红、肿、痛,可延伸呈条索状,多因反复静脉穿刺输液和多种药物输注所致。所以行静脉穿刺时应严格无菌操作,患者感觉输液局部皮肤疼痛或红肿,应及时更换穿刺部位,并予以热敷或理疗。下肢静脉血栓形成一般在血栓较大引起阻塞时才出现患肢肤色改变,皮肤温度升高和可凹性水肿。应注意每日协助患者做被动下肢活动2~3次,注意下肢皮肤温度和颜色的变化,避免选用下肢静脉输液。

6. 做好心理护理

急性心肌梗死是内科急症,严重威胁着患者生命安全,此时患者均会产生相应的心理变化,影响治疗效果。护士应根据患者的不同心理状态,采取相应的心理护理。如患者精神紧张、持续剧烈的疼痛,应立即给予止痛及镇静,同时耐心安慰患者,消除其恐惧心理,增强患者战胜疾病信心,积极配合治疗。

（二）病情观察与护理

急性心肌梗死系危重疾病,应早期发现危及患者生命的先兆表现,如能得到及时处理,可使病情转危为安。故需严密观察以下情况:

1. 血压

始发病时应 0.5 ~ 1 小时测量 1 次血压,随血压恢复情况逐步减少测量次数,为每日 4 ~ 6 次,基本稳定后每日 1 ~ 2 次。若收缩压在 90 mmHg 以下,脉压减小,且音调低落,要注意患者的神志状态、脉搏、面色、皮肤色泽及尿量等,是否有心源性休克的发生。此时,在通知医生的同时,对休克者采取抗休克措施,如补充血容量,应用升压药、血管扩张剂以及纠正酸中毒,避免脑缺氧,保护肾功能等。有条件者应准备好中心静脉压测定装置或漂浮导管测定肺微血管楔压设备,以正确应用输液量及调节液体滴速。

2. 心率、心律

在冠心病监护病房进行连续的心电、呼吸监测,在心电监测示波屏上,应注意观察心率及心律变化。及时检出可能作为恶性心动过速先兆的任何室性早搏,以及心室颤动或完全性房室传导阻滞、严重的窦性心动过缓、房性心律失常等,如发现室性早搏为:①每分钟 5 次以上;②呈二、三联律;③多源性期前收缩;④室性期前收缩的 R 波落在前一次主搏的 T 波之上,均为转变阵发性室性心动过速及心室颤动的先兆,易造成心搏骤停。遇有上述情况,在立即通知医生的同时,需应用相应的抗心律失常药物,并准备好除颤器和人工心脏起搏器,协同医生抢救处理。

3. 胸痛

急性心肌梗死患者常伴有持续剧烈的胸痛,因此,应注意观察患者的胸痛程度,因剧烈胸痛可导致低血压,加重心肌缺氧,扩大梗死面积,引起心力衰竭、休克及心律失常。常用的止痛剂有罂粟碱肌内注射或静脉滴注,硝酸甘油 0.6 mg 含服,疼痛较重者可用哌替啶或吗啡。在护理中应注意可能出现的药物不良反应,同时注意观察血压、尿量、呼吸及一般状态,确保用药的安全。

4. 呼吸急促

注意观察患者的呼吸状态,对有呼吸急促的患者应注意观察血压,皮肤黏膜的血循环情况,肺部体征的变化以及血流动力学和尿量的变化。发现患者有呼吸急促、不能平卧、烦躁不安、咳嗽、咳泡沫样血痰时,立即取半坐位,给予吸氧,准备好快速强心、利尿剂,配合医生按急性心力衰竭处理。

5. 体温

急性心肌梗死患者可有低热,体温在 37 ~ 38.5℃,多持续 3 天左右。如体温持续升高,1 周后仍不下降,应疑有继发肺部或其他部位感染,及时向医生报告。

6. 意识变化

如发现患者意识恍惚、烦躁不安,应注意观察血流动力学及尿量的变化。警惕心源性休克的发生。

7. 器官栓塞

在急性心肌梗死第 1 ~ 2 周,注意观察组织或脏器有无发生栓塞现象。因左心室内附壁血栓脱落而引起脑、肾、四肢、肠系膜等动脉栓塞,应及时向医生报告。

8. 心室膨胀瘤

在心肌梗死恢复过程中,心电图表现虽有好转,但患者仍有顽固性心力衰竭或心绞痛发作,应疑有心室膨胀瘤的发生。这是由于在心肌梗死区愈合过程中,心肌被结缔组织所替代,成为无收缩力的薄弱纤维瘢痕区。该区内受心腔内的压力而向外呈囊状膨出,造成心室膨胀瘤。应配合医生进行 X 线检查以确诊。

9. 心肌梗死后综合征

需注意在急性心肌梗死后两周、数月甚至两年内,可并发心肌梗死后综合征。表现为肺炎、胸膜炎和心包炎征象,同时也有发热、胸痛、血沉和白细胞升高现象,酷似急性心肌梗死的再发。这是由于坏死心肌引起机体自身免疫变态反应所致。如心肌梗死的特征性心电图变化有好转现象又有上述表现时,应做好 X 线检查的准备,配合医生作出鉴别诊断。因本病应用激素治疗效果良好,若因误诊而用抗凝药物,可导致心腔内出血而发生急性心脏压塞。故应严密观察病情,在确诊为本病后,应向患者及家属做好解释工作,解除顾虑,必要时给患者应用镇痛及镇静剂;做好休息、饮食等生活护理。

五、康复

1. 注意劳逸结合,根据心功能进行适当的康复锻炼。
2. 避免紧张、劳累、情绪激动、饱餐、便秘等诱发因素。
3. 节制饮食,禁忌烟酒、咖啡、酸辣刺激性食物,多吃蔬菜、蛋白质类食物,少食动物脂肪、胆固醇含量较高的食物。
4. 按医嘱服药,随身常备硝酸甘油等扩张冠状动脉药物,定期复查。
5. 指导患者及家属,病情突变时,采取简易应急措施。

(张爱兰)

第五节　高血压急症

高血压急症是指高血压患者伴有急性进行性靶器官、系统功能损害(中枢神经系统、心血管系统、肾脏等),需迅速降低其血压,以减少或防止终末器官受损。这种情况常危及生命。很多时候(但并非总是如此)血压严重升高,舒张压常为 120～130 mmHg。

一、病因和诱因

(一)病因

高血压急症多在原有高血压的基础上发病,任何类型的高血压均可能发展为急症。由于 90% 以上的高血压患者的病因不清,因此似乎高血压急症大多数发生于原发性高血压的基础上,其实继发性高血压发生急症者并不少见。由于对原发性高血压的防治措施有所加强,转变为恶性高血压的机会减少,而继发性高血压转变为恶性高血压的比例增高。

（二）诱发因素

1. 疾病及药物因素

慢性高血压突然升高（最为常见）、肾血管性高血压、妊娠子痫、急性肾小球肾炎（急性肾炎）、嗜铬细胞瘤、抗高血压药物撤药综合征、头部损伤和神经系统外伤、分泌肾素肿瘤、服用单胺氧化酶抑制剂的患者、肾实质性疾病、口服避孕药、三环抗抑郁药、阿托品、拟交感药（节食药和苯丙胺样药）、皮质固醇类、麦角碱类等药物引起的高血压。

2. 其他因素

极度疲劳特别是用脑过度、精神创伤、精神过度紧张或激动、吸烟、寒冷刺激、更年期内分泌改变等。

二、发病机制

在正常情况下，脑血流量在一相当大的血压波动范围内保持恒定。正常人脑的血流量每分钟为 50 mL/100 g 脑组织，脑动脉口径大小，不依赖自主神经系统调节。当血压下降时，脑小血管扩张，脑组织的血液供应不减少；当血压升高时，脑小动脉则收缩，使脑内血流不至于过度充盈。由于此自动调节机制，使脑血流保持相对稳定，波动幅度在生理范围内。但此自动调节有一定限度。当平均动脉压（MAP）超过上限 160 mmHg 或低于下限 60 mmHg 时，脑小动脉自动调节功能丧失。而高血压患者脑血流量自动调节曲线右移，其上下限为 MAP 120～160 mmHg，而有效治疗的高血压患者则介于两者之间。当血压超过 MAP 上限时，脑小动脉出现强制性扩张，自动调节失效，脑被动灌注出现脑水肿。慢性高血压达到舒张压 140 mmHg，发生高血压脑病、心力衰竭、肾衰竭。

三、病情评估

（一）病史

详细询问病史，慢性原发性高血压患者中 1%～2% 发展为急进型—恶性高血压，多见于 40～50 岁者。男女之比约为 3:2。肾血管性或肾实质性高血压进展为急进性—恶性高血压的速度最快，多见于 30 岁以下或 60 岁以上者。此外，多有诱发因素存在。

（二）临床表现

1. 高血压危象

患者常由于情绪激动、精神过度紧张、劳累过度、气候突然变化及内分泌改变等诱因，在原有高血压的基础上，患者周围小动脉突然发生强烈痉挛，使周围阻力骤然增加，血压急剧升高，病情突然加剧或恶化而危及生命，称之为高血压危象。临床上表现为剧烈地头痛、烦躁、心悸、多汗、恶心、呕吐、面色苍白或潮红、视物模糊等征象。发生机制是由于交感神经兴奋，分泌儿茶酚胺过多，使收缩压可达 250 mmHg，舒张压达 140 mmHg 或以上。可出现心脑或肾中任何一项或多项严重病变的表现，高血压危象患者多死于肾衰竭，其尿素氮 >180 mg/L 者 5 年存活率仅 23%。

2. 高血压脑病

在各种原因引起的血压突然或短期内升高的同时，出现中枢神经功能障碍征象。主要诊断依据:①血压突然急剧升高;②出现头痛、恶心、呕吐、烦躁、颈强直、偏瘫、抽搐、四肢痉挛,严重者可呈昏迷状态。如能及时给降压治疗,症状可迅速、明显缓解;若随着治疗的进行,神经系统症状更严重,则可能不是本病,需要排除相关疾病。

3. 急进型恶性高血压

主要表现:①患者出现进行性的中枢神经系统症状,包括头痛、恶心、呕吐、视物困难、反应迟钝,甚至昏迷;②尿内出现蛋白、红细胞、管型;③眼底出血、渗出及视神经乳头水肿;④心室肥厚,常并发左心衰竭;⑤有急性血管破坏的证据,有红细胞损伤及毛细血管病变性溶血性贫血;⑥血压升高,舒张压 > 130 mmHg。如不给予及时治疗,预后不佳,可死于肾衰竭、心力衰竭、脑卒中。

四、治疗

及时正确处理高血压急症十分重要,可在短时间内使病情缓解,预防进行性或不可逆性靶器官损害,降低死亡率。根据降压治疗的紧迫程度,可分为紧急和次急两类。前者需要在几分钟到 1 小时内迅速降低血压,采用静脉途径给药;后者需要在几小时到 24 小时内降低血压,可使用快速起效的口服降压药。

(一)处理原则

1. 迅速降低血压

选择适宜有效的降压药物,放置静脉输液管,静脉滴注给药,同时应经常不断测量血压或无创性血压监测。静脉滴注给药的优点是便于调整给药的剂量。如果情况允许,及早开始口服降压药治疗。

2. 控制性降压

高血压急症时短时间内血压急剧下降,有可能使重要器官的血流灌注明显减少,应采取逐步控制性降压,即开始的 24 小时内将血压降低 20% ~ 25%,48 小时内血压不低于 160/100 mmHg。如果降压后发现有重要器官的缺血表现,血压降低幅度应更小些。在随后的 1 ~ 2 周,再将血压逐步降到正常水平。

3. 合理选择降压药

高血压急症处理对降压药的选择,要求起效迅速,短时间内达到最大作用;作用持续时间短,停药后作用消失较快;不良反应较小。另外,最好在降压过程中不明显影响心率、心排血量和脑血流量。硝普钠、硝酸甘油、尼卡地平和地尔硫草注射液相对比较理想。在大多数情况下,硝普钠往往是首选的药物。

4. 避免使用的药物

应注意有些降压药不适宜用于高血压急症,甚至有害。利血平肌内注射的降压作用起始较慢,如果短时间内反复注射易导致难以预测的蓄积效应,发生严重低血压;引起明显嗜睡反应,干扰对神志状态的判断。因此,不主张用利血平治疗高血压急症。治疗开始时也不宜使用强力的利尿降压药,除非有心力衰竭或明显的体液容量负荷过度,因为多数高血压急症时交感神经系统和肾素—血管紧张素—醛固酮系统(RAAS)过度激活,外周血管阻力明显升高,患者体内循环血容量减少,强力利尿是危险的。

（二）一般治疗

卧床休息,避免躁动,抬高床头,吸氧。

（三）药物治疗

常用的急症降压药物如下:

1）硝普钠:作用强而迅速。用法 50～400 μg,静脉滴注,适用于高血压脑病,主动脉夹层动脉瘤、恶性高血压及高血压危象并发左心衰竭。连用一般不超过 1 周,以避免硫氰酸盐引起的神经系统中毒反应。

2）硝酸甘油:近来有人证明,大剂量静脉滴注硝酸甘油不仅扩张静脉,而且扩张动脉。用法:25 mg 加于 500 mL 液体内静脉滴注。不良反应较硝普钠少,对并发冠心病和心功能不全者尤为适宜。

3）二氮嗪:属小动脉扩张剂,静脉注射后 1 分钟起效,3～5 分钟疗效最大,维持降压时间最短 30 分钟,一般维持 6～12 小时。用法:每次 200～300 mg,必要时 2 小时后重复。长期用可致高血糖和高尿酸血症。

4）酚妥拉明:5 mg,静脉注射,可重复使用,每次 5 mg 至总量 20 mg,有效后静脉滴注维持。适用于各类高血压急症,嗜铬细胞瘤时为首选。

5）肼屈嗪:为小动脉扩张药,直接松弛血管平滑肌,降低外周血管阻力,降低舒张压大于降低收缩压,反射性地使心率加快,心排血量增加,并可改善肾血流量。适用于急慢性肾炎引起的高血压。一般常规剂量是 10～20 mg 加入 5% 葡萄糖溶液 20 mL 内,以每分钟 1 mg 速度缓慢静脉推注。在 10～20 分钟出现血压下降,维持 2～9 小时,需要时以 50 mg 加入 500 mL 溶液内持续静脉滴注,视血压情况调整速度。有头痛、心动过速及水钠潴留等不良反应。有冠心病心绞痛及心功能不全者忌用。

6）ACEI:卡托普利是强有力的口服降压药。近年来,许多医院舌下含服卡托普利或硝苯地平作为高血压急症的急诊治疗。一般前者用量每次 12.5～25.0 mg,后者每次 10 mg,每日 3～4 次,根据病情变化适当增减剂量或口服次数。亦有报道用卡托普利 25 mg 与硝苯地平 10 mg 同时舌下含服,15～30 分钟无效可重复 1 次,总有效率达 96.4%。国内现有依那普利、培哚普利,后者作用强、维持时间长。该类药物不仅阻断循环 RAS,更重要的是阻断组织 RAS,抑制局部自分泌和旁分泌作用、改善器官和细胞功能。还认为 ACEI 治疗高血压与激肽释放酶—激肽系统（KKS）活性增加有关。另外有人认为可增加机体对胰岛素的敏感性,改善胰岛素抵抗状态。它比其他降压药物能更有效地逆转左心室肥厚,并改善心泵功能、改善肾血流动力学,降低肾小球内压,减少蛋白尿。适用于急进型高血压,尤其对高血压急症伴心力衰竭者更为适宜。可用本品 25～50 mg 舌下含服。5 分钟后,血压平均下降 62/24 mmHg,一般在 30～60 分钟血压可降至预期水平。维持疗效 3 小时左右。有效率可在 90% 以上。

7）硝苯地平:直接作用于血管平滑肌,使血管扩张,同时有选择性扩张冠状动脉、脑小动脉,从而改善心、脑血流的灌注。适用于急进型高血压、恶性高血压,尤其适用于高血压性心脏病等。常用剂量为 10～20 mg 舌下含服。5～10 分钟开始显效。最大效应在 30～40 分钟,其收缩压、舒张压和平均压分别下降(48 ± 24) mmHg、(30 ± 18) mmHg 和 (40 ± 20) mmHg。血压下降到理想水平后,可用 10～20 mg 每日 3 次维持。对老年患者,肾性高血压及肾功能不全患者均适用。

8)尼卡地平:为第二代钙拮抗剂代表性药物。动物实验证明它有高度趋脂性,对细胞膜具有膜稳定作用,可浓集于缺血细胞,可刺激 Ca^{2+} 从线粒体外流,阻滞钙通道。从而起到对脑和心肌缺血的保护作用。临床上选择地作用于脑血管和冠状动脉,是其他钙拮抗剂的 2 倍。对外周血管也有强的扩张作用。扩冠作用强。

9)尼群地平:为第二代钙拮抗剂,直接作用于平滑肌,扩张周围小动脉,从而使血压下降。有人对 30 例高血压急症进行观察,舌下含服 30 mg 者,10~30 分钟开始降压,平均 18 分钟,1~2 小时达高峰,收缩压平均下降 41.25 mmHg,舒张压平均下降 33 mmHg,无明显不良反应。

10)伊拉地平:是第二代钙拮抗剂,静脉给药,从 1.2、2.4、4.8 和 7.2 μg/(kg·h)逐渐增量,每个剂量都用 3 小时。结果:当输入 7.2 μg/(kg·h)时,血压明显下降,安全,无不良反应,对轻度心力衰竭亦无不良反应。适用于治疗高血压急症的患者。

11)阿替洛尔:心脏选择性 β_1 受体阻滞剂,适用于血压高、心率偏快者。口服每次 25~50 mg,血压下降后每次 25 mg,每日 2 次维持。维持量应个体化。

12)25% 硫酸镁:10 mL,深部肌内注射;或 25% 硫酸镁溶液 10 mL,加于 10% 葡萄糖液 20 mL 内,缓慢静脉注射。

13)人工冬眠:全剂量或半剂量,前者用氯丙嗪 50 mg,异丙嗪 50 mg 和哌替啶 100 mg,加于 10% 葡萄糖 500 mL 内,静脉滴注。

若药物疗效不佳,必要时考虑静脉放血。治疗过程中,要注意不宜使血压下降过快、过多。血压降低后,以口服降压药继续治疗。

(四)几种常见高血压急症的处理原则

1. 脑出血

脑出血急性期时血压明显升高多数是由于应激反应和颅内压增高,原则上实施血压监控与管理,不实施降压治疗,因为降压治疗有可能进一步减少脑组织的血流灌注,加重脑缺血和脑水肿。只有在血压极度升高情况时,即 >200/130 mmHg,才考虑严密血压监测下进行降压治疗。血压控制目标不能低于 160/100 mmHg。

2. 脑梗死

脑梗死患者在数天内血压常自行下降,而且波动较大,一般不需要做高血压急症处理。

3. 急性冠脉综合征

部分患者在起病数小时内血压升高,大多见于前壁心肌梗死,主要是舒张压升高,可能与疼痛和心肌缺血的应激反应有关。血压升高增加心肌耗氧量,加重心肌缺血和扩大梗死面积,有可能增加溶栓治疗过程中脑出血发生率。可选择硝酸甘油或地尔硫草静脉滴注,也可选择口服 β 受体阻滞剂和 ACEI 治疗。血压控制目标是疼痛消失,舒张压低于 100 mmHg。

五、护理措施

(一)一般护理

1. 休息

嘱患者绝对卧床休息,床头抬高30°,减少搬动、刺激,使之情绪安定,对烦躁不安者,可服用少量镇静剂。防止坠床或意外伤。昏迷者头偏向一侧。

2. 吸氧

给予鼻导管或面罩吸氧,流量为每分钟2~4 L。

3. 饮食

以低盐、清淡、低胆固醇和低动物脂肪食物为宜;肥胖者需适当控制进食量和总热量,以控制体重;禁止吸烟和饮酒;昏迷者应给予鼻饲饮食。

4. 病室

环境整洁、安静、温湿度适宜。

5. 防止便秘

避免便秘排便时过度用力。应调节饮食以防大便秘结,必要时给缓泻药。

6. 加强皮肤护理及口腔护理

意识不清者,易发生压疮,应2小时翻身1次,保持床铺清洁、干燥、平整。注意协助做好口腔护理。

(二)病情观察与护理

1. 注意神志、血压、心率、尿量、呼吸频率等生命体征的变化,每日定时测量并记录血压。血压有持续升高时,密切注意有无剧烈头痛、呕吐、心动过速、抽搐等高血压脑病和高血压危象的征象。给予氧气吸入,建立静脉通路,通知病危,准备各种抢救物品及急救药物,详细书写特别护理记录单;配合医生采取紧急抢救措施,如快速降压,制止抽搐,以防脑血管疾病的发生。

2. 患者如出现肢体麻木,活动欠灵,或言语含糊不清时,应警惕高血压并发脑血管疾病。对已有高血压心脏病者,要注意有无呼吸困难、浮肿等心力衰竭表现;同时检查心率、心律有无心律失常的发生。观察尿量及尿的化验变化,以发现肾脏是否受累。发现上述并发症时,要协同医生做相应的治疗及做好护理工作。

3. 迅速准确按医嘱给予降压药、脱水剂及镇痉药物,注意观察药物疗效及不良反应,严格按药物剂量调节滴速,以免血压骤降引起意外。

4. 出现脑血管意外、心力衰竭、肾衰竭者,给予相应抢救配合。

六、康复

1. 向患者提供有关本病的治疗知识,注意休息和睡眠,避免劳累。

2. 同患者共同讨论改变生活方式的重要性,低盐、低脂、低胆固醇、低热量饮食,禁烟、酒及刺激性饮料。肥胖者节制饮食。

3. 教会患者进行自我心理平衡调整,自我控制活动量,保持良好的情绪,掌握劳逸适度,懂得愤怒会使舒张压升高,恐惧焦虑会使收缩压升高的道理,并竭力避免之。

4. 定期、准确、及时服药,定期复查。

5. 保持排便通畅,规律的性生活,避免婚外性行为。

6. 教会患者怎样测量血压及记录。让患者掌握药物的作用及不良反应,告诉患者不能突然停药。

7. 指导患者适当地进行运动,可增加患者的健康感觉和松弛紧张的情绪,增高高密度脂蛋白胆固醇(HDL－C)。推荐做渐进式的有氧运动,如散步、慢跑;也可打太极拳、练气功;避免举高重物及做等长运动(如举重、哑铃)。

（刘颖）

第六节　老年人感染性心内膜炎

老年人感染了细菌、病毒、立克次体、霉菌等微生物后,致使原有器质性心脏病的心内膜受侵袭而引起病理变化,即形成感染性心内膜炎(IE)。

对于老年性 IE,目前有两种分类方法。一种是将心内膜炎分为急性、亚急性,这是在抗生素药物使用之前的一种方法。另一种是用致病微生物分类来了解病程,以区分微生物的种类,从而指导抗生素的合理应用,使住院病死率明显下降。近年来,发现 IE 的致病菌由白色葡萄球菌。金黄色葡萄球菌、肠球菌或革兰阴性杆菌所引起者增多,而草绿色链球菌有所减少,老年人有时容易患霉菌或立克次体感染的危险。作为 IE 的诱因,口腔感染引起者减少,而心脏介入手术引起者较以前增多,晚期癌症、糖尿病及长期卧床、压疮感染者等,均易招致感染 IE。因此,提高对老年性 IE 的认识,对于早期诊断与治疗,改善预后有重要临床意义。

一、病因和发病机制

目前,根据感染微生物分类比以前其他分类更好。几乎任何致病菌均可引起老年性 IE。然而,在经鉴定出致病菌的病例中,链球菌和葡萄球菌引起心内膜炎占绝大多数 (86%～92%)。有人报道,肠球菌所致 IE 也有上升趋势。真菌,尤其是念珠菌和曲霉菌也可引起霉菌性心内膜炎。

在风湿性心脏病基础上发生 IE 者可达 60%,但目前已有下降趋势,而在老年性心瓣膜退变、动脉硬化或心内膜附壁血栓、二尖瓣脱垂基础上发生 IE 者,有上升趋势。另外,肥厚型心肌病、马方综合征、心内异物(人工瓣膜、间隔修补片)或起搏器导管线,也能增加患者对 IE 的易感性。

亚急性者多有风湿性心瓣膜病及先天性心血管畸形病史,以风湿性主动脉瓣关闭不全,二尖瓣关闭不全或伴有轻度狭窄,动脉导管未闭及室间隔缺损为多见,多起病缓慢,病前可有呼吸道感染、拔牙或扁桃体及心脏介入手术史。

病原菌侵入心内膜后,急性期引起心瓣膜及腱索的急剧损害,附着大而脆的赘生物;

脱落后引起栓塞,心瓣膜可发生溃疡及急性穿孔或腱索发生断裂。微生物脱落还可引起脑、肺、肾等脏器脓肿。致病菌在上述病因中,大部分赘生物是由进行性破坏改变的炎性心内膜或心瓣膜延伸而来,主要为血小板栓子,由纤维蛋白、病原菌和坏死的心瓣膜组织组成。细菌性赘生物多呈绿色、黄色、粉红色,愈后渐变为灰色,容易形成细菌性动脉瘤,有别于风湿性赘生物。霉菌性赘生物容易脱落而形成栓子,造成栓塞。

二、病情评估

(一)病史

患者常有获得性或先天性心脏病病史,如风湿性心瓣膜病、法洛四联症、动脉导管未闭等。多数患者无前驱症状,部分近期有手术、器械检查或感染史。

(二)临床表现

老年人 IE 的症状往往不典型。发热是本病的主要症状,但常被误诊为呼吸道感染。某些并发症如栓塞、心、肾功能不全等,常被误认为是脑、心、肾血管疾病的后果。因此,必须了解老年人 IE 的特点,提高诊断率。

1. 全身表现

急性者多无典型心脏表现,临床表现为败血症的过程,如寒战、乏力、高热等。亚急性者,多数起病缓慢,初期表现为周身不适、食欲减退、乏力、体重减轻、关节酸痛、低中度不规则持续发热,伴有进行性贫血、皮肤黏膜淤点和杵状指(趾)、脾大等。

2. 心脏表现

除原有心脏病体征外,如发现新的心脏杂音或原有心脏杂音变得粗糙,要考虑本病的可能性。心力衰竭是常见的并发症,也是最常见的死因。主要是由于瓣膜破坏、穿孔、乳头肌腱索受损,使瓣膜功能不全,导致心力衰竭的发生。此外栓子脱落或瓣叶附近脓肿注入主动脉窦堵塞较大冠状动脉分支时,可突然发生心肌梗死。因此,老年人发生急性心肌梗死时应考虑本病所致。

3. 重要脏器栓塞表现

重要脏器栓塞表现是老年人 IE 的重要表现之一,仅次于心力衰竭,可在发病后数天或数月出现,全身大动脉及重要器官均可发生,栓塞发生率在 36% ~66%,依次以脑、肾、脾、肺、肠系膜动脉及冠状动脉、四肢动脉栓塞较为常见。

脑血管栓塞:占 32% ~42%,好发于大脑中动脉及分支,表现为头痛、偏瘫。

肾动脉栓塞:占 10% ~21%,可出现腰痛、腹痛、蛋白尿、血尿或菌尿。

脾动脉栓塞:占 10% ~16%,可表现突然左上腹痛、放射至左肩,左季肋部痛,伴有脾大、压痛,发热,脾区有摩擦音。极少数脾破裂或脾动脉瘤破裂可导致腹腔感染、膈下脓肿、内脏出血甚至死亡。

肺动脉栓塞:占 3% ~11%,多发生于原有先天性心脏病的病例,因左侧心瓣膜赘生物可通过未闭卵圆孔,缺损房、室间隔发生肺梗死。表现为突然剧烈胸痛、咯血、气短、发绀或休克,X 线胸片可见大片楔状或不规则小块阴影。

肠系膜动脉栓塞:占 6%,表现为腹部剧痛、肌紧张、反跳痛、血便等,易与急腹症相混淆。

四肢动脉栓塞:占4%,表现为突然肢体剧痛、局部发凉、苍白、发绀、动脉搏动消失。

视网膜动脉栓塞:占2.5%,表现为突然的完全或部分视力丧失。

(三)实验室及其他检查

1. 血化验检查

血红蛋白、红细胞减少,白细胞增多,血沉增快,免疫球蛋白 IgG、IgA、IgM 可增高。立克次体引起者 IgM 增高较明显。

2. 尿液检查

可有蛋白尿、镜下血尿和肾功能损伤。

3. 血培养

在使用抗生素前或发热、寒战时抽血 6 ~ 8 mL,可连续几次,同时进行需氧及厌氧培养,可提高检出率(阳性率70%),急性患者多为金黄色葡萄球菌、化脓性链球菌、肺炎球菌等。亚急性患者多以草绿色链球菌,其他如产碱杆菌、变形杆菌、粪链球菌、大肠杆菌及霉菌等。

4. 心电图检查

可检出各种心律失常,如期前收缩、心房扑动、房室传导阻滞及 QRS、ST – T 改变,但无特异性。

5. 心脏超声图

超声心动图可发现心内膜或瓣膜有大小不同和数目不等的赘生物,并且对瓣膜形态,启闭状况,以及探测瓣膜破坏、腱索的断裂,可作出明确的诊断。

6. 胸部 X 线检查

X 线可显示心力衰竭、肺梗死并发症的存在。

7. 心导管和心血管造影检查

其对确定 IE 的损害程度,原有心脏病变,估价瓣膜功能,是否合并冠心病等有重要意义。但导管可使赘生物脱落,引起重要脏器栓塞。因此,要严格掌握适应证,在造影时注入造影剂要少,以防发生意外。

8. 核素心脏扫描

常用核素^{67}Ga 对心内膜的炎症部位的心肌脓肿扫描有所帮助,但需时长,假阳性较多,还有待进一步研究。

(四)诊断和鉴别诊断

根据病史、临床表现及实验室等检查,一般可作诊断。应与风湿热、系统性红斑狼疮、结核病、淋巴瘤、白血病等相鉴别。

三、治疗

(一)抗生素治疗

1. 一般原则

1)应用要早,治疗成功的关键在于早期诊断和早期治疗。于采血培养后即可根据情况选用抗生素,先按经验给药,3 天后视病情再做调整。

2)用杀菌药,长时间应用无严重毒性作用的药物,并且加用有协同作用的药物,具有以上特点的药物以青霉素为首选与链霉素或卡那霉素或庆大霉素合用有协同作用。

3）剂量要足,通常需要维持抗生素血清浓度为杀菌水平的4倍以上。

4）疗程要长,一般在4周以上。致病菌对抗生素敏感度较差,或有并发症的患者,疗程宜延长至8周。

2. 选用抗生素的原则及用法

在临床上拟诊为 IE 的患者,先连续抽血 3～5 次送血培养,之后即开始抗生素治疗,一般在获得血培养结果之前先按临床入侵途径推测最可能的致病菌选择药物,待血培养报告出来后再按药物的敏感试验调整。对临床高度怀疑本病,而血培养反复阴性者,可凭经验按肠球菌及金黄色葡萄球感染选用药物,同时做血培养和血清学检查除外真菌、支原体、立克次体引起的感染。具体用药考虑如下:

1）鉴于金黄色葡萄球菌感染近年来有增加趋势,已成为常见的致病菌,可用新型青霉素,如苯唑西林(新型青霉素Ⅱ)、氯唑西林、氨氯青霉素,剂量一般每日 6～12 g 静脉滴注,病重者宜联合用药,可加用阿米卡星每日 0.4 g;庆大霉素每日 16 万～24 万 U;林可霉素每日 1.8～2.4 g 静脉滴注,也可选用头孢类抗生素。若对青霉素过敏或以上药物耐药时,可应用万古霉素每日 2 g,分 2 次静脉滴注。治疗过程中应仔细检查是否有必须处理的转移病灶或脓肿,避免细菌从这些病灶再度引起心脏病变处的种植。

2）草绿色链球菌目前仍是常见的致病菌。首选青霉素每日 800 万～1 000 万 U 静脉滴注,同时加用氨基糖苷类抗生素如庆大霉素、阿米卡星、妥布霉素。青霉素属细胞壁抑制剂类,和氨基糖苷类药物合用,可增进后者进入细胞内起作用。以上治疗若有效,连用 4 mg 6 周;若 3 天后无效,青霉素加量至每日 1 500 万～2 000 万 U,如 3 天后仍无效,换用其他抗生素。对青霉素过敏者,可选用红霉素、万古霉素类。

3）革兰阴性杆菌引起的心内膜炎病死率较高。与肠球菌性心内膜炎(入侵门户在泌尿、生殖或胃肠道)同可采用氨苄西林、羧苄西林、哌拉西林等与氨基糖苷类联合应用,也可用头孢类静脉滴注。

4）真菌性心内膜炎病死率在 80%～100%,且抗真菌治疗期间应早期手术切除受累的瓣膜组织。药物治疗可选用酮康唑。每日 1 次口服。氟胞嘧啶每日 2～8 g,口服或静脉注射。两性霉素 B 较上述两药作用强,但不良反应较大,剂量为每千克体重每日 0.05～0.1 mg 静脉滴注,滴注时间不少于 6～8 小时。

5）绿脓杆菌感染者,联合用羧苄西林和庆大霉素。某些厌氧菌或立克次体感染时,可用四环素类。厌氧菌感染还可用甲硝唑(灭滴灵)静脉滴注。

3. 在下列情况下,可在强有力的抗生素治疗下配合使用糖皮质激素

1）革兰阴性杆菌感染伴有内毒素性休克。

2）毒血症严重,发热持续不退。

3）应用抗真菌药两性霉素 B 治疗时,药物反应严重时可在用药前先静脉注射氢化可的松。

4）并发顽固性心力衰竭或完全性房室传导阻滞者。

5）抗生素有严重过敏反应。

糖皮质激素多选用氢化可的松或地塞米松短期静脉滴注。

（二）加强支持对症治疗

可少量多次输新鲜血,冻干血浆或人体白蛋白、多种氨基酸等适当应用营养心肌药物,注意水电解质平衡。

（三）手术治疗

手术治疗已成为药物治疗的重要辅助手段,手术适应证为:①难治性心力衰竭;②难以控制的感染(持续培养阳性);③瓣膜破坏,腱索或乳头肌断裂;④瓣周或心肌脓肿伴心脏传导阻滞;⑤霉菌性心内膜炎;⑥多数的早期门静脉栓塞(PVE);⑦动脉瘤切除术;⑧ 1次以上大的栓塞事件且赘生物较大。

决定手术时机的关键是患者的血流动力学状态,而不是感染是否已得到控制,即术前是否有活动性感染并不是主要问题,如有急性心力衰竭应尽早手术,即使给予抗生素准备的时间只有 3~5 天,甚至不足 24 小时,术后应给予有效用药达到足够长的疗程。术后继续用抗生素 4~6 周。

本病不经治疗大都死亡,用抗生素治疗后死亡率下降为 15%。感染控制后瓣膜因瘢痕形成而变形导致心力衰竭,尤其是主动脉瓣的损害会迅速发生心力衰竭,须行手术治疗。患者可因恶病质、贫血、脑和肺栓塞或心肾衰竭致死。心脏手术后感染、革兰阴性杆菌和霉菌感染预后最差。

四、护理措施

（一）一般护理

1. 嘱患者安静,严格卧床休息,保持舒适体位。避免用力,大便干燥或便秘,应嘱饮水或服用缓泻剂。

2. 病室应保持清洁,安静,注意保暖。保证充分的休息。

3. 饮食要清淡,给予高热量、高蛋白、高维生素易消化的半流食或软食,并给予适当清凉饮料,如西瓜汁、藕汁、绿豆汤、大豆卷汤等,避免过食煎炸油腻食物以及辛辣刺激之品。发热期间多饮水。

4. 加强皮肤及口腔护理,对有连续畏寒、发热、出汗的患者,应加强皮肤和口腔护理,每日应进行擦澡或行晨晚间护理,勤更换衣服,注意保暖避免受凉,每餐后应用 1:5 000 呋喃西林液含漱,以保持皮肤、口腔的清洁,防止感染。

5. 加强心理护理,患者住院时间较长,易产生焦虑情绪,应关心和安慰患者,做好解释工作,避免激动和烦躁,使其能安心治疗。

（二）病情观察与护理

1. 密切观察病情变化,随时注意体温、脉搏、呼吸、血压、心律的改变。仔细观察淤点的好发部位如上肢、口腔黏膜、睑结膜、前胸、手足等处有无淤点出现,一旦发现可为诊断提供依据。加强对栓塞症状的观察,及时发现栓塞现象及心力衰竭表现。出现病情变化时及时通知医生,并做好相应的抢救及护理。

2. 早期治疗给予大剂量抗生素时,注意用药前做过敏试验及观察用药后反应。

3. 当肢体栓塞处发生疼痛时,可用热水袋或湿热敷,以改善血液循环,减轻疼痛。有腰痛、血尿应及时留尿检查。有偏瘫时按瘫痪患者护理常规护理。肺栓塞咯血、呼吸困难时给半卧位,同时给予氧气吸入。有胸痛、休克症状时应及时配合抢救。

4. 当栓塞患者需行抗凝治疗时,应密切注意出血倾向及有关护理。

5. 患者发生心力衰竭时,按心力衰竭护理常规护理。

6. 高热时按发热护理常规护理。寒战时注意保暖。

7. 本病的细菌常深居赘生物中,为纤维蛋白和血栓所掩盖,常须长期应用大剂量抗生素静脉滴注,所以应注意保护静脉,轮流选择不同部位的静脉做穿刺,同时应预防静脉炎的发生。

8. 准确记录患者每日液体出入量,根据尿量、血电解质情况,补充水分,维持水和电解质的平衡。

9. 患者一旦出现并发症,应按并发症护理常规护理。

五、康复

1. 教育患者及其亲属了解有关本病及其防治知识

着重了解以下几点:

1)本病的病因和病程。

2)长期应用抗生素的意义。

3)预防本病的重要性和具体方法,如在拔牙、切除扁桃体及做其他手术前应告诉主管医生自己有过心内膜炎病史,并接受预防性应用抗生素治疗;平时保持口腔卫生和皮肤卫生等,以减少病原体侵入的机会。

4)自我监测的目的和方法,以评估治疗效果,识别并发症的早期征兆以及本病复发的征兆。一般在停止治疗后 2 周内出现体温再度升高、结节、食欲缺乏和乏力等应考虑复发。

2. 心理疏导

对于患者提出的各种顾虑,应做出清晰的解释,鼓励患者树立信心,经验表明,一个有信心的患者既可顺从治疗,又能增加治疗效果,促进恢复。

（刘颖）

第四章　消化系统疾病

第一节 上消化道出血

上消化道出血系指屈氏韧带以上的食管、胃、十二指肠以及胰、胆管等部位的出血。大量出血一般指在数小时内的失血量超过1 000 mL或循环血容量的20%,其主要临床表现为呕血和(或)黑粪,往往伴有血容量减少引起的急性周围循环衰竭。好发于冬春季节,男多于女,以中青年多见,老年人以消化道肿瘤出血为多。这是临床常见的急症,目前的死亡率与病因误诊率仍较高,分别为10%与20%以上。

一、病因和病理

（一）病因

引起上消化道出血的病因很多,在我国以消化性溃疡出血占首位,约占50%;其次为食管胃底静脉曲张破裂出血;再次为急性胃黏膜病变、胃癌等出血,现分述如下:

1. 上消化道本身疾病

1）食管疾病

（1）食管炎症:反流性食管炎、食管憩室炎等食管炎症时,患者常有胸骨后疼痛、反酸,出血量较少。

（2）食管癌:主要表现为吞咽困难等食管梗阻症状,可有少量出血。

（3）食管贲门黏膜撕裂综合征(Mallory – Weiss综合征):由于剧烈恶心、呕吐,腹内压急骤增加,胃内压力过大,强力冲击食管贲门交界部,使局部黏膜撕裂。其主要表现为剧烈呕吐,初为胃内容物,继则呕血、黑粪。

2）门静脉高压致食管胃底静脉曲张破裂

（1）肝硬化:结节性肝硬化、血吸虫性肝纤维化、胆汁性肝硬化等较为常见。肝硬化门静脉高压致食管胃底静脉曲张破裂出血在我国较为常见,占上消化道出血的10% ~ 20%,居整个上消化道出血的第二位。由于食管静脉曲张增粗,门静脉压力高,周围支持组织少,故出血量常较大,不易止血,严重者可迅速休克,出血停止后也易再出血,预后差。

（2）门静脉阻塞:门静脉血栓形成,门静脉炎,腹腔内肿块压迫门静脉等。

（3）肝静脉阻塞:肝静脉阻塞综合征。

3）胃与十二指肠疾病

（1）消化性溃疡:消化性溃疡最常见的一个并发症就是出血。早在十几年前北京市多家大医院联合统计分析回顾性资料,上消化道出血病例5 000余例,胃溃疡为438例,占8.44%;十二指肠溃疡1 597例,占30.76%,两者共占39.2%。本病一般诊断不难,多数有典型的周期性和节律性痛,出血前症状加重,出血后症状迅速消失或减轻。许多患者就医时,就可提示明确的既往史。但有时需注意,临床存在少数无症状的消化性溃疡患者首发症状就是出血,无病史可循,对这种患者只能依赖特殊检查来确定诊断。这类患者多见于老年人,也可见于年轻患者。再者若伴幽门梗阻或幽门管等特殊部位溃疡者,患者也不呈典型的节律性。

(2)急性胃黏膜损伤:急性胃黏膜损伤比较常见,包括急性出血性胃炎和应激性溃疡,由于急诊内镜的应用,发现其发生率越来越高。国内报告,其占上消化道出血的15%~30%,Menguy 等报道,这种病占上消化道出血的22%~30%。一般认为,本病在上消化道出血的诸多病因中仅次于消化性溃疡和肝硬化的地位。急性出血性胃炎多见于服阿司匹林、保泰松、吲哚美辛等药物引起。应激性溃疡常因严重急性感染、烧伤、脑血管意外、休克、中毒、肺性脑病等引起。

(3)肿瘤:常见胃癌出血。胃癌一般出血量小,患者常无溃疡病史,短期内出现上腹痛、食欲不佳、消瘦及查不到其他原因的上消化道出血等表现;其他肿瘤如淋巴瘤、平滑肌瘤、残胃癌、壶腹周围癌等均可致出血。

(4)炎症:包括急性单纯性胃炎、急性糜烂性胃炎、慢性胃炎、残胃炎、十二指肠炎、十二指肠憩室炎。

(5)上消化道其他疾病:胃黏膜脱垂,胃血吸虫病,胃、十二指肠结核,胃、十二指肠克罗恩病,膈裂孔疝,血管瘤,息肉,胃扭转等。

4)空肠上段疾病:慢性溃疡性(非肉芽肿性)空肠回肠炎、胃肠吻合术后空肠溃疡、急性出血性坏死性肠炎等。

2. 上消化道邻近器官组织疾病

1)胆道系统疾病引起的胆道出血:急、慢性胰腺炎,胰腺癌,乏特氏壶腹癌,异位胰腺,胰源性区域性门脉高压症,肝癌,胆管或胆囊结石,胆道蛔虫病,阿米巴肝脓肿,肝脏损伤,肝外胆管良性肿瘤,肝外胆管癌,急性化脓性胆管炎,肝动脉瘤破入胆道等。

2)动脉瘤破入食管、胃或十二指肠:主动脉瘤,主动脉夹层动脉瘤,腹腔动脉瘤如腹主动脉瘤、肝动脉瘤、脾动脉瘤破入上消化道,以及纵隔肿瘤或脓肿破入食管。

3. 全身性疾病

急性感染(如败血症、流行性出血热等),血液病(白血病、血友病、DIC 等),尿毒症,血管性疾病(过敏性紫癜、遗传性出血性毛细血管扩张症等),脑出血及其他颅内疾病、外伤与大手术后、休克、烧伤等引起的应激性溃疡等。

(二)病理

引起急性上消化道出血之病理,根据其病因不同而不同,但有些疾病如胃、十二指肠溃疡,胃、十二指肠炎等都与胃酸过多有关。此外导致各疾病之病因不同,其出血病理也不同。或为胃、十二指肠糜烂性溃疡,如严重烧伤和中枢神经系统损害引起的应激性溃疡;药物如吲哚美辛、阿司匹林等损害胃黏膜屏障引起的黏膜糜烂出血和糜烂性溃疡;或由于肿瘤坏死侵及大血管破裂,如胃癌等的出血;或为动脉硬化破裂出血,如胃动脉硬化;或为门脉高压,导致食管、胃底静脉破裂出血;或因凝血机制改变如血液病引起之胃出血等。

二、病情评估

(一)病史

应注意询问病史,在上消化道大量出血的众多病因中,常见病因及其特点为:

1. 消化性溃疡

有慢性、周期性、节律性上腹痛;出血以冬春季多见;出血前可有饮食失调、劳累或精神紧张、受寒等诱因,且常有上腹痛加剧,出血后疼痛减轻或缓解。

2. 急性胃黏膜损害

有服用阿司匹林、吲哚美辛、保泰松、糖皮质激素等损伤胃黏膜的药物史或酗酒史,有创伤、颅脑手术、休克、严重感染等应激史。

3. 食管胃底静脉曲张破裂出血

有病毒性肝炎、血吸虫病、慢性乙醇中毒等引起肝硬化的病因,且有肝硬化门静脉高压的临床表现。出血以突然呕出大量鲜红血液为特征,不易止血;大量出血引起失血性休克,可加重肝细胞坏死,诱发肝性脑病。

4. 胃癌

多发生在40岁以上男性,有渐进性食欲减退、腹胀、上腹持续疼痛、进行性贫血、体重减轻、上腹部肿块,出血后上腹痛无明显缓解。

(二)临床表现

上消化道大量出血的临床表现,一般取决于病变的性质、部位和出血量与速度。

1. 呕血与黑便

呕血与黑便是上消化道出血的特征性表现。上消化道大量出血之后,均有黑便,在幽门以上者常兼有呕血。呕血多呈棕褐色,呈咖啡渣样,这是由于血液经胃酸作用而形成正铁血红素所致。

2. 失血性周围循环衰竭

上消化道大量出血所表现的急性周围循环衰竭,其程度轻重,随出血量大小和失血速度快慢而异。出血量较大、失血较快者,由于循环血容量迅速减少,静脉回心血量相应不足,导致心排血量明显降低,可引起一系列临床表现,如头昏、心悸、出汗、恶心、口渴、黑朦或晕厥等。患者在上消化道出血后,常因有便意而至厕所,在排便时或便后起立晕厥倒地,应特别注意。患者脉搏细速,血压下降,收缩压在80 mmHg以下,则呈休克状态。由于外周血管收缩和血液灌注不足,皮肤湿冷,呈灰白色或紫灰色花斑,施压后褪色经久不见恢复。静脉充盈甚差,体表静脉塌陷。常感乏力,或进一步出现精神萎靡、烦躁不安,重者反应迟钝、意识模糊。老年患者因有脑动脉硬化,即使出血量不大,也可出现神志淡漠或意识不清。此外,除心动过速外,常有心音低钝,有时出现心律不齐,对老年患者须进行严密观察与心电图监护。尿量减少或尿闭者应警惕并发急性肾衰竭(ARF)。

(三)实验室及其他检查

1. 实验室检查

上消化道大出血后均有急性失血性贫血,出血6小时后红细胞数、血红蛋白量及血细胞比容下降,白细胞数增高,可在$(10\sim20)\times10^9/L$,出血后2~3天白细胞降至正常。肝硬化食管胃底静脉曲张破裂出血,由于常伴脾功能亢进,可无白细胞增高,甚至减少。此外,上消化道大出血后数小时,血尿素氮增高,1~2天可达高峰,3~4天降至正常,若再次出血,尿素氮可再次升高。如果肌酐在132.6 μmol/L以下,尿素氮升高,提示上消化道出血在1 000 mL以上。

2. 急诊内镜检查

急诊内镜检查是首选的诊断方法,应在出血后12~24小时进行检查,可在急诊室或病床旁操作。应按顺序地窥视食管、胃和十二指肠,应注意病灶有无活动性出血或近期出血,并于病灶取活检或细胞刷检,对病变性质可作出正确的诊断。内镜检查国内外报告的阳性率可在80%~90%。有时还能发现用钡餐,甚至手术也难以发现的病变,如食管贲门黏膜撕裂综合征、急性胃黏膜病变等,同时还可经内镜进行紧急止血措施。

3. 胃管吸引

可用软细导管插入患者食管,徐徐下送,边注入清水边以低压抽吸消化液,观察有无血迹,以确定出血的部位。有时也可将三腔管放入胃腔后将胃气囊与食管气囊充气,压迫食管下端与胃底,用生理盐水将胃内积血冲洗干净,如无再出血,则考虑食管胃底静脉曲张破裂出血。如吸出的胃液仍有血液则以胃、十二指肠溃疡出血或胃癌出血的可能性较大。

4. 吞线试验

让患者吞入长约130 cm,带有金属球的棉线,使之通过十二指肠,6~8小时取出,直接观察胆汁或血迹距门齿的距离,借此估计出血部位。亦可在吞入棉线后静脉注射5%荧光素20 mL,待4分钟后取线,在紫外线灯下观察荧光染色,以助诊断。

5. 选择性动脉造影

对内镜不能发现的病灶,或不宜接受内镜检查,或高度怀疑小肠出血可行腹腔动脉造影或选择性动脉造影,此乃十分安全有效的诊断措施。通过造影剂的外渗部位和造影血管部位显示出血的来源。但并非无活动出血者绝对不适宜。因本项检查需较高技术、设备条件,多数病例还需选择检查的时机,所以临床并没有作为普遍的检查手段。但每一个临床医生应意识到,对内镜检查不能明确出血病灶或部位的患者,大多具有血管造影的指征。

6. 放射性核素检查

应用放射性核素^{99m}Tc标记的红细胞通过静脉注射后示踪而显示胃肠道出血。一般认为,出血速率在0.5 mL/min时,就可显示出血灶,且注射一次^{99m}Tc标记的红细胞可以监测患者胃肠出血达24小时。这均非动脉造影所能相比。目前,用于间断或小量出血,且动脉造影也呈阴性结果的患者。由于本法只能对有活动出血患者做定位检查,且需专门设备和实验材料,且价格较昂贵,故临床应用有一定局限性。

7. X线检查

钡餐检查能发现某些消化系病变,特别是对消化性溃疡帮助较大,但在出血期间做此检查可加重出血,检查过迟,一些病变如浅小的消化性溃疡或急性胃黏膜病变可能短期内愈合而不被发现,故应选择适宜时机,最好在出血停止或病情稳定数天后进行。上消化道气钡双重造影可以观察黏膜相,能发现细小病变。

（四）出血的病因及部位诊断

根据详细的病史、体征，有半数患者可以作出上消化道出血病因诊断。进一步依靠实验室、X 线钡餐、内镜及选择性动脉造影等检查，可以查清大部分患者出血的病因和部位。如果是肝胆、胰腺或全身疾患引起，则可选行 B 型超声（B 超）、CT、MRI、各项生化检查等加以确诊。

（五）出血程度的判断

失血量多少的判断：失血量的判断对进一步处理极为重要。一般每日出血量在 5 mL 以上，大便颜色不变，但潜血试验可以为阳性，失血量在 50 ~ 100 mL 及以上，则大便出现黑色甚至柏油便。以呕血、便血的数量作为判断失血量的资料，往往不太精确，因为呕血与便血常分别混有胃内容物与粪便；另一方面部分血液尚储留在胃肠道内，仍未排出体外。临床上常根据血容量减少导致周围循环的改变作出判断。

1. 一般状况

消化道出血的临床表现取决于出血的程度和速度以及并存的疾病，失血量 < 400 mL，由于机体自身的代偿，有效血循环量在 1 小时内得以改善，故无自觉症状。失血量 > 400 mL，因机体失代偿则可出现头晕、心悸、口渴、乏力、胸闷、冷汗、脉搏快等症状。失血量 > 800 mL，则可出现烦躁不安、四肢冰凉、尿少、脉搏弱快等休克表现。若出血仍继续，除晕厥外，尚有气短、无尿，此时急性失血已在 2 000 mL 以上。

2. 脉搏

脉搏的改变是判断失血程度的重要指标，当急性血容量丢失，由于机体代偿功能使心跳加快，微血管反射性痉挛、肝脏与脾脏及皮肤血窦内的储血进入血循环增加回心血量，则调整机体有效血容量，确保了心脏、大脑、肾脏等生命脏器的血液供应；若急性失血过多，机体失代偿而难以有效维持血容量时，便导致休克状态。所以，当大量出血时，脉搏快而弱（或脉细弱），脉搏每分钟增至 100 ~ 120 次或以上，失血估计为 800 ~ 1 600 mL；脉搏细微，甚至扪不清时，失血已在 1 600 mL 以上。有些患者出血后，在平卧时脉搏、血压都可接近正常，但让患者坐或半卧位时，脉搏会马上增快，出现头晕、冷汗，表示失血量大。如果经改变体位无上述变化，测中心静脉压又正常，则可以排除有过大出血。

3. 血压

血压的变化同脉搏一样，是估计失血量的可靠指标，当失血量大于 800 mL（占总血容量的 20%），收缩压稍降，脉压缩小，揭示早期休克。若失血量 800 ~ 1 600 mL（占总血容量的 20% ~ 40%），收缩压 70 ~ 80 mmHg，脉压小，若失血量在 1 600 ~ 2 000 mL（占总血容量的 40% ~ 50%），收缩压 50 ~ 70 mmHg，脉压很小。更严重的急性大出血量在 2 000 mL 以上则血压降至零。

有学者主张，用休克指数来估计失血量，休克指数 = 脉搏（次/分）÷ 血压（收缩压 mmHg）。正常值为 0.58，休克指数 = 1，失血量在 800 ~ 1 200 mL（占总血量 20% ~ 30%），休克指数 > 1，提示失血量在 1 200 ~ 2 000 mL（占总血量 30% ~ 50%）。

4. 血常规

血红蛋白测定、红细胞计数、红细胞比容可以帮助估计失血的程度。但在急性失血的初期，由于血浓缩及血液重新分布等代偿机制，上述数值可以暂时无变化，仅于大出血的

32小时,血红蛋白才稀释到最大限度,故当大出血前无贫血时,血红蛋白在短时间内下降至 7 g 以下,提示失血量在 1 200 mL 以上;在肝脏和脾脏功能正常时,于急性失血后的 2~3 小时,白细胞计数可增高到 $15.0 \times 10^9/L$;在骨髓造血功能正常时,急性大出血后,短时间内网织红细胞可大于 0.015 以上。

5. 尿素氮

上消化道大出血后数小时,血液在肠道内分解吸收使血尿素氮增高,1~2 天达高峰,3~4 天降至正常,如再出血,尿素氮可再次增高。此外,不仅血尿素氮增高,由于有效血容量减少,导致肾血灌流不足及肾小球滤过下降,血肌酐也同时增高。故当血肌酐 > 133 μmol/L,而尿素氮 >14.28 mmol/L,则提示失血在 1 000 mL 以上。

(六)出血停止或是否再出血的判断

在一次出血后,黑便仍可持续几天,且还受患者排便次数的影响,因此,不能单凭黑便来估计出血是否停止。应定时反复测量脉搏及血压,根据其动态变化来监测出血的进展,直至恢复正常,并保持稳定,方可认为已无活动性出血。中心静脉压的监护,对正确估计出血或早期发现再出血是一种简易而有效的措施,若中心静脉压稳定在 5 cmH$_2$O 以上时,则表示出血已停止。另外,患者出血后,意识由模糊转为清醒,体力由疲惫不堪转为有力,食欲丧失后又恢复,提示出血好转或停止;反之则表示出血在继续或加剧。通常认为出血后 48 小时再发生出血,则再出血的机会明显减少。

有以下征象者应认为有继续出血或再出血:①呕血频繁、血色转为鲜红,黑便次数增多,粪质稀薄呈暗红色,伴肠鸣音亢进。②虽经输血、输液等已补足血容量,但外周循环衰竭的表现无明显好转或中心静脉压仍波动不稳。③红细胞计数,血红蛋白与血细胞比容继续下降,但出血早期,由于血液浓缩,三者均可正常,待 6~12 小时才下降。④在补液与尿量足够、肾功能正常情况下血尿素氮持续增高。

(七)诊断和鉴别诊断

1. 诊断

根据病史、症状和体征,结合有关的实验室检查及器械检查,能查明多数患者的出血部位及原因。但需注意区别和考虑以下几点:

1)呕血与黑便需要除外鼻腔或口腔出血时吞下血液所致者。

2)黑便需与服用某些药物,如骨炭、铁或铋剂,及进食禽畜血液所致粪便变黑的鉴别。

3)呕血与咯血的鉴别。

4)有的患者先出现急性周围循环衰竭而未见呕血与黑便,如不能排除上消化道大量出血,应做直肠指检,以及早发现尚未排出的黑便。

5)确诊为肝硬化的患者,其上消化道出血原因不一定是食管胃底静脉曲张破裂,部分患者是因消化性溃疡或其他病变所致出血。

2. 鉴别诊断

应注意与口腔、扁桃体出血,肺结核、支气管扩张、二尖瓣病变所致咯血和口服药物、特殊食物引起的黑便相鉴别。

三、治疗

对出血性休克患者应采取急救措施,积极补充血容量,尽早输入足量全血,恢复血容量和有效血循环;同时采取止血措施、胃内降温、口服止血剂和抑制胃酸,保护胃黏膜,使用相应的药物治疗或内镜直视下止血,对食管下段与胃底静脉曲张破裂出血者,可用三腔二囊管压迫止血,给予降低门脉压力药物治疗或内镜下硬化剂注射和圈扎术等。

上消化道出血病情急、变化快,严重者可危及生命,故应采取积极措施进行抢救,迅速补充血容量应放在一切治疗措施的首位。

（一）一般急救措施

应对出血性休克采取抢救措施;须卧床休息,保持安静;目前不主张用头低位,以免影响呼吸功能,宜取平卧位并将下肢抬高;保持呼吸道通畅,必要时吸氧,要避免呕血时血液吸入引起的窒息;对肝病患者忌用吗啡、巴比妥类药。

（二）积极补充血容量

立即配血,尽快用大号针进行静脉输液,或经锁骨下静脉插管输液与测量中心静脉压。输液开始宜快,在配血过程中,可先用生理盐水、林格液、右旋糖酐或其他血浆代用品,尽快补充血容量。补液量根据估计的失血量来决定,但右旋糖酐 24 小时内不宜超过 1 000 mL。应及早输入足量全血,以恢复血容量与有效血循环。最好保持血红蛋白不低于 90 g/L。库血含氨量较多,肝硬化患者可诱发肝性脑病,宜用鲜血。应注意避免因输液、输血过多而引起肺水肿,老年患者最好根据中心静脉压调节输液量。

（三）止血措施

应根据不同的病因,患者有无凝血机制缺陷等,选择不同的止血措施。

1. 非食管胃底静脉曲张出血的治疗

1）药物治疗

（1）组胺 H_2 受体拮抗剂:对消化性溃疡、急性胃黏膜损害（包括急性应激性溃疡和急性糜烂性胃炎）、食管贲门黏膜撕裂综合征、食管裂孔疝及食管炎等所致的出血效果较好,因胃酸在许多上消化道出血的发病中起重要作用,H_2 受体拮抗剂有强烈的抑制胃酸分泌作用,可提高胃内 pH 值而减少 H^+ 反弥散以促进止血。一般先用静脉制剂,目前,最常用的为西咪替丁 400 mg,每 4 ~ 6 小时 1 次。当估计出血已停止即可改为口服西咪替丁或雷尼替丁等其他 H_2 受体拮抗剂,剂量及用法同消化性溃疡的药物治疗。

（2）胃内灌注去甲肾上腺素:去甲肾上腺素 8 mg 加生理盐水 100 ~ 200 mL,用胃管灌注或口服,可使胃肠道黏膜出血的小动脉收缩,并减少胃酸分泌,可能有利于止血。一般每隔半小时至 1 小时灌注 1 次,重复 3 ~ 4 次仍无效者则停用。

（3）其他:抗纤维蛋白溶解剂、卡巴克洛、酚磺乙胺、维生素 K 等均无肯定疗效,可根据病情选用。

2）内镜直视下止血

（1）药物喷洒法:内镜下直接对出血灶喷洒止血药,对局部渗血疗效较好,对动脉性出血疗效较差。

去甲肾上腺素溶液:浓度为 8 mg/100 mL,每次喷洒量为 20 ~ 40 mL,止血有效率约80%。

孟氏溶液:机制是本品具有强烈的表面收敛作用,遇血后发生凝固,在出血的创面形成一层棕黑色的牢固黏附在表面的收敛膜。常用浓度为5%,每次30~50 mL。

凝血酶:浓度以5 000 U/40 mL为宜。喷洒后,可再继续口服凝血酶2万U,每8小时1次,共3天。此法疗效较高,无不良反应,但血凝块易于早期剥落,有再出血的可能。为巩固止血效果,必要时可与其他内镜下止血法联合应用。

(2)局部注射法:当内镜检查发现喷射性出血或血管显露时,可用局部注射法止血。常用药物有高渗钠—肾上腺素溶液、5%鱼肝油酸钠、1%乙氧硬化醇。

(3)激光照射法:机制是由于光凝作用,使照射局部组织蛋白凝固,小血管内血栓形成。如选择功率过大或照射时间过长可致胃肠穿孔、出血及胃肠胀气等并发症。

(4)微波凝固法:近年来,国内上海、南京和武汉等地均研制成功内镜下微波凝固机,对治疗上消化道出血疗效满意。优点是操作简便,止血目标确切,安全性大。

(5)高频电凝止血:主要用于血管显露性出血及有直接出血征象的出血性病变。

(6)热探头凝固法:1978年,首先由美国Robert等人研制成功试用于临床,其疗效确切、安全、止血方法简单。

(7)放置止血夹法:此法止血既安全又有效,伤口愈合后此金属夹子自行脱落随粪便排出体外。

3)动脉内灌注收缩药或人工栓子:该法仅适用于内镜不法到达的部位或内镜止血失败的病例。方法:经选择性血管造影导管,向动脉内灌注加压素,开始以0.1~0.2 U/min的速度灌注20分钟后,若仍出血时加大剂量至0.4 U/min,如灌注20分钟后仍有出血,应改用其他止血方法。若最初的0.2 U/min灌注量可控制出血,应维持48小时,方法:每24小时0.2 U/min;0.1 U/min。对于胃、十二指肠出血患者,经保守治疗或血管灌注血管收缩药无效,而又难以耐受外科手术者,可采用动脉内注入人工栓子,一般用吸收性明胶海绵,使出血的血管堵塞而止血。

4)外科手术治疗:不同病因其手术指征和手术方式各有不同。手术指征是:

(1)年龄在50岁以上,伴动脉硬化及心肾疾患,经治疗24小时后出血仍不止,且机体对出血的耐受性差,易影响心肾功能者。

(2)短时间内患者失血量很大,很快出现临床休克征象者。

(3)大量出血并发穿孔、幽门梗阻,或疑有癌变,或有梗阻、穿孔病史者。

(4)有反复大出血,尤其近期反复出血者,其溃疡长期不愈合,出血不易自止,即使自止仍可复发者。

(5)严重的出血经过积极输血及各种止血方法的应用后仍不止血,血压难以维持正常;或血压虽正常,但又再次大出血者,一般认为,输血800~1 000 mL后仍不见好转者可考虑手术治疗。

(6)以往曾有多次严重出血,而间隔时间较短后再出血者。

(7)经检查发现为十二指肠后壁及胃小弯溃疡者,因其溃疡常累及较大血管及瘢痕形成影响止血。

(8)胆道出血,尤以结石、脓肿所致者。

（9）食管裂孔疝所引起的大出血。

2. 食管胃底静脉曲张出血

在所有上消化道出血疾病中，食管胃底静脉曲张所致的出血病死率最高（约30%），而再出血发生率亦很高（50%～70%）。当门脉压力超过肝静脉压时，就会发生食管静脉曲张，而曲张静脉扩张到一定程度（通常直径>5 mm），再加上血管内压上升超过其所能承受的限度，就有可能发生破裂出血。咳嗽、过度用力及血容量过多均可诱发出血。

须注意约有1/3门脉高压患者出血是由于消化性溃疡和急性胃黏膜病变所致，因此，对疑为食管胃底静脉曲张破裂出血者，应尽早施行胃镜检查，以明确出血部位。

1）三腔管双气囊压迫法：本法对食管下端静脉曲张破裂出血的疗效较为可靠。向胃囊注气200～300 mL，压力为40～50 mmHg，向外牵引，气囊即压迫胃底的曲张静脉，再向食管囊充气100～150 mL，压力为30～50 mmHg，压迫食管的曲张静脉，止血成功率为70%～90%。一般需压迫12～24小时，然后放出囊内空气，以免压迫过久引起局部黏膜缺血坏死。三腔气囊管留置胃内，继续观察24小时，如无再出血，即可拔管。日本近年采用透明气囊管压迫止血，该气囊管透明，导管内径为8 mm，可插入纤支镜，通过透明的管壁和气囊观察止血的情况。从而可选用最低有效止血压力，止血成功率高，并发症少。

气囊压迫止血法常见的并发症有：①吸入性肺炎。双气囊四腔管专有一管腔用于吸取食管囊以上的分泌物，可减少吸入性肺炎的发生。②双气囊压迫的位置固定不牢，以致气囊向上移位，堵塞咽喉引起窒息死亡。因此，经气囊压迫止血的患者，应加强监护。③食管黏膜受压坏死，甚至食管穿孔。

2）垂体加压素：静脉内应用此药可使内脏小血管收缩而降低门静脉血流量和压力，以达到止血效果。一般初始用垂体加压素20 U加入葡萄糖液中静脉滴注，速度为0.2～0.3 U/min，止血后改为0.1～0.2 U/min，维持8～12小时停药。不良反应有腹痛、腹泻、面色苍白、胸前区不适等，可用硝酸甘油1片含舌下，每1～2小时1次，或口服二硝酸异山梨醇酯5 mg，每日3次。用药后便血，不一定表示患者有活动性出血，很可能是药物促进肠蠕动排出肠内积血，故必须严密观察，予以鉴别。对高血压及冠心病者，此药可诱发心绞痛和心肌梗死，应属禁忌。

生长抑素亦有控制食管静脉曲张出血的效果，国外已有临床报道。其作用机制可能是此药可直接作用于内脏血管平滑肌使血流量下降。其疗效优于垂体加压素，主要表现在不良反应小。首次剂量50 μg静脉推注，后250～500 μg/h溶于葡萄糖溶液中静脉滴注维持。亦有以生长抑素250 μg快速静脉注射，并同时开始以生长抑素3 mg溶于葡萄糖溶液中以250 μg/h的速度静脉滴注，于12小时输注完，持续5天。有关生长抑素的应用尚待进一步研究总结。

3）内镜下注射硬化剂：经气囊压迫及药物治疗无效，外科分流或断流手术有禁忌者，可考虑在急性出血时行内镜下注射硬化剂治疗食管静脉曲张出血。多数情况下，该方法应在出血停止一段时间，病情稳定时才进行，因该法需长期反复多次注射后，才能防止曲张静脉再次出血。急性出血后处于休克前期或肝功能不全伴有肝性脑病者禁用此法。

常用的硬化剂有5%鱼肝油酸钠（SM）、1%乙氧硬化醇、5%乙醇胺油酸酯（EO）和1%～3%十四烃基硫酸钠（STD）。动物实验提示STD的栓塞效果优于EO，注入皮下致组织坏死的程度两者相似。国内应用较普遍的是 SM,是从鱼肝油中提取的碱性脂肪酸,性能不及 STD。有关硬化剂注射的量,每次注射的静脉根数及重复注射的间隔时间,应根据患者具体情况而定。该方法的主要并发症有食管壁糜烂、溃疡、穿孔、狭窄、出血、发热、胸骨后疼痛等。

4)经皮经肝食管静脉栓塞治疗:适用于食管静脉曲张出血经内科保守治疗无效,且不宜行外科分流术者。在 X 线引导下,将导管经皮肤及肝脏进入胃左静脉或胃短静脉深处,越接近食管胃底静脉丛越好。从导管注入硬化剂或栓塞剂(吸收性明胶海绵)使血管栓塞而止血。该操作较难,需要器械多,且术后并发症较多,如出血、门静脉栓塞和腹膜炎等,故在实际应用中受到限制。

5)控制胃酸及其他止血药:因严重肝硬化时常伴有糜烂性胃炎或应激性溃疡,故肝硬化食管静脉曲张出血时常需用 H_2 受体拮抗剂静脉滴注以控制胃酸。其他止血药尤其是维生素 K 也有助于止血。可选用维生素 K_1 10 mg 静脉注射,每 6 小时 1 次,或维生素 K_3 8 mg,每日 2 次肌内注射;抗血纤溶芳酸或氨甲环酸 0.2 g 静脉注射,或 0.4 g 静脉滴注;酚磺乙胺 0.25 g,每日 2 次肌内注射,或 0.5 g 静脉滴注。

6)外科手术或经颈静脉肝内门体静脉分流术:急症外科手术并发症多、病死率高,因此,应尽量避免。但在大量出血上述方法治疗无效时唯有进行外科手术。有条件的单位亦可用经颈静脉肝内门体静脉分流术治疗,该法尤适用于准备做肝移植的患者。

四、护理措施

(一)一般护理

1. 首先安排患者卧床休息,保持安静,给予关心与照顾,消除口腔血液,减少不良刺激,及时准确完成各种治疗抢救措施,使患者安心、放心,从而消除紧张、恐惧心理。

2. 大量呕血伴恶心、呕吐时,应禁食,少量出血而无呕吐,给予温流质饮食,以减少胃收缩运动、中和胃酸有利止血。出血停止后,可逐渐改为半流质、软质。食管胃底静脉曲张出血急性期应禁食,止血后可给予高热量、高维生素流质饮食,限制蛋白质和钠摄入,避免诱发肝性脑病和加重腹水。

3. 禁食期间应保持热量补充,静脉输入液体和高营养,补充电解质,维持水、电解质平衡,积极预防和纠正体液不足。

(二)病情观察与护理

要严密观察和判断患者病情变化,动态观察患者血压、脉搏、体温、尿量、指甲、皮肤色泽和肢端温度,呕血与黑便的量、性质、次数和速度,及时发现出血先兆,正确判断出血严重程度和出血是否停止等,并详细记录。

1. 根据临床症状判断失血量

可根据患者呕血量,便血量,临床症状如头晕、晕厥、苍白、出汗及体温、脉搏、呼吸、血压等情况来判断和估计出血量。

1)无全身症状:失血量为循环血量的 10% ~15%(估计失血量为 400~600 mL)。

2)轻度失血:失血 20% ~25%(800~1 200 mL)。出现心悸、头晕、面色苍白、口干、冷汗,脉率在 100 次/分左右,收缩压在 90~100 mmHg,脉压小。

3）中度失血：失血30%~40%（1 200~1 600 mL），除上述症状外，还可出现烦躁不安、肢冷、休克，心率在100~120次/分。

4）严重失血：失血40%~50%（1 600~2 000 mL），表情淡漠、意识障碍、昏迷、无尿，重度休克，心率120~140次/分，脉搏可触之不清。

2. 观察出血是否停止的参考

确立诊断后需观察出血量是否停止以证实治疗是否有效：①经数小时观察，无新的呕血与便血，且血压、脉搏平稳者提示出血停止。②一次上消化道出血之后48小时之内未再有新的出血，可能出血已停止。③中心静脉压（CVP）监护时，其值在5 cmH$_2$O以上者，考虑出血停止。④患者自然状态良好者。

3. 具体观察项目及措施

①开始每15~30分钟记录1次血压、脉搏、呼吸和神志变化。②记录出入量，严密注意呕血、黑便情况。③建立静脉通路至少两条，做好测定中心静脉压准备。④放置导尿管，观察每小时尿量。⑤肢体湿度和温度，皮肤与甲床色泽。⑥周围静脉特别是颈静脉充盈情况。

4. 其他观察

1）体温变化：出血后可有低度或中度发热，一般无须特别处理，高热时可用物理降温。

2）由门脉高压引起食管胃底静脉曲张破裂出血的患者，应观察是否有黄疸、腹水及患者的意识状况，发现异常要及时和医生联系。

3）注意口腔、皮肤的清洁，清除口腔血迹，以免因血腥味引起恶心、呕吐，同时亦可减少感染的机会。

4）静脉滴注垂体后叶素时，要注意观察药物疗效及不良反应，滴速不宜过快，严防引起心律失常、心搏骤停及其他严重不良反应。

（三）三腔管护理

熟练的操作和插管后的密切观察及细致护理是达到预期止血效果的关键。对插三腔管止血的患者，护理中应注意下列几方面：

1. 放置三腔管24小时后应放气数分钟再注气加压，以免食管胃底黏膜受压过久而致黏膜糜烂，缺血性坏死。

2. 定时测量气囊内压力，以防压力不足或过高。

3. 防止三腔管脱落和气囊破损，发现气囊破裂应拔出三腔管，否则气囊上抬压迫气管易发生呼吸困难或窒息。患者床旁应另备一完好三腔管以便随时使用。

4. 鼻腔应清洁湿润，口唇涂液状石蜡以防干裂，注意呼吸道通畅。

5. 定时抽吸管内液体和血液，抽净为止，可以减少吸收，避免诱发肝性脑病，并能观察有无继续出血。

6. 确认已止血则放气观察24小时，无出血后可拔管，但拔管前应先口服液状石蜡20~30 mL，润滑黏膜和管外壁，抽尽囊内气体，最后以缓慢轻巧动作拔出三腔管。

7. 昏迷患者可于囊内气体放出后保留三腔管，从胃管内注入流质和药物。

8. 三腔管压迫期限一般为72小时，若出血不止可适当延长时间。

（四）配合做好内镜检查与治疗的护理

1. 内镜检查与治疗前,做内镜检查与治疗原则上应在出血后 5～48 小时进行,重症出血者应在抗休克治疗使收缩压达 80 mmHg 左右后方可进行检查。急性呕血不止又需紧急内镜检查者,可先止血后检查。检查前应向患者做好解释工作,以减轻患者的心理紧张,便于配合检查。对恶心、呕吐明显者可肌内注射山莨菪碱 10 mg,精神紧张者可肌内注射地西泮 10 mg。

2. 检查与治疗后,患者需卧床休息,每 30～60 分钟测量体温、脉搏、呼吸、血压,随病情稳定后可改为 4～6 小时测量,并详细做好记录,仔细观察有无继续出血情况,一般患者经治疗后呕血现象消失,便血可在 36～48 小时停止。如发现患者血压下降、腹痛、烦躁,又伴有血红蛋白下降、血尿素氮升高,提示有继续出血,视病情可行再次止血或外科手术治疗。

（五）症状护理

1. 出血前的先兆症状

头晕、恶心、口渴常是呕血前的先兆。腹内肠鸣不已、腹胀则常是便血的先兆。应注意加强床旁护理,观察呕血和黑便,严格交接病情。

2. 呕血与黑便

严密观察呕血和黑便的量、颜色和性质,以正确判断病情。如呕血 400 mL 以上,提示出血量大,可出现失血性休克;如黑便频数稀薄,提示出血在继续,应配合抢救。出血的性质、颜色可识别出血部位,如呕鲜红色血,为食管胃底静脉破裂出血,应用三腔管压迫止血,同时应准备足够量的血积极抢救。

3. 皮肤色泽及肢端温度

应严密观察皮肤色泽及肢体温度的改变,如面色苍白,常提示有大出血,应迅速处理;口唇或指甲发绀,说明出血后微循环血流不足,应迅速给氧;四肢厥冷表示休克加重,应注意保温。

4. 尿量

应准确记录尿量。少尿或无尿一般提示出血性休克严重,血容量不足,应保证输血、输液迅速、顺利。同时及时抽血送检,如尿素氮在 7.1 mmol/L 以上,则提示有继续出血,应及时处理。如在 17.9 mmol/L 以上,则提示预后不良。

5. 体温

应每 4 小时测量 1 次。出血 24 小时常有低度或中度发热;严重出血的可有高热。这与出血后血液分解产物的吸收、失血后贫血、体温调节中枢失调有关。高热时可物理降温,无须特殊处理。但应密切观察有无上呼吸道感染等其他原因的发热。

五、康复

1. 上消化道出血的临床过程及预后因引起出血的病因而异,应帮助患者和家属掌握有关疾病的病因和诱因、预防、治疗和护理知识,以减少再度出血的危险。

2. 饮食指导:合理饮食是避免诱发上消化道出血的重要环节。应注意饮食卫生和饮食的规律,进营养丰富、易消化的食物,避免过饥或暴饮暴食,避免粗糙、刺激性食物,或过冷、过热、产气多的食物、饮料等。

3. 生活起居要有规律,劳逸结合,保持乐观情绪,保证身心休息。应戒烟、戒酒,应在医生指导下用药,勿自我处方。避免长期精神紧张,过度劳累。

4. 患者及家属应学会早期识别出血征象及应急措施:出现呕血或黑便时立即卧床休息,保持安静,减少身体活动;呕吐时取侧卧位以免误吸;立即送医院治疗。慢性病者应定期门诊随访。

(刘颖)

第二节 老年人肝硬化

肝硬化是由一种或多种原因长期或反复作用,造成肝脏弥漫性损害的一种慢性进行性疾病,临床上以肝功能损害和门脉高压所引起的症状为主要表现,晚期常有消化道出血、肝性昏迷、继发感染等严重并发症。本病是中老年人常见疾病之一,日本长崎大学的尸检资料表明30.9%的肝硬化患者年龄在60岁以上。

一、病因和发病机制

慢性肝炎、慢性血吸虫病、慢性乙醇中毒、长期胆汁淤积、化学毒物或药物中毒、代谢和营养障碍、免疫紊乱、慢性充血性心力衰竭及缩窄性心包炎引起肝脏淤血等,均可导致肝硬化。

各种原因引起的肝硬化,其病理变化不尽相同,病程中各阶段的病变也不完全一致。病变为弥漫性累及全肝,肝细胞再生结节形成(假小叶),结节周围纤维组织包围围绕是必有的病理变化。肝硬化时,早期因脂肪浸润及肝细胞再生而肝脏体积增大;晚期因进行性肝损害和纤维化,肝脏体积逐渐缩小。肝脏表面不平呈弥漫性的颗粒或结节状,结节大者称大结节性肝硬化;结节小者称小结节性肝硬化;有些肝硬化大小结节可以并存,称混合性肝硬化。镜下基本病变显示广泛的肝细胞变性、坏死,肝细胞再生和多量纤维组织增生,结果使肝小叶结构消失,出现病理性改变和假小叶形成,由此而影响肝代谢作用和解毒功能。由于广泛性肝实质破坏、纤维组织收缩和再生肝结节压迫,导致门静脉血流受阻或部分中断,使门静脉压力升高并有侧支循环形成。伴发其他脏器的病理改变有:脾脏因长期淤血而肿大,食管胃肠道黏膜淤血水肿和食管胃底、腹壁静脉曲张,肾病变,睾丸、卵巢、甲状腺、肾上腺皮质、内分泌腺等有萎缩及退行性变。

二、病情评估

(一)病史

1. 询问本病的有关病因,例如:有无肝炎或输血、心力衰竭、胆道疾病史;有无长期接触化学毒物、使用损肝药物或嗜酒,其用量和持续时间;有无慢性肠道感染、消化不良、消瘦、黄疸、出血史。

2. 饮食及消化情况,例如,食欲、进食量及食物种类、饮食习惯及爱好,有无食欲减退甚至畏食,有无恶心、呕吐、腹胀,粪便的性质及颜色。日常休息及活动量、活动耐力。既往及目前检查、用药和治疗情况。

3. 肝硬化为慢性经过,随着病情发展加重,患者逐渐丧失工作能力,以及长期治病影响家庭生活、经济负担沉重等,使患者及其照顾者常出现各种心理问题和应对行为不足甚至无效。评估时注意患者的心理状态,有无个性、行为的改变,有无焦虑、抑郁、易怒、悲观等情绪。应注意鉴别患者是心理问题抑或并发肝性脑病时的精神障碍表现。注意患者及家属对疾病的认识程度及态度、家庭经济情况。

(二)临床表现

肝硬化症状复杂而繁多,但缺乏特异性,临床上常将其分为代偿期与失代偿期。

1. 肝功能代偿期

肝硬化早期代偿功能良好,部分患者无明显症状,主要表现为食欲减退、消化不良、左上腹不适、隐痛、乏力、恶心、呕吐等。肝脏轻度肿大,质地偏硬,无或有轻压痛,脾脏轻或中度肿大。肝功能检查结果正常或轻度异常。部分患者仅在体检时发现。

2. 肝功能失代偿期

除上述症状加重外,主要出现肝功能减退及门脉高压两大类症状。

1)肝功能减退的症状:主要为肝病面容、精神不振、乏力、消瘦、低热、蜘蛛痣、肝掌、性欲减退、黄疸、腹水、出血倾向、贫血、肝性脑病、肾功能不全、继发性感染,以及各种代谢紊乱。

2)门脉高压症:可表现为脾大,胃肠淤血,侧支循环形成,如腹壁浅静脉曲张、痔静脉曲张、食管下端或胃底静脉曲张(破裂后可引起上消化道出血)、腹水。腹水主要为漏出液,是失代偿期标志之一,其形成与下列因素有关:①血浆白蛋白的降低;②门静脉压力增高;③肝淋巴液的漏出;④醛固酮增加,钠水重吸收增多;⑤抗利尿激素增加,使水重吸收增加;⑥血容量减少,交感神经兴奋性增加,前列腺素、心钠素分泌减少,活性降低,使肾血流量减低,尿钠及水排泄减少。

3. 并发症

1)上消化道出血:大部分由于食管胃底静脉曲张破裂所致,少部分可能是并发消化性溃疡及门脉高压性胃黏膜病变所致。

2)感染:由于全身抵抗力低下,胃肠道菌群失调,细菌易进入门静脉系统或通过侧支循环进入体循环,导致肠道、胆道、泌尿道感染,也可造成败血症、原发性腹膜炎等。

3)肝性脑病:系肝硬化晚期并发症之一,患者出现一系列诸如狂躁、嗜睡、昏迷及病理神经反射等精神神经症状。

4)肝肾综合征:肝硬化大量腹水时,有效循环血量减少,肾血流量及肾小球滤过率下降,肾皮质血流明显减少,肝衰竭时出现的内毒素血症及水电解质平衡紊乱,进一步加重肾衰竭。

5)原发性肝癌:患者短期腹水增加,肝区疼痛,肝脏进行性肿大,表面有结节、高低不平、质硬,全身发热等。应怀疑并发原发性肝癌,宜进一步检查。

6) 电解质紊乱及酸碱失衡:由于长期利尿,放腹水,钠丢失过多以及抗利尿激素、醛固酮增加,水过多造成稀释性低钠血症;恶心、呕吐、腹泻、利尿等使钾和氯离子的丢失,导致低氯性碱中毒,易诱发肝昏迷。

(三)实验室及其他检查

1. 血常规

代偿期多正常,失代偿期有轻重不同的贫血,脾功能亢进时,白细胞及血小板计数减少。

2. 肝功能试验

代偿期转氨酶多正常或轻度升高,凝血酶原时间多正常。失代偿期血清胆红素有不同程度的增加,转氨酶有轻至中度增高,血清总蛋白正常,但白蛋白降低,球蛋白增高,白球比值降低或倒置。

3. 血清免疫球蛋白检查

IgG、IgA、IgM 增高,以 IgG 升高最为明显。

4. B 超检查

B 超可显示肝脾大小、形态,门静脉高压可见脾静脉、门静脉增宽,有腹水时可见到液性暗区。

5. 食管吞钡 X 线检查

食管静脉曲张时,X 线可见虫蚀样或蚯蚓状充盈缺损,胃底静脉曲张可见菊花样充盈缺损。

6. 肝组织活检

组织学上有假小叶形成则可明确诊断。

(四)诊断和鉴别诊断

一般有慢性肝炎、黄疸、血吸虫病、嗜酒过度、营养不良、化学毒品长期接触史,以及其他能致肝硬化的疾病史。结合症状体征及辅助检查可以协助诊断。其中影像检查对于肝硬化的确诊有重要意义。本病应与以下疾病相鉴别:

1. 与表现为肝肿大的疾病鉴别

主要有慢性肝炎、原发性肝癌、华支睾吸虫病、肝包虫病、某些累及肝的代谢性疾病和血液病等。

2. 与引起腹水和腹部胀大的疾病鉴别

主要有结核性腹膜炎、缩窄性心包炎、慢性肾炎、腹腔内肿瘤和巨大卵巢囊肿等。

3. 与肝硬化并发症鉴别

上消化道大出血应与消化性溃疡、糜烂出血性胃炎、胃癌等鉴别;肝性脑病应与低血糖、尿毒症、糖尿病酮症酸中毒等鉴别;功能性肾衰竭应与慢性肾炎、急性肾小管坏死等鉴别。

三、治疗

(一)治疗原则

尽可能消除和避免一切能使肝脏受损害的因素,避免劳累。在肝功能代偿期,可适当参加一些轻工作,这样可促进消化,增进乐观情绪。但在肝功能失代偿期,患者应多卧床休息,饮食应该多样化,充分供给营养成分,宜进高热量、高蛋白质、高维生素、易消化而无刺激性的软质饮食;肝功能有显著损害或有肝性脑病先兆时,应限制或禁食蛋白质;有腹水时,饮食应少盐或无盐,禁酒及免进粗硬食物。对失代偿期患者进食困难者,应给予支持治疗,静脉输入高渗葡萄糖液以补充热量,输液可加入维生素 C、胰岛素、氯化钾等;应特别注意维持水、电解质和酸碱平衡,病情较重者应用复方氨基酸、白蛋白或鲜血。

(二)治疗方案

1. 护肝药物治疗

目前尚无特效药,亦不能滥用药物。日常服用 B 族维生素、维生素 C 和消化酶可有裨益。中药有一定效果,但要辨证施治方能奏效。

2. 抗纤维化治疗

肝纤维化是肝硬化发生和发展的必经过程,抗纤维化的治疗有重要意义,并且在临床上有一定效果。

1)秋水仙碱:每日 1~2 mg,每周用药 5 天,疗程 14.5 个月。机制是可提高腺苷环化酶和 $Na^+ - K^+ - ATP$ 酶活性,促进胶原酶生成和细胞内前胶原降解。肝穿刺观察肝纤维化显著减少,肝功能改善,腹水、水肿消失,脾脏缩小,疗效达 26%。本药不良反应较少。

2)泼尼松:开始每日 60 mg,用药 1 周;然后每日 40 mg,用药 1 周;再每日 30 mg,用药 2 周;最后每日 20 mg 作为维持量,直至临床缓解,包括症状消失,转氨酶正常或低于正常 2 倍,组织学上表现为慢性迁延性肝炎(CPH),然后逐步减量至停用。也可减半量与硫唑嘌呤每日 50 mg 合用。本品可减少炎性介质释放,对防止肝纤维化进展有一定作用。在肝硬化前期(肝纤维化)时有效,肝硬化晚期则无效。本药不良反应较多,限制了其在临床的应用。

3)D - 青霉胺:开始剂量 100 mg,每日 3 次用药 1 周,增至 200 mg,每日 3 次,最后增至每日 900~1 800 mg,疗程 2~8 个月。据文献报道有一定疗效。本品可联合单胺氧化酶的铜离子,阻断胶原的共价交联,使胶原纤维的合成受阻,同时激活胶原酶,促进胶原的分解和吸收。但本药毒性较大,其不良反应有骨髓抑制、血细胞减少、肾损害、视神经炎等。

4)其他:如脯氨酸类似物铃兰氨酸、山梨豆素、葫芦素 B(甜瓜蒂)和冬虫夏草、丹参等活血化瘀中药也具有抗纤维化的作用。

3. 降低门静脉压药物

给肝硬化门脉高压病人口服降低门脉压力药物可降低门脉压,长期用药可减少食管静脉曲张破裂出血的危险性,因此,其在临床有一定意义。

1)普萘洛尔:本品为 β 受体阻滞剂,可阻滞 $β_1$ 受体,降低心排血量,同时也可阻滞 $β_2$ 受体,阻止血管扩张,引起内脏小动脉收缩,降低内脏血流量,从而达到降低门脉压力作用。用法:每日 30~40 mg,开始剂量宜小,后逐步加量,使心率减慢 25% 后维持用药半年至 1 年,可预防食管破裂出血。本品不良反应较小,长期应用安全。

2)硝酸甘油:0.4~0.6 mg 或硝酸异山梨酯 5 mg 舌下含服,每 30 分钟 1 次,连用 6 小时。均为硝酸酯制剂,其通过降低门脉阻力或减少门脉血流量来降低门脉压力。硝酸甘油与血管加压素合用可减弱后者致冠状动脉缺血的不良反应,并增强其减低门脉压力和治疗食管曲张静脉破裂出血的疗效。但应注意过多服药有降低血压的作用。

3)哌唑嗪:0.5~1.0 mg 每日 2~3 次口服。近来发现,它能明显而持久地降低门脉压力。给药 3~8 周,门脉压力下降 18%,而心指数无改变。机制尚不清楚,可能与门脉阻力降低或动脉血压下降引起反射性内脏血管收缩有关。该药有显著的"首剂效应",服药后可出现眩晕、头痛、心悸、胸痛甚至虚脱。因此,首剂量宜小,后逐渐加大剂量。

4)维拉帕米和硝普钠:已发现有降低门脉压力的作用,但其对食管胃底静脉曲张破裂出血有无防治作用,尚不确定。

5)酚妥拉明:5~10 mg 静脉注射或 20~30 mg 静脉滴注每日或隔日 1 次,也有降低门脉压力作用。其机制是可减低嵌入肝静脉压。

4. 腹水的治疗

最根本的措施是改善肝功能,提高血浆白蛋白和降低门静脉压力。包括卧床休息、增加营养、加强支持治疗等。治疗腹水方法甚多,均应在此基础上进行。

1)限制水、钠摄入:液体量每日以 1 000 mL 为宜,钠为 10~20 mmol/L(氯化钠 0.6~1.2 g)。

2)增加水、钠的排泄:主要通过应用利尿剂,其次是通过缓泻的药物使水钠从粪便中排出。

(1)利尿剂:过去认为,仅在限制水、钠摄入等措施无效时,才考虑用利尿剂。近年来,有新的看法,即重度腹水是否伴有水肿。伴有水肿者可迅速大量利尿,不易出现不良反应。如仅有腹水而无水肿用利尿剂时需注意观察尿量、体重、电解质及肾功能,注意不良反应的出现。常用的药物有保钾利尿剂及排钾利尿剂两种,原则上首选螺内酯和氨苯蝶啶,无效时加用呋塞米或氢氯噻嗪。若用药前测定尿钠/尿钾比值更有利于药物的选择。尿钠/钾<1,螺内酯效果较好;尿钠/钾>1,则用呋塞米或螺内酯合用。螺内酯属于弱利尿剂,起效缓慢,作用持久温和。口服 1 天出现利尿作用,3~5 天作用达高峰,可持续 5~7 天。即使停药,作用可持续数天,并可减少并发症,临床上称为安全。用药方法采用:逐渐加量法、交替加倍用量法、快慢并用法。

(2)导泻药:利尿效果不佳时可配合应用导泻药。如 20% 甘露醇或 25% 山梨醇 100 mL,每日 2~3 次口服。中药可用番泻叶,通过胃肠道排出水分,一般无严重反应,适用于肝硬化并发消化道出血、稀释性低血钠和功能选择性肾功能衰竭。

(3)卡托普利与多巴胺联合应用疗法:此疗法是最新报道,有较好效果,方法是卡托普利每日 100 mg,分 2 次口服,同时多巴胺 20 mg 加入 10% 葡萄糖液 250 mL 内缓慢静脉滴注,每日 1 次,连用 3 周,其有效率为 71.42%,不良反应小,效果理想。也有采用多巴胺 40~60 mg、呋塞米 40~60 mg 腹腔内注射疗效较满意的报道。

3)其他药物

(1)保肝及促进蛋白合成治疗:可给予肌苷、心肝宝、维生素 C、复合维生素 B、齐墩果酸(50 mg,每日 4 次)、核糖核酸注射液(6 mg,隔日肌内注射 1 次)、各种复合氨基酸、丙酸睾酮(100 mg,隔日肌内注射,4 周后 50 mg,隔日肌内注射,再连用 2~4 周为止),可改善肝功能,促进腹水消退,降低病死率。

（2）心钠素：近年来，在对肝硬化腹水的发病机制研究中发现，肝硬化腹水与肝病时心钠素的变化有重要的关系。研究证明肾脏对钠、水的排出除受肾小球过滤及醛固酮调节外，还受心钠素的调节。心钠素作用于近端肾小管，具有强大的利水、利钠作用。肝硬化腹水时有效血容量不足，心钠素活性降低，因而钠的重吸收增加。应用心钠素后，血浆醛固酮水平明显降低，从而起到利尿、利钠作用。文献报道14例腹水患者应用大剂量心钠素(1.0 μg/kg)静脉注射，其中8例尿钠及尿量明显增加，一些学者指出传统的利尿治疗对腹水有时无效，还有不良作用，若能使用天然的利尿激素如心钠素，将会很有前途。不过心钠素价格昂贵，不易为一般人所得。

（3）黄体酮：文献报道，用黄体酮治疗肝硬化腹水，黄体酮40 mg，肌内注射，每日1次，连用6天，然后1周2次，继之1周1次，治疗14天腹水消失。黄体酮的主要代谢产物是孕二酮，多与葡萄糖醛酸结合，从尿中排泄，通过竞争性对抗醛固酮的作用。而有促进钠排泄和利尿作用。

（4）莨菪类药：莨菪类药物可改善肝微循环，疏通肾微循环，利尿排水。有人用莨菪类药物等治疗20例肝硬化顽固性腹水，有效率95%。而常规方法治疗的对照组有效率为55%。两组对比，差别非常显著($P<0.01$)。

4）腹腔穿刺放液：反复放腹水可引起电解质紊乱、蛋白质丢失、继发感染和肝性脑病，放腹水后也可迅速地再生，故一般不主张用放液来治疗腹水。但如大量腹水致影响呼吸功能、腹胀难以忍受或因腹内高压肾静脉受压迫使利尿剂不能奏效、并发自发性腹膜炎须行腹腔冲洗时可穿刺放液。每次不宜超过3 000 mL。

5）自身腹水直接回输疗法

（1）适应证：凡肝硬化伴有顽固性腹水且无腹膜感染者；如腹水伴发脐疝，且疝囊已有炎症或明显变薄，有破溃可能更应早日施行；对伴有少尿、无尿及氮质血症的患者，腹水直接回输是有效的抢救措施。

（2）禁忌证：肝性昏迷是腹水回输的绝对禁忌证；有出血倾向者应视为相对禁忌。严重的心肾疾患均不宜进行腹水回输。

（3）方法：通过密闭的设备，进行腹水连续直接回输，一次回输腹水在10 000 mL以上，亦有学者建议少量多次回输，每次回输量不超过2 500 mL，间隔2～6天，输入速度因人而异，平均每分钟40～60滴，以每小时不超过500 mL为限，回输过程应密切观察腹水回输量及血压、尿量、脉搏、体温，定时给予利尿剂，酌情补钾。为了防止发生发热反应，可酌用苯海拉明及地塞米松，选用抗生素预防感染。

6）腹水浓缩回输：是目前治疗肝硬化顽固性腹水的较好方法。优点是补充血浆白蛋白，维持胶体渗透压，改善肾血流量，纠正电解质紊乱，降低血氨、尿素氮。缺点有：发热、肺水肿、溶血、诱发上消化道出血等，并用呋塞米效果较为理想。

（1）适应证：肝硬化和各种原因所致顽固性腹水是第一适应证；对血管紧张素敏感的患者若给浓缩回输、效果更佳；大量腹水伴低钠、低蛋白血症、低有效血容量和功能性肾衰竭的患者，亦可为外科手术及腹部其他检查创造条件。

（2）禁忌证：癌性感染及内源性内毒素腹水回输可致癌扩散、败血症、肝肾功能损害和DIC；近期内有上消化道出血、心力衰竭、心律失常、DIC倾向者。

（3）方法：主要通过浓缩装置进行过滤、透析、吸附，来消除腹水中的水分，达到浓缩目的，一般可浓缩数倍至数十倍。步骤：住院卧床休息，严格限制钠盐摄入（每日 < 250 mg）1 周，必要时给予利尿剂，如无利尿反应；24 小时尿钠与尿钾之比 < 1,24 小时尿钠 < 50 mmol，自由水清除率每分钟 < 1 mL，可考虑接受腹水浓缩术，一般每次放腹水 5 000 ~ 10 000 mL，术后再用腹带捆绑腹部以免腹水骤降影响心肺功能。浓缩后的腹水酌情加少量地塞米松、抗生素和利尿剂后，可静脉回输，腹水中蛋白含量高者可加适量的肝素。回输后可解除腹带，卧床 6 小时，腹水消退慢者，每周可重复 1 ~ 2 次，且观察回输 2 ~ 6 次后，半数患者腹水再生速度减慢，部分人在较长时间内可用利尿剂控制腹水，少数人甚至不用利尿剂腹水也不再出现，其机制还不清楚。

7）腹腔静脉分流术

（1）腹腔—颈静脉引流：又称 Le Veen 引流术。采用一根装有单向阀门的硅管，一端留置于腹腔，另一端自腹壁皮下朝向头颈，插入颈内静脉，利用呼吸时腹—胸腔压力差，将腹水引向上腔静脉。腹水感染或疑为癌性腹水者，不能采用本法。并发症：有腹水漏、肺水肿、低钾血症、DIC、上腔静脉血栓和感染等。

（2）胸导管—颈内静脉吻合术：使肝淋巴液经胸导管顺利流入颈内静脉，使肝淋巴液漏入腹腔减少。

5. 并发症的治疗

1）上消化道大出血：急救措施包括禁食、加强护理、保持安静、补充血容量以及治疗出血性休克等，药物止血常规应用垂体后叶素以及 H_2 受体阻滞剂——西咪替丁等静脉滴注。局部出血口服凝血酶。近年来各单位应用巴曲酶、奥曲肽静脉滴注均取得了较好的止血效果。通过食管纤维内镜激光束止血、药物喷洒以及将硬化剂直接注入曲张静脉的方法也可试用。经研究发现，钙拮抗剂有肯定的抗纤维化作用，用粉防己碱等药物通过其抗感染、钙通道阻滞、消除自由基及抑制储脂细胞增生与转化而达到抑制纤维沉积作用，从而减少肝硬化的形成，防止上消化道出血的发生。

2）自发性腹膜炎：自发性腹膜炎是肝硬化的严重并发症。治疗时要加强支持疗法，选择足量抗生素，用药时间常在 2 ~ 4 周，同时可腹腔注射抗生素等。

3）肝性脑病的治疗：肝硬化患者凡出现性格改变等精神症状时，应及时采取抗昏迷的措施。

4）功能性肾衰竭：避免使用损害肾功能药物如庆大霉素、卡那霉素等；严格控制输液量，及时纠正电解质紊乱和酸碱失衡；输注血浆、白蛋白以及腹水回输等提高血容量、改善肾血流，在扩容的基础上应用利尿剂。

四、护理措施

（一）一般护理

1. 合理安排休息，肝功能代偿期可适当参加轻工作，防止劳累；失代偿期或有并发症者，应卧床休息，有利减轻肝负担，改善肝血液循环，促进肝功能恢复，促进腹水消退，减轻腹痛症状。

2. 饮食宜选用高热量、高蛋白、富含维生素、适量脂肪和易消化食物。每日热量供给

8～13 kJ,每日蛋白质100 g左右,以促进肝细胞修复,但有肝性脑病时,应禁食蛋白质;多吃新鲜蔬菜、水果,忌食粗糙、油炸、辛辣等刺激性食物。

3. 保持床铺干燥平整,臀部、阴囊、下肢、足部水肿可用棉垫托起。由于肝硬化患者营养障碍,白细胞减少,机体抵抗力低,因此,需加强皮肤及口腔护理,以预防压疮及继发感染。当出现黄疸、皮肤瘙痒时,可用温水擦洗皮肤。

4. 加强心理护理,肝硬化是一慢性病,而症状不易改善,预后差,患者及家属易产生悲观情绪,护理人员应理解和同情患者和家属,给予关心,耐心解释,并介绍自我保护方法,通过护理措施以调节患者情绪。积极的情绪可以加强机体的应激能力,提高治疗效果。

(二)病情观察与护理

1. 观察体温、脉搏、呼吸、血压等变化;随时注意呕吐物和粪便的颜色、性质和量,有无出血倾向,如鼻、牙龈、胃肠出血等;如发现患者嗜睡、表情淡漠、烦躁不安、幻觉、谵语、扑翼样震颤等表现,应及时通知医生,应用肾上腺皮质激素治疗时,需观察对缓解临床症状如发热、黄疸、出血倾向、胃肠道症状的效果。长期应用时还应注意患者有无血压升高、钠和水潴留、低血钾等不良反应。

2. 随时备好抢救物品,如双气囊三腔管、止血药、升压药、输血器等,遇有上消化道出血,协助医生进行抢救;腹腔镜直视行肝穿刺活组织检查或腹腔穿刺放液时术前做好物品准备,穿刺过程应严密观察患者脉搏、呼吸、血压的变化;并采取标本及时送检;应用利尿剂如螺内酯、氨苯蝶啶、氢氯噻嗪、呋塞米等;需观察利尿效果和不良反应。系排钾利尿剂需同时补充钾盐,如氯化钾等。

3. 注意观察腹水情况,按医嘱给予利尿剂,一般采用联合、间歇、交替使用的原则。利尿的效果最好是能使体重缓慢持久的下降,以每周体重下降不超过2 kg为宜,因过快或过强的利尿,可使有效血容量和大量电解质丢失而诱发肾衰竭、电解质紊乱和肝性脑病,所以,在使用利尿剂时要记录尿量、量腹围、测体重,要严密观察水、电解质及酸碱平衡失调。必要时测定肾功能。若出现肝昏迷前期症状时,应及早停用利尿剂。有消化道出血、呕吐及腹泻等患者,均不宜使用利尿剂,以免加重水、电解质紊乱,诱发肝性脑病及功能性肾衰竭等。

4. 抽放腹水时,要注意观察腹水的量、颜色、性质,密切观察放腹水后的病情变化,一次放液量以不超过5 000 mL为宜,同时输注白蛋白40 g/d。以免因腹内压力突然下降,导致内脏血管扩张引起休克。

5. 腹水超滤和回输术前护士应协助做有关检测,记录24小时尿量、量腹围、测体重、血压等,术后每天量腹围、测体重、记尿量,宜进低钠易消化、高热量饮食,卧床休息24小时以防会阴或阴囊水肿。腹部腹带包扎以升高腹内压,送检原腹水及浓缩腹水,必要时做腹水培养。回输腹水后12小时内严密观察有无并发症产生,如神志的改变、消化道出血、肺水肿、穿刺伤口腹水外漏等。

五、康复

积极防治病毒性肝炎和血吸虫病,是预防肝硬化的重要途径。肝硬化患者应安心休养,消除顾虑,注意生活的调养,避免劳累及各种精神因素的刺激。饮食应多样化,经常吃营养丰富的高蛋白食物,多维生素及水果,少脂肪。如出现肝功能显著减退时或肝昏迷时要严格限制蛋白摄入量。有腹水时应无盐饮食。此外,禁止饮酒,禁用对肝脏有害药物,不要滥用药,尽量不吃粗糙有渣或硬性食物。病情有变化时要及时送往医院进行治疗,切不可在家随意对症治疗或乱投医试药,使病情恶化。

(刘颖)

第三节　肝性脑病

肝性脑病,过去称肝性昏迷,是严重肝病引起的以代谢紊乱为基础的、中枢神经系统功能失调的综合征,其主要临床表现是意识障碍、行为失常和昏迷。

一、病因和发病机制

大部分肝性脑病是由各型肝硬化(病毒性肝硬化最多见)引起,也可由改善门静脉高压的门体分流手术引起;小部分肝性脑病见于重症病毒性肝炎、中毒性肝炎和药物性肝病的急性或暴发性肝衰竭阶段;更少见的病因有原发性肝癌、妊娠期急性脂肪肝、严重胆道感染等。肝性脑病特别是门体分流性脑病常有明显的诱因,常见的有上消化道出血、大量排钾利尿、放腹水、高蛋白饮食、安眠镇静药、麻醉药、便秘、尿毒症、外科手术、感染等。肝性脑病的发病机制迄今未完全明了。一般认为,产生肝性脑病的病理生理基础是肝细胞功能衰竭和门腔静脉之间有手术造成的或自然形成的侧支分流。主要是来自肠道的许多毒性代谢产物,未被肝解毒和清除,经侧支进入体循环,透过血脑屏障而至脑部,引起大脑功能紊乱。此外,慢性肝病患者大脑敏感性增加也是重要因素。

二、病情评估

(一)病史
常有严重肝病或其他有关病史。不少患者有明显诱因,如上消化道大出血、感染、高蛋白饮食、利尿剂及镇静剂等。
(二)临床表现
常有严重肝病或其他有关病史。不少患者有明显诱因,如上消化道大出血、感染、高蛋白饮食、利尿剂及镇静剂等。
按意识障碍程度及神经系统表现等分为4期。急性肝性脑病常无前驱症状,起病数日内即进入昏迷。
一期(前驱期):轻度性格改变和行为失常,如欣快激动或淡漠少言,衣冠不整或随地便溺。应答尚准确,吐词不清且缓慢,可有扑翼样震颤。脑电图多正常,此期历时数日或数周,有时因症状不明显而被忽视。

二期(昏迷前期):以意识错乱、睡眠障碍、行为失常为主。症状较前一期加重。定向力、理解力均减退,智力下降明显,如不能完成简单的计算和智力构图,言语不清、书写障碍、举止反常也较常见。睡眠时间倒错,甚至有幻觉、恐惧、狂躁。有腱反射亢进、肌张力增高、踝痉挛及 Babinski 征阳性等,部分可出现不随意运动及共济运动失调。其脑电图有特征性异常表现。

三期(昏睡期):以昏睡和精神错乱为主,各种神经体征持续存在或加重,大部分时间呈昏睡状态,但可唤醒。常有神志不清和幻觉。扑翼样震颤仍可引出。肌张力增加,锥体束征常呈阳性。脑电图有异常波形。

四期(昏迷期):意识完全丧失,不能被唤醒。浅昏迷时对疼痛刺激和不适体位尚有反应,腱反射和肌张力仍亢进,因不合作无法引出扑翼样震颤;深昏迷时,各种反射消失,肌张力降低,瞳孔常散大,可出现阵发性抽搐。脑电图明显异常。

当然,各期的界限并非很清楚,前后期之间可有症状的重叠,因中枢神经受损部位不尽相同,其神经系统的症状和体征也有不同,其严重程度、持续时间也有差异。肝功能损害严重的肝性脑病常有明显黄疸、出血倾向、肝臭,易并发各种感染、肝肾综合征、脑水肿等,使得临床表现变的更加复杂多样。

(三)实验室及其他检查

1. 血氨

正常人空腹静脉血氨为 6~35 μmol/L,动脉血氨含量为静脉血氨的 0.5~2 倍。空腹动脉血氨比较稳定可靠。慢性肝性脑病尤其是门体分流性脑病患者多有血氨增高。急性肝衰竭所致脑病的血氨多正常。

2. 脑电图检查

脑电图不仅有诊断价值,且有一定的预后意义。典型的改变为节律变慢,主要出现普遍性每秒 4~7 次的 θ 波或三相波,有的也出现每秒 1~3 次的 δ 波。

3. 诱发电位

诱发电位是体外可记录的电位,由各种外部刺激经感觉器传入大脑神经元网络后产生的同步放电反应。根据刺激的不同,可分为视觉诱发电位(VEP)、听觉诱发电位(AEP)和躯体感觉诱发电位(SEP)。诱发电位检查可用于亚临床或临床肝性脑病的诊断。目前研究指出 VEP、AEP 检查在不同人、不同时期变化太大,缺乏特异性和敏感性,不如简单的心理智能测验,但 SEP 诊断亚临床肝性脑病价值较大。

4. 心理智能测验

目前认为,心理智能测验对于诊断早期肝性脑病包括亚临床肝性脑病最有用。常规使用的是数字连接试验和符号数字试验,其结果容易计量,便于随访。

(四)诊断和鉴别诊断

1. 诊断

肝性脑病的主要诊断依据:①严重肝病和(或)广泛门体侧支循环;②精神错乱、昏睡或昏迷;③有肝性脑病的诱因;④明显肝功能损害或血氨增高;⑤扑翼样震颤和典型的脑电图改变。

2. 鉴别诊断

本病应与糖尿病昏迷、低血糖昏迷、尿毒症昏迷、脑出血以及其他脑部疾病相鉴别。

三、治疗

(一)治疗原则

肝性脑病目前尚无特效疗法,治疗应采取综合措施;消除诱因;减少肠内毒物的生成和吸收;促进有毒物质的代谢清除,纠正氨基酸代谢的紊乱;对症治疗。肝移植是目前公认有效的治疗。

(二)治疗方案

1. 消除诱因

禁用麻醉、止痛、安眠、镇静等类药物,当患者狂躁不安或有抽搐时,可减量使用(常量 1/2 或 1/3)地西泮、东莨菪碱,并减少给药次数。异丙嗪、氯苯那敏等抗组胺药有时可作镇静药代用。必须及时控制感染和上消化道出血,避免快速和大量的排钾利尿和放腹水。注意纠正水、电解质和酸碱平衡失调。

2. 减少肠内毒物的生成和吸收

1)饮食:发生严重肝性脑病时,应严格限制甚至暂停蛋白质的摄入,但每日总热量至少供给 1 600 kcal,除了补充足够的维生素 B、维生素 C、维生素 K 及微量元素外,可予 20% 葡萄糖经胃管滴入或 20% ~40% 葡萄糖从大静脉滴注,等病情改善应尽早逐步增加蛋白质的供给量,不宜限制过严过久。若每日蛋白质不足 30 g,体内呈负氮平衡,会加剧机体自身蛋白质的分解,对肝脏修复及全身状况均不利。蛋白质可隔日增加 10 ~20 g,直至每日 40 ~60 g。供给的蛋白质最初以植物性蛋白比动物性蛋白多为佳,植物性蛋白含少量甲硫氨酸及少量芳香族氨基酸,几乎不产生氨,并由于有植物纤维,在肠道截留产氨的细菌,增加大便量而排除更多的细菌。

2)灌肠或导泻:常以生理盐水或弱酸性溶液灌肠,口服或鼻饲50% 硫酸镁 30 ~60 mL 可导泻。

3)抑制肠道细菌生长:口服新霉素 1.0 ~1.5 g,每日 4 次;或甲硝唑 0.2 g,每日 4 次。也可选用巴龙霉素、卡那霉素、氨苄西林口服,均有良效。

4)乳果糖:对急、慢性肝性脑病可使临床症状和脑电图均得以改善。乳果糖可口服或鼻饲,开始时剂量 30 ~50 mL(67 g/100 mL),每日 3 次口服,进餐时服用;以后剂量以调整至每日排 2 次糊状便为度,或使新鲜粪便的 pH 值降至 6.0 以下。

3. 促进有毒物质的代谢清除,纠正氨基酸代谢的紊乱

1)降氨药物:25.75% 谷氨酸钠 80 ~100 mL 或 30.5% 谷氨酸钾 60 ~80 mL,稀释于葡萄糖液内静脉滴注,同时给予 ATP、镁盐;25% 精氨酸 40 ~80 mL,稀释后静脉滴注;醋谷胺 500 ~1 000 mg 或 γ - 氨酪酸每次 2 ~4 g,稀释后静脉滴注。以上几种降氨药物可交替使用,一日内可选用一种或一种以上药物,较单纯使用一种为佳。降氨药用于氮性昏迷较非氮性昏迷为好。

2)恢复正常神经递质:左旋多巴 0.5 ~2.5 g 一日量口服,鼻饲或灌肠。必要时静脉点滴 300 ~600 mg,每日 1 ~2 次。

3)支链氨基酸:肝性脑病伴血浆芳香氨基酸增多而支链氨基酸降低者,可以选用。支链氨基酸与芳香族氨基酸拮抗,且可改善周围神经儿茶酚胺的合成。每日 250 ~ 500 mg,与葡萄糖配伍使用。

4. 胰高血糖素—胰岛素—葡萄糖疗法

胰高血糖素能防止肝细胞坏死的进展,稳定病情,还可改善氨基酸和氨的代谢,增加肝脏血流量。胰高血糖素与胰岛素合用尚可增加 DNA 的合成,有促进肝细胞再生的作用。用法:胰高血糖素 1 mg,胰岛素 10 ~ 12 U,加入 10% 葡萄糖液 500 mL 中静脉滴注,每日 1 ~ 2 次,2 ~ 3 周为 1 个疗程。

5. 其他对症治疗

①纠正水、电解质紊乱和酸碱平衡失调,每日入液总量以不超过 2 500 mL 为宜。肝硬化腹水患者的入液量应加以控制(一般约为尿量加 1 000 mL),以免血液稀释,血钠过低而加重昏迷。及时纠正缺钾和碱中毒。②保护脑细胞功能。③保持呼吸道通畅。④防治脑水肿、出血与休克。⑤也可进行腹膜透析(腹透)或血透等。

四、护理措施

(一)一般护理

1. 患者置于重症监护室,专人护理,保持室内空气新鲜,环境安静,限制探视,避免交叉感染,促进肝功能恢复。

2. 上消化道出血时,应及时清除口腔、肠道内血液,防止产氨增多,血氨增高。

3. 避免使用含氨药物,安眠药物,麻醉药以及对肝有毒药物。患者如有烦躁不安或抽搐,可注射地西泮 5 ~ 10 mg,忌用吗啡、副醛等药物。

4. 禁用或慎用利尿剂,防止大量放腹水,以免引起血容量减少,导致血氨增高诱发昏迷。保持大便通畅,有利有毒物质的排泄。

5. 定时变换体位,保持呼吸道通畅,加强皮肤护理,口腔护理,防止吸入性肺炎,口腔炎以及泌尿道炎症。

6. 饮食护理

1)每日热量应维持在 6 ~ 8 kJ,以糖类为主,昏迷者可用鼻饲或静脉滴注 25% 葡萄糖溶液。葡萄糖除能供给机体热量和水外,还能减少组织蛋白分解,有利血氨降低。但应防止发生低钾血症。

2)蛋白质:昏迷期应禁食蛋白质,神志清醒后可每日进蛋白质 20 g,然后每隔 2 天增加 10g,逐渐增加至 40 ~ 60 g。以植物蛋白为宜,因含支链氨基酸较多,能增加粪氮排泄。

3)维生素:主要为 B 族维生素、维生素 C、维生素 K,多食新鲜蔬菜、水果。

4)无钠或低钠饮食:腹水者应进无钠饮食,每日摄钠量为 250 mg,无腹水者每日摄钠量为 3 ~ 5 g,伴有肝硬化的患者应避免刺激性、粗糙食物。

7. 保持大便通畅

1)用生理盐水或弱酸性溶液(食醋 10 ~ 20 mL,加清水或生理盐水 500 ~ 1 000 mL)高位灌肠,应禁忌用肥皂水灌肠。原因是肝性脑病患者肠蠕动减弱,易发生便秘,用弱酸液灌肠使肠内保持 pH 值为 5 ~ 6,酸性环境有利于血中 NH_3 逸出肠黏膜进入肠腔,最后

形成 NH_4^+ 排出体外。如用碱性溶液灌肠,则肠腔内 pH 值呈碱性,肠腔内 $NH_4^+ \rightarrow NH_3$ 弥漫入肠黏膜入血液循环至脑组织,使昏迷加重。灌肠后,可注入 1 ~ 2 g 新霉素,1:5 000 呋喃西林 100 mL,减少肠道有毒物质的产生与吸收。

2)导泻:口服或鼻饲 50% 硫酸镁 30 ~ 60 mL,清除肠内有毒物质。

8. 严密观察体温、脉搏、呼吸、血压,并做记录,应严格记录液体出入量。

(二)病情观察与护理

根据肝性脑病的临床过程及 50% 以上的病例有诱因存在,肝性脑病时大脑功能紊乱,大多数是可逆的,如能早期发现肝性脑病,就能阻止进入昏迷。因此,对肝脏患者尤其是肝硬化病例,要密切观察体温、血压和大便颜色等,以便及早发现出血、感染等情况,及时处理,避免进入肝性脑病。在有肝性脑病诱发因素存在的情况下,应严密观察下列病情改变。

1. 密切观察有无性格、行为的改变,如以往性格开朗者变得沉默寡言;抑郁或性格内向者变得精神欣快,易激动;衣冠不整,随地便溺,步态失调,扑击样震颤等。提示患者为肝昏迷前驱期,应及时报告医生,找出肝昏迷的病因和诱因,从而采取切实有效的治疗护理措施。肝性脑病病情复杂,变化多端,在整个治疗过程中,护理人员应详细观察和记录患者的神志状态及有关体征,及时掌握病情变化,判断疾病的转归,及时准确地为医生提供临床资料,以赢得抢救时间。

2. 观察患者是否有乏力、恶心、呕吐、食欲减退、肠胀气等水和电解质酸碱平衡紊乱的情况,应按医嘱定时抽血查血钠、钾、尿素氮和二氧化碳结合力,每日入液量以不超过 2 500 mL 为宜,尿少时入液量应相应减少,以免血液稀释,血钠过低,加重昏迷。所以,必须正确记录每日液体出入量,以利掌握病情,确定治疗方案。

3. 及时发现出血、休克、脑水肿等,并及时协助医生处理。脑水肿可用脱水剂 20% 甘露醇或 25% 山梨醇,快速静脉滴注,也可用 50% 葡萄糖静脉注射。在使用脱水剂过程中,应注意水、电解质平衡,随时抽血查钾、钠、氯等。

(三)症状护理

1. 患者如有欣快激动,沉默寡言,无故哭笑或随地便溺,肝臭或扑击样震颤,说明患者病情进入前驱期,应通知家属,说明病情,配合医生积极治疗,并设专人护理。

2. 如患者精神错乱,白天嗜睡,夜间兴奋狂躁等,此时护理人员应正确判断此为昏迷前期,应警惕和防止患者发生意外事件,如逃跑、跳窗或摔碗、摔暖水瓶等,避免患者自伤或伤人。床边应加床栏,防止患者坠床,患者兴奋躁动不安时,可用约束带防护,注意防护带不能过松与过紧,过松起不到防护效果,过紧则影响肢体的血液循环,以能容二个指头为宜。剪短患者的指甲、去掉发夹、裤带等。

3. 如患者神志丧失,对各种刺激无反应,瞳孔散大或有惊厥,此时已进入昏迷阶段,应按昏迷护理常规进行。

1)体位:肝昏迷患者应采取侧卧位或侧俯卧位,头部放平偏于一侧,以利于呼吸道分泌物的引流,也可防止分泌物或呕吐物进入肺内而继发感染。

2)保持呼吸道通畅:及时协助患者翻身,叩背以助排痰。患者呼吸道分泌物增多时迅速吸痰,以保持呼吸道通畅。一般每 15 ~ 30 分钟吸痰 1 次,吸痰器要严密消毒,选用柔软的导管。插管要轻柔,当吸痰管进入气管到达深度时,起动吸痰器,并轻轻地转动吸痰管,边退边吸,直到痰液吸尽。但吸引时间不宜过长,以免发生窒息,如有舌后坠影响呼吸时,可用舌钳拉出。

3)口腔的护理:肝昏迷患者一般机体抵抗力减弱,口腔内细菌极易繁殖,而引起口腔局部的炎症、溃疡和口臭。口腔内感染性分泌物误入呼吸道也可引起吸入性肺炎。故肝昏迷患者的口腔护理十分重要。应每天用生理盐水或复方硼酸溶液清洁口腔、齿垢、舌苔、唾液等 3~4 次。有炎症和口臭的患者可用 5% 过氧化氢清洁。护理时严防棉球遗留在口腔内。张口呼吸的患者口上敷以盐水纱布,保持吸入的空气湿润。

4)眼的护理:患者的眼睛常不能闭合或闭合不严,易受尘土污染的空气或光线的刺激,使角膜发炎致溃疡。故宜用生理盐水纱布或油纱布盖眼来保护眼睛。如眼有分泌物则宜用生理盐水冲洗干净。护理人员观察患者瞳孔变化时,手动作要轻巧,防止擦伤角膜。

5)皮肤的护理:肝昏迷患者大多数大小便失禁,出汗多,护理人员应注意随时更换污染的被服,及时更换衣服。用 50% 乙醇、滑石粉按摩皮肤受压部位,用气垫,勤翻身,一般 1~2 小时翻身 1 次,衣服要柔软,以防皮肤擦破和发生压疮。

6)大小便的护理:肝昏迷时常有尿潴留,应设法排空膀胱。可采用导尿术,但严格注意无菌操作,防止尿路感染。少尿、无尿时应严格记录尿量,每天尿量不应少于 1 000 mL。便秘时可导泻或灌肠,并准备记录排便次数。

7)肢体的护理:应每日进行肢体按摩和帮助被动活动,以防肢体萎缩和关节强直。同时足部采用保护架,以防足下垂。

8)安全护理:患者意识不清,易发生坠床、烫伤,碰伤等情况,应及时采取保护性措施,如加用床档、适应防护等。用热水袋保暖时,水温应在 50℃ 左右,以防烫伤。

五、康复

1. 指导患者及家属掌握引起肝性脑病的基本知识,防止和减少肝性脑病的发生。

2. 应使患者及家属认识到病情的严重性。嘱患者要加强自我保健意识,树立战胜疾病的信心。

3. 肝性脑病主要由各类肝硬化所致,并且有明显的诱发因素,要求患者自觉避免诱因,即限制蛋白质摄入,改变不良生活习惯及方式,不滥用对肝有损害的药物,保持大便通畅,避免各种感染,戒烟酒等。

4. 家属要给予患者精神支持和生活照顾,指导家属学会观察患者病情的变化,特别是思维过程的变化及性格行为、睡眠等有关精神神经的改变,一旦出现应及时治疗,防止病情恶化。

(刘颖)

第四节　老年人感染性腹泻

感染性腹泻是一类非常多见的疾病,近年来,某些感染性腹泻发病有增加的趋势。由于老年人感染性腹泻症状不典型,且易被伴随疾病所掩盖,易出现水盐代谢失衡及酸中毒,合并心脑血管疾病,如脑血栓、心肌梗死。因此,应引起重视。

一、病因

引起感染性腹泻的病原体有细菌、病毒和寄生虫等。痢疾杆菌或伤寒菌的感染则可引起急性细菌性痢疾(菌痢)和伤寒;肠道寄生虫溶组织阿米巴侵犯结肠,可致阿米巴痢疾。老年人抗病能力低下,原来在肠道不致病细菌可引起肠炎或霉菌性肠炎,由于某种药物的作用,而致菌群失常,也可引起肠炎和腹泻。

二、病情评估

(一)临床表现

主要为大便次数增多,稀水样便、稀便、黏液便、脓血便,腹痛或伴里急后重感,恶心、呕吐,发热等表现。由于老年人反应迟钝,故表现症状不典型。如急性菌痢,老年人发热、呕吐发生率较青壮年高,而里急后重、脓血便发生率低于青壮年。老年人有些感染性腹泻可引起呼吸道症状,如轻咳嗽、咳痰,常被误认为单纯的呼吸道感染。

(二)实验室及其他检查

血液检查、大便涂片镜检和培养、血电解质等生化检查可协助诊断。

(三)诊断和鉴别诊断

根据病史、症状特点结合实验室等检查,一般可作诊断,应与非感染性腹泻等相鉴别。

三、治疗

积极去除诱因,酌情对症治疗,腹痛可用阿托品等。

(一)病因治疗

应尽早进行。急性肠道感染可选用黄连素0.3~0.5 g或呋喃唑酮0.1 g,每日3次口服。吡哌酸对革兰阴性菌作用较好,0.5 g每日3~4次;庆大霉素、复方新诺明、氨苄西林、诺氟沙星、依诺沙星、培氟沙星、甲硝唑等均可选用。酮康唑、伊曲康唑对真菌性肠炎有效。菌群失调性肠炎应立即停用原来用的抗生素,按药敏试验选择抗生素,扶植正常菌群。

(二)补液治疗

脱水患者应予补液,并注意纠正水、电解质和酸碱平衡紊乱,防治心律失常等并发症的发生。

四、护理措施

1. 加强心理护理,腹泻可由生理及心理因素造成,精神紧张及不安,易刺激自主神经,造成肠蠕动增加及黏液分泌亢进。因此,必须使患者情绪稳定,保证患者安静、舒适地休息。

2. 注意腹部保暖,避免腹部压迫、按摩和腹压增高等机械性刺激,以减弱肠道的运动,减少大便次数,同时也有利于腹痛症状的减轻。

3. 饮食应清淡、少渣、易消化、富有营养的高蛋白、高热量、高维生素和矿物质饮食。根据病情给予禁食、流质、半流质、软食,少量多餐。肉毒杆菌食物中毒有吞咽困难者给予鼻饲;营养不良的患者可给要素饮食或消化道外供给高能营养;腹泻时可摄入米汤、菜汤、鱼汤、水果汁、蒸蛋、鱼肉、新鲜菜泥、土豆泥、豆腐、面条、粥等食物,避免进食生冷、多糖、多脂肪、过热、过酸、辛辣刺激性食物以及可可、巧克力、咖啡、含碳酸的产气饮料,忌食牛奶及乳制品,以防肠胀气。

4. 注意肛门周围皮肤的护理,如排便频繁者,便后宜用软纸擦拭,注意勿损伤肛门周围皮肤;保持内裤、床单清洁、干燥;有脱肛者,可用手隔以消毒纱布轻揉局部,以助肠管还纳,每日用温水或 1:5 000 高锰酸钾水坐浴,然后局部涂以无菌凡士林保护局部皮肤,并应注意保持清洁。

5. 每日准确记录出入量及大便次数、性状,定时测量体重,注意饮食情况等。

6. 防治传染性疾病,一旦考虑细菌感染,应采取隔离措施。护理患者后洗手消毒,患者衣服、排泄物、便器、食具应严格消毒,防止交叉感染。

7. 注意粪便的颜色、性状、气味和量。如食物中毒的粪便稀薄伴有未消化的食物残渣;细菌或阿米巴痢疾的粪便带脓血和黏液;急性坏死性肠炎的粪便呈血水或洗肉水样;胰腺疾病的粪便量多带泡沫、气多而臭且有油光色彩;霍乱或副霍乱粪便为米泔水样等。观察腹泻的伴随症状,如是否伴有呕吐、里急后重、发热、腹部压痛以及是否有口渴、皮肤弹性减弱、体重减轻、营养不良、乏力、倦怠、恶心、腹胀等水、电解质失衡的表现。

8. 对轻度及中度脱水患者遵医嘱给予口服补液或静脉补液,保持水、电解质及酸碱平衡。在明显腹痛时,可按医嘱应用阿托品、山莨菪碱、颠茄、洛哌丁胺(易蒙停)等,以缓解腹痛和止泻,增加患者舒适感。避免精神紧张、烦躁,必要时可用镇静剂。

一般止泻药有活性炭、鞣酸蛋白、碱式碳酸铋(次碳酸铋)等,是收敛性止泻药,其颗粒表面积大,可吸收水分和有毒物质。用药时要注意记录大便次数、性状和量,了解患者对药物的反应,一旦腹泻得到控制即应停药。用药过程中大便颜色变黑是正常现象,勿认为是消化道出血,事先向患者解释清楚,以免误解。

腹泻患者,应以病因治疗为重点,如用止泻剂时应注意:①明确病因治疗时,轻泻多不必止泻。腹泻有将胃肠的有害物质清除出体外的保护作用;②诊断不明而又未能排除严重疾病时,应慎用止泻药,不能因症状控制而放松应有的检查步骤;③尽量避免服用可成瘾的药物,必要时也只能短暂使用。

五、康复

1. 帮助患者找出导致腹泻的原因和诱因,指导患者及家属应注意饮食卫生。

2. 告诉患者及家属腹泻时饮食、饮水注意事项。

3. 指导患者遵医嘱按时、按量用药,用够疗程,进行彻底治疗。

4. 向患者及家属解释腹泻引起脱水的严重后果,患者一旦出现口渴、皮肤干燥、弹性下降、尿量减少、高热、心悸、烦躁等症状,应立即就医。

(刘颖)

第五章　泌尿系统疾病

第一节　急性肾小球肾炎

急性肾小球肾炎(简称急性肾炎)是指起病较急,病程较短,常能于数周及数月内趋于自愈的那些肾炎,任何年龄均可发生,近年来,老年人患急性肾炎的病例屡见不鲜。

一、病因和病理

本病多发生于乙型 A 组溶血性链球菌感染(如扁桃体炎、咽峡炎、猩红热、脓疱疮等)后 1~3 周,主要和链球菌感染后引起的免疫反应有关。乙型 A 组溶血性链球菌"致肾炎菌株"的抗原和刺激机体产生的抗体在血液中形成免疫复合物,通过血液循环流经肾脏,沉积于肾小球基膜上。近年来又提出链球菌中某些抗原先植入肾小球,再结合循环中特异抗体而形成免疫复合物。免疫复合物激活补体后使肾小球基膜及邻近组织产生一系列免疫损伤和炎症。由于肾小球基底膜破坏,通透性增大,使血浆蛋白、红细胞、白细胞渗出而形成蛋白尿、血尿和管型尿;肾小球毛细血管内皮细胞及系膜细胞肿胀、增生,管腔变窄甚至阻塞,使血流量减少,肾小球滤过率降低,同时,肾缺血又促使肾素分泌增加,从而引起水、钠潴留,临床上出现少尿、水肿和高血压等症状。

镜下病变呈弥漫性分布,可见肾小球体积增大,肾小球内皮细胞和系膜细胞肿胀、增生,压迫毛细血管使之变窄甚至阻塞,同时有较多白细胞浸润。免疫病理在基膜上可见有颗粒状 IgG 和 C3 沉积。电镜下可见上皮细胞下有驼峰状电子致密物沉积。

二、病情评估

(一)病史

大部分患者有明确的前驱感染史,如扁桃体炎、咽炎、丹毒、化脓性皮肤病、猩红热等,于感染后 7~21 天发病。感染与发病之间有一定的潜伏期,通常 1~3 周,平均 10 天左右,起病轻重不一,多呈急性肾炎综合征的表现。

(二)临床表现

常在链球菌感染 1~4 周出现尿的改变、水肿、高血压以及其他全身症状。尿的改变可有尿量减少、血尿、蛋白尿;水肿以晨起时面部特别是眼睑处水肿,重者数天内遍及全身。老年人最多见的表现可有水肿、呼吸困难、循环淤血、感染和食欲减退、恶心、呕吐、腹泻与肌肉痛等。根据临床表现可分为出血性肾炎和肾病性肾炎。

(三)实验室及其他检查

1. 尿常规检查

出血性肾炎一般都有血尿,红细胞管型有诊断意义。肾病性肾炎比出血性肾炎有较多的蛋白尿。两种肾炎均可出现颗粒、透明及白细胞管型。

2. 肾功能检查

血尿素氮和肌酐可增高,内生肌酐值轻度降低。

3. 其他

患者可有贫血、血沉增快、低蛋白血症,轻重不一。抗链球菌溶血素"O"滴度往往增高。多数患者在急性期内血总补体浓度(CH_{50})、C3下降,随病情好转。

(四)诊断和鉴别诊断

根据链球菌感染史及上述症状,诊断一般不难。临床症状不典型时,须连续多次查尿常规,必要时做肾穿活检。需与慢性肾炎急性发作、伴有反复血尿的局灶性肾炎、其他病因如系统性红斑狼疮或其他结缔组织病等引起的急性肾炎、肾盂肾炎、肾结石、肾结核等相鉴别。

三、治疗

(一)治疗原则

以休息、对症治疗为主,急性肾衰竭时予以透析治疗,待其自然恢复,不需要糖皮质激素等药物。

(二)治疗方案

1. 一般治疗

急性期应严格卧床休息,至肉眼血尿消失、血压正常、水肿消退后可适当活动。饮食应富含维生素,急性期应限制钠盐(2~3 g/d)、氮质血症时限制蛋白[0.5 g/(kg·d)]摄入,水肿与少尿时饮水量以不超过前一天尿量加不显性失水量为宜。

2. 消除感染病灶

对尚存留的咽炎、扁桃体炎等,应积极治疗。由于感染灶不易发现,故多主张用青霉素10~14天的疗法,有利于清除隐性感染灶(青霉素过敏者宜用红霉素)。

3. 对症治疗

经控制水、盐入量后,水肿仍明显者,应加用利尿剂。如氢氯噻嗪25 mg或环戊噻嗪0.25 mg,每日3次;呋塞米20~40 mg,每日3次,口服或肌内注射。高血压时应用降压药要积极而稳步地控制血压。常以噻嗪类利尿药、肼屈嗪、利血平等联合使用。

4. 并发症的治疗

1)高血压脑病的治疗

(1)降压:①利血平1 mg,肌内注射,或肼屈嗪20 mg,肌内注射。②二氮嗪300 mg,于15~30秒钟静脉注射,此药可使血压在数分钟内降至正常。③硝普钠25 mg,加入5%~10%葡萄糖液250 mL中,缓慢静脉滴注,10~15滴/分,可根据血压调整滴数。一般在72小时内逐渐停药,改口服药物治疗。

(2)脱水:20%甘露醇250 mL,快速静脉滴注或静脉注射,应用次数根据临床情况而定。

2)心力衰竭的治疗:主要措施为限制水钠入量,利尿降压,必要时可应用酚妥拉明或硝普钠静脉注射,以减轻心脏前后负荷。洋地黄类药物对急性肾炎合并心力衰竭效果不肯定,仅于必要时试用。经各种治疗仍不能控制心力衰竭时,可行腹透或血透脱水治疗。

3)急性肾衰竭的治疗:可参阅老年人急性肾衰竭节。少数急性肾炎患者可出现少尿或无尿,可有明显水肿、高血压或循环性充血状态,可用呋塞米静脉注射,开始按 1~2 mg/kg1 次,若效果不明显可增加剂量,每次 3~5 mg/kg,重复 2~3 次,多可发生利尿反应。不需要持续用药,否则须注意药物蓄积引起耳中毒。

四、护理措施

(一)一般护理

1. 急性发作期应卧床休息,直至症状完全消失,小便恢复正常为止。

2. 病室阳光充足、空气新鲜,保持一定的湿度、温度,避免交叉感染。

3. 给予高热量、高维生素、低蛋白、低盐易消化饮食。血压较高、水肿明显者应限制液体入量。

(二)病情观察与护理

1. 密切观察体温、脉搏、呼吸、血压的变化。特别要注意患者有无肾功能不全、高血压脑病、心功能不全的症状。如出现剧烈头痛、意识障碍、惊厥、昏迷、呼吸困难、发绀、尿少或无尿等表现,应及时通知医生并备好抢救药品,同时配合抢救,做好对症护理。

2. 水肿严重患儿应记录 24 小时出入量,及时做好各项化验检查,防止水、电解质紊乱的发生。

3. 使用利尿剂、降压药、抗生素等治疗时观察疗效及药物不良反应。按医嘱定时留尿送检。如并发肾功能不全、心力衰竭、高血压脑病及时通知医生,配合抢救。

4. 尽量避免肌内和皮下注射,因水肿常致药物吸收不良。注射后需按压较长时间,以免药液自针孔处向外渗出,并注意局部清洁,防止继发感染。

五、康复

一般来说,近期和远期的预后均良好。大部分急性肾炎患者经 2~4 周均可消肿、血压下降,但尿检查异常可持续时间较长,老年人患者尿中红细胞可延续 1~2 年才消退。故急性肾炎患者出院后要定期门诊检查,直到完全恢复。

预防链球菌感染极重要,有慢性扁桃体炎患者应做扁桃体切除,上呼吸道感染易发季节,应注意预防。要保持皮肤清洁,预防皮肤化脓感染。

(王立香)

第二节　肾病综合征

肾病综合征是指临床上具有大量蛋白尿(>3.5 g/24 h),血浆白蛋白低于 30 g/L,伴或不伴有水肿及高脂血症的一组症状。临床上分为两大类:一类是原发性肾病综合征,是原发性肾小球疾病最常见的表现之一;另一类是由系统性疾病引起的,称为继发性肾病综合征。

一、病因和病理

凡能引起肾小球病变的疾病均能引起肾病综合征。老年人原发性肾病综合征最常见的原因是膜性肾病,几乎占了全部病例的38%。70%~80%的膜性肾病表现为肾病综合征。其特征性病理改变是,光镜下基底膜钉突样改变,后期则增厚,电镜下可见上皮下电子致密物规律沉积,主要含IgG、C3等成分。

老年人原发性肾病综合征的第2位原因是微小病变性肾病,尽管此型主要发生在儿童,但在老年人并不少见,主要病变在电镜检查时可见弥漫性的肾小球足突融合,足突孔隙消失;光镜下肾小球基本正常,有较轻的系膜增生和肾小管上皮细胞变性,免疫病理阴性或可见少量的IgG、IgM、补体C3沉着。老年人原发性肾病综合征还可以见于膜增生性肾炎和局灶硬化性肾炎。

老年人由于易患多种疾病,故继发性肾病综合征比年轻人多见。由淀粉样变性引起的肾病综合征占13%~15%。其他常见的疾病有糖尿病肾病、肿瘤、系统性红斑狼疮、血管炎、过敏性紫癜,以及各种病毒、细菌引起的急慢性感染。

二、病情评估

(一)临床表现

老年人肾病综合征的表现与其他人一样,具有如下特点:

1. 大量蛋白尿

因肾小球滤过膜对血浆蛋白的通透性增加,致使尿中蛋白量超过肾小管上皮细胞的重吸收和分解能力,而形成大量蛋白尿。

2. 低蛋白血症

由于大量白蛋白在尿中丢失,导致血浆白蛋白水平降低。老年人肝脏代偿合成白蛋白的能力差,故低蛋白血症常常较严重。

3. 水肿

蛋白质的丢失导致血浆胶体渗透压降低,从而引起明显的水肿。老年肾脏在水钠排泄方面的障碍也在水肿中起重要作用。

4. 高脂血症

老年人本来可能有脂代谢紊乱易出现高脂血症,患肾病综合征时由于肝代偿性合成白蛋白和脂蛋白增加,加之存在脂质转运障碍,故较一般人更易出现高脂血症。

5. 其他

老年人心脏的储备能力低或本身患有心脏病,当水肿严重时常合并心力衰竭。此外,合并各种感染,营养不良,急性肾功能衰竭的机会增多。肾病综合征的患者多处于高凝状态,有血栓形成的倾向。患膜性肾病、肾淀粉样性和膜增生性肾炎的老年患者,肾静脉血栓的形成明显增多;冠状动脉血栓形成,肺栓塞也较年轻人多见。

其他继发性肾病综合征者,除以上表现外,还有不同原发病的临床特点和化验所见。

（二）诊断和鉴别诊断

根据24小时尿蛋白>3.5 g、血浆白蛋白<30 g/L，参考水肿和高脂血症，可以做出肾病综合征的诊断。如果排除了继发性病因，便可诊断为原发性肾病综合征。如有糖尿病、肾淀粉样变性、狼疮、多发性骨髓瘤等疾病存在时，应首先考虑继发性肾病综合征。但如要确诊和明确病理分裂仍有赖于肾活检。

老年人肾活检应慎重选择适应证：原发性肾病综合征Ⅱ型、经治疗无效的肾病综合征、肾功能迅速减退、尿沉渣有活动性异常同时伴有肾功能减退、怀疑淀粉样变性和狼疮等疾病，均为肾穿刺活检的适应证。

肾病综合征Ⅰ型应与糖尿病、肾淀粉样变性、多发性骨髓瘤等疾病鉴别。肾病综合征Ⅱ型应与狼疮肾炎、血管炎等鉴别。

三、治疗

老年人肾病综合征的治疗与其他年龄组相同。病情重者应卧床休息，适当限制水、盐的入量，蛋白质的摄入应高于正常老年人，并保持足够的热量供应。其他的对症治疗还包括提高胶体渗透压和利尿。

肾病综合征最重要的药物治疗是肾上腺皮质激素的应用，能减轻肾小球的炎症反应，降低肾小球基底膜的通透性，消除尿蛋白和利尿。用药原则：剂量要足（30～60 mg/d）；减量要慢（服用6～8周，足量后每2～3周减量1次，每次减原用量的10%～20%）；维持时间要长（半年或更长）。如用药2～10周疗效还不明显或病情反复者，可选用细胞毒药物如环磷酰胺、氮芥等协同治疗。如高凝状态明显或血栓形成，应采用蛇毒或肝素等药物进行溶栓治疗。对于各种药物疗效均不明显的肾病综合征，首先要考虑临床诊断是否正确，寻找有无引起继发性肾病综合征的原发病；其次应明确病理类型，以便决定下一步治疗方案，此时肾活检便显得尤其必要。对于继发性肾病综合征的治疗，首先应积极地控制原发疾病，防治并发症。

膜性肾病尿蛋白的自然缓解率为2%，20%～25%的患者可以部分缓解（PR，即每天排出的尿蛋白超过200 mg，但少于2 g），其余患者有半数发展到肾衰竭的终末阶段。

四、护理措施

（一）一般护理

1. 全身水肿明显，出现呼吸困难者应绝对卧床休息，给予半卧位，症状缓解可逐渐增加活动量。加强心理护理，消除不良情绪的影响。

2. 宜给予高热量、低脂肪、富含维生素的饮食，多食新鲜蔬菜和水果，适量补充蛋白质。

3. 注意口腔清洁，保持皮肤清洁、干燥，避免破溃，并保持会阴部清洁，避免感染。

（二）病情观察与护理

1. 密切观察体温、脉搏、血压、呼吸变化，注意观察水肿的部位、程度、皮肤状态以及浮肿的伴随症状，如患者出现头痛、倦怠、神志恍惚、恶心、呕吐、食欲减退、尿量减少等尿毒症早期表现，应及时通知医生并做好对症护理。

2. 使用大剂量利尿剂时应注意观察有无口干、恶心、腹胀、直立性眩晕、精神不振、心悸等,并应监测电解质情况,防止低钾、低钠血症出现。

3. 注意心肾功能不全症状的发生,如心悸、呼吸困难、尿量减少、血尿素氮增高等。

4. 准确记录每日液体出入量。

5. 应用大剂量激素冲击治疗时,对患者施行保护性隔离,防止发生各种感染。

6. 静脉应用细胞毒药物,注意防止药液外渗,并注意观察药物不良反应。

7. 应用糖皮质激素类药物治疗期间加强指导。应向患者介绍药物的作用、不良反应及注意事项,注意观察患者尿量、血压及血钾变化。准确记录出入液量,定期测量体重,按医嘱留取尿标本送验。

8. 患者常有骨质疏松,注意安全,防止病理性骨折,出现手足抽搐者及时补充钙剂。

五、康复

原发性肾病综合征特别是Ⅰ型大部分预后良好,病情可反复,诱因可能为感染、劳累、停药或撤药造成;患者定期门诊复查尿常规与肾功能,在医生指导下减药或停药;有呼吸道感染应积极治疗防止病情复发或加重;患者及家属向医护人员了解激素及其他免疫抑制剂的主要作用及毒性作用和不良反应,以便积极密切合作,完成治疗计划。Ⅱ型原发性肾病综合征患者治疗主要目的是保护肾功能,维持病情稳定。

(王立香)

第三节　老年人急性肾衰竭

急性肾衰竭(ARF)指各种因素影响,在短期内发生显著进行性肾功能损害的一种综合征。临床表现为少尿、无尿或多尿,其次为代谢紊乱和尿毒症的症状。本病在老年人中极为常见,据1996年四川省对1 826例ARF的调查,年龄在61岁以上者为128例,占7.0%。随着世界人口的老龄化,老年人的ARF已越来越引起人们的关注。

一、病因和发病机制

(一)病因

1. 肾缺血

以急性循环衰竭为主,如各种原因的大出血、大面积烧伤、严重的水和电解质紊乱、败血症(内毒素)、创伤、手术、误输异型血、心力衰竭、急性胰腺炎、肾血管疾病如肾动脉粥样硬化、肾动脉血栓形成、栓塞或狭窄、狼疮性肾炎、各种急腹症、糖尿病酸中毒、梗阻性黄疸等,均在不同程度的休克基础上影响肾脏的血液循环。据Kumar分析227例老年ARF发现,由急性肾缺血所致者占80%,其中50%~70%与脱水和电解质紊乱有关。

2. 肾中毒

某些化学物质、药物、生物毒素均可导致肾实质损伤,如重金属类的砷、汞、铋剂等;有机溶剂如甘醇及杀虫剂;磺胺类药物;抗生素类如两性霉素 B、多黏菌素、先锋霉素、卡那霉素;生物毒如蛇毒、蕈毒、鱼胆;麻醉剂,如甲氧氟烷;抗癌剂中的丝裂霉素 C、环磷酰胺及碘造影剂等。老年人因庆大霉素所致肾损害高于青年人,造影剂所致的 ARF 也以老年居多;非固醇类消炎药、镇痛剂和某些中药也可致急性间质性肾炎、肾髓质和乳头坏死而致 ARF。

肾缺血与肾中毒两类病因不能截然分开。中毒时常伴有肾血管反射性痉挛所致的肾缺血,而肾缺血又常伴有毒性代谢产物的积聚加重肾小管损害。在发病原理上两类因素相互作用,区别只是有所偏重或先后次序的不同。目前认为,肾缺血加上肾中毒最易引起 ARF,因为缺血时肾小管容易吸收毒物而引起坏死。

此外,老年人前列腺肥大、尿路结石、肿瘤、囊肿也可引起肾后性肾衰竭。

(二)发病机制

关于 ARF 的起病机制迄今未明,可能由于肾缺血或中毒时,肾血管的收缩导致细胞损害,引起细胞膜 Na^+ 通透性增加和细胞水肿。最后肾小管被坏死细胞和组织阻塞,肾间质发生水肿,肾组织淤血、坏死等,最后导致急性肾衰竭。为了便于临床诊断和处理,临床上把急性肾衰竭分为功能性肾衰竭和器质性肾衰竭。功能性肾衰竭是急性肾衰竭的早期阶段,因血容量不足致肾血管痉挛和肾血流量减少,而肾小球滤过率不一定有明显减低。临床上只能发现原发病症及少尿,无其他显著的症状。若发病因素继续存在,未及时处理,则发生肾小管坏死、肾小管功能丧失,形成器质性肾衰竭,表现为少尿、尿钠浓度增加、稀释尿(尿内尿素浓度减少)。其病理变化可见肾脏外形肿大、水肿;皮质肿胀、苍白、髓质色深充血,有时伴小出血点。由于原发病因及病情各异,病理检查时也可发现血管病变、DIC、炎症等表现。

二、病情评估

(一)病史

对病情的判断有非常重要的意义。致病因素有:

1. 肾前性急性肾衰竭原因

1)血容量不足:出血,皮肤丢失(烧伤、大汗),胃肠道丢失(呕吐、腹泻),肾脏丢失(多尿、利尿、糖尿病),液体在第 3 间隙潴留(腹膜炎、胸膜炎)等。

2)心排血量减少:充血性心力衰竭、心律失常、低流量综合征、肺动脉高压、败血症、过敏性休克等。

2. 肾实质性急性肾衰竭原因

由于各种原因所致的肾实质病变均可发生急性肾衰竭。可以急性,也可在肾脏疾病中突然恶化。多见于急性肾小管坏死和急性肾皮质坏死、急性肾炎和细小血管炎、急性肾大血管疾病、急性间质性肾炎等。

1)肾小管病变:急性肾小管坏死(占 40%)。常由肾脏缺血、中毒、肾小管堵塞(血红蛋白、肌红蛋白引起)。

2）肾小球疾病：占 25% ~26%，见于各种类型急性肾炎，包括狼疮性肾炎、紫癜性肾炎等。

3）肾间质疾病：约占 90%，由药物过敏引起急性间质性肾炎多由磺胺类、新型青霉素、氨基青霉素、止痛药、非激素类抗感染药等引起。

4）肾血管疾病：约占 25%。诸如坏死性和过敏性血管炎、恶性高血压、肾动脉闭塞、肾静脉血栓形成、妊娠子痫、DIC 等。

5）其他：移植肾的肾排斥或慢性肾炎急性发作等。

3. 肾后性急性肾功能衰竭原因

尿路单侧或双侧梗阻（结石、肿物、血凝块），单侧或双侧肾静脉堵塞（血栓形成、肿物、医源性）等。

（二）临床表现

患者可有休克时间过长，创伤严重，严重脱水及电解质紊乱，药物或毒物中毒，继发性肾小球疾病，肾动脉粥样硬化，尿路阻塞病变等病史。

1. 少尿型 ARF

1）初发期：尿渗透压/血渗透压在 1.1 ~1.4；尿钠在 20 ~40 mmol/L；尿素约为 150 mmol/L；尿蛋白轻微，只有少量管型；为简便起见，有人认为，少尿出现的 24 ~48 小时，可认为是急性肾小管坏死的初发期。

2）少尿期或无尿期：老年 ARF 的少尿期长短不一，短的不足 1 日，一般为 1 ~2 周，3 周以上若仍未恢复则预后较差。每天尿量在 400 mL 以下或每小时小于 17 mL，或无尿，每日尿量小于 100 mL，完全无尿者少见。尿比重 <1.018，尿钠浓度 >40 mmol/L，尿渗透压 <350 mOsm/(kg·H_2O)，尿肌酐/血肌酐 <20，尿渗透压/血渗透压 <1.1，滤过钠排泄分数 >2%，有蛋白尿、血尿、上皮细胞碎片及粗大的肾衰竭管型。血肌酐、尿素氮增高并直线上升。由于水盐、氮质代谢产物的潴留可有下述表现：

（1）低钠血症：老年人本身即存在潜在性低血钠，ARF 时则机体呈高分解状态，内生水增加，或给予过多的液体更易发生低钠血症。实际上在临床上低钠血症比低钾血症更多见。

（2）高钾血症：由于尿量减少，从尿排出的钾也相对减少。一般在少尿期的第 2 ~3 天，血清钾即可升高，4 ~5 天可达危险界限。此时患者常常表现为肢端和口唇麻木、肌酸痛、苍白、肢体湿冷，进而无力、麻痹、心动过缓、血压下降。当血钾 >7.5mmol/L 可致心搏骤停。

（3）酸中毒和尿毒症：氮质潴留和酸性物质的积聚，在少尿初期即可出现，增加的速度与组织破坏与少尿的程度有关，重者 2 ~3 天即出现。此外，老年人多患有动脉硬化、高血压病、不典型糖尿病、梗阻性肾病等，肾小管排酸功能减退、酸化功能降低，故又存在着潜在的代谢性酸中毒。所以老年 ARF 极易出现酸中毒。常见老年 ARF 患者刚入院时活动自如，住院过程中突然出现精神异常、嗜睡、昏迷、Kussmaul 大呼吸，按 ARF 快速纠正酸中毒，则患者可得救。还有一些轻型老年 ARF 患者，经轻度补碱纠正酸中毒后，高血压、氮质血症均可缓解痊愈。老年人可因各种诱因产生低血容量、心力衰竭或低血容量、血流缓慢，使尿素氮重吸收增加，尿素氮滤过减少使血尿素氮偏高。

(4)其他:可有高血压、心力衰竭、心律失常、心包炎、呼吸道和泌尿道感染、消化道出血等并发症。老年 ARF 常并发全身 MOF,有时以 ARF 为首发症状。

3)多尿期:少尿后期,尿量逐渐增多。当每日尿量超过 500 mL 时,即转入移行阶段。此时尿毒症症状仍处在高峰。当尿量增到 1 500 ~ 2 000 mL 时,水肿开始消退,血压、血肌酐、尿素氮浓度逐渐下降,酸中毒及尿毒症症状减轻,直至消失。由于肾小管功能尚未完全恢复,仍易出现失水、失钾、失钠等。本期经历 2 ~ 3 周,尿量逐渐恢复正常,然而浓缩稀释功能的恢复则较慢。

4)恢复期:经少尿、多尿期,组织中蛋白大量破坏,体力耗损很大,恢复期常需半年左右。

2. 非少尿型 ARF

以往传统观念认为少尿是 ARF 的主要特征,其实在老年各种 ARF 的中,非少尿型 ARF 并不少见,据统计,可占发病数的 25% ~ 50%,在烧伤、创伤、使用肾毒性抗生素特别在甘露醇治疗后,其发生率较少尿型 ARF 还多。非少尿型 ARF 可有下述表现:每日尿量 >500 mL;尿渗透压/血渗透压 <1.1;血肌酐、尿素进行性增高;尿比重、尿沉渣、血液化学检查等及临床表现均与少尿型 ARF 相似。由于尿量不减少,极少发生水中毒、高血压及高钾血症,肾损害相对较轻,恢复较迅速。

(三)实验室及其他检查

1. 尿液检查

少尿期尿比重低,常固定于 1.010 ~ 1.012,尿蛋白 + ~ + +。尿沉渣显微镜检查可见数量不等的红细胞、白细胞和各种管型,如见到多数粗大的上皮细胞管型,更有诊断意义。由于肾小管对钠的回吸收功能受损,故尿钠的浓度较正常高(>30 mmol/L)。尿中尿素氮浓度下降,低于 10 g/L。尿素氮/血尿素氮比值小于 15。尿中肌酐的浓度亦降低。

2. 血液检查

血常规检查因原发病而异,一般白细胞轻度增多,常有轻、中度贫血,血沉增快。血尿素氮、肌酐、钾、磷、镁离子增加。血 pH 值、二氧化碳结合力、血钠、钙离子降低。

3. 纯水清除率测定

正常值为 -30,其值越接近 0 越说明有肾衰竭。一般 -30 ~ -25 说明肾功能已有变化;-25 ~ -15 肾功能轻度至中度损害;-15 ~0 肾功能严重损害。这一指标常先于临床及其他实验室发现前 1 ~ 3 天出现。

必要时可行肾活体组织检查,但应谨慎。

此外,腹部平片、超声波、肾造影、逆行肾盂造影、同位素肾图及扫描等检查对确定原发病因有一定帮助。

(四)诊断和鉴别诊断

根据病史及症状特点结合实验室等检查可考虑诊断。诊断有疑难时可行下列辅助检查:

1. 补液试验

若中心静脉压下降,用 10% 葡萄糖液 500 mL 在 30 分钟内快速静脉滴入,若尿量增加,比重降低,提示血容量不足;如无反应则为 ARF。此法对老年、高血压心肺功能较差者不宜采用,以免引起超负荷、肺水肿及心力衰竭等严重后果。

2. 利尿激发试验

若血容量已补足,中心静脉压正常,用甘露醇 12.5~25 g,在 5~10 分钟内静脉滴注。观察尿量每小时超过 40 mL 为功能性肾衰竭。若对甘露醇无反应,则可用呋塞米 40 mg 肌内注射,如仍无效,则甘露醇与呋塞米同时应用。若尿量增加,可继续应用呋塞米,如尿量不增,即按器质性肾衰竭处理。

三、治疗

(一)治疗原则

老年 ARF 多并有 MOF,治疗时要注意到各脏器间的矛盾,纠正生理功能上的紊乱,防治发生严重并发症,尽力维持患者生命,以待肾功能的恢复。其中,低钠血症、高钾血症是严重威胁患者生命的重要原因,应引起特别重视。

(二)治疗方案

1. 病因治疗

积极治疗原发病。

2. 初发期的治疗

初发期如能及时正确处理,肾衰竭往往可以逆转,即使不能完全逆转,亦可使少尿型肾衰竭转变为非少尿型,扩容治疗对肾毒性 ARF 前期,可促进毒素排泄,但扩容治疗限于 ARF 前期,宜测定中心静脉压做监护。

若扩容后尿量不增加,可试用 20% 甘露醇 100 mL。如有效,则继续用 10% 甘露醇维持静脉滴注 24 小时。甘露醇是一种渗透性脱水剂,借其高渗作用能迅速将细胞内液水分移至细胞外,增加血容量。呋塞米能增加肾皮质血流,减少髓质充血,抑制肾组织对糖的酵解,增加肾小球滤过率,抑制袢段升支对钠的重吸收,使钠、水、钾的排出增加。呋塞米每次静脉注射超过 200 mg 时,最好稀释使用以减轻或避免消化道的不良反应。药物的不良反应少,少数人可出现过敏反应、恶心、呕吐、视物模糊、体位性低血压、低血糖、眩晕,个别出现血白细胞、血小板减少,抑制尿酸排出,并可引起暂时性神经性耳聋。注药速度每小时不超过 250 mg 可减少其毒性。目前认为,呋塞米对功能性肾衰竭和器质性肾衰竭的早期是很有效的利尿剂。

3. 少尿期的治疗

1)严格限制液体摄入量:目的在于避免液体过多导致急性肺水肿、全身性水肿、心力衰竭等水中毒的危险。故补液原则"宁少勿多"。每日需液体量 = 显性失水 + 前 1 日尿量 + 300~500 mL。发热者体温每升高 1℃ 酌加入液量 60~80 mL。一般老年人 ARF,每日进水量应控制在 750~1000 mL,并根据不同情况调整。

2)维持电解质平衡:主要电解质紊乱是低钠血症、高钾血症、低钙血症、高镁血症。

(1)低钠血症:稀释性低钠血症应严格限水和排出多余水分,必要时透析脱水。缺钠性低钠血症可输高渗盐水,伴酸中毒可用碳酸氢钠。若首次补钠后血钠未上升,尿量反而减少,症状加重,应停止输入高渗盐水,以免产生更严重的后果。

(2)高钾血症:一般患者血钾增高每天约为 0.3 mmol/L 时,严重创伤者每天可增高

0.7 mmol/L。血钾接近于 8 mmol/L 时,随时可发生舒张期停搏。故对老年 ARF 应尽力预防过高的血钾水平。如积极控制感染和酸中毒,彻底清除坏死组织,防止消化道出血,供给足够热量,严格控制含钾食物及药物,出现高钾血症时可采取以下方法:钙制剂效果最快,可用 10% 葡萄糖酸钙 50～100 mL 或 10% 氯化钙 10～20 mL,静脉注射,但曾用洋地黄患者,忌用钙剂;50% 葡萄糖液 200～300 mL,每 3 g 葡萄糖加胰岛素 1 U,静脉滴注。由于葡萄糖迅速转化为糖原进入细胞内,同时带进钾离子。4% 碳酸氢钠或乳酸钠 50～100 mL,静脉注射或静脉滴注,作用开始时间少于 5 分钟,维持作用 30～120 分钟。当血钾超过 6.5 mmol/L 时,应考虑透析疗法。

(3)高镁血症:与高血钾的治疗措施相似,危急时可静脉注射钙剂。

3)纠正代谢性酸中毒:酸中毒的主要原因为酸性代谢产物的积聚,并非缺钠性酸中毒。因此,不能盲目输入碱性药物,而主要措施是给予足量热量,减少酸代谢产物形成及应用透析疗法,去除酸性产物,以缓和症状。

4)饮食疗法:治疗氮质血症,减少患者体内蛋白分解是一个重要措施。应保证供给足够的热量,不能进食者可静脉补充高营养物质。也可给予少量高质蛋白,减少自身蛋白分解。

5)感染的预防:预防感染应贯彻治疗的始末,包括隔离消毒,加强口腔卫生护理,应用任何留置导尿管都要严格掌握无菌技术,采用密闭管道及引流装置。发生感染时应用细菌涂片、培养及药敏试验,选用最适抗生素包括避免肾毒作用的药物。

6)氨基酸的应用:氨基酸用于治疗 ARF,既能增加营养,又能缩短病程,促进肾功能的恢复。

7)透析疗法:目前认为,早期预防性血透或腹透可减少患者并发感染、出血和昏迷等的机会,并可迅速清除体内过多代谢产物,维持水、电解质和酸碱平衡,显著降低 ARF 的病死率。目前,推荐的早期预防性透析即指在出现并发症之前施行透析,其指征为:急性肺水肿;高钾血症,血钾在 6.5 mmol/L 以上;高分解代谢型 ARF;无高分解状态,但无尿已 2 天或少尿 4 天以上;二氧化碳结合力在 13 mmol/L 以下;血尿素氮在 21.42～25.56 mmol/L 或肌酐在 442 μmol/L 以上;少尿 2 天以上,并伴有体液过多(眼结膜水肿、胸腔积液)、心音奔马律或中心静脉压高于正常中任何一项者;持续呕吐;烦躁嗜睡;血清钾在 6 mmol/L 以上;心电图疑有高钾血症。

8)简易疗法:包括吸附法、导泄法及鼻胃管持续吸引。对降低血尿素氮、肌酐等体内蓄积的毒性物质有一定作用。可试用。尤其适用于不能开始透析疗法的医疗单位。

(1)吸附法:氧化淀粉每日 20～40 g,可使尿素氮、血钾下降,氢氧化铝每日 20～30 g,分 3～4 次服用。其他还有聚丙烯醛、聚乙酰基吡咯酮等。

(2)导泄法:选用其中之一。20% 甘露醇 25 g,1 小时服完。每日 1～2 次。50% 硫酸钠 40 mL,大黄 30 g,芒硝 15 g,每日 1 次。复方口服透析液,每升中含成分为:甘露醇 32.4 g,钠 60 mmol,钾 4 mmol,氯 46 mmol,碳酸氢钠 70 mmol。生大黄、桂枝、槐花各 3 g,水煎后灌肠。生大黄 15～30 g,附子 9 g,牡蛎 60 g,水煎 150～200 mL 行保留灌肠,每日 1 次,3～7 天为 1 个疗程,5 天后无效改用透析。大黄、黄芪各 30 g,红花、丹参各 20 g。水煎,每次 100 mL,加 4% 碳酸氢钠 20 mL 加温至 38℃,行结肠灌洗,每日 6 次,用至病情好转为止。

（3）鼻胃管持续吸引：此疗法作用有减轻 ARF 少尿期的高血容量症；经鼻胃管吸出的液体主要是唾液和胃液，除水分外还含有许多电解质，其中钾、氯、钠是 ARF 的要害离子；吸出的消化液中含有一定量的尿素氮和肌酐，对改善 ARF 病情有益。

4. 多尿期及恢复期的治疗

尿量每日 >5 000 mL 表示多尿期开始，出现大量利尿后要防止脱水及低血钾、低血钠。应根据每日体重、血钠及血钾变化及时补充。进水量宜控制在尿量的 2/3，以免恢复期延长。当血尿素氮下降后，蛋白质摄入量可逐渐增加，以利组织修复。

四、护理措施

（一）一般护理

1. 卧床休息

一旦急性肾衰竭的诊断确立后，应对患者进行临床监护。患者应卧床休息，以减轻肾脏负担，降低代谢率，减少蛋白质分解代谢，从而减轻氮质血症。对重症患者还要采取病房隔离保护措施，防止交叉感染。

2. 饮食调节

指导患者进食高效价蛋白质，含钾量和含水量少的食物。由于蛋白质的摄入受到限制，最好选用生物效价高的动物蛋白如鸡蛋、牛乳、鱼肉等。鲜蘑菇、香菇、榨菜、土豆、山楂、橘子、香蕉、果汁等含钾较高，应忌用。患者有恶心、呕吐、无法进食而胃肠功能正常者，可采用鼻饲进食。胃管尽量选用小号软管。对于不能口服、鼻饲者必须给予静脉营养，可经中心静脉导管或动、静脉外瘘管（透析用）输入高渗葡萄糖、脂肪乳剂及氨基酸等。定时检测血糖，根据需要加入胰岛素。

3. 病室环境

提供清洁舒适的病室环境，限制探视人数，患者最好住单人病房，病室环境应保持安静清洁，每日早晚通风 1 小时。病床环境每日紫外线消毒 1 次。严格施行床边隔离和无菌操作，以防交叉感染。

4. 皮肤护理

患者病情较重，长期卧床应帮助患者定时翻身擦背，以防压疮的发生。

5. 口腔护理

做好口腔护理，以防齿龈糜烂、破溃出血。由于患者食欲欠佳，常伴有恶心、呕吐，还有尿素氮沉着于口腔黏膜，应注意改善口腔卫生。

6. 注意各种留置导管的护理

静脉导管停留在同一处静脉内的时间不宜过长。留置导尿管要注意尿管的护理，用生理盐水棉球擦洗外尿道口，引流瓶保持无菌，每日更换 1 次，每日 2 次用呋喃西林液做膀胱冲洗。每 2 周更换 1 次尿管。定期进行尿培养，防止逆行感染。

7. 禁用对肾脏有毒药物

护士应熟悉和掌握对肾脏有损害的药物，如卡那霉素、庆大霉素、多黏菌素、新霉素、先锋霉素、磺胺药等，并提示医生禁用，如已用上述药物，应立即停用。

（二）病情观察与护理

1. 密切观察神志、有无嗜睡、感觉迟钝、呼吸深而大、昏迷等酸中毒表现。注意有无高血压脑病及心力衰竭征象。发现异常，及时报告医生。

2. 急性肾衰竭临床最显著的特征是尿的变化。凡是有引起急性肾衰竭的病因存在，即应密切观察尿量及尿比重的变化，必要时查血生化，以期尽早发现急性肾衰竭初期患者。

3. 水与电解质平衡的观察，严格记录 24 小时出入量，包括尿液、粪便、引流液、呕吐物、出汗等，如条件允许，应每日测体重 1 次。每日测定电解质及肌酐，密切观察补液量是否合适，可参考下列指标：①每日体重 0.2 ~ 0.5 kg。②血钠保持在 130 mmol/L。如血钠明显降低，则提示可能有水过多。③中心静脉压 > 10 cmH$_2$O、颈静脉怒张、水肿急剧加重、血压增高、脉压增宽、心搏增强等表现，提示体液过多。

4. 高血钾是急性肾衰竭患者常见的致死原因，应密切监测心电变化。一旦出现嗜睡、肌张力低下、心律失常、恶心呕吐等高血钾症状时，应立即建立静脉通路，备好急救药品，并根据医嘱准备透析物品。

5. 水中毒是急性肾衰竭的严重并发症，也是引起死亡的重要原因之一。如发现患者有血压增高，头痛、呕吐、抽搐、昏迷等脑水肿表现，或肺部听诊闻及肺底部啰音伴呼吸困难、咳血性泡沫痰等肺水肿表现时，应及时报告医生，并采取急救措施。

（三）症状护理

1. 手足抽搐

肾衰竭时，磷酸盐排泄障碍，形成高磷酸血症，此时因主要由肠道排泄而加速钙的消耗，妨碍消化道对钙的吸收，造成低钙血症。可引起手足抽搐，应按医嘱及时补充钙剂。

2. 心律不齐及心率缓慢

患者由于肾衰竭而钾的排泄减少，引起钾的潴留，可发生高钾血症。同时，由于患者低钙，增强了高钾对心脏的毒性。患者表现为心动过缓、心律不齐、心室颤动、心脏停搏等。护士应密切观察心率、心律及病情变化。高血钾症时应及时检查心电图，同时测定血钾。钾高于 5.5 mmol/L 即为高血钾，应严格控制患者摄含钾盐和保钾利尿剂等。输血治疗时，不要输库存过久的血液。输液时不用含钾的溶液，如林格液等。

3. 低钠血症

常因呕吐腹泻等丢失盐或输入过多不含钠的液体等致低钠血症，临床表现为头晕倦怠、眼球下陷、神志淡漠、肌肉痉挛等。严重低钾血症可有抽搐或癫痫样发作或导致昏迷。护理人员应密切观察患者的临床表现，发现以上症状时，应及时补充钠盐。

4. 高血压

肾衰竭时，肾缺血及肾素产生过多而发生高血压。应每日测量并做好记录，观察高血压症状，并对症处理。如血压逐渐下降并恢复正常，说明病情有所好转。

5. 水中毒

必须严格控制入水量，尤其输液量和控制点滴速度。如有血压明显上升、浮肿、气促、心悸或其他原因不能解释的左心衰竭综合征，常提示有水中毒发生，应及时处理。

（四）心理护理

1. 向老年患者介绍急性肾衰竭的病因、治疗方法，说明通过治疗，大多数患者可恢复正常。并可用实例来鼓励患者，提高战胜疾病的信心。

2. 建议家属多以温暖、关切的态度接近患者，护理人员应关心体贴患者，并参与患者的活动，积极配合治疗。

五、康复

急性肾衰竭的预后与原发病性质，患者年龄，原有慢性疾患，肾功能损害的严重程度，早期诊断和早期透析与否，有无 MOF 和并发症等因素有关。随着透析疗法的不断改进和早期预防性透析的广泛开展，直接死于肾衰竭本身的病例显著减少，而主要死于原发病和并发症，尤其是 MOF。

应教育急性肾衰竭老年患者积极治疗原发疾病，及时发现与治疗血容量不足，增加抵抗力，减少感染的发生，避免伤肾的食物、药物和毒物等进入体内。

（王立香）

第四节　老年人慢性肾衰竭

慢性肾衰竭（CRF）是多种慢性肾脏病变逐渐发展至晚期，肾实质遭到严重破坏而引起的一种临床综合征。临床上以蛋白质代谢产物的积蓄、水与盐代谢紊乱、酸碱平衡失调以及内分泌功能障碍为其主要表现。本病是老年人的常见病，也是老年人的重要死因。

一、病因和发病机制

各种肾脏疾病晚期均可导致 CRF，其中以慢性肾炎引起者最为常见，占 50%～60%，其次是慢性肾盂肾炎、肾小动脉硬化症。此外，肾结核、糖尿病性肾病、系统性红斑狼疮、过敏性紫癜、多囊肾、尿路梗阻等均可导致 CRF。

本病的发生机制尚未完全明了，通常用以下学说解释：

1. 健存肾单位学说

肾实质疾病导致部分肾单位毁损而功能丧失，另一部分健存肾单位为了代偿，必然增加负荷，以维持机体代谢的需要。但健存肾单位代偿过程中发生的肾小球高压、高灌注和高滤过及肾小球代偿性肥大均促使肾小球硬化，功能丧失。随着病变损害的继续及健存肾单位代偿后损害使健存肾单位数量日趋减少，终至尿毒症。

2. 矫枉失衡学说

肾衰竭时，机体出现代谢产物潴留，在矫正这种状态的过程中（即矫枉），又出现了新的失衡和损害。如肾损害使肾小球滤过率下降时，尿磷排泄减少，血磷升高，机体为了矫正磷的潴留，甲状旁腺激素分泌增多，以促进排磷，此时高血磷虽有改善，但甲状旁腺功能亢进却引起了肾性骨病、转移性钙化、皮肤瘙痒及神经系统损害等。

3. 毒素学说

肾衰竭时出现的大部分临床表现与尿毒症毒素积聚有关,包括尿素、肌酐、胍类、胺类、酚类、甲状旁腺激素等。

二、病情评估

(一)病史

CRF的患者一般有多年的原发性或继发性慢性肾病史,因此,应详细询问患者的患病经过,包括首次起病前有无明显的诱因,疾病类型,病程长短,病程中出现了哪些主要症状、有何特点,既往有无加重,有何诱因,治疗经过。及用药情况(包括曾用药物的种类、剂量、用法、疗程,患者对药物的反应及不良反应等)病情有无逐渐加重、出现新的症状等。

(二)临床表现

在肾功能不全代偿期,临床仅有原发病的表现,检查可发现内生肌酐清除率下降。在应激情况下,肾功能可突然恶化,出现尿毒症症状,一旦应激因素去除,经适当治疗后肾功能可恢复到原有程度,临床上称为"可逆性尿毒症"。如原发病病情持续进展,肾单位不断受损,健存肾单位逐渐减少,不能适应机体最低要求时,即使没有应激因素,也会逐渐表现出尿毒症症状,可累及全身各系统,表现为:

1. 一般症状与体征

消瘦、营养不良、面色萎黄而灰暗,有特殊的尿毒症病容。

2. 皮肤表现

干燥、瘙痒,有时可见紫癜、"尿素霜"沉着(额面、胸部易出汗部位)、皮疹等。

3. 消化系统表现

消化系统表现是尿毒症最常出现的症状,初期以厌食、腹部不适为主诉,以后出现恶心、呕吐、腹泻、舌炎、口腔有臭味,甚至消化道大出血。由于尿毒症毒素潴留、氨的刺激及水和电解质、酸碱平衡失调引起。

4. 心血管系统表现

1)高血压:尿毒症时约80%以上的患者有高血压。由于水、钠潴留所致,部分也与肾素活性增高、前列腺素分泌减少有关。

2)尿毒症性心包炎:心包炎可以是干性,也可以是心包积液,严重者有心脏压塞,主要与尿毒症中小分子毒素沉积有关。

3)尿毒症性心肌病:表现为心肌肥厚、心脏扩大等,与高血压、尿毒症毒素有关。

4)心律失常:可以发生各种心律失常,与心肌病变、毒素、电解质紊乱等有关。

5)心力衰竭:可以表现为急性左心衰竭、肺水肿,也有慢性心力衰竭,甚至全心衰竭,与水过多、高血压、贫血、毒素、心肌病、电解质紊乱、冠心病等有关。

6)冠心病:主要表现为心绞痛、心肌梗死、心力衰竭,与原发疾病、高血压、高脂血症、贫血有关。

7)其他:有心脏瓣膜病变、心脏异常钙化等。

5. 神经系统

代谢产物潴留、电解质酸碱平衡失调、高血压、贫血等因素引起中枢神经系统功能障碍，表现为精神萎靡、乏力、头晕、头痛、失眠、四肢麻木；晚期出现烦躁不安、抽搐、惊厥或嗜睡、昏迷。

6. 呼吸系统

呼气有氨味，酸中毒时可出现深大呼吸。代谢产物的潴留可引起尿毒症性支气管炎、肺炎、胸膜炎等。

7. 造血系统

贫血是尿毒症必有症状，占97%。贫血程度与肾功能损害的程度往往一致。晚期患者常有出血倾向，是由于毒素作用使血小板功能异常及数量减少所致。

8. 骨骼系统

由于钙磷代谢障碍，继发性甲状旁腺功能亢进，引起肾性骨病。可发生严重的全身骨痛或病理性骨折或畸形。临床表现为骨软化症、纤维性骨炎、骨硬化症。

9. 水、电解质代谢紊乱

因肾单位减少，肾小球滤过率降低，肾小管浓缩功能丧失，对水耐受性和调节能力差，易发生脱水和水肿是本病一大特征。病变末期均有不同程度的低钙血症及高磷血症。低钠血症较常见，补钠过多易发生高血压及水肿。钾代谢紊乱较急性肾衰竭差。厌食、腹泻、使用利尿剂等可出现低钾血症伴低镁血症。感染、酸中毒或尿闭时可出现高钾血症伴高镁血症。

10. 代谢性酸中毒

酸中毒是慢性肾衰竭进展中的一种常见症状，轻者血浆二氧化碳结合力在 15.71 ~ 22.45 mmol/L，重者可降至 4.49 mmol/L 以下，伴疲乏、软弱、恶心、胸闷、Kussmaul 呼吸等。严重酸中毒是本症重要死亡原因之一。

11. 代谢紊乱

营养不良、低蛋白血症、血内必需氨基酸减少、非必需氨基酸增多、血中胰岛素水平增高，但糖耐量降低。

12. 泌尿系统表现

早期为多尿，夜尿增多和水肿，晚期少尿，甚至无尿，也可有明显水肿，部分患者可并发尿路感染。

13. 内分泌系统表现

男性可表现为性功能减退，男性乳房女性化，女性可表现为月经不调，少数患者可有甲状腺功能低下症状。

14. 继发感染

尿毒症患者因体液免疫和细胞免疫功能低下，极易继发感染。常见部位为肺、泌尿系及腹膜腔等，常可引起死亡。

（三）实验室及其他检查

1. 尿常规检查

随原发病不同而有较大差异，可有明显异常或轻微变化，有时可完全正常。

2. 血常规检查

明显贫血,血小板减少。

3. 肾功能检查

血尿素氮、肌酐早期可不高、晚期明显升高。内生肌酐清除率、尿浓缩稀释试验均明显减退。诊断时应按肾功能损害的程度进行临床分期:

1)肾功能不全代偿期:内生肌酐清除率降低至每分钟 50 ~ 70 mL,血尿素氮在 7.1 ~ 8.9 mmol/L。血肌酐在 132.6 ~ 176.0 μmol/L,可无肾功能损害的临床症状。

2)肾功能不全失代偿期:内生肌酐清除率在每分钟 25 ~ 50 mL,血尿素氮大于 8.9 mmol/L,血肌酐大于 176.0 μmol/L,可有轻度乏力、食欲减退和不同程度贫血症状。

3)尿毒症期:内生肌酐清除率降至每分钟 25 mL 以下,血尿素氮大于 21.4 mmol/L,血肌酐大于 440 μmol/L,已有较明显的尿毒症临床症状。依内生肌酐清除率可分为尿毒症早期:每分钟 10 ~ 20 mL;尿毒症晚期:每分钟 5 ~ 10 mL;尿毒症末期:每分钟 ≤5 mL。

4. 血生化检查

血生化检查血浆蛋白降低,总蛋白 < 60 g/L,白蛋白降低更显著,常可在 30 g/L 以下。血钙偏低,而血磷高,血钾、血钠则随病情而定,可高、可低或正常。

5. 血气分析

血气分析提示代谢性酸中毒。

6. 其他检查

X 线尿路平片和造影、同位素肾图、肾扫描、肾穿刺活组织检查等,对病因诊断常有重要意义。

(四)诊断和鉴别诊断

1. 诊断

根据上述慢性肾衰竭的各系统的表现,内生肌酐清除率下降,血肌酐、尿素氮升高,B超等示双肾缩小,即可初步诊断为慢性肾衰竭。应进一步查明原发病。

2. 鉴别诊断

尿毒症患者应注意和高血压脑病、糖尿病酮症酸中毒昏迷、肝昏迷等疾病鉴别。慢性肾衰竭确定后,要搞清楚以下问题:确定引起慢性肾衰竭的病因;判明肾衰竭的程度和病期;尽量找出有无引起肾衰竭恶化的诱因;了解肾衰竭造成的临床和各种代谢紊乱情况。

三、治疗

(一)治疗原则

慢性肾功能不全的治疗原则是:去除诱发尿毒症加重的诱因,纠正水、电解质和酸碱平衡失调,维持氮平衡,减轻尿毒症症状。早期的治疗主要是延缓病程的进展,晚期主要依靠替代疗法或进行肾移植。

(二)治疗方案

1. 一般治疗

肾功能不全代偿期可从事较轻工作,避免过劳、受寒;失代偿期应减轻工作,已出现尿毒症症状者应休息治疗。积极治疗原发病,防止发展为尿毒症,如肾盂肾炎的抗感染治疗,狼疮性肾炎的激素及免疫抑制剂治疗,梗阻性肾病及时解除梗阻等。尽力去除肾功能不全加重的诱因,如血容量不足、电解质紊乱、感染、出血、进行性高血压及肾毒性药物的使用等。

2. 营养疗法

1)低蛋白饮食,提供必需氨基酸,又可减轻肾脏负荷,以动物优质蛋白为主(牛奶、瘦肉、鸡蛋、鱼类)。肾小球滤过率不低于 30 mL/min 时,蛋白可不过分限制,以 50 g/d 为宜。肾功能不全进一步加重时,一般主张蛋白给予 0.5 g/(kg·d)。亦有主张 0.8 g/(kg·d)者。尽量不食植物蛋白。若以低蛋白饮食 + 必需氨基酸口服,尿素可被利用合成非必需氨基酸,有减缓肾功能恶化的作用。高蛋白饮食加重肾功能损害。

2)维生素与热量:饮食应富含维生素,热量在 35 ~40 kcal/(kg·d)。

3. 纠正水、电解质紊乱

1)水平衡:一般尿量在 1 000 mL 以上而无水肿者不宜限水。每日补液量 = 显性失水量(前 1 天尿量、吐泻、失血、失汗等)+ 不显性失水 500 mL。水潴留者应限水;水肿明显、尿量明显少者,可用呋塞米治疗,尿量 <1 mL/min 时开始用,首次 100 mg,无效增加 1 倍/日。但需警惕过度利尿以及暂时性听力障碍。注意测 K^+、Na^+、Cl^- 各 1 次。

2)高钠血症和低钠血症:高钠血症大部分因脱水所致,因此应主要补给水分;低钠血症可用 3% ~5% 氯化钠液纠正,服用钠盐每日以 3 ~6 g 为度,合并酸中毒者以选碳酸氢钠为宜。

3)低钾血症:去除诱因,并根据体内缺钾程度静脉滴注或口服氯化钾溶液,避免碱剂过量。

4)高钾血症:是一危急情况,除治疗诱因如代谢性酸中毒、感染等外,应根据高钾血症严重程度和对体液耐受情况,静脉注射乳酸钠(11.2%)60 ~200 mL 或静脉滴注 5% 碳酸氢钠 250 mL 或静脉注射 10% 葡萄糖酸钙 10 ~20 mL,或加用高渗葡萄糖和胰岛素等;严重病例应同时行血透。

5)高血磷、低钙血症:禁食高磷食物,口服氢氧化铝凝胶 20 mL,每日 3 ~4 次。此外,可口服乳酸钙 1 ~2 g,每日 3 次,并肌内注射大剂量维生素 D。低血钙时可用葡萄糖酸钙或碳酸钙 1 g,每日 3 次口服。低钙抽搐者可用 10% 葡萄糖酸钙 10 ~20 mL 缓慢静脉注射。

4. 纠正代谢性酸中毒

轻度酸中毒,二氧化碳结合力仍在 13.2 mmol/L 以上者,可口服碳酸氢钠 1 ~2 g,每日 3 ~4 次;如二氧化碳结合力在 13.2 mmol/L 以下,尤其伴有昏迷或大呼吸时,应静脉补碱,迅速纠正酸中毒。一般可先给予 5% 碳酸氢钠 200 ~400 mL 或 11.2% 乳酸钠 100 ~200 mL 加入 5% ~10% 葡萄糖液 500 ~1 000 mL,静脉滴注,但对严重酸中毒患者,或需限制入液量者,亦可静脉滴注高浓度碱性药物,临床上常根据二氧化碳结合力测定结果计算碱性液体的用量。

5. 氮质血症的处理

1)静脉滴注葡萄糖:尿毒症患者因厌食、呕吐及其他多种因素,使体内蛋白质分解增加,不仅增加了尿素的生成,而且释放出相当数量的钾离子及酸性代谢产物,所以对不能进食的患者如每日补给葡萄糖 100~200 g,不仅可提高热量,减少自体蛋白质分解、减轻氮质血症,而且可减少硫酸盐、磷酸盐的形成,促使细胞外钾进入细胞内,从而对防止酸中毒及高血钾起一定作用。

2)蛋白合成激素疗法:丙酸睾酮 25~50 mg 或苯丙酸诺龙 25 mg,肌内注射,每周 2 次,以促进蛋白质合成。

3)氧化淀粉治疗:氧化淀粉或包醛氧化淀粉 5~10 mg,每日 2~3 次口服,能吸附尿素氮,起到口服透析作用。包醛氧化淀粉疗效较好,腹痛、呕吐等不良反应较氧化淀粉为轻。

4)严重氮质血症,尤其伴水肿,难以纠正的酸中毒、高血钾等宜及时行透析治疗。

6. 对症治疗

1)恶心、呕吐:除纠正酸中毒外,可肌内注射甲氧氯普胺 10 mg,也可常规口服多潘立酮 10 mg,每日 3 次,重者可肌内注射地西泮或氯丙嗪止呕;有上消化道出血,可用西咪替丁 0.4~0.6 g 溶于葡萄糖液中静脉滴注,同时应用止血剂。

2)高血压:降压可按阶梯方案进行,以免使血压骤降,影响肾血流量,加快肾功能不全,β 受体阻滞剂可使肾血管收缩,肾血流减少,肾小球滤过率下降,故应避免应用。可顺序使用下述药物:①利尿剂,常用呋塞米 40~80 mg/d,分 2~3 次口服;②钙拮抗剂,硝苯地平 15~60 mg/d,分 3 次口服,也可选用尼莫地平等同类药;③血管扩张剂,哌唑嗪 0.5~1 mg,每日 3 次口服,或甲基多巴 0.25~0.5 g,每日 2~3 次口服;④ACEI,如卡普托利 12.5~25 mg,每日 2~3 次口服,或依那普利 2.5~10 mg,每日 2 次口服。

3)预防和控制感染:肾衰竭时机体免疫功能低下,极易发生感染,控制感染应尽量避免应用肾毒性抗菌药物。如病情需要可采用减少每次药量或延长给药时间,可用正常量的 1/2~2/3。

4)贫血与出血:抗贫血药可用氯化钴 20 mg,每日 3 次,口服,并使用丙酸睾酮 25 mg,肌内注射,隔日 1 次。严重贫血者可少量多次输入鲜血。出血严重者除输新鲜血和血小板外,可加用卡巴克洛、氨甲苯酸等进行治疗。

5)心力衰竭或心律失常:心力衰竭可选用毛花苷 C 0.1~0.2 mg 静脉注射,每日 1~2 次,用此药要注意防止蓄积中毒,可同时配用利尿剂。心律失常多因电解质紊乱所致,故在纠正酸中毒同时注意纠正电解质,同时加用抗心律失常的药物。

6)尿毒症性心包炎:可用腹透或血透,如有心脏压塞症状,需行心包穿刺抽液。

7)神经精神症状:烦躁不安或四肢抽搐者应视病情轻重给予口服阿普唑仑 0.8 mg,或地西泮 10~20 mg,肌内注射或静脉注射。

8)皮肤症状:瘙痒尚无特效疗法,严重病例甲状旁腺切除后可获改善。轻症患者可用少量去羟嗪等抗组胺药,使用阿司匹林及吲哚美辛有时有效。局部应用醋酸稀释溶液或炉甘石洗剂也可减轻症状。

7. 血液净化疗法

血液净化的概念是:用人工方法清除血液中的代谢废物以代替肾脏功能,从而达到用血液净化治疗缓解疾病的目的。净化疗法包括血透、腹透、结肠透析、血液滤过、序贯超滤透析和血液灌流、血浆置换等方式。

8. 肾移植

将同种异体健康肾脏移植给尿毒症患者,是一种理想的治疗方法。肾脏的来源包括亲属供给和取自尸体。我国自 20 世纪 50 年代以来,肾移植工作取得很大进展,特别是 70 年代以后临床广泛应用环孢素 A 以及组织配型技术的发展,使肾移植存活率显著提高,从 50 年代初期的 14% ~52% 上升到 80 年代的 90%(亲属供肾)和 70%(尸体肾),移植人数在逐年增加。由于肾脏来源受到限制,组织配型很难完全接近,抗排异药物带来的不良反应等尚未完全解决,肾移植患者 10 年以上的存活率还比较低。今后随着免疫、抗排异技术的不断进展,肾移植必将逐渐完善,成为一种有效的治疗措施而得到广泛应用。

9. 尿毒症期药物的选择和应用

尿毒症患者因病情危重,症状复杂,加上容易感染,故经常需用药物治疗,但不少药物都对肾脏有毒性,而且肾功能减退后,经肾排出的药物半衰期明显延长,容易造成蓄积中毒。因此,用药时必须充分了解各药物在体内代谢排泄途径及其毒性,并根据肾功能损害程度选择药物和调节其剂量。对氨基糖苷类抗生素如链霉素、卡那霉素、庆大霉素、多黏菌素等对肾脏有毒性抗生素应特别慎重或尽量避免使用。在肌酐清除率小于 20 mL/min 时,不宜使用磺胺类和呋喃妥因等抗菌药物,以及氢氯噻嗪、甘露醇、汞利尿剂和水杨酸类药物。

四、护理措施

(一)一般护理

1. 由于慢性肾衰竭患者的病情反复,久治不愈,症状复杂多变、日趋加重,患者住院时间长或长期待在家中,抑郁与恐惧心理与日俱增,心情烦躁,情绪低落,应给予理解和同情,关心体贴患者,针对患者思想与实际问题,用通俗易懂的语言向家属和患者耐心讲解疾病有关知识,尽可能解决所存在的问题,使他们正确对待疾病,积极参与治疗护理,争取使病情得到缓解。肾功能不全代偿期可起床活动,但应避免劳累和受凉;失代偿期患者应卧床休息,尽可能减轻患者思想苦闷和躯体不适,加强床旁护理和人际沟通,提高患者治疗信心,防止意外发生。

2. 慢性肾衰竭患者由于大量蛋白质随尿丢失,同时消化功能不好,所以,慢性肾衰竭的饮食管理应越早越好。

1)限制蛋白质饮食:减少饮食中蛋白质含量可使尿素氮下降,尿毒症症状减轻;控制蛋白质摄入量还有利于降低血磷和减轻酸中毒。但如饮食中蛋白质太少,则会发生营养不良。要求 60% 以上的蛋白质是优质蛋白,如鸡蛋、瘦肉和牛奶等。尽可能少食含植物蛋白的物质,如花生、黄豆及其制品。

2)摄入高热量:为摄入足够热量,可多食用人造黄油、植物油和食糖。热量每日约需 125.5 kJ/kg,多食富含 B 族维生素、维生素 C 和叶酸的食物。

3)其他:水肿、高血压和少尿的患者要避免摄入高钠食品,如咸肉、泡菜、酱油等。钠含量中等食物如蛋类、牛乳、番茄汁及钠含量低的食物如水果、鸡、肝、新鲜蔬菜可适量饮食。尿量每日超过 1 000 mL,一般不需限制饮食中的钾;在氮质血症期,即应采用低磷饮食,每日不超过 600 mg;对尿少、水肿、心力衰竭者应严格控制进液量。但对尿量 >

1 000 mL而又无水肿者,则不宜限制水的摄入。

4）饮食治疗可使尿毒症症状改善,对已开始透析治疗者,应立即改为透析时的饮食疗法。

5）鼓励与他人共餐,提供令人愉快的、舒畅的进餐气氛。

6）避免过甜、过油或油煎食物。

3. 注意口腔及皮肤的护理。代谢产物堆积过多时,由于呼吸道及皮肤排泄,呼吸有臭味,皮肤瘙痒,影响患者食欲和休息,皮肤易抓破,每日应用多贝尔液在饭前、饭后、晨起、睡前漱口。皮肤应保持清洁,每日用热水擦洗,不用肥皂或乙醇。煎短指甲,预防压疮等。

4. 每日应准确记录液体出入量,特别是尿量,对于少尿、无尿者水分的食入量每日应控制在1 000 mL左右,已有明显水肿者,应用强烈利尿剂,使每日尿量在2 000 mL以上。多尿时要防止大量利尿而引起脱水和低钾血症,对每日排尿量在3 000 mL以上者,应注意水分的补充。

5. 做好血、尿标本的采集工作,并注意血钾检验报告、心电图情况,及时报告医生。

(二)病情观察与护理

1. 观察体温、脉搏、呼吸、血压的变化。每日应定时测量血压并记录之,在血压高的情况下须密切注意是否有剧烈头痛、呕吐、烦躁、抽搐或昏迷等高血压脑病征象,一经发现就要立即报告医生并按医嘱给予相应地处理。

2. 观察有无意识改变,如嗜睡、谵妄、昏迷。这是由于代谢产物潴留、电解质平衡失调、代谢性酸中毒共同对中枢神经作用的结果,是病情恶化的征象。一经发现就应报告医生,按医嘱执行治疗措施。

3. 观察呼吸情况,注意观察患者有无深大呼吸及呼出的气中有无尿臭味。这是由于大量代谢产物潴留所致。一经发现就应报告医生,按医嘱立即采血查尿素氮、pH值或二氧化碳结合力,并应及时将检验结果通知医生,按医嘱纠正代谢性酸中毒。

4. 注意观察患者恶心、呕吐、腹泻的次数,粪便的性质和数量,必要时应留取标本送检。若发现患者晨间起床时有严重呕吐,则是由于患者夜间喝水少,血液浓缩,致使血尿素氮、肌酐浓度相对增高所引起,应嘱患者夜间睡前喝适量的水。若发现患者呕血、黑便,应立即通知医生,并按上消化道出血进行护理。

5. 注意患者是否有乏力、表情淡漠、厌食、恶心、呕吐等。这是由于尿毒症患者对钠的调节功能差而产生的低钠血症,应按医嘱在严格观察监护下给予高钠饮食。如果患者呈高度水肿,则可能是稀释性低钠血症。相反,若发现水肿、血压升高,应考虑为高钠血症,应按医嘱采血查血钠协助确诊。

6. 若发现患者四肢软弱无力、活动困难、腹胀、心律失常、嗜睡,应考虑为利尿、厌食、腹泻等引起的低钾血症。应根据医嘱采血查血钾确诊。相反,尿毒症患者可因感染、酸中毒、长期应用保钾利尿剂或晚期无尿引起高钾血症。应特别注意的是,高钾血症与低钾血症临床表现相似,都可出现四肢软弱无力、活动困难、心律失常等。要注意辨别,正确诊治。

7. 慢性肾衰竭患者需每月检测尿素氮、肌酐、电解质,用以了解肾功能动态变化,及时调整治疗方案。

8. 注意观察药物治疗的疗效及不良反应。如使用利尿剂引起的脱水和循环衰竭；使用降压药引起的体位性低血压或脑缺血发作等。若发现异常，及时报告医生并协同处理。

9. 行透析疗法者，应做好透析前后的护理。

五、康复

慢性肾衰竭病程拖延可长达数年，一般为不可逆病变，故要加强健康教育。如饮食教育，瘘管护理，定期复查血肌酐、尿素氮值及血常规、电解质，嘱患者注意适当锻炼身体，多饮水，勤排尿，保持外阴清洁，增加自我保健意识，预防感染，避免各种应激因素。要建立病情观察监测表，记录每日血压、体重、尿量，每月肾功能检查数值，透析次数及反应，来院就诊时供医生参考。

（王立香）

第六章　血液系统疾病

第一节　溶血性贫血

溶血性贫血是由于红细胞寿命缩短,超过了骨髓代偿能力所发生的一种贫血。其种类繁多,常见者有自身免疫性溶血性贫血、葡萄糖－6－磷酸脱氢酶(G－6－PD)缺乏症、阵发性睡眠性血红蛋白尿症等。此类病亦常见于老年人。

一、病因和发病机制

正常红细胞生存时间平均为 120 天,衰竭的红细胞,由于本身代谢的改变,如酶活性和糖酵解速度的降低,能量减少,稳定性受到影响,易在脾内破坏或不断在血管床中冲撞而碎裂,红细胞过早生理性破坏的根本原因为红细胞内在缺陷和外来因素所致。红细胞内在缺陷如细胞膜异常、红细胞酶异常、血红蛋白中珠蛋白链异常、阵发性睡眠性血红蛋白尿症等。红细胞外来因素如免疫性溶血性贫血、机械性溶血性贫血、化学物理生物因素所致的溶血性贫血、脾功能亢进等。老年人还受免疫性疾病、肿瘤、白血病、淋巴瘤、严重感染、肾衰竭、肝病、药物等的影响。此外,许多溶血性贫血可有多种复合因素存在,如阵发性睡眠性血红蛋白尿症,既有红细胞的缺陷,还有红细胞外补体的因素参与。

二、病情评估

(一)病史

询问无遗传性球形细胞增多症、G－6－PD 缺乏症、海洋性贫血、阵发性睡眠性血红蛋白尿症、自身免疫性溶血性贫血、新生儿溶血性贫血等病史;是否有输异型血或奎尼丁、青霉素、甲基多巴等药物史,并注意询问输血量及速度,用药剂量及疗程;是否有人工心瓣膜、大面积烧伤、DIC 等病史;有无疟疾、传染性单核细胞增多症、支原体肺炎等病史及苯、砷化氢、铅、蛇毒等化学毒物接触史;家族中是否有类似贫血患者。

(二)临床表现

溶血性贫血的临床表现如下:

1. 急性溶血

起病急骤,可有发热、寒战、黄疸、头痛、腰背痛、腹痛和呼吸急促,有时伴有呕吐、腹泻。严重者可出现酱油色尿、尿少、尿闭及循环衰竭。

2. 慢性溶血

起病缓慢,症状轻微,除乏力、面色苍白、气促、头晕等一般慢性贫血常见的症状体征外,可有不同程度的黄疸和肝脾大。可并发胆石症和肝功能损害等表现。

(三)实验室及其他检查

1. 血常规

红细胞和血红蛋白可显著降低,成熟红细胞形态改变,易见球形、新月形、棘形红细胞皱缩、碎裂红细胞等。如出现大量球形红细胞、靶形红细胞,则分别提示遗传性球形细胞增多症及地中海贫血可能。当发生溶血危象时则全血细胞减少,网织红细胞升高达10%,提示红细胞代偿性增生。

2. 血胆红素

血胆红素增高,总胆红素一般小于 85.5μmol/L,以间接胆红素增高为主,胆红素定性试验呈间接阳性。

3. 血红蛋白尿

尿潜血阳性,而镜下无红细胞或红细胞很少。

4. 骨髓象

增生旺盛,粒细胞与红细胞比例由正常 2:1 ~ 4:1 变为 1:1 或更低。各期幼红细胞均增加,以晚幼红细胞增加为主。

5. 尿胆原、粪胆原定量测定

明显增高。

6. 血浆游离血红蛋白测定

血浆游离血红蛋白测定增高。

7. 血清结合球蛋白

血清结合球蛋白减低。

8. 红细胞脆性试验

球形红细胞增多时脆性增加,地中海性贫血此种试验降低。

9. 含铁血黄素试验

含铁血黄素试验呈阳性反应。

(四)诊断和鉴别诊断

根据病史、临床表现及实验室检查等,一般可作出诊断。有下列任一情况,可考虑溶血性贫血:兼有红细胞过度破坏及幼红细胞代偿性增生者;虽然幼红细胞极度增生,仍有持续性贫血者;有血红蛋白尿或其他血管内溶血征象者。要注意与失血性、缺铁性或巨幼细胞性贫血的恢复早期、Gilbert 综合征、骨髓纤维化、癌肿骨髓转移等相鉴别。

三、治疗

(一)治疗原则

本病是由多种病因所致的综合征,针对病因是根本的治疗,如化学品或药品引起的溶血,必须避免再次接触这些因素;应积极抗感染治疗感染引起的溶血。

(二)治疗方案

1. 自身免疫溶血性贫血的治疗

1)肾上腺皮质激素和其他免疫抑制剂:首选药为泼尼松,每日 40 ~ 60 mg,待红细胞数接近正常后每周递减 10 mg;直至每日 30 mg 后,以 1 ~ 2 周减 5 mg 的速度,直到每日 10 ~ 15 mg 维持 2 ~ 3 个月。然后再每隔 2 周在每日量减少 2.5 mg。免疫抑制剂常用药物有硫唑嘌呤、环磷酰胺、甲氨蝶呤等。老年人要在医生指导下慎用。

2)脾切除:如上述方法无效,或需要较大剂量糖皮质激素维持者,可选此方案。

3)输血:仅适用溶血危象的抢救。

2. 阵发性睡眠性血红蛋白尿症的治疗

1)肾上腺皮质激素:用法同前。远期效果不满意。

2)雄激素:可刺激红细胞生成,而且可以减少溶血,使贫血症状改善,输血减少。羟甲雄酮每日 1~2 mg/kg,分 2~3 次服,1 个月后改成维持量,每日 20~30 mg;司坦唑醇 2~4 mg,2~3 次口服,或配合小剂量泼尼松。注意雄激素的肝脏毒性,老年人及肝功能不良者慎用。近年有人应用铁睾醇治疗,0.2 g,每日 3 次,取得了一定疗效。

3)低分子右旋糖酐:在血红蛋白尿发作较重并伴有严重腹痛时,可应用低分子右旋糖酐每日输注 500~1 000 mL,可使血红蛋白尿暂时中止。但反复应用可产生抗体,引起过敏反应。

4)输血:必要时输用生理盐水反复洗过的红细胞。

5)维生素 E:每日肌内注射 100 mg,连用 3 周,溶血可减轻,血红蛋白及红细胞亦随之上升。机制是维生素 E 是一种抗氧化剂,能阻止溶血,稳定红细胞膜作用。

6)铁剂:因长期反复发作血红蛋白尿,使铁不断从尿排出,若不常输血,易发生缺铁现象,故应补充铁剂。常用硫酸亚铁 0.3 g,每日 3 次口服。当并发含铁血黄素尿时,禁用铁剂治疗。

3. 红细胞 G-6-PD 缺乏性溶血性贫血的治疗

主要包括蚕豆病、药物性溶血、感染诱发性溶血性贫血、非球形细胞溶血性贫血等。主要是对症治疗,防治急性肾衰竭、酸中毒。

4. 血型不合性溶血的治疗

停止输血;用甘露醇、呋塞米、依他尼酸防治肾衰竭,让尿量保持在 100 mL/h 以上;使用糖皮质激素;当有血红蛋白尿时,在利尿的基础上可用碳酸氢钠。

四、护理措施

(一)一般护理

1. 输血前认真核对每一个环节,输血后严密观察反应情况,尤其在 15 分钟以内。

2. 注意休息,急性溶血时须卧床休息,慢性溶血可根据贫血程度适当休息。

3. 加强营养,进食高维生素、高蛋白食物。

4. 对缺氧症状重者给予吸氧,以缓解组织缺氧。

(二)病情观察与护理

1. 对溶血性贫血患者要注意观察黄疸、贫血、尿色,经常询问患者有何不适,若发现以上各项与平日有所不同,似有病情加重倾向时,需要警惕有无可能发生溶血危象,要及时报告医生。

2. 遵医嘱静脉输液,以稀释血液,使破坏的红细胞、血红蛋白碎片迅速排出体外,避免发生血液循环障碍,组织坏死以及肾衰竭。

3. 免疫性溶血性贫血可用糖皮质激素及免疫抑制剂,糖皮质激素也可用于阵发性睡眠性血红蛋白尿症,常用药物有泼尼松、氢化可的松、环磷酰胺、环孢素等。用糖皮质激素期间注意避免感染;用环磷酰胺应多饮水,防止出血性膀胱炎;用环孢素应定期检查肝功能。对遗传性球形红细胞增多症患者或需大剂量糖皮质激素维持的自身免疫性溶血性贫血的患者可行脾切除。

（三）输血护理

贫血严重时,输血是迅速的治疗方法,但应严格掌握适应证。自身免疫性溶血性贫血输血可提供大量补体和红细胞,易加重溶血。部分阵发性睡眠性血红蛋白尿症患者输全血可诱发溶血。输血时,护士应严格按规章制度执行,认真核对配血单姓名、床号、血型,严密观察患者的反应。一旦出现或怀疑血型不合的输血反应,如畏寒、发热、恶心、呕吐、腹痛、腰背四肢酸痛,严重时出现酱油色尿、血压降低、休克,甚至急性肾衰竭,应立即停止输血,报告医生,并迅速做好抢救准备。同时,还要注意患者全身不良反应、黄疸、贫血有无加重、生命体征有无变化等。

五、康复

1. 普及疾病常识

医护人员有责任将疾病常识向患者讲述,使患者能够做到主动预防,减少疾病发作。根据贫血轻重,活动量要适度,饮食需要高蛋白、高维生素食物,阵发性睡眠性血红蛋白尿症患者忌食酸性食物和酸性药物,G-6-PD缺乏者不能吃蚕豆及蚕豆制品和氧化性药物(如伯氨喹、奎宁、米帕林、磺胺药、呋喃类、氯霉素、维生素K等)。

对蚕豆病(G-6-PD缺乏症)高发区应广泛进行卫生宣教,解释为何不能食蚕豆的道理,并做好指导预防工作,这样对减少疾病发作是极为重要的。

2. 教会患者自我护理

医护人员要教会患者如何观看巩膜是否黄染及尿色加深。怀疑病情加重时,应及时带尿液去医院检查。遗传性溶血性贫血患者要做遗传咨询,特别是婚前婚后指导,这对减少溶血疾病的发生率有一定意义。

（王立香）

第二节　再生障碍性贫血

再生障碍性贫血(简称再障)是由多种病因导致骨髓造血组织减少,造血功能部分或全部衰竭,临床以全血细胞减少为主要特征的一组综合征。

再障分为获得性及体质性两种,后者即先天性再障,有家族倾向,或伴有先天异常,见于小儿。获得性再障又分为病因不清楚的原发性再障和有因可查的继发性再障。老年人由于生理及病理特点改变,常继发于轻度感染或其他隐匿性疾病及晚期恶性肿瘤等,加上应用药物品种多或用药不适当,使身体造血功能及免疫功能发生异常而造成贫血。

一、病因和发病机制

本病的病理机制尚不确切。一般认为与骨髓干细胞受损、骨髓微环境缺陷及自身免疫机制有关。在有害的化学、物理、生物等因素的影响下,骨髓造血干细胞受到损伤,自身复制率低下。干细胞的减少,最终引起全血细胞减少。骨髓微环境(包括微循环和基质)是骨髓造血功能的基础(土壤),在微环境遭受破坏后,即影响到干细胞的生长发育,以致造血功能低下。同时在自身抗干细胞抗体和淋巴细胞的细胞毒作用下,可引起干细胞的免疫损伤,而致造血功能低下。

本病的病理主要是造血组织减少,红骨髓总量显著减少,有一些病例的红骨髓中散在一些造血灶,造血灶中有不同比例的造血细胞成分,并可见较多的淋巴细胞及浆细胞,其增生程度可接近或超过正常。

从骨髓损害发展的快慢及范围的大小不同,再障可分为急性型和慢性型:急性型患者骨髓损害发展迅速而广泛,全身骨髓多被波及。慢性型病变进展缓慢,先累及髂骨而后波及脊椎及胸骨。除骨髓损伤外,淋巴组织、肾上腺、睾丸也有萎缩。

二、病情评估

(一)病史

询问患者就诊的原因及主要症状,活动后有无心悸、气短,有无头晕、咳嗽、咽痛、胸痛、尿频、尿急、尿痛、肛周疼痛以及头痛、视物模糊、呕血、便血、阴道出血等,是以贫血症状为主,还是以出血、感染症状为主;患者起病的缓急、主要症状的持续时间;患病后是否经过治疗及所用药物,若应用丙酸睾酮,需了解使用时间及疗效,用药后有无不良反应等。患者在居住区和工作环境是否接触有害物质,如苯类、放射线等;起病前数周至数月是否服用过易致再障的药物,如氯霉素、磺胺、吲哚美辛、阿司匹林等,是否患过病毒性感染,如呼吸道感染、各型肝炎等。

(二)临床表现

1. 急性再障(重型再障Ⅰ型)

较少见。起病急、发展快,早期主要表现为出血与感染,随着病程的延长出现进行性贫血。常见严重的皮肤、黏膜出血,如皮肤淤点、淤斑、牙龈、鼻腔出血、口腔血疱;内脏出血也相当常见,如消化道出血(呕血或血便)、持续阴道出血或月经量明显增多等,多数病例有眼底出血,甚至可发生颅内出血,常为患者死亡的主要原因之一。皮肤、黏膜反复感染,常波及内脏,以肺炎、败血症常见,治疗困难,感染不易控制。若不经治疗,患者多在6~12个月死亡。

2. 慢性再障

较多见。起病缓慢,病程长,多以贫血为主要表现,感染、出血较轻,经恰当治疗病情可缓解或治愈,预后相对较好。少数病例病情恶化(重型再障Ⅱ型)表现同急性再障,预后极差。

（三）实验室及其他检查

1. 血液检查

全血细胞减少。贫血多属正常细胞、正常色素型；白细胞减少以粒细胞和单核细胞为主；血小板减少，其中小型者约占 50%，且有形态异常；网织红细胞绝对值显著减少。但全血细胞减少情况较急性再障为轻。

2. 骨髓检查

急性再障骨髓象多部位增生低下，粒细胞、幼红细胞及巨核细胞三系列均明显减少，淋巴细胞相对增多，骨髓小粒非造血细胞增多。慢性再障骨髓至少一个部位增生不良，骨髓小粒脂肪细胞增加。若要明确诊断需多次、多部位穿刺，有条件时应做骨髓活检。

3. 骨髓活检

造血组织减少，脂肪组织增加，其比值常在 2:3 以下。巨核细胞减少，非造血细胞增加，间质水肿及出血。

三、治疗

再障的治疗原则：寻找并尽可能去除有关致病因素；急性再障应尽早进行骨髓移植或抗淋巴细胞球蛋白（ALG）等免疫抑制剂治疗；慢性再障则以雄激素为主，辅以中药治疗、支持治疗，包括防治感染和出血及输血等。

治疗要点：

1. 病因治疗

如清除有毒的重金属，停用致病或抑制造血的药物等。

2. 一般治疗

卧床休息，增加营养。保持口腔、皮肤的清洁。饮食上给易消化、高蛋白、高维生素、低脂肪饮食。

3. 对症治疗

当血红蛋白低于 60 g/L 而有明显的症状，患者代偿能力较差时，可考虑输血。输血量及间隔时间视病情而定。多次输血可导致输血反应及体内含铁血黄素沉着，故应严格掌握输血适应证。

4. 止血

可用一般止血剂，如卡巴克洛、酚磺乙胺等。出血严重可输新鲜血或浓缩的血小板悬液。鼻出血较重者，需给予局部处理。月经过多可注射丙酸睾酮，每日 25 ~ 50 mg，或给予避孕药物口服。

5. 抗感染

有感染时给予相应足量的抗生素积极控制，但不宜以抗生素作为预防药。

6. 雄激素

大剂量雄激素可以刺激骨髓造血，对慢性再障疗效较好，其发生疗效时间往往在服药 2 ~ 3 个月，故对重型再障无效。目前，常用的睾酮衍生物司坦唑醇口服，每次 2 mg，每天 3 次。

7. 免疫抑制剂

ALG 或抗胸腺细胞球蛋白（ATG）是目前治疗重型再障的主要药物。ALG 每次 4 ~

20 mg/kg,一日 1 次或隔日 1 次,14 日为 1 个疗程。也可与其他免疫抑制剂(环孢素)同时用。除环孢素以外,临床上还常用大剂量甲泼尼龙、大剂量静脉丙种球蛋白治疗重型再障。应根据患者不同情况分别采用或联合应用。环孢素亦可用于慢性再障。

8. 造血细胞因子

造血细胞因子主要用于重型再障,可在用免疫抑制剂的同时或在其以后使用,有促进血常规恢复的作用,是必不可少的治疗。包括粒细胞集落刺激因子(G‐CSF)、粒细胞—巨噬细胞集落刺激因子(GM‐CSF)及 EPO 等。G‐CSF,开始每日 2~5 μg/kg,以 5%葡萄糖注射液稀释后皮下注射或静脉滴注,根据中性粒细胞升高的情况增减剂量或停止用药;GM‐CSF,开始每日 3 μg/kg,皮下注射,一般 2~4 日白细胞开始升高,以后调节剂量,使白细胞升高至希望水平;EPO,开始剂量为 50~150 U/kg,静脉注射或皮下注射,每周 3 次,视血细胞比容或血红蛋白水平调整剂量或调节维持剂量。

9. 骨髓移植

主要用于重型再障。最好在患者未被输血、没有发生感染前早期应用。患者年龄不应超过 40 岁,有合适的供髓者。

四、护理措施

(一)一般护理

1. 休息

轻度贫血可以下床活动,重者须严格卧床休息,一级护理。

2. 饮食

给予富含高蛋白、高维生素、易消化的食物,对带刺、骨的食物要小心用餐,以免引起出血和感染,并主动向患者说明饮食治疗的重要性,取得患者的配合。

3. 预防感染

患者抵抗力较低,治疗中有合用糖皮质激素者,易发生呼吸道、皮肤、会阴、肛门周围感染,故应保持室内空气新鲜,注意保暖,防止受凉;保持大便通畅,便后清洗会阴部。对粒细胞显著下降的患者,应采取保护性隔离,每日用 0.1%有效氯洗涤液擦拭床、床头柜、窗台,地面用 0.1%有效氯洗消液拖擦,冬季每月用 0.2%过氧乙酸空气喷雾消毒 2 次。

4. 皮肤护理

老年患者皮肤干燥,应以温水擦浴、涂油,以保持皮肤清洁润滑,防止出血感染。对受压部位经常按摩,促进血液循环。对卧床患者每日冲洗会阴 1 次。

5. 高热患者护理

对高热患者应及时采取物理降温,并观察体温变化,出汗时用干毛巾擦汗更衣,防止受凉,保持皮肤清洁。

6. 口腔护理

患者易发生口腔炎及口腔溃疡,应经常保持口腔清洁,嘱其晨起、饭前、饭后、睡前用 1:5 000 呋喃西林液漱口。口腔溃疡时,做完口腔护理后溃疡处涂以 1%碘甘油。

7. 鼻腔护理

患者血小板减少易并发鼻出血,尤其在冬季室内空气干燥时更易发生,故每日鼻腔内滴入氯己定鱼肝油 3~4 次,以预防鼻出血。

8. 防止感染

肌内注射或静脉穿刺应严格执行无菌技术,注射毕进针处延长压迫时间,以防出血和注射部位感染。

9. 心理护理

急性再障,病死率高,症状重,出血感染并发症多,患者思想负担重,往往随着症状不断加重而增加焦虑和不安。医护人员在生活中应多关心体贴患者,经常与其交谈,了解患者的焦虑和不安,帮助其正确对待疾病,增加治疗信心。在日常生活中精神上要乐观,适当参加一些力所能及的工作,以促进其早日康复。

(二)病情观察与护理

1. 急性型再障患者症状重、预后差,应特别注意有无感染和出血倾向,尤其是消化道和颅内出血。注意观察患者的口腔黏膜、牙龈、鼻黏膜及皮肤等处有无出血情况。如发生消化道或颅内出血,应立即通知医生,并做好各种抢救准备。

2. 注意观察药物的不良反应,长期用雄激素可出现痤疮、浮肿、体重增加、毛发增多,应向患者解释,消除其顾虑。

五、康复

1. 保持良好的生活、卫生、饮食习惯和精神上的乐观。劳逸结合,适当营养,增强身体素质。

2. 严格掌握用药适应证,防止滥用对造血系统有损害的药物。

3. 防止受凉感冒,传染病流行季节勿到公共场所,以免感染。

(王立香)

第三节 老年人白血病

白血病是造血系统的一种恶性肿瘤。其临床特点为体内大量白血病细胞无限制的生长,伴有骨髓和其他器官的广泛浸润,导致正常造血细胞衰竭为特征的疾患。发病率我国约 2.62/10 万人口,日本 6.7/10 万人口,欧美国家(6.0~9.0)/10 万人口。在我国各年龄组恶性肿瘤的病死率中,白血病占第六位(男性)和第八位(女性)。在老年人中白血病的发病率也是比较高的,据国外资料表明,0~5 岁发病率为 57/100 万人口,而 75 岁以上的人为 238/100 万人口。

一、病因

目前,引起白血病的病因不完全清楚,但已确知它非单一因素引起。其中比较肯定的因素有病毒感染、放射、化学毒物或药物、遗传等。现分述如下:

1. 病毒感染

目前,哺乳动物的病毒病因已获确认。动物的致癌病毒分两大类:即 DNA 肿瘤病毒和 RNA 肿瘤病毒。在鼠类、鸡、猫、牛、羊和灵长类的白血病是由 C 型 RNA 肿瘤病毒引起的。

2. 放射因素

早在 1930 年关于电离辐射的致白血病作用已在鼠类的动物试验中获得证实。关于电离辐射对人类白血病的作用,通过照射人群流行病学调查,也已得到肯定。证据如 1945 年日本长崎、广岛原子弹爆炸后白血病的发病率增加了数十倍。

3. 化学因素

多种化学物质或药物,可诱发白血病,其中主要有苯长期接触者白血病的发病率比一般人高。其次是氯霉素、保泰松等。常用的抗癌药烷化剂,在动物试验和细胞培养系统中已证实有致癌作用。霍奇金淋巴瘤、多发性骨髓瘤等多种癌肿患者经长期烷化剂治疗后,患非淋巴细胞白血病的发病数显著增高。

4. 遗传因素

单卵双胎中如有一人患白血病,另外一人患白血病的机会每 5 个人中有 1 人,比双卵双胎的发病率高 12 倍。其类型主要是急性粒细胞白血病(AML)和急性淋巴细胞白血病(ALL)。染色体缺陷者易致白血病。

5. 细胞遗传学

某些染色体的异常与白血病发生直接有关。染色体的断裂,易体可使肿瘤基因发生移位和被激活。如慢性粒细胞白血病的 Ph 染色体 $-$ t(9;22)、(q34;q11),即 9 号染色体上的细胞源瘤基因 $C-ABL$ 易位至 22 号染色体的长臂之一的远端。急性早幼粒细胞白血病是位于 17 号染色体上的 α 维 A 酸受体($RARA$)基因与 15 号染色体上的 PML(早幼粒白血病基因)基因之间重排。

6. 其他血液病

某些血液病最终都以急性白血病为其结局,如骨髓纤维化、真性红细胞增多症、原发性血小板增多症、骨髓增生异常综合征、恶性淋巴瘤、阵发性血红蛋白尿症、多发性骨髓瘤等。

二、病理和分类

白血病的特异性病理改变为异常白细胞的增生与浸润、非特异性病变则为出血、组织营养不良与坏死、继发感染等。

白血病的分类如下:

1. 白血病基本分型

按细胞分化程度分:急性、慢性。

按细胞系统分:淋巴细胞型、非淋巴细胞型、粒细胞型、单核细胞型、红白血病。

2. 白血病亚型

急性非淋巴细胞白血病共分 7 型。

M_1　原粒细胞白血病未分化型

M_2　原粒细胞白血病部分分化型

M_3　颗粒增多的早幼粒细胞白血病

M_4　粒—单核细胞白血病

M_5　单核细胞白血病

M_6　红白血病

M_7　巨核细胞白血病

ALL 共 3 型。L_1、L_2、L_3 型。

3. 特殊类型白血病

计有浆细胞白血病,多毛细胞性白血病,嗜酸性粒细胞白血病,嗜碱性粒细胞白血病,组织细胞性白血病,急性白血病未能分型等。

所有类型的白血病都可在老年人中出现,国外学者认为,老年患者以慢性淋巴性白血病为多见。本节主要讨论常见的白血病。

急性白血病

AML 和急性单核细胞白血病是老年人常见的白血病,尤其急性单核细胞白血病为老年人较多的类型。近年来,发病率有上升趋势,男性比女性多见,起病缓慢,皮肤症状较多见。从确诊到死亡的期限较短,病情中晚期进展比较快。

一、病情评估

(一)病史

询问患者是否在职业及居住环境中有长期接触放射物质或化学毒物病史,如苯类、氯乙烯等;近来是否用过一些细胞毒药物,如烷化剂、氯霉素、保泰松等;家族中是否有类似疾病者。对再入院者,应了解患者以前的化疗方案及第几次化疗,患者是否已达完全缓解(CR)等。

(二)临床表现

1. 起病情况

老年人多缓慢地出现进行性疲乏无力、低热、面色苍白、轻微出血。有时最早的主诉可能是齿龈出血、咽部痛、拔牙出血不止等。也有急起病,突然出现高热、衰竭及出血。

2. 贫血

老年人白血病引起贫血是首发症状,且随病情发展而加重。导致贫血的原因除红细胞受抑及其寿命缩短外,与正常干细胞的原发性缺陷,血细胞生成正常调节的紊乱及白血病细胞释放某种抑制因子有关。

3. 感染

发热为最常见的症状之一,多数是低热,但感染不能控制时,体温逐渐上升,在 39℃以上,伴寒战、多汗、衰竭等,病情凶险。老年人急性白血病易并发感染。

4. 出血

常见的出血有齿龈出血,鼻出血,皮肤出血点或淤斑。在急性早幼粒细胞白血病患者尤其严重。晚期可有内脏出血。

5. 各组织器官浸润的表现

如肝、脾、淋巴结肿大,骨关节疼痛(胸骨及四肢长骨),头痛,呕吐,瘫痪和昏迷等。

(三)实验室及其他检查

1. 血常规

血常规可见不同程度的贫血和血小板减少。白细胞计数多数增多,亦可在正常范围或低于正常。周围血白细胞分类可见白血病细胞。部分老年患者可有全血细胞减少。

2. 骨髓象

有核细胞异常增生、细胞分类中异常的原始和幼稚细胞 >30%,则可确诊急性白血病。少数患者骨髓细胞可以不增生或原始和幼稚细胞 <30%。根据白血病细胞形态和细胞化学染色可将白血病分为淋巴细胞性及非淋巴细胞性(粒细胞性、早幼粒、粒单、单核细胞性白血病和红白血病等)两大类。

3. 其他

血清尿酸浓度增高,尿内尿酸排泄量增多,在细胞毒药物治疗时更甚。疑有中枢神经系统白血病时可做脑脊液检查。

(四)诊断和鉴别诊断

根据病史、临床表现及实验室检查等,可以诊断。本病应与其他原因引起的口腔炎症、某些感染引起的白细胞增多或异常(如传染性单核细胞增多症、传染性淋巴细胞增多症等)、原发性血小板减少性紫癜、其他原因引起的贫血等相鉴别。

二、治疗

急性白血病的治疗分为诱导缓解和缓解后治疗两个阶段。诱导缓解的目的是迅速杀灭体内的白血病细胞,恢复正常的造血功能,达到完全缓解。完全缓解后体内仍可能存在数量不等的白血病细胞,仍须进行缓解后治疗。由于老年白血病常有骨髓增生异常综合征(MDS)病史;白血病细胞为较早的造血干细胞,增生力低;不良预后的染色体异常多见;多药耐药基因高表达;以及常有心、肺、肝、肾功能异常等,治疗上更为困难。

化疗是诱导缓解和缓解后治疗的最重要手段。对 M_3 型诱导分化和促进细胞凋亡发挥重要作用。早期、足量、联合、间歇和个体化用药是化疗的基本原则,老年白血病患者的个体化治疗更为重要。有人把老年白血病分为低危组、标准危组和高危组区别对待。对于年龄 70 岁以下、一般情况良好、无不良细胞遗传学的老年原发 AML 的低危组患者,应给予标准化疗并辅以造血生长因子,加快粒细胞缺乏的恢复,然后接受标准或减量的巩固强化治疗,其中部分有条件者可接受自体外周血干细胞移植,甚至非骨髓清除性干细胞移植。

对于高危组患者最好给予支持治疗,疾病进展时给予姑息化疗(主要是对骨髓抑制性低的细胞毒药物如羟基脲、6 - MP),这组患者包括年龄大于 80 岁的患者,一般情况WHO 评分 >3 分者,心血管疾病需特别治疗或心功能损害(左室射血分数 <50%)者,合并肾或肝病者(血清肌酐、尿素氮及谷丙转氨酶达正常的 1.5~4 倍),原先有 MDS 或其他

血液疾病者,有不良核型等不良预后者。大部分非属上述两组的标准危组患者,可能更适合小剂量联合化疗。

1. 诱导缓解

1)联合化疗:柔红霉素(DNR)和阿糖胞苷(Ara - C)组成的 DA 方案是治疗 AML 的标准方案——柔红霉素 40 ~ 60 mg/m², 静脉注射 1 ~ 3 天; Ara - C 100 ~ 200 mg/m², 或持续静脉滴注, q12h, 1 ~ 7 天, 完全缓解率为 50% ~ 75%。国内也常应用高三尖杉酯碱(HT)和 Ara - C 组成的 HA 方案——高三尖杉酯碱 3 ~ 8 mg, 静脉滴注, 1 ~ 7 天, Ara - C 同上, 完全缓解率稍低于 DA 方案。

2)诱导分化治疗:全反式维 A 酸诱导分化疗法能使 M_3 的完全缓解率达到 75% ~ 90%, 而且不诱发 DIC, 不加重出血。砷制剂特别是三氧化二砷, 通过促进白血病细胞凋亡诱导 M_3 完全缓解, 且与维 A 酸无交叉耐药, 可用于初治或复发患者。小剂量 Ara - C(10 mg/m², q12 h 维持用药 2 ~ 3 周)或小剂量高三尖杉酯碱(1 mg/d, 连用 10 ~ 14 天)也有诱导分化作用, 治疗老年白血病也有不错的疗效。

2. 缓解后治疗

1)造血干细胞移植:对少数年龄小于 70 岁、身体状况较好者, 可选择自体造血干细胞移植, 个别患者可应用非骨髓清除性干细胞移植。

2)化疗:AML 缓解后治疗以前主张巩固、维持治疗 2 ~ 3 年, 虽然白血病的现代治疗趋势是采用更强烈而短期的治疗, 如用原诱导方案强化 4 ~ 6 个疗程或大剂量 Ara - C 为主的方案早期强化。但多数老年患者不适合这种方法, 而适合骨髓抑制较轻的缓和化疗方案或小剂量联合化疗维持治疗。

三、护理措施

(一)一般护理

1. 病室清洁, 阳光充足, 空气新鲜。每日用 0.1% 有效氯洗消液擦拭门窗、桌椅、床、床头柜 1 次, 地面以消毒液拖擦。每周用消毒液擦墙壁 1 次, 每月彻底扫病室卫生 1 次。每日定时开窗通风, 每周用紫外线消毒空气 1 次, 使室内空气中细菌总数不超过 500 个/m³。病床间隔距离符合要求, 严防交叉感染。

2. 轻度贫血患者可以下床活动, 重度贫血患者应绝对卧床休息, 一级护理。

3. 给予高热量、高蛋白、易消化食物, 以补充患者的营养和水分。化疗期间给予清淡可口的食物。

4. 凡高热患者使用降温药后, 协助其多饮水, 出汗多时用干毛巾擦干全身, 及时更衣, 勿用温水擦浴, 以免受凉引起感冒。为患者行乙醇擦浴时, 应注意保暖, 防止受凉。如有并发出血者禁用乙醇擦浴。

5. 做好口腔护理, 化疗期间嘱患者勤饮水以减少口腔内细菌积存和感染的机会。用 0.1% 新霉素或 0.1% 红霉素溶液漱口, 每日 3 次, 有霉菌感染时, 用 4% 碳酸氢钠溶液漱口, 1% 甲紫或制霉菌素甘油涂溃疡面。

6. 注意皮肤清洁, 干燥, 避免皮肤擦伤, 以防感染, 内衣经常更换, 出汗多的患者每日应用温水擦澡 1 次。女患者注意外阴清洁, 以防泌尿系感染。

7. 各种操作应轻柔,严格无菌,以防外源性感染与出血。

8. 做好精神护理。白血病患者多有恐惧和焦虑情绪,必须体贴关心患者,给予鼓励和安慰,使患者树立与疾病做斗争的信心和决心,并安心养病。

(二)病情观察与护理

1. 急性白血病应严密观察患者的生命体征,对发热患者应观察热型及伴随的症状和体征,注意有无恶心、呕吐、毒血症症状。仔细检查患者口腔、鼻腔、咽喉、肛门、皮肤等部位有无局部感染灶。高热时,可给以物理降温。将冰袋置于头、颈、腋窝、腹股沟等处,不要用乙醇擦浴,以免引起皮下广泛出血。此外应经常检查患者皮下、齿龈、口腔黏膜等部位有无出血,关心患者大便和尿的情况。女患者经期要注意月经量。如患者出现头痛、烦躁、呕吐、视物模糊等症状,应考虑颅内出血可能,应及时报告医生,以便及早处理。

对于皮肤黏膜出血时,嘱患者身体勿受挤压或碰撞,以防加重皮下出血或发生血肿。少量鼻衄时,可用1%麻黄碱或0.1%肾上腺素棉球填塞鼻腔,局部给予冷敷;出血严重时可用凡士林纱布条填塞或单囊双腔管压迫止血。

2. 在给患者抽血检查时,要注意患者凝血情况,如发现迅速凝血,或全身皮肤黏膜尤其是注射部位出血、渗血,提示可能并发 DIC,应及时报告医生并协助处理。

3. 注意观察患者瞳孔及意识改变,如出现颅神经麻痹、截瘫或颈项强直,应考虑白血病细胞浸润至脑膜或中枢神经系统,应及时通知医生,并使患者安静卧床,密切监护。

4. 患者常有不同程度的贫血,并随病情进展而加重。须密切注意观察,如有严重贫血,可给予新鲜血液或输注红细胞悬液。输血时应控制输血的量及速度,防止发生输血反应。

5. 按医嘱准确及时给化疗药物,如患者骨髓抑制及消化道反应重时,应及时通知医生处理。联合应用广谱抗生素时,注意有无二重感染,若发现口腔出现鹅口疮样变,立即涂片镜检,并通知主管医生。按医嘱备血、输血,协助医生行骨髓穿刺及椎管内用药等治疗。由于化疗而致的粒细胞缺乏患者,应加强隔离措施,以预防感染。长期应用白消安(马利兰)或靛玉红等药物治疗时,应观察其疗效,如缩脾速度及血常规改变。观察药物的不良反应。急性变患者同急性白血病。

四、康复

1. 针对处于疾病不同时期的患者,直接或间接使患者对诊断、治疗计划和预后有所了解,教育患者正确对待疾病,接受各项治疗与护理。

2. 解释可能发生的并发症,使患者充分了解积极配合预防及治疗。

3. 介绍治疗白血病的信息和治疗后长期缓解的病例,以建立治疗信心。

4. 宣教良好生活、卫生、饮食习惯,指导预防感染、出血的方法,做好自我保护。

5. 教育患者必须按照治疗计划坚持治疗,定期随访。

慢性粒细胞白血病

据国内资料,慢性粒细胞白血病占慢性白血病的90%左右;国外资料,慢性粒细胞白血病发病率低于慢性淋巴细胞白血病。

一、病情评估

（一）病史

询问是否长期小剂量或曾一次大剂量接触 X 线、苯及其衍生物，家族中是否有类似疾病的患者。

（二）临床表现

起病大多缓慢，早期可以没有任何症状。多数患者因其他原因检查血液时发现血常规异常，或查体时发现脾大而确诊。最早出现症状有乏力、低热、多汗或盗汗、体重减轻等代谢亢进的表现，脾大可引起左上腹部不适，食后上腹部胀满，较少见症状有背痛、四肢疼痛。如出现脾脏梗死可有左下胸及左上腹部剧痛。晚期因血小板减少出现皮肤、黏膜出血。

最突出的体征是脾大，一般患者确诊时已达脐平面上下，质硬，无压痛。如新发生脾梗死则有明显的局部压痛，并可听到摩擦音。约 80% 患者有肝大，多数为轻度肿大，胸骨下端常有轻度压痛。浅表淋巴结大多不肿大，早期无贫血症状，晚期可出现不同程度的贫血及皮肤出血点。眼眶、头颅、乳房和其他软组织可出现无痛性肿块（绿色瘤）。

（三）实验室及其他检查

1. 血常规

白细胞确诊时大多在 $100 \times 10^9/L$ 以上，多数在 $(200 \sim 400) \times 10^9/L$，最高可在 $1\,000 \times 10^9/L$，血中见到各发育阶段的粒细胞，以嗜中性中、晚幼粒细胞、杆状核、分叶核为主，原粒细胞一般为 $0.01 \sim 0.03$，原粒细胞 + 早幼粒细胞不超过 0.1，嗜酸及嗜碱性粒细胞比值和绝对值均增高，并与预后有关。淋巴细胞和单核细胞比值明显下降，细胞化学染色，中性粒细胞碱性磷酸酶（NAP）活性显著降低或完全阴性，但治疗好转后上升至正常，复发时又下降。早期红细胞、血红蛋白可有轻度减少，以后逐渐加重，血片中可出现有核红细胞。血小板计数早期大多正常，约 1/3 病例增高，晚期减少。

2. 骨髓象

骨髓中有核细胞量显著增多，以晚幼、中幼粒细胞为主，其次是早幼粒细胞。

3. 染色体

90% 以上患者的粒细胞中有特异性 Ph 染色体。

（四）诊断和鉴别诊断

根据病史、临床表现及实验室检查等可作诊断。本病需与类白血病反应、骨髓纤维化、晚期血吸虫病、黑热血病、肝硬化等相鉴别。

二、治疗

（一）支持疗法

同急性白血病。

（二）化学治疗

1. 白消安

开始剂量为每日 $4 \sim 8$ mg，分 $2 \sim 3$ 次口服。用药 $2 \sim 3$ 周，白细胞下降、脾缩小，可适当减量。待白细胞稳定在 $10 \times 10^9/L$ 左右再以小剂量维持,一般每 1~3 天服 2 mg。长期用药可引起骨髓抑制、皮肤色素沉着、肺间质纤维化、睾丸萎缩和停经等,甚至有提前发生急变的可能,所以使用过程中应严密观察。

2. 羟基脲

羟基脲是当前慢性粒细胞白血病慢性期的首选药物。其作用较迅速,但持续时间短,用药后2~3天白细胞数即下降,但停药后很快回升。常用剂量开始为 3 g/d,分 2 次口服,以后根据白细胞下降程度逐渐减量,降至正常时须小剂量维持治疗。

3. 靛玉红

靛玉红为中药青黛提取物,治疗慢性粒细胞白血病有效率为 87.3%。用量 150~300 mg/d,分 3 次口服。不良反应有腹痛、腹泻等。

4. Ara – C

小剂量 Ara – C[15~30 mg/($m^2 \cdot$ d),静脉滴注],不仅可控制病情发展,且可使 Ph 染色体阳性细胞减少甚或转阴。

5. α 干扰素(IFN – α)

剂量为 300 万~900 万 U/d,皮下或肌内注射,每周 3~7 次,持续用数月至 2 年不等。药物起效慢。对白细胞过多者,宜在第 1~2 周并用羟基脲或白消安。约 1/3 患者 Ph 染色体阳性细胞减少。该药与小剂量 Ara – C 联合应用,可提高疗效。

6. 其他药物

6 – 巯基嘌呤(6 – MP)、苯丁酸氮芥(瘤可宁)、环磷酰胺及其他联合化疗亦有效。但只有在上述药物无效时才考虑。

化疗时宜加用别嘌醇(100 mg,每 6 小时 1 次)。并保持每日尿量在 1 500 mL 以上和尿碱化,防止高尿酸血症肾病。待白细胞下降后停药。

(三)放射治疗

近年来,由于化疗应用较普遍,放疗已少应用,在脾大明显或化疗效果不佳时仍可采用。

(四)脾切除

脾区剧痛、化疗无效或脾功能亢进伴血小板减少者可考虑切脾,但不能防止发生急变和延长生存期。

(五)白细胞分离

化疗前如果白细胞数在 $50 \times 10^9/L$ 以上,可先用血细胞分离机行白细胞去除术以迅速降低白细胞数,避免白细胞过多可能阻塞微血管而引起脑血管意外的危险。

(六)别嘌醇

化疗开始时,特别是用羟基脲治疗时,宜同时加用别嘌醇 1 g,每日 3 次。

(七)骨髓移植

异体骨髓移植可根据慢性粒细胞白血病。尽可能在未发生急变前做异体骨髓移植,急变后异体骨髓移植复发率高。

(八)慢粒急性变治疗

急变后的治疗与急性白血病同,同种异体骨髓移植,或将慢性期的骨髓体外低温保存,急变时移植,可能是延长患者存活期的较为有效的治疗方法。

三、护理措施

(一)一般护理

置患者于安静、舒适的环境中,减少活动,尽量卧床休息,嘱患者取左侧卧位,以减轻不适感。鼓励患者少量多次进食、进水以减轻腹胀。尽量避免弯腰和碰撞腹部,以免发生脾破裂。遵医嘱协助患者做脾放射治疗。

(二)病情观察与护理

1. 注意观察患者体温、脉搏变化;注意肝、脾、淋巴结肿大程度及有无出血倾向;若患者有不明原因的高热、脾脏迅速肿大、进行性贫血、出血倾向加剧、持续或游走性骨关节痛及肌肉痛难以忍受等,则提示有急性变,应及时通知医生。

2. 观察用药效果及不良反应。白消安的不良反应主要是骨髓抑制、血小板或全血细胞减少及皮肤色素沉着、阳痿、停经,用药前应向患者说明,以便主动配合治疗,坚持用药。羟基脲和白消安在用药期间经常复查血常规,不断调整剂量。靛玉红主要不良反应有腹泻、腹痛、便血等,使用时要慎重,注意观察患者大便的性质。IFN-α 不良反应有发热、恶心、食欲减退、血小板减少及肝功能异常,应定期检查患者肝功能。

四、康复

慢性白血病较多的是在院外治疗。要告知患者治疗的过程,定时服药,并掌握调整剂量的原则,定期门诊随访,复查血常规及骨髓象,注意急变的表现,出现问题,及时就诊。

慢性淋巴细胞白血病

慢性淋巴细胞白血病在我国和东亚各民族中都比较少见,而在欧美人中发病率较高,约 3/10 万人口,是老年人常见的白血病,起病平均年龄为 60 岁,约 90% 慢性淋巴细胞白血病患者大于 50 岁。

一、病情评估

(一)病史

主要询问患者的年龄、职业及周围环境,是否长期小剂量或一次大剂量接触低频电磁场;家族中是否有类似疾病的患者。

(二)临床表现

1. 症状

起病十分缓慢,往往无自觉症状。其后逐渐出现乏力、食欲缺乏、消瘦、低热、盗汗及贫血等症状。

2. 体征

以全身浅表淋巴结肿大为主,常见于颈部、腋下及腹股沟等处。肿大的淋巴结无压痛,质地坚硬,可移动。半数以上患者有轻度至中度脾大。T 细胞慢淋白血病可出现皮肤增厚、结节,甚至全身红皮病等。

（三）实验室及其他检查

1. 血常规

持续性淋巴细胞增多。白细胞 $> 10 \times 10^9/L$,超过 $100 \times 10^9/L$ 者不少。淋巴细胞占 50% 以上,绝对值 $\geq 5 \times 10^9/L$（持续 4 周以上）,以小淋巴细胞增多为主。可见少数幼淋巴细胞或不典型淋巴细胞,破碎细胞易见。中性粒细胞比值降低。

2. 骨髓象

有核细胞增生活跃,淋巴细胞 ≥ 0.40,以成熟淋巴细胞为主。红系、粒系及巨核系细胞均减少,有溶血时,幼红细胞可代偿性增生。

3. 免疫学异常

多数患者血清 γ 球蛋白含量减少;恶性淋巴细胞表面有单克隆的免疫球蛋白 M;淋巴细胞源自 B 淋巴细胞,少数源自 T 淋巴细胞。

4. 组织化学

淋巴细胞糖原染色（PAS）显著,NAP 染色积分并不增高,有些早期可降低。

5. 骨髓活检

淋巴细胞局灶性或弥漫性浸润。

6. 淋巴结活检

早期示淋巴细胞浸润,后期淋巴结结构破坏,和分化好的淋巴细胞淋巴瘤不能区分。

二、治疗

早期患者如只出现外周血及骨髓淋巴细胞增多,无贫血及血小板减少,且淋巴结肿大区域少者可暂不治疗,但应定期观察病情是否有进展,出现乏力、体重减轻、贫血、出血倾向、肝脾淋巴结肿大等,均为需要积极治疗的指征。

1. 化疗

化疗首选药物苯丁酸氮芥,其缓解率为 50% ~ 98%。始用剂量为 6 ~ 10 mg/d,1 ~ 2 周减至 2 ~ 6 mg/d,可根据血常规变化,随时调整剂量,以防白细胞降得过低。维持量为每日或隔日 2 mg,使白细胞维持在 $15 \times 10^9/L$ 左右。有贫血或血小板减少者可加用泼尼松。本病也可选用环磷酰胺口服治疗。对粒细胞、血小板仅有轻度抑制作用。慢性淋巴细胞白血病合并血小板减少的病例可选用环磷酰胺,每日 2 ~ 5 mg/kg,口服,合并自身免疫性溶血性贫血病例,可加服泼尼松,20 ~ 40 mg/d,见效后逐步减量到停服。

2. 放疗

有明显淋巴结肿大,巨脾者可局部放射治疗。对化疗无效者也可用放射性 ^{32}P 治疗,但剂量应小,每次 1 ~ 2 mci,每周 1 ~ 2 次;根据全身情况及血常规而定。

3. 并发症治疗

低丙种球蛋白血症者可定期注射丙种球蛋白。反复感染或严重感染者用抗生素治疗。脾大显著用化疗药物疗效不佳者,可考虑行切脾手术。近年来国外对慢性淋巴细胞白血病倾向于较积极的治疗,以取得较完全的缓解并延长生存期。在化疗方式上采用联合化疗,以苯丁酸氮芥与泼尼松联合,环磷酰胺与 Ara – C 联合等。放疗上有应用全身放疗(间歇性),其至胸腺照射,并取得较好的预后。

4. 支持治疗

可定期给予丙种球蛋白,及应用蛋白同化激素丙酸睾酮每次 25 mg,每周 1~2 次肌内注射。

本病病程长短悬殊,短者仅 1~2 年,长者在 10 年以上,有的病例可自动或经治疗后缓解多年。常见死亡原因为肺部感染,次为病本身恶化,全身衰竭。部分患者可并发结肠癌或皮肤癌。

三、护理措施

1. 指导患者注意个人卫生,勤洗澡、更衣,保持皮肤、口腔清洁,饭前便后认真洗手。房间空气要新鲜,定期紫外线消毒,减少探视人员及严格无菌技术等。

2. 监测患者白细胞计数,观察体温、脉搏、呼吸的变化。经常询问患者有无咽部痒、痛、咳嗽,尿路刺激征等不适,发现异常应及时报告医生。

四、康复

1. 对患者及家属进行有关疾病知识的教育。养成良好的生活方式,保证充足的休息和睡眠,适当进行体育锻炼,提高身体素质,但应避免过激、过猛的活动。

2. 预防上呼吸道感染,注意保暖,不要去人多的地方。注意个人卫生,养成定期洗澡更衣的习惯。

3. 定期复查血常规,出现发热或其他感染迹象应及时就诊。

(王立香)

第四节　骨髓增生异常综合征

骨髓增生异常综合征(MDS)是一组造血干细胞的克隆性疾病。主要特点是骨髓病态和无效造血,外周血红细胞、粒细胞和(或)血小板减少,约半数患者最终转化为急性白血病。以往对此病曾采用过诸如白血病前期、冒烟性白血病、铁失利用性贫血等名称,现已很少使用。

MDS 主要发生于老年人群。德国 Düsseldorf 城区≤49 岁人群的 MDS 年发病率仅为 0. 22/10 万人口,50~69 岁人群为 4. 9/10 万人口,而≥70 岁人群则为 22. 8/10 万人口。83. 9% 的 MDS 患者年龄 >60 岁。瑞典 Jönköping 市 MDS 患者中位年龄,男性为 74. 1 岁,女性为 78. 2 岁。90% 的患者年龄 >60 岁。MDS 患者中男性多于女性。如上所述德国 Düsseldorf 城区资料中≥70 岁人群的 MDS 年发病率,男性为 33. 9/10 万人口,女性为 18/10 万人口,瑞典 Jönköping 市资料中 MDS 患者男性与女性之比为 1. 8:1。日本资料中 MDS 年发病率,男性为 3. 4/10 万人口,女性为 2. 1/10 万人口。

一、病因和发病机制

通过细胞培养、遗传学、分子生物学的大量研究证实,MDS 是起源于造血干细胞的克隆性疾病。因此,可以累及粒、红、巨核细胞系。部分患者的发病与接触苯、放射线及接受烷化剂的治疗有关。

在 MDS 患者多向造血祖细胞 CPU - Mix 培养中观察到,大多数无集落生长,少数集落数明显减少。粒单祖细胞(CFU - GM)、红系祖细胞(BFU - E、CFU - E)和巨核系祖细胞(CFU - Mk)集落数大多减少,说明该病患者多系造血祖细胞及其以下造血祖细胞增生分化均有异常。

MDS 患者的细胞遗传学的异常较为常见。一个常见的核型表现为第 5 号染色体的长臂部分缺失,称为 5q⁻ 综合征,而且许多造血生长因子和它们的受体的基因均位于该区域。其他常见的染色体异常为 +8、-7、7q⁻、9q⁻、20q⁻、21q⁻,部分患者出现两种以上的染色体异常。

RAS 癌基因的突变和凋亡相关基因的表达改变亦可见于部分 MDS 病例。但以目前所观察到的基因改变尚难以解释全部 MDS 患者的发病原因。

造血干细胞在不同的增生分化阶段受不同的原癌基因和抑制基因的调控,一旦失控,就可引起细胞增生分化紊乱,导致 MDS 或其他疾病的发生。

二、分型

法美英(FAB)协作组主要根据 MDS 患者外周血、骨髓中的原始细胞比例、形态学改变及单核细胞数量,将 MDS 分为 5 型:即难治性贫血(RA)、环形铁粒幼细胞性难治性贫血(RAS)、难治性贫血伴原始细胞增多(RAEB)、难治性贫血伴原始细胞增多转变型(RAEB - t)、慢性粒—单核细胞性白血病(CMML),MDS 的分型见表 6 - 1。

表 6 - 1　MDS 的 FAB 分型

类　型	外　周　血	骨　髓
RA	原始细胞 <1%	原始细胞 <5%
RAS	原始细胞 <1%	原始细胞 <5%,环形铁粒幼细胞占全骨髓有核细胞的 15% 以上
RAEB	原始细胞 <5%	原始细胞 5% ~20%
RAEB - t	原始细胞 ≥5%	原始细胞 >20% 而 <30%;或幼粒细胞出现 Auer 小体
CMML	原始细胞 <5%	原始细胞 5% ~20%
	单核细胞绝对值 >1 ×10⁹/L	

WHO MDS 分型标准与 FAB 标准的主要不同在于:①进一步强调 RA 骨髓细胞发育异常仅限于红系;②增设难治性血细胞减少伴多系增生异常（RCMD）,以包括同时有粒系和(或)巨核系发育异常的 RA,RCMD 包括伴有多系增生异常的 RA 和伴有多系增生异常的 RAS;③将 RAEB 再分为两个亚型;④增加 5q⁻ 综合征亚型,特指那些原发性单独 *del* (5q)染色体异常、并有 RA、血小板数常正常或增高、低分叶巨核细胞和骨髓原始细胞 <

0.05 的患者;⑤将诊断 AML 的原始细胞下限定为 0.20,取消了 RAEB - T 亚型;⑥将 CMML 纳入兼有骨髓增生异常和骨髓增生综合征特征的独立类型（MDS/MPD）中;⑦其他则划在不能分类的 MDS(MDS - U)。WHO MDS 分型及预后见表 6 - 2。

表 6 - 2 MDS 的 WHO 分型及其预后

亚型	血液	骨髓	比例%	病程	白血病转化率%
RA	贫血,无或 罕见原始细胞	仅红系病态造血 原始细胞 <5% 环形铁粒幼细胞 <15%	5 ~ 10	较长	6
RARS	贫血 无原始细胞	仅红系病态造血 原始细胞 <5% 环形铁粒幼细胞 ≥15%	10 ~ 12	较长	1 ~ 2
RCMD[①]	2 或 3 系血细胞减少 无或罕见原始细胞 无 Auer 小体 单核细胞 <1×10⁹/L	≥2 系细胞病态造血 原始细胞 <5% 无 Auer 小体 环形铁粒幼细胞 <15%	24	不定	11
RCMD - RS[②]	2 或 3 系血细胞减少 无或罕见原始细胞 无 Auer 小体 单核细胞 <1×10⁹/L	≥2 系细胞病态造血 原始细胞 <5% 无 Auer 小体 环形铁粒幼细胞 ≥15%	15	不定	11
RAEB - 1[③]	血细胞减少 原始细胞 <5% 无 Auer 小体 单核细胞 <1×10⁹/L	一系或多系病态造血 原始细胞 5% ~ 19% 无 Auer 小体	40	进行性 (+ RAEB - 2)骨髓衰竭	25
RAEB - 2	血细胞减少 原始细胞 5% ~ 19% ± Auer 小体 单核细胞 <1×10⁹/L	一系或多系病态造血 原始细胞 10% ~ 19% ± Auer 小体		进行性 骨髓衰竭	33
MDS - U[④]	血细胞减少 无或罕见原始细胞 无 Auer 小体	ª粒系或巨核系单系病态造血 原始细胞 <5% 无 Auer 小体	不知	不知	不知
单纯5q⁻ MDS	贫血 原始细胞 <5% 血小板数正常或增高	分叶巨核细胞（分叶少）正常 或增多 原始细胞 <5% 无 Auer 小体 单纯5q⁻	不知	长生存	不知

注:①RCMD:伴多系病态造血的难治性血细胞减少;②RCMD - RS:伴环形铁粒幼细胞的 RCMD;③RAEB - 1:RA 伴原始细胞过多 - 1 型(RAEB - 1);④MDS - U:不能分类的 MDS;a:至少存在 6 个月,且未发现其他病因。

三、病情评估

（一）临床表现

起病缓慢或急骤，面色苍白、疲乏无力、头晕心悸、低热或高热、皮肤紫癜、鼻出血或咳血、吐血、便血、纳谷不香、消瘦、夜寐不安、肝脾淋巴结肿大或不肿大、骨痛、胸骨压痛等症。

1. RA

RA 多发生在 50 岁以上的老年人，亦有个别年轻人，以贫血或全血细胞减少为主要症状。血常规：正细胞或大细胞贫血，伴白细胞和血小板减少；网织红细胞减少；外周血可出现有核红细胞，原始细胞 <1%，少数（5%）患者可无贫血，仅以白细胞或血小板减少为主。骨髓：呈正常增生或增生活跃，红系增生伴发育异常（病态造血），原始细胞 <5%。

2. RARS

RARS 与 RA 的主要区别是有过多的环形铁粒幼细胞的存在，骨髓中环形铁粒幼细胞计数占全部有核红细胞的 15% 以上，其他同 RA。

3. RAEB

RAEB 多为 50 岁以上老年或为青壮年。血常规：三系增生异常，血中原始细胞 <5%。骨髓象：多为增生活跃，有二系或三系异常，原始粒在 5% ~20%，骨髓环形铁粒幼可以见到（<15%），并可有粒细胞的颗粒减少。

4. RAEB – t

RAEB – t 可发生于任何年龄，血液学特点与 RAEB 类似，但具有以下特点：周围血中原始细胞 ≥5%；骨髓中原始细胞在 20% ~30%；在幼稚粒细胞中，可有 Auer 小体。具备以上任何一项即可诊断。

5. CMML

血常规中单核细胞在 $1 \times 10^9/L$ 以上，常伴有成熟粒细胞的增加，这种粒细胞可有颗粒减少，亦有分叶过多或分叶过少等异常，周围血原始单核细胞 <5%。骨髓：类似 RAEB，但有明显的幼稚单核细胞增多 >5%。骨髓中原始的细胞 >30% 为急性白血病，若 <30% 为 MDS。

（二）实验室及其他检查

1. 血常规

全血细胞减少或任一、二系血红细胞减少并有质的改变。红细胞和粒细胞可有形态异常或出现有核红细胞、幼稚粒细胞和巨大血小板等。

2. 骨髓象

增生活跃或明显活跃，至少有二系病态造血，表现为：红系细胞过多或过少，核形异常，巨幼样变，点彩或多嗜性；粒系细胞颗粒过多或过少，核分叶过多或过少，核浆发育不平衡，出现 Auer 小体或单核细胞增多；巨核系细胞出现小巨核，血小板巨大而颗粒少。

3. 骨髓病理学

85% 患者骨髓增生活跃或明显活跃，少数正常增生，个别增生低下。可见特征性的"幼稚前体细胞异常定位"（ALIP），即 3 以上原粒或早幼粒细胞聚集成簇，位于小梁旁区或小梁间区。ALIP 可见于几乎所有的 RAEB、RAEB - t 和 CMML 患者以及半数的 RA 和 RAS 患者。ALIP 患者更具有转变或急性髓细胞白血病的倾向。骨髓原始红细胞增多,表明红系成熟障碍。红系造血岛的细胞处于同一分化水平,部分患者红系造血灶缺如。骨髓中常见较多的巨核细胞,且多为小巨核细胞,可见单核、双核或多核。多数患者骨髓网硬蛋白纤维增生。

4. 骨髓细胞培养

CFU - GM 集落减少、无生长而集簇增多,集簇/集落比值增大。白血病祖细胞(CFU - L)集落增多。

5. 细胞遗传学异常

40% ~50%的患者可检出染色体异常,与 AML 的染色体异常相类似。常见者有 - 5,5q⁻, - 7,7q⁻,三体 8,20q⁻等。

6. 免疫学检查

本病患者免疫学检查可异常。可有多克隆性高 γ 球蛋白血症,也可有低 γ 球蛋白血症,约 12%的患者可有单克隆球蛋白。CD_4^+ 细胞减少,CD_4^+/CD_8^+ 比值降低。也有证据表明 T 细胞有克隆性增生。T 细胞的功能也可异常,自然杀伤细胞生成减少,活性降低,并伴随出现对干扰素反应的丧失或干扰素产生的不足。许多自然杀伤细胞(NK 细胞)的活性经过与 IFN - α 孵育培养后可恢复。MDS 中抗原递呈细胞功能缺陷,单核细胞及巨噬细胞的功能也有异常。部分患者可出现抗核抗体、类风湿因子(RF)、Coombs 试验阳性。

(三)诊断

血细胞发育异常的形态改变是 MDS 的基本特征,但不少疾病也可出现程度不等的类似改变。如营养缺乏性疾病(缺乏维生素 B_{12}、叶酸、维生素 B_6 等)、先天性红细胞生成异常性贫血(CDA)、骨髓增生性肿瘤、原发性血小板减少性紫癜、阵发性睡眠性血红蛋白尿症和其他溶血性疾病,再障治疗好转期,某些恶性肿瘤、骨髓转移瘤、某些感染[结核病、人类免疫缺陷病毒(HIV)感染等]、某些结缔组织病,苯、铅中毒等。MDS 的诊断须能排除这些疾病。

MDS 的诊断:已经有骨髓原始细胞增多的 MDS(如 RAEB)诊断一般不难,而原始细胞比例增高不明显且无克隆性染色体核型异常患者的诊断,基本上是排除性诊断。曾有学者提出将骨髓原始细胞 3% 和(或)病理性铁粒幼红细胞≥3% 作为 MDS 的最低诊断标准,但未得到公认和推广。2006 年,由包括美国国立综合癌症网络(NCCN)、MDS 国际工作组(IWG)、欧洲白血病网(ELN)等代表在内的专家组在维也纳 MDS 工作组会议中一致通过一个 MDS 最低诊断标准(表 6 - 3),明确和细化了诊断条件,使得诊断更加准确可靠,将有助于排除一些疑似 MDS 的良性非克隆性疾病。此次会议还提出了一个新的术语"意义未定的特发性血细胞减少"(ICUS),其特征是,①髓系细胞中,一系或多系血细胞减少,持续≥6 个月:红细胞(Hb < 110 g/L),中性粒细胞(ANC < 1.5 × 10⁹/L)和(或)巨核细胞系(PLT < 100 × 10⁹/L);②不能满足 MDS 最低诊断标准;③除外可作为初始原因导致血细胞减少/发育异常的其他所有造血组织或非造血组织的疾病。确定 ICUS 须做如下检查:①详细的病史询问(毒物、药物和致突变剂接触史等);②详细的查体,包括 X 线

和脾超声;③白细胞分类计数和血清生化全套;④骨髓涂片分类计数和铁染色;⑤骨髓和外周血细胞流式细胞术免疫表型分析;⑥染色体核型分析和 FISH 检测;⑦如有需要须做分子生物学检测(如中性粒细胞减少患者应检测 TCR 基因重排);⑧骨髓病理切片观察和免疫组织化学染色(IHC);⑨病毒检测(HCV、HIV、CMV、EBV 等)。

表 6-3　MDS 最低诊断标准[a]

(1)必备条件(下面两个条件必须同时具备,缺一不可)
　①下列细胞系别中一系或多系持续性减少(≥6 个月)[b]
　　红细胞(Hb < 110 g/L);中性粒细胞(ANC < 1.5 × 10⁹/L);巨核细胞系(PLT < 100 × 10⁹/L)
　②排除可以成为血细胞减少/发育异常原发原因的所有其他造血组织或非造血组织疾病[c]
(2)确定条件
　①骨髓涂片中红细胞系、中性粒细胞系或巨核细胞系任何一系细胞中至少 10% 有发育异常,或环状铁粒幼红细胞 > 15%
　②骨髓涂片中原始细胞占 5% ~ 19%
　③典型的染色体异常(常规核型分析法或 FISH)[d]
(3)辅助条件[e](指符合"A"而不符合"B"的患者,而且表现其他方面的典型临床特征,如输血依赖性大细胞贫血)
　①流式细胞术检测骨髓细胞表型,明确显示有单克隆红系和(或)髓系细胞组群
　②HUMARA 分析、基因芯片谱型或基因点突变分析(如 RAS 突变)显示有单克隆细胞组群的明确分子征象
　③CFU 检测骨髓和(或)循环中祖细胞集落(±集丛)形成呈现显著而持久性减少

注:a. 符合所有两个"必备条件"和至少一个"确定条件"时,可确诊为 MDS;若不符合任何"确定条件",但患者显示有髓系疾病,则需参考"辅助条件",以帮助确定患者是患有 MDS,或是存在"高度疑似 MDS"(HS - MDS)。

b. 如果同时有染色体核型异常,可小于 6 个月。

c. 由于较多患者被诊断为有两个髓系肿瘤并存,在很少数患者即使查出可能引起血细胞减少的另一个共存疾病,MDS 的诊断仍能成立。对于这类情况须加以说明。

d. 典型的染色体异常是指在 MDS 中常常出现的 +8、-7、5q⁻、20q⁻ 等;若只有核型异常这一个"确定条件",则应认为是"HS - MDS"。

e. "辅助条件"无须在所有诊疗中心的常规检测工作中都用为标准,如果没有这些条件,对可疑患者应予随诊并反复定期监测,以便确立 MDS 的诊断。

原发性 MDS 的诊断要点有:

1. 不明原因的顽固性血细胞减少,常为全血细胞减少。仅有一种血细胞减少者,应随诊 3 ~ 6 个月,观察血常规的变化动态。

2. 骨髓有核细胞增生程度增高或正常,造血细胞有明确的发育异常形态改变,常累及至少两系造血细胞(一般为红系和巨核系)。仅累及一系者,亦应随诊 3 ~ 6 个月。

3. 常用抗贫血药物(铁剂、维生素 B_{12}、维生素 B_6、叶酸)充分治疗无效。

4. 既往无接受抗癌化疗和(或)放疗的历史。

5. 能够排除前述已知可有类似血细胞形态异常的各种原发疾病。

对于诊断困难的病例,以下的实验室检查结果有助于确诊。①骨髓组织切片显示造血细胞空间定位紊乱,或幼稚前体细胞异常定位(ALIP)。②有非随机性 -5/5q⁻,-7/7q⁻,+8,20q⁻ 等 MDS 常见的核型异常。③血细胞克隆性分析提示单克隆造血。④SCD(-),或有其他造血细胞周期延长的证据。⑤造血细胞有 ras 或 fms 等 MDS 可有的癌基因异常。

（四）鉴别诊断

1. 溶血性贫血

MDS 患者骨髓中红系增生易与溶血性贫血相混淆。但后者网织红细胞显著增加,骨髓缺乏多系病态造血,有关溶血性贫血的特异性实验室检查有助于明确诊断。

2. 巨幼细胞贫血

MDS 患者的骨髓象常有红细胞系的"巨幼样变",应与巨幼细胞贫血鉴别。后者常有导致叶酸或（和）维生素 B_{12} 缺乏的原因,血清叶酸或（和）维生素 B_{12} 含量减低,对维生素 B_{12} 与叶酸的治疗有良好的反应可鉴别。

3. 再障

MDS 患者可有全血细胞减少,且少数患者骨髓增生低下,应与再障鉴别。MDS 的骨髓小粒中主要是造血细胞,有时可见一小簇不典型的原始细胞;而再障的骨髓小粒中主要是非造血细胞。

4. 急性白血病、红白血病和慢性粒细胞白血病

MDS 的 RAEB 型患者骨髓中有一定程度的原始细胞的增多,但均 ≤20%。

四、治疗

MDS 患者治疗前必须考虑其国际预后评分系统（IPSS）危险度分组、年龄和体能状态。治疗包括一般治疗、姑息或对症治疗以及高强度治疗三种选择。老年人主要表现为血细胞减少的低危患者,采用姑息或对症治疗,提高血细胞数,以改善造血功能,值得一提的是即使输血需求轻度减少或一定程度的中性粒细胞增高,也能显著提高患者的生活质量,对于合并其他疾病的老年患者更是如此;高危患者则采用高强度治疗,杀灭恶性克隆,改变疾病的自然进程,以延长患者的存活期,降低 AML 的转化率。总之,治疗主要原则取决于患者能受益、改善生存质量或延长生存期。

（一）一般治疗

多数 MDS 难以找到明确的病因,但对放射线、化学物质等引起的继发性 MDS,应避免再接触可能的致病因素。仅有轻度的贫血、白细胞减少或血小板减少而临床症状不明显者可仅观察随访而不予治疗。对重度贫血而有自觉症状者可输注红细胞悬液;对有明确感染者,应给予有效的抗生素治疗;血小板数严重减少伴有明显的出血者可输血小板,维持血小板在 $10 \times 10^9/L$ 以上。输注红细胞悬液的目的是避免贫血症状,对老年患者,特别是伴有心、肺疾病,应维持较高的血红蛋白。即使完全不产生红细胞,一般每 2 周输 2 U 红细胞就足够。对于长期输注红细胞 >20 U 或血清铁蛋白 >2 500 μg/L,且预计生存期较长（以年计）者,常用去铁胺（去铁）治疗,直至 <1 000 μg/L。

用维生素 B_{12} 和叶酸治疗一般无效,对血中维生素 B_{12} 和叶酸浓度降低者,可以试用。补充叶酸、维生素 B_{12} 1~2 个月可作为排除巨幼细胞贫血的一个可靠指标。少数 RAS 患者用大剂量维生素 B_6（100~200 mg/d）有效,治疗后网织红细胞增高,对输血的需求量减少,但血细胞形态学异常仍存在。糖皮质激素的有效率近 10%,对伴有明显溶血倾向的网织红细胞高者可能有效,但长期使用,副作用大,宜慎用。雄激素适用于伴有血细胞减少的 RA、RARS 和原始细胞比例低的 RAEB,即 IPSS 低危、中危 - Ⅰ型患者,总体有效率约 20% 。

（二）对症治疗

1. 贫血的治疗

造血刺激因子可应用于治疗顽固性血细胞减少症,尤其是 MDS 的贫血。重组人促红细胞生成素(rHuEPO)对 MDS 贫血疗效确切,尤其是血清 EPO 水平≤500 mU/ mL 和无须输血或仅少量输血者疗效更佳。rHuEPO 10 000 U/d,皮下注射,近 20% 有效率;治疗 6 周无效者可联合 G – CSF(GM – CSF 疗效不如 G – CSF),与 rHuEPO 合用对促红细胞生成活性具有协同作用,有效率提高 1 倍(40%),G – CSF 用量 1 ~ 2 μg/kg 每日 1 次或每周 3 次,也能使中性粒细胞低者恢复正常。有效患者达到最佳疗效后,G – CSF 逐渐减量,rHuEPO 间隔 4 周调整 1 次剂量,依次改为每周 5 天、4 天、3 天,直至最小剂量维持最佳疗效。rHuEPO 的不良反应较少,偶尔引起高血压。

2. 中性粒细胞减少的治疗

G – CSF 或 GM – CSF 尽管能提升白细胞数,但对生存期无影响,故不推荐常规使用。只用于反复感染或感染难以控制的中性粒细胞减少患者。

3. 血小板减少症的治疗

血小板输注是目前主要的治疗方法。低剂量白介素 – 11(IL – 11)10 μg/(kg · d)和血小板生成素(TPO)治疗 MDS 的血小板减少有一定疗效。丹那唑 200 mg 每日 3 次,在部分患者有效,但应定期检测肝功能及给予必要的保肝治疗。对严重血小板减少和血小板输注无效的患者,可考虑使用抗纤溶制剂。

（三）诱导分化治疗

细胞分化诱导剂能诱导骨髓内异常细胞向正常细胞分化和成熟,常用药物有:

1. 全反式维 A 酸

可促进早期粒细胞的分化,抑制白血病细胞的增生。剂量 30 ~ 40 mg/d,疗程一般 1 ~ 3 个月。亦有人主张小剂量长疗程,10 ~ 20 mg/d,3 ~ 6 个月,效果可能更好。不良反应:皮肤过度角化,口唇干裂,头痛,关节肌肉酸痛,肝功能损害等。

2. 钙三醇 1,25 – $(OH)_2$ – D_3

其可抑制白血病细胞的增生和促进分化。剂量为 2.5 ~ 15 μg/d,疗程 2 ~ 6 个月,少数人有效。不良反应:高血钙,常限制其长期或大剂量服药。其他不良反应包括厌食、恶心、烦渴多尿、嗜睡,停药后可恢复。

3. 砷剂

三氧化二砷已开始试用于 MDS,对部分患者有效。剂量为 10 mg/d,疗程 4 ~ 6 周。不良反应主要为肝功能损害。

4. 5 – 氮杂胞嘧啶核苷(5 – Aza)

5 – Aza 抑制 DNA 甲基转移酶,降低 DNA 甲基化,抑制 MDS 恶性克隆的增生优势,诱导白血病细胞分化。剂量为 75 mg/(m^2 · d),静脉滴注,连用 7 天。

5. 氨磷汀(阿米福汀) 是一种磷酸化的有机硫醇,其体内代谢产物有抗氧化、保护正常细胞的作用,增强正常骨髓造血前体细胞的生长并抑制其凋亡。剂量为 200 ~ 400 mg/m^2,每周 3 次,4 周为 1 个疗程。主要不良反应为恶心、呕吐。

（四）刺激造血药物

1. 雄激素

雄激素进入人体内经过还原酶作用生成 5α、5β 两种二氢睾酮,前一种刺激肾脏 EPO 分泌增加,后一种可促使静止期造血干细胞向对 EPO 有反应的阶段分化。同时睾酮增强造血细胞对 EPO 的反应性,促进骨髓造血。

1）司坦唑醇:$6\sim12$ mg/d,疗程 $3\sim12$ 个月,有效率 20%。不良反应主要为肝功能损伤,但停药后大多恢复正常。女性患者可有男性化、停经表现。

2）达那唑:为一种人工合成的雄激素,亦有抑制免疫作用,剂量为 $600\sim800$ mg/d,疗程 $3\sim6$ 个月。有效率低于司坦唑醇,但少数对司坦唑醇无效者可能有效。不良反应与司坦唑醇相似。

3）十一酸睾酮:安雄。近年来开始使用,常用剂量为 80 mg/d。优点是不通过肝脏代谢,基本上没有肝功能损害。

2. 糖皮质激素和免疫抑制剂

有作者认为糖皮质激素可通过改善免疫功能紊乱或增加红系祖细胞对 EPO 的敏感性而有一定作用。口服泼尼松 $40\sim80$ mg/d,连用 $3\sim4$ 周,可使 10%~15% 的患者外周血细胞计数有一定程度的增加。因血小板显著减少而有严重出血倾向者可短期使用糖皮质激素。免疫抑制剂环孢素或硫唑嘌呤可使部分患者血细胞水平改善。但应注意其可引起骨髓抑制及肝肾功能损害。

3. 免疫调节剂

雷利度胺是沙利度胺的类似物,是在沙利度胺邻苯二酰环的第 4 位引入一个氨基并去除环上的羰基后形成的一个新化合物。作为第二代免疫调节药物（IM－iD）,雷利度胺的化学性质比沙利度胺更稳定,抗肿瘤、免疫调节等作用更强,同时克服了沙利度胺常见的不良反应。雷利度胺治疗伴单纯 5q31.1⁻ 异常或 5q31.1⁻ 异常伴有额外染色体异常的 MDS 患者脱离输血率分别为 69% 和 49%,获得血液学疗效的患者中有 76% 的患者同时获得了细胞遗传学疗效（核型异常细胞比例减少 $\geq50\%$）,其中 55% 的患者达完全缓解。雷利度胺于 2005 年 12 月 27 日获美国 FDA 批准用于治疗 5q⁻ 伴或不伴额外细胞遗传学异常且依赖输血的低危和中危－Ⅰ MDS 患者,推荐治疗方案为 10 mg/d,根据血常规调整剂量。

（五）脾切除

脾大并伴脾功能亢进的 MDS 患者可行脾切除术,少数患者可有一定程度的血常规改善。鉴于 MDS 患者血细胞减少主要与骨髓病态造血和血细胞无效生成有关,因而脾切除术的疗效大多不满意。

（六）细胞因子

1. GM－CSF 及 G－CSF

其能刺激中性粒细胞成熟与释放,增强中性粒细胞的功能,故可用来治疗 MDS。但骨髓原始细胞是否有增加尚难肯定,应慎用。

2. INF－α

其具有抑制细胞增生及免疫调节作用。主要用于 RAEB,剂量一般为每次 300 万 U,

皮下注射,疗程6个月以上。目前报道少数患者可获得部分缓解。

3. EPO

EPO主要是促进血红蛋白及网织红细胞数的升高,减少输血量。对部分患者有效。

4. 细胞介素-3(IL-3)

IL-3可刺激多能干细胞增生,在不同程度上刺激各系祖细胞的增生,使红、粒—巨噬、巨核、淋巴系有不同程度的增加。剂量为$50 \sim 200 \mu g/(m^2 \cdot d)$,疗程$2 \sim 8$周。可使大多数MDS患者粒细胞增加,但增加程度低于GM-CSF和G-CSF,但可使$25\% \sim 35\%$的患者血小板增加。因此,常用于伴有明显血小板降低的MDS患者,与GM-CSF合用效果更好。不良反应:发热、肌肉关节酸痛较明显。

5. TPO

具有刺激巨核细胞增生分化的作用。剂量为$1\mu g/(kg \cdot d)$,主要用于血小板明显减少者。不良反应:发热、肌肉关节痛等,但不多见。

(七)化学治疗

RAEB患者可考虑化疗,尤其是年龄<50岁,体质较好的患者。可采用急性白血病标准联合化疗方案。MDS患者通常有较严重的全血细胞减少,约20%的患者在常规化疗的诱导治疗期间即因血细胞严重下降及出现并发症,病情恶化导致死亡。

有报道,用小剂量Ara-C做诱导分化治疗,剂量$10 \sim 20$ mg/d,肌内、皮下及静脉注射均可,疗程$10 \sim 20$天。疗效尚不肯定,一般不作为首选方案。

1. 其他单药化疗

1)小剂量阿糖胞苷(Ara-C):使用最多,经验也较成熟。剂量为$10 \sim 20$ mg/($m^2 \cdot$ d),分两次皮下注射或持续静脉滴注,疗程$7 \sim 21$天,一般为20天。有效率40%左右,但明显有效和完全缓解者仅为20%,持续时间较短,多数不超过半年。不良反应主要是骨髓抑制,治疗相关死亡率为$10\% \sim 25\%$。然而,目前尚无肯定证据表明此项治疗能比单纯支持治疗延长生存期或降低转白率,因此,现在不主张单独使用小剂量Ara-C治疗方案,但有以小剂量Ara-C为基础的CAG方案,Ara-C 10 mg/($m^2 \cdot$ 次),皮下注射,每12小时一次,d1~14;阿柔比星(ACR)$5 \sim 7$ mg/($m^2 \cdot$ d),静脉注射,d1~8;G-CSF 200 μg/($m^2 \cdot$ d),皮下注射,d1~14。当中性粒细胞绝对值计数$>5 \times 10^9$/L或白细胞$>20 \times 10^9$/L时,G-CSF暂停或减量。已有治疗中、高危MDS患者CR可达50%的报道。

2)小剂量美法仑:日本Omato等于1996年首次报道,用小剂量美法仑(2 mg/d,口服)治疗21例高危老年(中位年龄65岁)MDS患者(RAEB 6例,RAEB-t 15例),7例获CR(33.3%),达CR时美法仑总剂量为(140 ± 19) mg,中位CR时间为14.5个月;达CR的7例患者中6例为骨髓低增生性,后者的CR率为55%;治疗过程中未发现骨髓抑制、血细胞减少等不良反应。2000年,德国Denzlinger等用同样方案治疗14例高危老年MDS患者(RAEB 8例,RAEB-t 5例,CMML 1例),4例获CR(28.6%),其中3例为骨髓低增生性,后者的CR率60.0%;治疗过程中未发现药物不良反应。我们采用该方案治疗30例中、高危患者,CR 9例(30.0%),PR 3例(10.0%),骨髓缓解(MCR)加血液学进步(HI)3例(10.0%),MCR 1例(3.3%),病情稳定4例(13.3%),失败10例(33.3%),总有效率(完全缓解、部分缓解、骨髓缓解及病情稳定)66.7%。

2. AML 方案化疗

MDS 强烈联合化疗的指征,应综合患者的年龄、体能状况(PS)和 IPSS 危度加以确定。现今多数学者倾向于年龄≤65 岁,确诊后时间不长,PS 良好,IPSS 中危 - Ⅱ和高危的 MDS 患者可选择强烈联合化疗。由于 MDS 与 AML 的相关性,一般采用治疗 AML 的化疗方案。有学者配对分析 58 对分别接受联合化疗或支持治疗的高危 MDS 患者,结果中位存活时间为 18 个月:8 个月,5 年活存率为 18%:7%。可见联合化疗对高危 MDS 有肯定的近期和远期疗效。但总的看来,与 AML 相比,MDS 联合化疗的 CR 率较低、CR 持续时间较短、复发率较高;而且由于 MDS 患者的正常造血储备能力很差,对强烈化疗的承受能力很低,容易发生化疗后骨髓造血功能严重而持久的抑制,导致治疗相关死亡。

关于 MDS 强烈化疗疗效的报道彼此间差异很大,CR 率低至 15%,高至 65%,个别报道 CR 率甚至高达 80%。这可能主要与病例选择差异有关。治疗相关死亡率 15% ~ 35%,中位存活时间为 10 ~ 18 个月。年龄 < 50 岁,染色体核型正常,骨髓中原始细胞短期内迅速增多,Auer 小体(+)等,疗效较好。

(八)造血干细胞移植

1. 异基因骨髓移植

其是有望根治本病的一种治疗方法,应选择较为年轻而体质较好、骨髓无纤维化且有合适的组织配型相合供体者,6 年无病生存率可达 40%。但年龄大者很少能采用异基因骨髓移植。

2. 自身干细胞移植

年龄较异基因移植可适当放宽,复发率高于异基因移植。

(九)中医治疗

辨证论治

1)肾阴虚为主

症见面色苍白,头晕心悸,乏力气短,两颊潮红,腰膝酸痛,咽干欲饮,低热盗汗,五心烦热,舌红少苔,脉细数。

治宜:滋阴、补肾、填髓。

方药:菟丝子、女贞子、枸杞子、补骨脂、黄精、桑葚、熟地、首乌、黄芪、当归。

2)肾阳虚为主

症见面色萎黄,心悸气短,神疲懒言,畏寒肢冷,自汗腰酸,舌体胖,舌质淡,苔薄白,脉沉细。

治宜:补肾、助阳、益阴。

方药:仙灵脾、鹿角霜、肉苁蓉、巴戟天、山萸肉、枸杞子、黄芪、当归、党参。

3)热毒炽盛

症见壮热口渴,善冷饮,鼻齿衄血,尿血,便血,皮下瘀斑,咽喉肿痛,口腔糜烂,便干溲赤,舌绛苔黄,脉洪大或弦滑数。

治宜:清热解毒,凉血止血。

方药:水牛角、生地、丹皮、元参、麦冬、生石膏、银花、连翘、蒲公英、黄连、黄芩、青黛、半枝莲、白花蛇舌草。

4）血瘀痰核

症见以肝脾淋巴结肿大为主，伴有面色苍白，心悸乏力，低热，手足心热。舌有瘀点或瘀斑，舌质黯，苔薄，脉细数。

治宜活血化瘀，消痰散结。

方药：黄芪、当归、川芎、赤芍、夏枯草、三棱、莪术、山慈菇、川贝、牡蛎、鳖甲。

（十）具体分型治疗

1. RA

若属于单纯的难治性贫血，且骨髓组织切片中未见 ALIP 现象时，应以刺激骨髓造血药物及细胞诱导分化剂为主。前者较常应用司坦唑醇 2～4 mg，日服 3 次，或达那唑 200 mg，日服 3～4 次，疗程 1～3 个月。后者较常应用全反式或顺式维 A 酸，或维胺酸，剂量均为 20 mg，日服 2～4 次，疗程 2～4 个月；亦可用维生素 D_3 2.5～5 μg，日服 2～3 次，疗程 2～6 个月。上述两类药物联合应用对 RA 的有效率达 70% 左右，生存期 1～4 年。

2. RAS

在 RA 治疗方案中，可同时加用大剂量维生素 B_6 静脉滴注或口服。近年亦应用造血生长因子治疗本病，文献中报道，GM - CSF、IL - 2、EPO 等治疗本病，对促进造血有较好的效果，由于价格昂贵，停药后维持疗效时间较短，应用受到一定限制。

3. RAEB、RAEB - t 和 CMML

对小于 50 岁的患者目前主张全量化疗，大于 50 岁者则以小剂量化疗为宜。常用化疗药物如 Ara - C、三尖杉碱、柔红霉素、阿克拉霉素、4 - 去甲基柔红霉素和足叶乙苷等均有报道。国内常用小剂量 Ara - C 10～15 mg，皮下注射每日 2 次，或小剂量三尖杉碱 0.5～1 mg，静脉滴注，每日 1 次，疗程均为 2～3 周，间歇 7 天左右，再进行下 1 个疗程。另据报道 82 例 MDS 采用联合化疗，1 例部分缓解，33 例达完全缓解。一般有效者为 RAEB、RAEB - t 及 CMML，化疗方案以柔红霉素或阿霉素、6 - MP 及 Ara - C 为主。有效率 15%～51% 不等。联合化疗其缓解率虽有所提高，但易发生骨髓抑制，尤其对骨髓增生低下的 MDS 患者，抑制尤为严重，化疗期死于感染者增多，因此应根据患者和医院条件慎用。

五、预后

MDS 有三种转归：①部分病例转变成急性白血病；②多数在未转变为急性白血病之前死于感染或出血；③极少数病例经过一段较长时间治疗后，血液学和临床均恢复正常。

MDS 的预后与其类型有关。RA、RAS 患者可长期存活，病程可达 10 年或更长。其中仅 10% 左右的患者最终转变为急性白血病。RAEB 患者预后差，中位数生存期短，最终多数转变为急性白血病，其中以 M_1、M_2 和 M_6 型最多，M_4、M_5 次之。继发于 MDS 的急性白血病治疗困难，大多在半年内死亡。贫血合并白细胞减少者的生存期常较贫血合并血小板减少者为长。全血细胞减少者则大多在两年内转变为白血病或因感染和（或）出血等并发症而死亡，中位数生存期不到一年。血小板数正常或增多者预后较好。

此外，骨髓体外琼脂培养无白血病细胞集落生长、染色体核型正常或染色体异常发生率低、骨髓组织活检未发现有 ALIP、年龄 ≤50 岁、粒细胞数 ≥0.5×10⁹/L、骨髓原始细胞数<5%、外周血无原始细胞者生存期较长,预后相对较好。

六、护理措施

(一)病情观察护理

1. 治疗期间定期检测外周血常规(项目包括红细胞计数、血红蛋白值、网织红细胞计数、白细胞计数和分类、血小板计数)。

2. 记录成分输血频度和输血量变化。

3. 记录出血和感染的次数、部位、程度。

4. 药物不良反应

1)雄激素:肝脏损害,应定期检测肝功能。

2)造血生长因子:EPO 主要不良反应是血压升高,偶可诱发脑血管意外,应定期检测血压。TPO 和 IL - 3 不良反应有发热,肌肉关节痛。应密切注意患者的反应。T > 38.5℃,应给予对症处理。

3)砷剂:肝、肾、心损害。应每周检测肝、肾功能、心电图。每天检查心率、心律。

4)维 A 酸:注意维 A 酸综合征。其临床特征为发热、呼吸窘迫、肺间质粒细胞浸润、体重增加、下肢水肿、胸腔与心包积液、低血压等,并可伴肾功能衰竭。维 A 酸综合征一旦出现,应即刻停用维 A 酸,并及时做大剂量肾上腺皮质激素(如地塞米松 10 mg 静脉注射,每天 1~2 次,连用 3 天以上),可降低维 A 酸综合征的死亡率。

5)化疗后:心、肝、肾损害,骨髓抑制,应定期检测肝肾功能、心电图、心率、心律变化。定期检测外周血常规。

(二)出院随访

1. 出院时带药。

2. 告知患者出院应注意的问题。

3. 定期门诊复诊。复查项目,取药。

(王立香)

第七章　代谢和内分泌疾病

第一节 老年人甲状腺功能亢进症

甲状腺功能亢进症(简称甲亢)是由于甲状腺激素分泌过多所致的内分泌疾病。据流行病学统计,我国 60 岁以上的甲亢患者约占甲亢总人数的 10%。

一、病因和病理

(一)病因

本病有以下几种因素:

1. 弥漫性毒性甲状腺肿

又称 Graves 病,由自身免疫过程和精神刺激引起。由于合成并分泌过多的甲状腺素,易引起交感神经兴奋和代谢率增高。各年龄组均可患,老年人少见。

2. 结节性毒性甲状腺肿

病因不明,老年妇女居多。常于甲状腺肿大多年后出现甲亢,可分单结节和多结节两种。

3. 垂体性甲亢

由于腺垂体肿瘤分泌过多的促甲状腺素(TSH),致甲状腺肿大并分泌过多的甲状腺素而引起甲亢。

4. 甲状腺炎性甲亢

包括亚急性甲状腺炎合并甲亢及桥本甲状腺炎合并甲亢。亚急性甲状腺炎由于非细菌性炎症使甲状腺滤泡细胞损伤,释放出甲状腺素,引起一时性甲亢。桥本甲状腺炎合并甲亢时,除有甲亢症状外,此时患者血中抗甲状腺抗体阳性。

5. 外源性碘过多

又称 Basedow 病,如在缺碘区投碘过多,或服含碘药物所致的甲亢。

6. 分泌 TSH 样物质的恶性肿瘤所致的甲亢

如绒毛膜上皮细胞癌、支气管癌、胃肠道癌、前列腺癌等均可分泌 TSH 样物质引起甲亢。

(二)病理

甲亢的病理变化,具有自身免疫性炎症的组织学特征,表现为甲状腺弥漫性肿大,滤泡细胞增生、变高,细胞器增多,间质淋巴细胞广泛浸润,伴有生发中心滤泡形成。

二、病情评估

(一)病史

详细了解患者有无家族发病史,患者及其家属是否还有其他的自身免疫病,如桥本甲状腺炎、萎缩性胃炎等。了解发病前有无精神刺激、病毒感染、劳累或严重应激等因素存在。

（二）临床表现

老年人甲亢的临床表现与年轻人多有区别，主要表现在以下几方面：

1. 精神神经方面

老年甲亢患者常感觉全身乏力，易疲劳、不愿多动，甚至抑郁、淡漠。

2. 消化系统

老年甲亢患者常无食欲亢进。有时还伴有恶心、呕吐、口干、大便次数增多。

3. 心血管系统

心动过速、心功能不全、心律不齐、心房颤动多见，心跳加快不如年轻人明显。

4. 眼征

仅5%老年人甲亢有突眼表现。

5. 甲状腺

约1/3老年人甲亢患者有甲状腺肿大，一半呈结节性，肿大程度较轻，局部常听不到血管性杂音。

6. 其他

骨质脱钙、骨质疏松、两手震颤等。

（三）实验室及其他检查

基础代谢率（BMR）在 + 15% 以上。血清蛋白结合碘（PBI）> 551 nmol/L；甲状腺吸^{131}I试验24小时 > 45%，高峰提前出现（2 ～ 6 小时出现）；血清总甲状腺素（TT_4）增高 > 180 nmol/L，血清总三碘甲腺原氨酸（TT_3）增高。血清游离甲状腺素（FT_4）、游离三碘甲腺原氨酸（FT_3）增高。

目前，临床上主要是做血清甲状腺激素的测定。以前做的基础代谢率、蛋白结合碘、甲状腺吸放射性碘试验等诊断甲亢的检查现在已被血清甲状腺激素测定所代替。甲亢时，一般 T_4、T_3 均升高。但有时测定结果也给诊断带来一些问题。临床实验证明，单就一项 T_3 低或不高，不能说明甲状腺功能状态，应同时测 T_4、T_3。必要时，可测 TSH，TSH 低于正常，也是确诊甲亢的可靠指标。

（四）诊断和鉴别诊断

老年人甲亢的临床表现多不典型，老年人甲亢需与神经症、冠心病、胃肠疾病及肝病相鉴别。

三、治疗

避免精神紧张等不良因素，保证适当休息，补充足够热量和营养物质，如糖、蛋白质和各种维生素等。可适当给予镇静剂。有交感神经兴奋、心动过速者可采用 β 受体阻滞剂，如普萘洛尔等。

1. 药物治疗

对于甲状腺不大、病情不重的老年患者可用口服抗甲状腺药物治疗，如甲巯咪唑或丙硫氧嘧啶。开始时，一般用甲巯咪唑 10 mg，1 日 3 次，或丙硫氧嘧啶 0.1g，1 日 3 次。近年临床研究用甲巯咪唑 15 mg，1 天 1 次顿服，同样在短期内即可见效，维持治疗至少 1

年。整个疗程中避免间断服药。为改善自主神经功能失调症状,可辅助使用普萘洛尔5~10 mg,每日 3 次口服。

2. 放射性碘治疗

对于患毒性结节性甲状腺肿、不能坚持服药,而病情又较重的老年人,主张首选放射性碘治疗。它是利用放射性[131]I 治疗,破坏甲状腺滤泡上皮细胞,使甲状腺激素分泌减少,使甲亢得到控制。

3. 手术治疗

应慎重使用。通常仅适用于结节性甲状腺肿引起压迫症状或疑有恶性肿瘤时。

四、护理措施

(一)一般护理

1. 充分休息,避免过度劳累。重症伴有心功能不全、心律失常者,应卧床休息。

2. 给予高热量及富含糖类、蛋白质和 B 族维生素的饮食,多给予饮料,但禁用浓茶、咖啡等兴奋性饮料。

3. 患者出现甲状腺危象时,应设专人护理,立即给予氧气吸入,并立即建立静脉输液通道,遵医嘱用去甲肾上腺素点滴维持血压。有脱水休克,按休克护理,高热者用物理降温,谵妄者加床档保护。同时注意尿量,观察体温、脉搏、血压的变化。

4. 做好皮肤护理,保持皮肤的清洁干燥。及时擦干汗液,更换被服。

5. 加强精神护理,对患者体贴关心,随时了解患者思想,尽量满足患者身心两方面的护理需要,解除其焦虑与紧张情绪,避免精神刺激和过度兴奋,使患者能处于接受治疗的最佳的心理和生理状态。

(二)病情观察与护理

1. 严密观察体温、脉搏、呼吸和心率等变化,观察有无甲状腺危象发生。如发现患者持续高热、心率快、躁动不安、谵妄、血压上升、呕吐、腹泻、大汗淋漓等症状,应及时通知医生。

2. 对心律失常的患者,测脉搏时应注意脉律,并测 1 分钟,发现异常应及时通知医生处理。

3. 腹泻时给含纤维素少、易消化的食物。观察大便次数。

4. 应用卢戈氏液碘剂等治疗时,应准确掌握剂量,注意中毒反应;应用甲基或丙硫氧嘧啶、甲巯咪唑药物等,注意有无粒细胞减少和药物疹等反应,若伴药物热和胃肠道反应应通知医生,避免发生剥脱性皮炎和中毒性肝炎;掌握基础代谢率和甲状腺摄[131]I 率的试验前准备及其临床意义。对需服[131]I 和手术治疗患者,应及时与有关科室联系,做好转科工作。对眼球突出、眼睑不能闭合者应经常点眼药水、涂眼药膏或生理盐水纱布湿敷,以保护角膜和球结膜,预防损伤、感染和溃疡。

五、康复

1. 指导患者保持身心愉快,避免精神受刺激,建立良好的人际关系,并提供良好的社会支持系统。维持充足的睡眠时间,避免过于劳累,以免加重病情。

2. 向患者解释长期服药的重要性,指导患者按时服药,定期到医院复查,如服用抗甲状腺药物者应每周查血常规 1 次,每隔 1~2 个月做甲状腺功能测定。讲解使用甲状腺抑制剂的注意事项,如需定期检查甲状腺大小、基础代谢率、体重、脉压、脉率,密切注意体温的变化,观察咽部有无感染,如出现高热、恶心、呕吐、腹泻、突眼加重等应及时就诊。

3. 妊娠期甲亢患者,在妊娠期间及产后力争在对母亲及胎儿无影响的条件下,使甲状腺功能恢复正常,妊娠期不宜用放射性碘和手术治疗,抗甲状腺药物的剂量也不宜过大,由于抗甲状腺药物可从乳汁分泌,产后如需继续服药,则不宜哺乳。

(顾政辉)

第二节 糖尿病酮症酸中毒

糖尿病酮症酸中毒(DKA)是糖尿病的急性严重并发症。是由于糖尿病控制不佳,脂肪分解加速,血清有机酸和酮体过度积聚所形成的代谢性中毒。若病情继续发展则发生昏迷,称糖尿病酮症酸中毒昏迷,由于患者意识障碍程度可从半清醒到昏迷。因此,当血浆 HCO_3^- 浓度≤9 mmol/L 时,不论意识障碍程度如何,均习惯将其归类于糖尿病昏迷。

一、病因和发病机制

任何可以引起或加重胰岛素绝对或相对缺乏的因素均可成为诱因,多数患者的发病诱因不是单一的。

(一)感染

这是最常见的诱因,尤其是急性全身性严重感染,如败血症、肺炎、化脓性皮肤感染、急性胰腺炎、胆管感染等。

(二)胰岛素

剂量不足或停用或产生抗药性。

(三)应激状态

如心肌梗死、外伤、手术、麻醉、妊娠分娩、精神紧张或严重刺激等。

(四)饮食失调或胃肠疾患

过多进食高糖或高脂肪食物、酗酒、严重呕吐、腹泻、厌食、高热等导致严重失水和进食不足时。

胰岛素的绝对或相对缺乏,引起糖、蛋白质、脂肪三大基本物质代谢紊乱,是本病的基本病理过程。胰岛素的拮抗激素——胰高血糖素、皮质醇、儿茶酚胺也参与作用,使胰岛素释放被阻断,并抑制了它对葡萄糖向周围组织的介导,在胰岛素缺乏时,由于周围组织不能正常利用葡萄糖,肝糖原分解增多,而葡萄糖原及脂肪的转化降低,使血糖增高而造成机体内水、电解质丢失和细胞内脱水。葡萄糖的利用发生障碍,蛋白质和脂肪的分解代谢增加,产生大量酸性代谢产物和酮体,导致酮体在体内堆积——酮症,进而酸碱平衡受到破坏,造成酮症酸中毒。

二、病情评估

(一)病史

本症有糖尿病病史。可发生于任何年龄,老年多见,有明确糖尿病病史及使用胰岛素史、反复出现酮症的病史,大多为胰岛素依赖型糖尿病。本症性别差异不显著。

(二)临床表现

糖尿病酮症常见于1型糖尿病患者,早期除原有症状加重或仅有感染等并发症外,常无其他明显表现。部分糖尿病酮症患者多饮、多尿显著并伴有意识障碍、神志模糊,甚至昏迷症状。多数患者甚至在发生意识障碍前数天已有多尿、烦渴多饮和乏力,随后出现食欲减退、恶心、呕吐及头痛、嗜睡、烦躁、呼吸深快,有时有腹痛。患者呼吸气中常有烂苹果味(丙酮味)。随着病情进一步发展,可出现严重失水、尿量减少、皮肤弹性差、眼球下陷、脉细速、血压下降等症状,至晚期时各种反射迟钝甚至消失,出现嗜睡或昏迷。部分患者有时以昏迷为首发表现,感染等诱因的临床表现可被 DKA 的临床表现所掩盖,少数患者表现为腹痛,酷似急腹症,易误诊,应予注意。

(三)实验室检查

1. 尿常规糖及酮体无一例外均呈阳性(极少原有或伴有严重肾功能损害者,肾阈增高者酮体可阴性),可有蛋白及管型。

2. 血白细胞数增高甚至呈类白血病血常规。

3. 所有病例血糖均增高,但一般在 16.8 ~ 28.0 mmol/L 且与病情及预后并不平行,超过 36.6 mmol/L 应注意高渗性状态。血酮体增高可超过 8.6 mmol(正常值为 0.05 ~ 0.34 mmol/L),血 pH 值 <7.25,二氧化碳结合力常在 13.47 mmol/L 以下,严重者 <8.98 mmol/L。

4. 血浆电解质钠、钾、氯、镁可低下、正常或增高,与脱水血液浓缩,肾功能状态有关。

5. 血尿素氮增高可见于半数以上病例,与脱水及肾功能损害有关,但多随病情好转而恢复。

三、治疗

(一)补液

补液是救治 DKA 首要的、极其关键的措施。患者常有重度失水,可在体重 10% 以上。只有在有效组织灌注改善、恢复后,胰岛素的生物效应才能充分发挥。补液时通常宜用等渗氯化钠注射液。开始时补液速度应较快,在 2 小时内输入 1 000 ~ 2 000 mL,第 3 ~ 6 小时再输入 1 000 ~ 2 000 mL,第 1 天输液总量为 4 000 ~ 5 000 mL,严重失水者可在 6 000 ~ 8 000 mL。根据血压、心率、每小时尿量及末梢循环情况,决定输液量和速度,有心功能不全的患者应强调监测中心静脉压,以防止发生心力衰竭。血钠浓度过高(> 160 mmol/L)时,可用 5% 葡萄糖注射液(须加入一定量的胰岛素)代替等渗氯化钠注射液,此时宜保持血浆渗透压平稳下降,血糖水平可保持相对稳定。如治疗前已有低血压或休克,快速输入晶体液不能有效升高血压,应输入胶体溶液并采用其他抗休克措施。

（二）小剂量胰岛素治疗

大量基础研究和临床实践证明，小剂量胰岛素治疗方案（即每小时每千克体重 0.1 U，加入生理盐水中持续静脉滴注），能使血糖平稳下降，每小时降低 3.9 ~ 6.1 mmol/L，还有较少引起脑水肿、低血糖、低血钾等优点。治疗过程中应强调监测血糖，更应注意观察一般状况、生命体征及综合生化指标，如 2 小时后病情无改善，综合生化指标无好转，血糖无肯定下降，应酌情增加胰岛素剂量。当血糖下降速度较快或降至较低水平（< 13.9 mmol/L）时，宜将胰岛素加入 5% 葡萄糖氯化钠注射液中继续静脉滴注，至食欲恢复后可改为肌内或皮下注射，每 4 ~ 6 小时 1 次，直至酮症消失后再改为常规治疗。

（三）电解质紊乱的纠正

DKA 时，低钠低氯已通过补充生理盐水得到补充。体内钾缺失常较严重，治疗前因酸中毒影响血钾可正常甚至增高，血钾不能反映体内钾缺失真实程度，治疗 4 ~ 6 小时血钾常明显降低，尤其在胰岛素与碱剂同时应用时，细胞摄钾功能异常增高，有时可达危险程度。如治疗前血钾低于正常，开始治疗时即需补钾，一般在治疗开始 1 ~ 4 小时补钾。每小时补钾 1.0 ~ 1.5 g，或 1 000 mL 液体中 3 ~ 4 g 氯化钾于 4 ~ 6 小时输完。此外，有低钾常伴有低镁血症，当补钾后，临床症状不见好转时，应予镁剂治疗，检测血镁用药。一般可用 25% ~ 50% 硫酸镁 10 mL，深部肌内注射。或重症给 10% 硫酸镁 20 mL 加入 10% 葡萄糖 200 mL 中缓慢静脉滴注。低磷时可补磷酸钾。

（四）谨慎补碱

轻症患者经输液和注射胰岛素后，酸中毒可渐纠正，不必补碱。一般认为，血 pH 值 > 7.1 或 $[HCO_3^-]$ > 10 mmol/L，无明显酸中毒大呼吸时，可暂不予补碱；如血 pH 值 ≤ 7.1 或 $[HCO_3^-]$ ≤ 5 mmol/L 时，宜小剂量补碱（避免使用乳酸钠），静脉滴注 5% NaHCO₃ 50 ~ 100 mL，2 小时后，如酸中毒无明显改善，可重复补碱，至血 HCO_3^- 浓度达到 15 mmol/L 时，即应停止补碱。

（五）处理诱发病和防治并发症

1. 休克

如休克严重且经快速输液后仍不能纠正，应详细检查分析其原因，如有无并发感染或急性心肌梗死，给予相应措施。

2. 严重感染

这是本症的常见诱因，亦可继发于本症。因 DKA 可引起低体温和血白细胞升高，故此时不能以有无发热或血常规改变来判断，应积极处理。

3. 肺水肿

DKA 治疗中可能发生低氧血症及肺水肿，甚至出现 ARDS，可能与补液过量、左心功能衰竭有关，快速大量补液使机体胶体渗透压下降，特发性肺毛细渗透压增高（毛细渗漏综合征），特别在一些原有心、肾、肺功能不全的老年人更容易诱发，一旦发生死亡率特别高。对这类患者应监测中心静脉压指导补液，补液中应密切观察尿量及心率、呼吸，不可大量、快速、盲目补液。

4. 高脂血症

有大约 10% 的 DKA 患者可并发严重的高甘油三酯血症，其中 70% 的人高脂血症可恢复正常,提示这与 DKA 时急性代谢紊乱有关。

5. 脑水肿

Krane 曾报道过 6 例儿童急性 DKA 的 1 型糖尿病患者,CT 检查均有亚临床的脑水肿存在。但真正的临床脑水肿在儿童的发病率仅为 0.7%,成人中就更罕见。其发病机制不清,可能与迅速地纠正了高血糖、细胞外高渗状态及细胞内相对高渗引起自由水向脑细胞内转移有关。所以 DKA 治疗中要经常测血糖,避免血糖快速下降引起脑水肿发生。

6. 低血钙

补磷可引起医源性低血钙症,如要补磷一定要仔细计算剂量不能超量,而且必须缓慢输入,注意补磷前应当使血钙保持正常。

7. 肾衰竭

如果患者接受了大量的补液或有很高的血糖却少尿,或 DKA 治疗后数小时无尿则要想到是否合并了肾衰竭(肾后性)。已有严重的糖尿病性自主神经病变者常可见尿潴留、膀胱扩张,有的患者原有肾盂肾炎,此时可发生急性肾盏坏死、急性肾小管坏死,出现急性肾衰竭。这时补液量要较通常小,严密观察防止高血钾发生。一旦出现,使用胰岛素及葡萄糖输注治疗,必要时须进行血透。

四、护理措施

1. 患者绝对卧床休息,注意保暖,吸氧。有休克者使患者的头和腿均抬高 30° 的卧位和平卧位交替使用。保持呼吸道通畅,防止舌后坠堵塞喉头,适当吸痰。

2. 严格和长期执行饮食管理,禁止食用含糖较高的食物,按一定比例分配糖、蛋白、脂肪,对患者饮食进行检查,督促、教育患者遵守饮食规定。

3. 因糖尿病患者易生疖、痈,故应保持皮肤清洁,勤换内衣裤,勤洗澡,保持床单清洁;如发生疖、痈,应及时处理,必要时抗生素治疗。

4. 糖尿病患者抵抗力降低,进食量减少,细菌易在口腔内迅速繁殖,并分解为糖类,使发酵和产酸作用增强,导致口腔局部炎症、溃疡等并发症,可用 2%~3% 硼酸溶液(可改变细菌的酸碱平衡起抑菌作用)漱口。霉菌感染时,可用 1%~4% 碳酸氢钠溶液漱口。通过口腔护理保持口腔清洁、湿润,使患者感觉舒适。

5. 定时留尿测定尿糖量。

6. 定时注射胰岛素 30 分钟后保证患者进食。收集小便,检查尿糖,防止发生低血糖。

7. 严密观察体温、脉搏、呼吸、血压及神志变化,通过观察生命体征能及时反映出病情好转及恶化。低血钾患者应做心电图监测,为病情判断和判断治疗反应提供客观依据。

8. 遵医嘱及时采血、留尿,送检尿糖、尿酮、血糖、血酮、电解质及血气等。

9. 认真按医嘱查对胰岛素类型及用量,注意观察,避免出现低血糖昏迷。

10. 昏迷患者应保持呼吸道通畅。应密切观察和详细记录患者意识状态、瞳孔、血压、脉搏、呼吸等变化,还应注意呼吸道、口腔、泌尿道、皮肤、眼睛、大便、肢体等的护理,防止并发症的发生。

11. 快速建立两条静脉通道,纠正水、电解质失调,维护酸碱平衡,纠正酮症,抗感染等。一条为扩容治疗,按医嘱给予适宜、适量的液体及足量的抗生素,以疏通微循环,增加心肌收缩力,恢复正常的血流;另一条作为维持稳定血压,输入血管活性药物等。

12. 因患者血液中酮体堆积,呼吸中枢兴奋出现深呼吸,造成换气过度,二氧化碳排出增多;由于酸性代谢产物大量堆积,使血中碳酸氢钠浓度降低,二氧化碳结合力降低脱水,使血容量减少,组织灌注不良,组织缺氧。因此,应快速纠正缺氧,在短时间内用鼻导管或面罩给予高浓度的氧气吸入,但不宜超过 24 小时,待二氧化碳结合力恢复正常,呼吸转为平稳后,可给低浓度,低流量持续吸氧,每分钟氧流量为 $1 \sim 2$ L,浓度为 24% $\sim$ 28%。

五、康复

1. 指导患者积极治疗糖尿病,避免诱发因素。

2. 指导患者根据病情坚持饮食疗法、运动疗法和药物疗法。当出现酮症酸中毒时,要卧床休息。

3. 指导患者正确用药方法,口服降糖药物应严格掌握服用剂量、时间、不良反应等基本用药知识。

4. 为患者设计有姓名、年龄、住址、疾病名称的卡片,患者随身携带,病情危重时便于送往医院治疗。

5. 糖尿病患者应戒烟、酒及其他不良嗜好,注意生活的规律性。

6. 指导患者定期复查有关项目,有变化及不适即随时就诊。

(顾政辉)

第三节　糖尿病非酮症高渗性昏迷

糖尿病非酮症高渗性昏迷简称高渗性昏迷,是一种严重的急性糖尿病代谢紊乱的临床类型,其发病率低于 DKA 的发病率,多见于老年人,偶可发生于年轻的 1 型糖尿病患者,好发年龄为 50 ~ 70 岁,男女发病率大致相同,超过 2/3 患者发病前无糖尿病史,或仅有轻度症状。

一、病因和发病机制

多种临床情况可成为本症的诱因。

(一)感染

见于肺炎、泌尿道感染、胰腺炎、急性胃肠炎、亚急性细菌性心内膜炎等。

(二)应激因素

严重烧伤、中暑、脑外伤、心脏直视手术、脑血管意外、心肌梗死、淋巴瘤、某些急症伴发病等。

（三）摄水不足

这是诱发本症的重要因素,可见于口渴中枢敏感性下降的老年患者,不能主动进水的幼儿或卧床患者、精神失常或昏迷患者,以及胃肠道疾病患者等。

（四）失水过多

见于严重的呕吐、腹泻及大面积烧伤患者。

（五）高糖的摄入

见于大量服用含糖饮料、静脉注射高浓度葡萄糖、完全性静脉高营养,以及含糖溶液的血透或腹透等。值得提出的是,本症被误认为脑血管意外而大量注射高渗葡萄糖液的情况在急诊室内并不少见,结果造成病情加剧,危及生命。

（六）治疗用药

使用肾上腺皮质激素、呋塞米及噻嗪类利尿剂、苯妥英钠、普萘洛尔、氯丙嗪、降压片、左旋多巴、免疫抑制剂等。

（七）中枢神经损害

见于儿童中枢神经系统发育不良、脑外科疾病及手术等所致的中枢性渗透压调节功能障碍。以上诸因素均可使机体对胰岛素产生抵抗、升高血糖、加重脱水,最终导致本症的发生。

本症发病机制复杂,未完全阐明。患者年老、脑血管功能差、极度高血糖、失水严重、血液浓缩、继发性醛固酮分泌增多加重高血钠,使血浆渗透压增高,脑细胞脱水,从而导致本症突出的神经精神症状。缺乏酮症的原因尚无满意解释,推测患者体内尚有一定量的胰岛素抑制脂肪分解。此外,高血糖和高渗透压本身也可能抑制酮体生成。

二、病情评估

（一）病史

患者有糖尿病病史,发病前数天或数周,常有糖尿病逐渐加重的临床表现,如烦渴、多饮、多尿、乏力、头晕、食欲下降或呕吐等。

（二）症状和体征

起病较缓慢,从 1~2 天到 2 周渐入昏迷,易并发脑血管意外或心肌梗死、心律失常等并发症,病死率高达 70%,较糖尿病酮症酸中毒危重。

1. 前驱期症状

可持续 3~7 天或更长,有人报道可在 20 天以上,患者感到烦渴、多饮、多尿、乏力、精神萎靡、嗜睡、恶心厌食。老年患者因对口渴不敏感,常饮水量不多。

2. 危象期表现

1）高渗透压、低血容量表现:患者有严重脱水症、显著烦渴、唇舌干裂、声音嘶哑、皮肤黏膜干燥、弹性差、眼窝凹陷、眼球松软、尿少甚至尿闭;常伴有呼吸增快,但没有酮味;心动过速、血压下降、脉搏细弱,可发生休克状态。

2）神经系统表现:为本病主要表现,常见有头痛、反应迟钝、意识模糊、定向力障碍、烦躁、谵妄、幻觉、淡漠、嗜睡等,如不及时治疗,终将发生昏迷,约占30%。

3）其他:老年患者晚期可出现循环衰竭、心律失常、心肌梗死、肾衰竭、脑血管意外、动脉血栓形成、DIC 等并发症,有的则表现 MOF。

（三）实验室检查

1. 严重高血糖

血糖多在 33.3 mmol/L 以上。

2. 高钠血症

血钠多增至 150 mmol/L 以上,也可正常或降低,血钾多降低。

3. 血浆渗透压增高

血浆渗透压常大于 350 mmol/L。

4. 血酮

血酮可稍增高,大多正常。

5. 血尿素氮

血尿素氮常升高,一般为 8.21～31.06 mmol/L。

6. 血常规

白细胞计数明显升高,血细胞比容明显增大。

7. 尿常规

尿糖强阳性,早期尿量多,后期少尿至尿闭,尿酮仅弱阳性,除非同时伴酮症酸中毒。

三、治疗

处理原则与糖尿病酮症酸中毒相似,不同的有以下几方面:

（一）补液

严重失水、高渗状态为本症的特点,故开始补充的液体以低渗液（0.45% NaCl）为好,一旦血浆渗透压已降至 330 mmol/L 时,即停止用低渗液。若患者有循环衰竭,宜开始用等渗液。补液量为 3 000～8 000 mL,平均 5 000 mL。如有可能,采用经胃途径补充水分是安全可取的。补液速度应快速补液,争取于 8～12 小时基本纠正失水及休克状态。补液总量的 1/3 应在入院后最初 4 小时内输入,极重度脱水者每小时可输 1 000 mL 以上。脱水初步纠正后,输液速度可减慢,为了防止输液过量,除密切临床观察外,还要监测血压、血浆渗透压、血细胞比容、尿量、心电图等,并应注意患者心、脑、肾情况,特别对老年人及有心肺疾患者,补液不宜太快、太多,以免发生脑水肿、心力衰竭等。

（二）纠正电解质紊乱和酸中毒

失钾多较严重,补钾与否应根据血钾及尿量来决定。如当初血钾正常或降低,应在治疗开始时给予,可在 1 000 mL 液体中加氯化钾 3 g,于 4～6 小时滴入。尿量每小时应多于 50 mL 才可静脉补钾,一般 24 小时内静脉给氯化钾 4～6 g。如病情允许,应尽量口服。随着血容量的增加,肾功能得到改善,尿量增多,钾排出增多,如果补充不足则可发生严重的低钾血症。

部分患者可有酸中毒,轻度酸中毒在胰岛素治疗和补钾后,可自行纠正而无须补碱。当二氧化碳结合力低于 11.23 mmol/L 时,可输入 1.5% 碳酸氢钠溶液,切忌使用高渗溶液或乳酸溶液,以免加剧血浆高渗状态和乳酸性酸中毒。

（三）胰岛素

大剂量胰岛素传统治疗方案可使血浆浓度下降过快,超过脑细胞内血糖下降速度,使脑细胞处于相对高渗状态,导致水分向脑组织迅速回流而引起脑水肿、低血糖、低血钾等并发症。4～6 U/h 小剂量胰岛素持续静点法可避免上述并发症。

（四）治疗诱因和并发症

如有感染应早用有效抗生素,并寻找感染源。对心力衰竭、心律失常、肾衰竭、脑水肿等均要及时给予相应治疗。血液有高凝状态、昏迷时间较长或血栓形成时,可考虑抗凝治疗。

四、护理措施

（一）一般护理

同糖尿病酮症酸中毒。

（二）病情观察与护理

同糖尿病酮症酸中毒。在病情观察方面尚需注意以下情况:如迅速大量输液不当时,可发生肺水肿等并发症。补充大量低渗溶液,有发生溶血、脑水肿及低血容量休克的危险,故应随时观察呼吸、脉搏,如发现呼吸困难、咳嗽、咳粉红色泡沫样痰、烦躁不安、脉搏加快,特别是在昏迷好转过程中出现上述表现,应及时处理,并调整输液速度或停止输液。

为防止输液过量,应及时测定中心静脉压。此外,应注意患者血压、脉搏、尿液情况及意识状态。在治程中如意识逐渐恢复而再次出现意识不清,应立即停用低渗溶液;如发现尿色变为粉红,即应及时报告医生。

五、康复

同糖尿病酮症酸中毒。

（顾政辉）

第四节　低血糖危象

正常情况下,通过神经内分泌等调节,糖的分解代谢与合成代谢保持动态平衡,血糖浓度亦相对稳定。正常人血糖虽受进食、饥饿、劳动、运动、精神因素、生长发育等多种因素影响,但波动范围狭窄,一般血糖浓度饱餐后很少超过 8.89 mmol/L,饥饿时很少低于 3.33 mmol/L,此为血糖内环境稳定性。当某些病理和生理原因使血糖降低,引起交感神经兴奋和中枢神经异常的症状及体征时,称为低血糖危象。

一、病因和发病机制

低血糖症常见的病因有:①胰岛素过多（如胰岛素瘤、胰岛细胞增生、降糖药物治疗）；②摄食不足或耗糖过度；③肝脏疾病（硬化、急性黄色肝萎缩、肝癌等）；④垂体前叶、甲状腺或肾上腺皮质功能低下等；⑤中胚层源性肿瘤（如纤维肉瘤、平滑肌肉瘤等）；⑥反应性低血糖（如早期糖尿病、功能性低血糖、胃大部切除术后）；⑦药物中毒（乙醇、阿司匹林等）、荔枝中毒；⑧食管肿瘤、吞咽困难、孕妇、剧烈运动等。上述诸多因素均可导致血糖过低以致脑部或（及）交感神经受到影响，产生一系列症状群。因为脑的主要能源是葡萄糖，但脑细胞储糖量很有限，主要靠血糖随时供给。脑部变化初期反映在大脑皮质受抑制，晚期神经细胞坏死，中脑及延脑活动受影响。同时高胰岛素血症可以促进钠、钾离子进入细胞内，导致脑水肿和颅内压增高。若低血糖昏迷时间持续超过6小时，脑细胞可因缺乏能量而发生不可逆的变性、坏死，严重损害中枢神经功能，因此本症最突出的表现是意识障碍。若血糖急剧下降但历时短暂，则以肾上腺素过多并发症为著。由于肾上腺素释放增加，引起交感神经兴奋。一般而言，血糖值越低，持续时间越长，发病越快，其症状越明显，预后也越差，即使治疗恢复也成为痴呆或去大脑僵直状态。

二、病情评估

（一）病史

低血糖症常呈发作性，发作时间及频度随病因不同而异，常在饥饿或运动后出现，多在清晨空腹或下半夜发生。少数患者亦可在餐后发作。

（二）临床表现

低血糖症呈发作性，发作时间及频数随病因而异。典型临床表现主要包括以下两种。

1. 交感神经过度兴奋

表现为心悸、软弱、饥饿感、脉快、出冷汗、皮肤苍白、手足颤抖。如继续发展，可伴有一系列程度不同的脑功能障碍表现。

2. 脑功能障碍

表现为精神不集中，思维和言语迟钝、头晕、不安、视物不清、步态不稳，有时可出现易怒、幻觉、行为怪异，常被误诊为精神病。病情严重者可出现癫痫样抽搐甚至昏迷。

（三）诊断和鉴别诊断

1. 有低血糖危象发作的临床表现。

2. 即刻测血糖 <2.8 mmol/L。

3. 立即给予葡萄糖后可以消除症状。

鉴别诊断：患者出现昏迷时应注意与糖尿病酮症酸中毒、非酮症高渗性昏迷、癫痫、癔症、脑血管病、药物中毒等所致的昏迷鉴别。主要靠发作时血糖检查及注射葡萄糖后的反应鉴别。

三、治疗

要充分认识反复、严重的低血糖发作，或低血糖持续时间过长可引起不可逆脑损害。因此，对低血糖症应尽早识别，及时处理。

（一）低血糖症发作时的紧急处理

轻症者，一般经喂食糖果、糖水等食物即可缓解；疑似低血糖昏迷的患者，应立即抽血

做有关检查,并马上供糖而不必等待检查结果,可予以下治疗:

1. 立即静脉注射50%葡萄糖溶液60~100 mL,多数患者能立即清醒,继而进食;未恢复者可反复注射直至清醒。处理后即使意识完全恢复,仍需继续观察,因为由于口服降糖药引起的低血糖症,血液中较高的药物浓度仍继续起作用,患者再度陷入昏迷的可能性仍很大,宜继续静脉滴注5%~10%的葡萄糖,根据病情需要观察数小时至数天,直至病情完全稳定为止。

2. 血糖不能达到上述目标,或仍神志不清者,必要时可选用:氢化可的松100 mg静脉推注,并视病情需要再以100 mg加入5%~10% 500 mL葡萄糖液中缓慢滴注,一般一日总量在200~400 mg;或给予高血糖素0.5~1.0 mg皮下、肌肉或静脉注射,一般20分钟内起效,但维持时间仅1.0~1.5小时。

(二)病因治疗

如手术切除胰岛β细胞瘤、腺癌及中胚层源性肿瘤等。如未找到肿瘤,可从胰尾起行逐段胰腺部分盲目切除,直至血糖回升,并需注意切除异位腺瘤。

四、护理措施

(一)一般护理

1. 患者出现低血糖表现应绝对卧床休息,立即口服葡萄糖或静脉推注葡萄糖液。注意保暖,避免受凉。对于有抽搐患者,除补糖外可酌情用适量镇静剂,并注意保护患者,防止外伤。昏迷患者应按昏迷常规护理。

2. 间歇期患者应合理饮食,注意休息,生活规律,防止刺激,减少发作。对胰岛素细胞瘤的患者,因常年患病,又有脑症状,多有情绪低沉、神志模糊和悲观失望,医护人员态度要和蔼,耐心鼓励患者安定情绪,建立战胜疾病的信心。嘱患者随身携带糖块,遇有心悸、出汗、烦躁等先兆症状时随时口含糖块,防止发作。

(二)病情观察与护理

1. 密切观察生命体征及神志变化,例如有无心悸、出汗、头昏等低血糖先兆,定时监测血糖,注意血压、脉搏、呼吸等生命体征的变化。要注意观察尿、便情况,记录出入量。观察治疗前后的病情变化,评估治疗效果。

2. 临床上可见到低血糖症抢救成功后再度发生昏迷的病例,因此患者清醒后,仍需要观察12~48小时,以便及时处理。

3. 在糖尿病的治疗过程中注射胰岛素或口服降糖药过多时,要注意低血糖的发生。除要严格掌握剂量外,还要密切观察,熟悉低血糖的诊断、临床症状、不同患者存在个体敏感性的差异。

五、康复

指导患者避免精神刺激,饮食有节有时,起居有常,不妄劳作,坚持力所能及的体育锻炼,以增强体质。对各种病因进行针对性预防,如肝功能受损者应积极保肝治疗;半乳糖血症应停服乳类食品;延迟型倾倒综合征患者应少食多餐等。

(顾政辉)

第五节　黏液性水肿昏迷

黏液性水肿昏迷(甲状腺功能减退昏迷)是甲状腺功能减退的失代偿状态,是严重甲状腺激素缺乏的结果。常由某些诱因引起,表现为呼吸、循环、精神神经系统及体温调节功能等多系统功能失调。它是甲状腺功能减退的危险并发症。即使给予正确及时的治疗,死亡率仍在20%~50%。

一、病因和发病机制

常见引起甲状腺功能减退的病因有甲亢手术切除甲状腺过多、[131]I治疗及抗甲状腺药物过量、甲状腺炎症、创伤、肿瘤、动脉硬化。既往认为特发性黏液水肿的原因不明,现已知其中绝大多数为慢性淋巴细胞性甲状腺炎的表现或其发展结果。少数病例为下丘脑或垂体病变所致。

二、病情评估

(一)临床表现

多有长期甲状腺功能减退史,有寒冷、手术、感染、麻醉、创伤、镇静剂等诱发因素。

本病几乎均发生于冬季,多数起病缓慢,昏迷逐渐发生,但感染、手术或外伤诱发者则发展较快。80%以上患者都有体温明显降低,严重者可低于34℃,少数体温正常或发热者多提示有感染存在。此外约25%的病例昏迷前有癫痫样大发作,开始时呈嗜睡状态,于数日内进入完全昏迷状态。昏迷程度很深,呼吸浅漫,无自主性运动及局限性神经症状,四肢伸直,肌张力松弛,腱反射消失,可伴Babinski征阳性。昏迷过程中除甲状腺功能减退症状加重外,血压常显著降低甚至测不到。部分患者出现肌肉坏死,皮肤可见水疱、出血及溃疡。

(二)诊断

黏液性水肿昏迷的诊断基于详尽的临床评估。应详细询问家属关于患者的甲状腺疾病史、近期的甲状腺功能减退表现及可能诱发昏迷的各种因素等。

甲亢手术治疗、放射性碘治疗后可发生潜在的甲状腺功能减退。其他因素包括抗甲状腺药物、碘、锂或胺碘酮都与甲状腺功能减退有关。甲状腺功能减退昏迷常发生于老年妇女,与女性自家免疫性甲状腺病发病多有关。家属常可提供甲状腺功能减退的典型症状存在,但这些症状常被归因于年老而被忽略。如怕冷、乏力、嗜睡、记忆力减退,也可能有精神错乱、偏执狂、淡漠等精神症状。

物理检查可发现有典型黏液性水肿表现,如皮肤黄白、干而粗厚、肘膝部过度角化、颜面及眼睑臃肿、外1/3眉毛稀少、巨舌、指甲隆起增厚、颈部可有甲状腺肿或甲状腺手术瘢痕。发绀且换气不足者提示呼吸中枢抑制伴二氧化碳潴留。其他检查所见包括胸腔积液、心脏增大(心包积液)、心尖搏动不易触及、心音微弱、心动过缓等。低体温可能需用特殊体温来测量。肠鸣音减少或缺如应考虑麻痹性肠梗阻。

特殊实验室检查可证实甲状腺功能减退昏迷诊断,但常需一段时间,因此,临床遇有嗜睡、昏迷而体温低者,如有黏液性水肿面容即应拟诊本病予以治疗,不能等待。甲状腺功能测定只用于证实诊断。

三、治疗与护理措施

(一)立即给予甲状腺激素的治疗

一般选用快速的 T_4 或 $L-T_3$,但剂量不宜过大以免发生心力衰竭及心律失常。由于患者有循环衰竭,静脉注射较肌内注射与口服为佳。首次静脉注射 T_4 0.4~0.5 mg,以后每日注射 0.2~0.4 mg,即能保持血中 T_4、T_3 浓度稳定,使心率、血压、体温及精神状态在24 小时内迅速得到改善或恢复。无 T_4 者可用 $L-T_3$,首次 40~120 μg,以后每 6 小时注射(静脉注射)5~15 μg,直至患者清醒改为口服。危象缓解后,以甲状腺片每日 60~120 mg 来维持治疗。依据 T_3、T_4 的监测水平调整甲状腺片的用量。

(二)防治呼吸衰竭

呼吸衰竭是甲状腺功能减退危象的主要死亡原因。由于甲状腺功能减退患者舌头肥大,呼吸道分泌物较多,可致呼吸道阻塞使呼吸浅慢,换气不足,二氧化碳潴留造成呼吸衰竭,故应密切注意监测患者动脉氧含量。予辅助呼吸,必要时行气管切开。

(三)糖皮质激素

可选用氢化可的松,首剂每日给 300~500 mg 加入 5% 葡萄糖氯化钠溶液 500 mL,与甲状腺激素同时静脉滴注,病情稳定后渐减。

(四)供氧

保持气道通畅,必要时气管切开或插管,保证气体交换,防止呼吸衰竭。

(五)补足能量

注意水、电解质平衡。静脉补充葡萄糖、ATP、维生素 C 等。补液不宜过多。每日在500~1 000 mL 即可。

(六)抗感染

许多患者伴有感染,尤其是呼吸道感染,因此昏迷期间可给予广谱抗生素。

(七)保温

低体温患者,仅用甲状腺激素替代治疗,体温可恢复正常。一般保暖只需盖上毛毯或被子已足够。加温保暖不只是不需要,而且可使周围血管扩张,增加耗氧量,易致循环衰竭,甚至死亡。

(顾政辉)

第八章　风湿免疫性疾病

第一节 老年痛风

痛风是嘌呤代谢紊乱所引起的疾病,其临床特点为高尿酸血症伴痛风性急性关节炎反复发作,痛风石形成和关节畸形,常累及肾脏引起慢性间质性肾炎和尿酸肾结石形成。近十余年来,我国医学工作者先后在不同地区对老年前期及老年期 2 847 例人群,进行了高尿酸血症发病情况的调查,共检出无症状性高尿酸血症 580 例,检出率为 20.4%。可见,痛风在我国老年人中也不少见。

本病属中医"痹证""历节风"等范畴。痹证是由于风、寒、湿、热等外邪侵袭人体,闭阻经络,气血运行不畅所导致的,以肌肉、筋骨、关节发生酸痛、麻木、重着、屈伸不利,甚或关节肿大灼热等为主要临床表现的病症。《素问·痹论》说:"所谓痹者,各以其时,重感于风寒湿之气也。"又说:"其风气胜者为行痹;寒气胜者为痛痹;湿气胜者为着痹也。"《金匮·中风历节病》说痹证是一类疾病,并提出用桂枝芍药知母汤和乌头汤治疗。《诸病源候论·风痹候》说:"痹者,风寒湿三气杂至,合而成痹,其状肌肉顽厚,或疼痛,由人体虚,腠理开,故受风邪也。"

一、病因和发病机制

痛风与尿酸增高有关,引起高尿酸血症的原因,可以是尿酸产生过多,也可以是尿酸排泄减少,或生成超过排泄,或生成增多与排泄减少同时存在,均可使尿酸积累而出现血酸、尿酸增高。痛风临床上分为原发性和继发性两类,原发性痛风系先天性嘌呤代谢紊乱性疾病,此类患者多有家族史,可能与遗传有关。继发性痛风多是由于其他疾病、药物等引起尿酸产生增加或排出减少,从而导致高尿酸血症。另外,痛风的发病与饮食结构、环境因素有一定关系。老年人运动减少,肥胖者多见,高血压和动脉粥样硬化可促使肾脏功能逐渐减退。如果服用影响尿酸排泄药物,加之饮酒,进食高蛋白饮食等,可使老年继发性痛风增多。

痹证的发生主要是由于正气不足,感受风、寒、湿、热之邪所致。内因是痹证发生的基础。素体虚弱,正气不足,腠理不密,卫外不固,是引起痹证的内在因素。因其易受外邪侵袭,且在感受风、寒、湿、热之邪后,易使肌肉、关节、经络痹阻而形成痹证。正如《灵枢·五变》说:"粗理而肉不坚者,善病痹。"《济生方·痹》亦说:"皆因体虚,腠理空疏,受风寒湿气而成痹也。"

由于居处潮湿,涉水冒雨,气候剧变,冷热交替等原因,以风寒湿邪乘虚侵袭人体,流注于经络,滞于关节,使气血痹阻而为痹证。由于感邪偏盛之不同,临床表现也就有差别。正如《素问·痹论》说:"风寒湿三气杂至,合而为痹也。其风气胜者为行痹;寒气胜者为痛痹;湿气胜者为着痹也。"以风性善行而数变,故痹痛游走不定而成行痹;寒气凝湿,使气血凝滞不通,故疼痛剧烈而成痛痹;湿性黏滞重着,故使肌肤、关节麻木,重着,痛有定处而成着痹。

感受风热之邪,与湿相并,而致风湿热合邪为患。素体阳盛或阴虚有热,感受外邪之后易从热化,或因风寒湿痹日久不愈,邪留经络关节,郁而化热,以致出现关节红肿疼痛、发热等症状,而形成热痹。如《金匮翼·热痹》说:"热痹者,闭热于内也……腑脏经络,先有蓄热,而复遇风寒湿气客之,热为寒郁,气不得通,久之寒亦化热。"

二、病情评估

(一)临床表现

原发性痛风多见于中年以上男性,随年龄增长而增多,男女之比约为20:1,脑力劳动者及营养良好的人发病较多。

1. 高尿酸血症

患者可以没有任何症状,只是在化验血时才知道血尿酸增高。

2. 急性痛风性关节炎

其是原发性痛风最常见的首发症状。常因手术、外伤、饮酒、食物过敏、过度疲劳等诱发。典型发作起病急骤,疼痛剧烈,多数在半夜突感关节剧痛而惊醒,数小时内症状发展至高峰,关节及周围软组织出现明显红、肿、热、痛和活动受限,可有关节腔渗液。常有发热,有时伴畏寒或寒战,白细胞数增高,血沉增速。当关节疼痛缓解,肿胀消退时,局部皮肤可出现脱屑和瘙痒。

3. 痛风石及慢性关节炎

进入慢性关节炎期,尿酸盐在关节内沉积增多,炎症反复发作,波及关节增多,最终使关节僵硬、畸形、活动受限。少数可累及肩、髋大关节及脊柱。

痛风石是由于尿酸盐沉积于皮下等组织的一种表现,常发生于慢性痛风性关节炎,其出现率决定于高尿酸血症的程度和持续时间。痛风石小如芝麻,大如鸡蛋或更大,初起时质软,以后质硬。可见于身体任何部位。常见于外耳轮,指间,掌指关节附近,作为异物造成慢性炎症、纤维化及组织破坏,其中软骨和骨的破坏明显。

4. 尿酸结石

肾结石中尿酸结石占5%～10%,原发性痛风患者尿酸结石占20%～25%,有的甚至是痛风首发症状。

5. 痛风性肾病

尿酸结晶可沉积在肾间质或肾小管中,使肾功能受损,临床常出现蛋白尿、夜尿多、高血压等,严重时发展成尿毒症。

6. 痛风的其他伴发症

嘌呤代谢紊乱常伴有高脂血症及心血管系统疾病。约71.4%老年痛风患者体重超重,41%伴发高血压,62%伴高脂血症,冠心病和心肌梗死的伴发率也比非痛风的老年患者高。

（二）实验室及其他检查

1. 血尿酸测定

血尿酸高,血尿酸 >0.41 mmol/L(尿酸氧化酶法)。

2. 尿液尿酸测定

24 小时尿酸排出量高[正常饮食尿酸35.4mmol/(L·24 h)尿],对鉴别尿路结石性质有帮助。

3. 滑囊液检查

急性期肿胀关节处滑液可见尿酸盐结晶。

4. X 线检查

慢性关节炎者 X 线显示邻近关节骨端圆形钻孔样缺损。

5. 痛风石特殊检查

对痛风结节可做活组织检查,或特殊化学试验鉴定。

（三）诊断和鉴别诊断

根据病史、临床特点及实验室检查等可作诊断。本病须与化脓性、创伤性关节炎,类风湿性关节炎,风湿性关节炎,假性痛风等相鉴别。

三、治疗

（一）防治目标

原发性痛风目前尚不能根治。防治目标:①控制高尿酸血症,预防发生过饱和的尿酸盐沉积;②迅速终止急性关节炎发作;③处理痛风石疾病,提高生活、生命质量。

（二）治疗方案

1. 急性发作期药物治疗越早越好。早期治疗可使症状迅速缓解,而延迟治疗则炎症不易控制。

1)秋水仙碱:为首选药物,对本病有特效。治疗初剂量为 1 mg 口服,以后每 2 小时 0.5 mg,直至疼痛消失或发生恶心、呕吐、腹痛、腹泻等胃肠道症状时停药,一般需 4 ~ 8 mg,症状可在 6 ~ 8 小时减轻,24 ~ 36 小时控制,以后可给 0.5 mg,每日 2 ~ 3 次,维持数天后停药。如胃肠道反应严重,可将此药 1 ~ 2 mg 溶于 20 mL 生理盐水中,于 5 ~ 10 分钟内缓慢静脉注射,但应注意不能外漏,视病情需要可 6 小时后再注射。有肾功能减退者初 24 小时内不宜超过 2 mg。由于疗效卓著,对诊断困难者可行试验性治疗。治疗中应注意白细胞低下及秃发等反应。

2)保泰松或羟布宗:有明显的抗感染作用,且能促进尿酸排出,对发病数日者仍有效。首次剂量为 200 ~ 400 mg,以后每 4 ~ 6 小时 100 ~ 200 mg,症状好转后减少为 100 mg,每日 3 次,连服 3 天。

3)吲哚美辛:效果同保泰松。剂量为 25 ~ 50 mg,每日 3 ~ 4 次,连服 2 天,一般在 24 ~ 48 小时症状消失。

4)吡罗昔康:剂量为 20 mg,每日 1 次,饭后服。

5)布洛芬:每次 0.2 ~ 0.4 g,每日 2 ~ 3 次。

6)卡洛芬:本品为一非甾体类抗感染药,其抗炎、镇痛、解热作用主要是通过抑制前列腺素合成而产生。痛风急性发作:开始每日 600 mg,病情好转后应减少到合适剂量,疗程 3 ~ 6 天。

7)芬布芬:本品为一长效非甾体消炎镇痛药物。临床试验表明,本品消炎镇痛作用弱于吲哚美辛,但比阿司匹林强,毒性比吲哚美辛小,胃肠道不良反应小于阿司匹林及其他非甾体消炎镇痛药。每日 600 ~ 900 mg,1 次或分次服,多数患者晚上服 600 mg 即可。分次服时每日总量不得超过 900 mg。孕妇及哺乳期妇女,消化道溃疡者慎用。

8)促肾上腺皮质激素(ACTH)或糖皮质激素:上述药物无效或禁忌时用,一般以不用为好(易反跳)。ACTH 25 U 静脉点滴或 40 ~ 80 U 肌内注射,泼尼松每日 30 mg 等。曲安西龙 5 ~ 20 mg 关节腔注射,一般在 24 ~ 36 小时缓解。

2. 发作间歇期和慢性期的治疗

1)排尿酸药:常用苯溴马隆,每日 25 ~ 100 mg,能抑制肾小管对尿酸的重吸收,增加尿酸排泄而降低血尿酸水平,使血尿酸浓度维持在 0.36 mmol/L 或以上。已有尿酸结石形成和(或)每日尿排出尿酸 3.57 mmol 以上时不宜使用,肾功能不全者疗效降低。服药期间尤需注意大量饮水及碱化尿液,使尿液 pH 值维持在 6.0 ~ 6.5,晨尿酸性时可以晚上加服乙酰唑胺 250 mg,以增加尿酸的溶解度,避免结石形成。

2)抑制尿酸合成药:适用于尿酸生成过多,又不宜使用排尿酸药的患者。常用别嘌醇,每次 100 mg,每日 2 ~ 4 次,极量为每日 600 mg,待血尿酸降至理想水平时,逐渐减至维持量。肾功能不全者剂量应减半。

(三)中医治疗

1. 辨证论治

1)风寒湿痹

关节疼痛,风邪偏胜的关节肿痛呈游走性或伴有寒热,局部皮肤麻痒脱屑,寒邪偏胜的关节疼痛剧烈,痛有定处,屈伸不利;湿邪偏胜的肢节肿痛重着,肌肤麻木,遇阴雨、霉湿、雾露之时,诸证均加重;舌苔薄白,脉象弦紧或浮缓。

治宜:蠲痹,泄浊,活络。

方药:蠲痹泄浊饮。羌活、独活、防风、桂枝、苍术、当归各 10 g,炙麻黄、甘草各 6 g,苡仁、土茯苓各 30 g,制乳没各 3 g,大黄 4 g。

2)风湿热痹

急性发作性关节红肿热痛及发热、头痛、口干苦;舌质红,苔黄腻,脉弦数。

治宜:清热利湿,活血祛风。

方药:四妙散加减。苍术、防己各 12 g,黄柏、知母各 10 g,苡仁 20 g,怀牛膝 18 g,石膏 15 g,桑枝、银花藤各 30 g,甘草 3 g。

3)痰瘀痹阻

关节疼痛,日久不愈,渐至肿大畸形,关节周围结节,皮肤瘀斑,屈伸不利;舌体肿胀,紫暗,尖布瘀点,舌下静脉瘀胀,脉象沉弦或细涩。

治宜:活血化瘀,化痰通络。

方药:身痛逐瘀汤加减。桃仁、当归、香附、羌活、秦艽、怀牛膝、僵蚕、苍术、黄柏各 10 g,红花、地龙、白芥子、乌梢蛇、甘草各 6 g,制没药、全蝎各 3 g,五灵脂、川芎各 9 g。

4）气血亏虚

久痹不愈,反复发作,呈游走性痛或呈酸楚重者,甚则关节变形,活动不利,腰膝酸痛,神疲乏力,气短自汗,面色㿠白,舌淡;苔薄白,脉细或细弱。

治宜:祛风除湿散寒,补益气血肝肾。

方药:独活寄生汤。独活、防风、秦艽、当归、川芎、地黄、芍药、杜仲、牛膝各 10 ~ 15 g,细辛 1.5 ~ 3 g,肉桂 5 ~ 10 g,茯苓、桑寄生各 15 ~ 30 g,人参 5 ~ 10 g,甘草 3 ~ 6 g。

2. 中成药

1）小活络丹:每次 1 ~ 2 丸,每日 3 次,开水送服。用于关节疼痛。

2）追风透骨丸:每次 6 g,每日 2 次,开水送服。用于关节疼痛。

3）壮骨关节丸:每次 6 g,每日 2 次,开水送服。用于关节疼痛。

4）大活络丹:每次 1 丸,每日 2 次,开水送服。用于关节疼痛。

5）野木瓜注射液:每次 2 ~ 4 mL,每日 1 ~ 2 次,肌内注射。用于关节疼痛。

6）秦艽注射液:每次 2 mL,每日 1 次,肌内注射。用于关节疼痛。

7）丁公藤注射液:每次 2 mL,每日 1 ~ 2 次,肌内注射。用于关节疼痛。

3. 单方验方

1）鲜车前草 30 g。用水煎服,每日 2 次。

2）苍术、黄柏、牛膝、没药各 10 g。用水煎服,每日 2 次。

3）忍冬藤、鸡血藤各 150 g,当归、牛膝各 20 g,羌活、独活各 100 g。水煎取汁,倒入 39 ~ 50℃ 的热水中,每日沐浴 1 次,每次 15 ~ 30 分钟。

4）马钱子、生半夏、艾叶各 20 g,红花 15 g,王不留行 40 g,大黄、海桐皮各 30 g,葱须 3 根。上药煎汤 2 000 mL,置于桶内,以热气熏蒸患部,待药液变温后,浸洗患部,每日 2 次,7 天为 1 个疗程。适用于痛风关节痛。

4. 食疗验方

1）生苡仁 60 g,红枣 20 枚。煮而食之。

2）粳米 50 g,绿豆 15 g,苡仁 30 g。共同煮粥吃。

3）赤小豆 100 g,苡仁 50 g。煮汤服。

四、护理措施

1. 注意休息,关节炎严重或急性发作时,应绝对卧床休息。抬高患肢,避免受累关节负重。休息至关节疼痛缓解 72 小时后可恢复活动。

2. 鼓励患者多饮水,每日保持在 2 000 mL 以上,同时口服碳酸氢钠以碱化尿液,增加尿酸的溶解度,避免结石形成。

3. 注意观察病情变化,观察秋水仙碱的疗效及不良反应,发现异常及时报告医生。注意使用时以相当于 5 ~ 10 倍容积的生理盐水稀释,宜缓慢,注射的时间不少于 5 分钟。

五、康复

首先应去除有无引起继发性尿酸血症的原因,如调整合理的膳食、控制体重、治疗高血压和高脂血症以及避免利尿剂的长期应用等。平时应避免精神紧张、寒冷、过度劳累,尤其应注意少进富含嘌呤中等含量的鸡、血、肉类、豌豆、扁豆、干豆类、蘑菇、龙须菜、芹菜、菠菜、菜花等。可采用的食品:乳类、蛋类及其他蔬菜,可鼓励患者多吃水果、痛风间歇期在免嘌呤普食范围内,可采用少量瘦肉、鸡肉、鱼肉等。

（王荣凯）

第二节　老年人类风湿性关节炎

类风湿性关节炎可发生于婴儿以外的任何年龄,它是一种非化脓性、慢性对称性、多发性关节炎为主的全身性疾病,病程可长达数十年。本文介绍的老年人类风湿性关节炎,平均发病年龄在 66.9 岁,女性发病率较男性为高,其比例为 2.5:1。

一、病因和发病机制

(一)病因

至今有关类风湿性关节炎的确切病因不很明确,目前有几种学说,主要观点有:

1. 感染因素

有的学者曾在类风湿性关节炎患者的关节内和区域淋巴结中分离出溶血性和非溶血性链球菌,认为系链球菌感染所致,且患者常有发热、白细胞增多、血沉加快、局部淋巴结肿大等炎症表现,都与感染引起的炎症现象十分相似。也有报告发现与葡萄球菌、类白喉杆菌、病毒、支原体以及原虫感染有关。但有报告发现大量抗生素并不能减少或控制发病,而且在实验中将类风湿患者的白细胞、淋巴细胞或血浆输入到健康志愿者中,并未引起类似疾病。从而推断感染只是一种诱因。

2. 自身免疫因素

有关研究发现,有的患者对一种感染物质有遗传敏感性。这与 HLA－DR4 抗原有关,能激发 T 细胞和 B 细胞的免疫反应。类风湿性关节炎的患者在一定诱因下(如感染、外伤)体内可产生 IgG 抗体,该抗体与抗原反应而发生变性,因而机体认为这种变性的 IgG 抗体不再是自身的,患者滑膜内的淋巴细胞或浆细胞受到变性的 IgG(作为一种新的抗原)的刺激而产生针对此类 IgG 的抗体,即 RF,发生免疫反应,形成免疫复合物,分布在滑膜和滑液中,在形成这种复合物的过程中有补体结合,而补体的某些分解产物有白细胞诱导性,使大量的中性粒细胞进入滑膜与滑液中,溶酶体在吞噬上述免疫复合物后形成类风湿性关节炎细胞(RA 细胞)溶酶体中释放出蛋白降解酶、胶原酶等,可导致滑膜与软骨组织分解;产生致炎因素,使关节软骨、骨端、肌腱、韧带,关节囊及滑膜组织出现炎症性损伤。滑膜炎形成血管翳覆盖于软骨上进一步加重破坏。

3. 遗传因素

类风湿性关节炎患者有明显的家族特点,其发病率较健康人群家族高 2～10 倍,近亲中 RF 阳性率也较对照组高 4～5 倍。

4. 内分泌因素

本病多见于女性,男女比例为1:4~1:2,年轻女患者在怀孕期间症状渐缓解,服避孕药物的女性发病率低,外源性皮质类固醇或ACTH能有效地抑制类风湿病,说明性激素在类风湿性关节炎的发病中一定作用。

5. 其他因素

寒冷、潮湿、创伤、内分泌紊乱、精神因素等为发病诱因。

(二)发病机制

类风湿性关节炎的早期关节病变为滑膜及周围软组织的炎性反应,滑膜呈绒毛样增生。以后肉芽组织自关节软骨边缘的滑膜逐渐向软骨面伸延,最后完全覆盖软骨。由于关节软骨从滑液吸收营养受阻,可形成溃疡。肉芽组织纤维化可使上下关节面互相融合,造成关节纤维性强直,整个关节囊增厚纤维化,关节附近肌肉萎缩,骨骼疏松,韧带钙化,关节呈畸形及脱位。

关节外病变有类风湿性皮下小结,见于10%~20%病例,在受压或摩擦部位的皮下或骨膜上出现类风湿性肉芽肿结节。肉芽肿性结节尚可见于肺、胸膜、心瓣膜、心包膜或心肌。类风湿性关节炎时血管也常受侵犯,动脉各层有较广泛炎性细胞浸润。

二、病情评估

(一)病史

主要评估家族中有无类风湿性关节炎患者,起病前有无金黄色葡萄球菌、链球菌、支原体、病毒、原虫等感染的病史。

(二)临床表现

老年性类风湿性关节炎主要的症状也是晨僵。此外,有关节肿胀、疼痛,甚至畸形。老年人受侵犯的关节,其顺序是掌指关节、膝关节、肩关节、近端指间关节、跖趾关节、踝关节和肘关节等,全身症状如发热、体重下降、淋巴结与肝脾大等,则较年轻人为少见。

(三)实验室及其他检查

1. 血液检查

红细胞和血红蛋白降低,血沉加快,淋巴细胞增多,且常与病变活动度相应。

2. 血清学检查

RF阳性占80%,与疾病活动有关;血清白蛋白降低,球蛋白增高;免疫蛋白电泳显示IgA、IgG及IgM增多。

3. X线检查

显示关节周围软组织肿胀,关节邻近骨质脱钙,关节软骨破坏,关节腔狭窄。

(四)诊断和鉴别诊断

根据患者、老年人临床特点结合实验室等检查,可作诊断。需与风湿性关节炎、骨关节炎、强直性脊柱炎等鉴别。

三、治疗

由于本病的病因不明,目前临床上尚缺乏根治本病的方案以及预防本病的措施。治疗本病的目的是:①减轻或消除患者因关节引起的关节肿痛、压痛、晨僵或关节外的症状;②控制疾病的发展,防止和减少关节骨的破坏,达到较长时间的临床缓解,尽可能地保持受累关节的功能;③促进已破坏的关节骨的修复,并改善其功能。为达到上述目的,早期诊断和尽早地进行治疗是极为重要的。

治疗措施包括:一般治疗、药物治疗、外科手术治疗等,其中以药物治疗最为重要。

(一)一般治疗

急性活动期卧床休息,至症状消失 2 周后可渐增加活动,以免因过久卧床导致关节失用,甚至促使关节强直。有扁桃体炎等慢性感染病灶者,在健康情况允许下宜尽早摘除。避免长期工作和居住于潮湿环境,饮食上宜选用高蛋白、高维生素、低脂肪食物。

(二)药物治疗

1. 非甾体类抗感染药

主要是通过抑制前列腺素的合成,从而达到消炎、止痛的目的,是治疗类风湿性关节炎的首选药。

1)阿司匹林:每日 2 ~ 4 g,分 4 ~ 6 次服,无效时再加大剂量。可在饭后服或与制酸剂同服,可减轻胃肠道刺激。有溃疡病者慎用。

2)吲哚美辛:每次 25 ~ 50 mg,每日 3 次。不良反应有恶心、呕吐、腹泻等。口服不能耐受时可改用栓剂。也有用甲苯酰吡咯乙酸,其化学性质与吲哚美辛相同。

3)丙酸衍生物:包括布洛芬,每日总量 1 200 ~ 1 600 mg;非诺洛芬,每日总量 2 400 mg;萘普生,每日总量 500 ~ 750 mg。疗效与阿司匹林相仿,但不良反应较少。

4)吡罗昔康:每日口服 1 次,每次 20 mg,不良反应少。

5)灭酸类药:国内有甲氯芬那酸和氯芬那酸,前者 250 mg,每日 3 ~ 4 次;后者 200 ~ 400 mg,每日 3 次。作用与阿司匹林相仿,不良反应为胃肠道反应,偶有肾功能损害及皮疹。

6)安尔克注射液:具有强力抗感染、解热、镇痛作用。成人每日 1 次,每次 20 mg(2 mL)肌内注射。临床治疗本病 59 例,2 ~ 4 周总有效率为 95.1%。

7)依托度酸:新型非甾体抗感染药,疗效强于阿司匹林。每日 400 mg,分 2 次服用。对本品、阿司匹林以及其他非甾体抗感染药过敏的患者禁用;活动性消化性溃疡禁用。

以上药物为本病的一线用药,一般不主张联合用药。

2. 肾上腺皮质激素

适应证:病情严重者,用其他药物无效时,为防止关节畸形可应用;进行性全身性血管炎;多脏器损害;心包炎、胸膜炎等病变。

此药不能做类风湿性关节炎的首选药,与非甾体类抗感染药合用效果较好。长期应用可引起无菌性股骨头坏死。泼尼松每日 10 mg 或地塞米松每日 1.5 mg,分 2 次服。若不能控制症状,可适当加量,症状控制后渐减至维持量。

3. 缓解性药

能改善临床症状,降低血沉和类风湿因子效价,缓解病情。服药数周、数月后生效。为本病二线用药。

1)金制剂:硫代苹果酸金钠、硫代葡萄糖金。第 1 周 10 mg,肌内注射,第 2 周 25 mg,

肌内注射,若无不良反应,以后每周 50 mg,总量在 300 ~ 700 mg 时,多数患者开始见效。总量在 600 ~ 1 000 mg 时,病情可获得稳定与改善。若仍无效,应停药。维持量每日 50 mg,可维持多年至终身。

2)青霉胺:选择性地抑制某些免疫细胞,使 IgG、IgM 减少。第 1 个月内 250 mg,每日 1 次口服。第 2 个月 250 mg,每日 2 次。如效果不明显可增加至 250 mg,每日 3 次,一般每日不宜超过 750 mg。显效后缓慢减至维持量,为每日 125 ~ 250 mg。服此药一般 2 个月可起作用,3 个月后最为有效。6 个月后效果较稳定。常见的不良反应有蛋白尿、血尿及白细胞和血小板下降。出现上述情况应停药。

3)左旋咪唑:兴奋免疫功能,减轻疼痛,改善关节功能作用。每日 150 mg,分 3 次口服,可间歇或持续用药。

4)氯喹:每日 250 mg,3 ~ 6 个月注意眼科跟踪观察。维持量 250 mg,每周 5 天。

5)雷公藤:能减轻临床症状,血沉下降,类风湿因子效价降低或阴转。雷公藤多苷片 10 mg,每日 3 次,饭后服。

6)布拉西明:为新型抗风湿药,可用于慢性类风湿性关节炎,对消炎镇痛药治疗未获满意效果者尤佳。100 mg,每日 3 次,饭后服。注意其不良反应及禁忌证。

4. 免疫抑制剂

常用环磷酰胺,100 mg 每日 1 次,或 200 mg 隔日 1 次;硫唑嘌呤 100 mg 每日 1 次。一般用药 6 周后症状开始好转。近年来,应用甲氨蝶呤较为广泛,由小量增至 15 ~ 20 mg,静脉注射每周 1 次。起效早,但应注意对肝的不良反应。

(三)中医治疗

中医文献没有类风湿性关节炎病名,其临床类似于"痹证"。对痹证的辨证,首先应辨别清楚风寒湿痹与热痹的不同。热痹以关节红肿灼热疼痛为特点,风寒湿痹则虽有关节酸痛,但无局部红肿灼热,其中又以关节酸痛游走不定者为行痹;痛有定处,疼痛剧烈者为痛痹;肢体酸痛重着,肌肤不仁者为着痹。病程久者,尚应辨别有无气血损伤及脏腑亏损的证候。在临床中所见,风寒湿痹可转化成热痹,而热痹亦可转化成风寒湿痹,应根据不同病机而治疗不同的原则,加以施治。《医宗必读·痹》论说:"治外者,散邪为急,治藏者,养正为先。治行痹者,散风为主,御寒利湿仍不可废,大抵参以补血之剂,盖治风先治血,血行风自灭也。治痛痹者,散寒为主,疏风燥湿仍不可缺,大抵参以补火之剂,非大辛大温,不能释其凝寒之害也。治着痹者,利湿为主,祛风解寒亦不可缺,大抵参以补脾气之剂,盖土强可以胜湿,而气足自无顽麻也。"

1. 辨证论治

1)寒湿阻遏型

症见肢体关节冷痛,重着,痛有定处,屈伸不利,日轻夜重,遇寒痛增,得热则减,或痛处有肿胀;舌胖淡,苔白腻,脉沉紧。

治宜:温经散寒,祛湿通络。

方药:乌头汤加减。制川乌 10 g,熟附子 10 g,生麻黄 10 g,白芍 12 g,黄芪 15 g,桂枝 12 g,羌活 10 g,独活 10 g,防风 10 g,苍术 10 g,当归 10 g,甘草 10 g,苡仁 30 g,蜂蜜 30 g,川芎 10 g。

2）湿热浸淫型

症见关节局部红肿,灼热,疼痛重着,发热,口渴,尿频而黄短,舌红,苔黄腻,脉滑数。

治宜:清热利湿,宣痹通络。

方药:宣痹汤加味。汉防己 15 g,杏仁 10 g,滑石 15 g,连翘 12 g,山栀 10 g,蚕沙 15 g,片姜黄 10 g,海桐皮 10 g,苡仁 20 g,忍冬藤 20 g,清半夏 10 g,制乳香 6 g,制没药 6 g,赤小豆 30 g。

3）痰瘀互结型

症见关节刺痛,痛处不移,甚至关节变形,屈伸不利,关节、肌肤色紫暗,肿胀,按之稍硬,有痰核结硬块或瘀斑,舌紫暗或有瘀斑,苔白腻,脉弦涩。

治宜:活血行瘀,化痰通络。

方药:身痛逐瘀汤加减。桃仁 12 g,当归 12 g,制香附 10 g,牛蒡子 10 g,苍术 12 g,黄柏 10 g,红花 10 g,川芎 10 g,白芥子 12 g,秦艽 12 g,川牛膝 15 g,羌活 10 g,威灵仙 15 g,鸡血藤 20 g,地龙 20 g,没药 6 g,胆南星 6 g,五灵脂 10 g,桂枝 10 g,桑枝 12 g,桑寄生 12 g。

4）肝肾亏虚型

症见关节肿胀变形,疼痛,入夜更甚,屈伸不利,腰膝酸软,足跟疼痛,或五心烦热,咽干口燥,两颧潮红,或畏寒喜暖,口淡不渴。脉沉细。

治宜:补益肝肾,调和气血。

方药:独活寄生汤加减。独活 12 g,细辛 6 g,桑寄生 15 g,杜仲 15 g,川芎 10 g,川牛膝 12 g,秦艽 10 g,当归 12 g,生地 10 g,白芍 10 g,黄芪 20 g,狗脊 15 g。

痛甚加制川乌、红花、地龙;寒重者加附子、肉桂;阴虚火旺者加知母、黄柏。

5）湿阻经络型

症见肢体关节重者,肿胀,酸痛,痛有定处,手足沉重,活动不便,肌肤麻木不仁,苔白腻,脉濡缓。

治宜:除湿通络,祛风散寒。

方药:薏苡仁汤加减。生苡仁 30 g,苍术 15 g,羌活 10 g,独活 10 g,防风 10 g,川乌 12 g,麻黄 12 g,桂枝 10 g,当归 12 g,川芎 10 g,生姜 5 片,甘草 10 g,海桐皮 15 g,豨莶草 15 g,海风藤 12 g。

2. 中成药

1）尪痹冲剂:每次 20 g,每日 3 次。2 周为 1 个疗程,连服 3 ~ 4 个疗程。用于类风湿性关节炎的各期。

2）雷公藤多苷片:每日 10 mg,每日 3 次,一个月后逐渐加大剂量(20 mg),每日 3 次,使用时应注意副作用。用于类风湿性关节炎各期。

3）肿节枫片:每次 4 片,每日 3 次,口服。可连续服用。用于类风湿性关节炎的各期,有祛风除湿消肿作用。

4）金匮肾气丸:每次 8 粒,每日 3 次,口服。有补肾阳滋肾阴的作用。用于类风湿性关节炎肾阳虚者。

3. 单方验方

1）桂枝 10 g，赤芍 10 g，秦艽 10 g，知母 6 g，桑枝 20 g，忍冬藤 30 g，威灵仙 12 g。每日 1 剂，水煎服。

2）蚂蚁 30 g，何首乌 30 g，熟地 30 g，人参 30 g，五味子 30 g。上药共研粉，水调制成丸（共 30 丸），每 3 日服 1 丸，10 丸为 1 个疗程。

3）当归 9 g，秦艽 9 g，防风 9 g，木瓜 9 g，牛膝 9 g，威灵仙 10 g，萆薢 10 g，苍术 10 g，茯苓 10 g，红花 6 g，桑寄生 12 g。每日 1 剂，水煎服。同时用生地 9 g，银花 15 g，紫花地丁 15 g，黄柏 9 g，木通 9 g，丝瓜络 9 g，丹皮 9 g，赤芍 9 g。煎汤浸泡患处，每日 2~3 g。

4）地龙 25 g，蜂房 60 g，乌梢蛇 60 g，全虫 20 g，白花蛇 4~6 条。将上药烘干，共研细粉，装入胶囊，每次 4~6 粒，每日 3 次，服完为 1 个疗程。

4. 饮食疗法

1）猪蹄 2 只，银花、生姜、大枣各 30 g，花椒 16 g，茶叶 10 g。加水适量煮至猪蹄烂熟为度，吃猪蹄喝汤。

2）生姜、大葱、辣椒各 9 g。同面条煮食，趁热吃下，以出汗为度。连服 10 日，每日 2 次。

3）蛇肉、胡椒、生姜、食盐适量。炖汤食用，每日早晚各 1 次。对痹证阴阳两虚兼风湿阻络者，服之可收阴阳两补，祛风散寒之效。

4）木瓜 4 个，蒸熟去皮，研烂如泥，白蜜 1 kg 炼净。两物调匀，每日晨起用开水调 1~2 匙饮用。能通痹止痛。

（四）矫形外科治疗

滑膜切除术去掉慢性血管翳，有较好疗效，但远期效果不肯定。对晚期病例可行关节成形术或人工关节置换。

（五）物理治疗

红外线辐射、短波、超短波、微波、音频、直流电药物离子导入、磁疗、蜡疗、矿泉水浴洗、沙浴、日光浴、神灯等。

四、护理措施

1. 活动期卧床休息，维持关节功能，注意体位。缓解期逐渐增加活动，特别是四肢关节活动，无力起床者应鼓励和指导其在床上进行各种主动或被动运动，以防卧床过久引起关节失用、僵硬。

2. 给予高蛋白、高热量、高维生素、含铁丰富的饮食。卧床不起者应给含有粗纤维的食物，防止便秘。

3. 加强肢体及关节护理，防止关节强直。对关节肿胀、疼痛者，可使用各种可调节的矫形支架或夹板。根据病情进行理疗、按摩疗法，促进关节局部血液循环。注意保暖，防寒防湿。

4. 并发心、肺疾病时，做好各种有关护理。

5. 肢体已畸形僵硬者，应加强生活护理。

6. 本病病程长，又不能完全治愈，患者易产生悲观情绪，应主动关心和安慰患者，鼓励其树立与疾病长期斗争的决心,增强战胜疾病的信心。

7. 应注意观察关节肿胀、疼痛、发热及关节功能变化,尤其注意关节的活动度,有无僵硬、强直、关节周围肌肉萎缩等现象。注意有无关节外的表现,如低热、淋巴结肿大、皮肤溃疡、神经病变、心包炎、胸膜炎、肉芽肿肺炎等。注意观察药物反应。目前,使用的解热消炎药均有不同程度的胃肠道反应,如食欲减退、恶心,甚至消化道出血等。宜饭后服用并经常注意粪便的颜色,以便及早发现出血。用肾上腺皮质激素、细胞免疫抑制剂等均应密切观察不良反应。发现异常及时报告医生,并协助处理。

五、康复

加强出院指导,详细向患者及家属交代,要注意保暖,避免过寒冷、潮湿,尤其在冬季手足勿浸入冷水。避免过度疲劳、精神刺激、感染等。根据病情进行适当的体育锻炼。坚持服药治疗,定期复查。

（王荣凯）

第九章　老年神经系统疾病

第一节 动脉硬化性脑梗死

动脉硬化性脑梗死即脑血栓形成,是脑部动脉粥样硬化和血栓形成,使血管腔变窄成闭塞,产生急性脑供血不足所引起的脑局部组织软化、坏死,引起急性或亚急性脑的局灶性神经功能障碍。本病占全部急性脑血管病的 50% ~60% 。

一、病因和发病机制

一般认为,动脉硬化性脑梗死是由动脉粥样硬化引起。高血压、高脂血症和糖尿病等均可促进动脉粥样硬化的形成与发展。颅内动脉粥样硬化好发于大脑中动脉、颈内动脉的虹吸部和椎基底动脉的中下段。动脉内膜损伤破裂后,胆固醇沉积于内膜下层,引起血管壁脂肪透明变性,进一步纤维增生,动脉变硬弯曲,管壁增厚,血小板以及血液中其他有形成分、纤维素等附着于受损粗糙的内膜上,形成动脉壁血栓。血栓逐渐扩大,最终使动脉完全闭塞。急性梗死病灶其中央为坏死组织,周围绕以水肿区。坏死区神经元、轴索、髓质及胶质细胞均遭受破坏。后期坏死组织液化,被吸收后形成小腔。陈旧的血栓尚可机化及管腔再通。

二、病情评估

(一)病史

约 1/3 病例脑血栓形成前有一过性脑缺血发作史,其发作次数不等,多为 2~3 次,发生在血栓形成的同一血管或不同血管;发病前数日有头昏、头晕、头痛、周身无力、肢体麻木、言语不清或记忆力略显下降等。约有 60% 的患者起病有过度疲劳、兴奋、愤怒和气温突变等诱因,80% 在安静状态下发病,其中约 1/5 在睡眠中发病。

(二)临床表现

多有动脉硬化、高血压、糖尿病等病史,有头痛、头昏的先兆症状,常在安静或睡眠状态下发病,1~3 天达高峰。少数病情呈进行性加重,1~2 周达到高峰。脑颅内压增高的症状不明显,常见各种类型的失语、偏瘫,意识多清楚,少数患者可有浅、中度昏迷,但为时不长,脑损害的症状和体征依受累血管而异。

1. 颈动脉系统

1)颈内动脉:颈内动脉血栓形成的临床表现类似于大脑中动脉主干支闭塞,出现患侧单眼失明、对侧偏瘫和偏身感觉障碍。病情严重程度差异甚大,这与闭塞快慢、Willis 动脉环血运是否正常、侧支循环是否健全有关。

2)大脑中动脉:主干支及深支闭塞均可出现典型的三偏征,即偏瘫、偏身感觉障碍和同向偏盲。累及主侧半球时可出现失语、失读、失写和失算等症状,辅侧半球受累出现失用、失认和体象障碍。皮质分支闭塞引起偏瘫、偏身感觉障碍,常不伴有视野改变。此类型临床多见。

3)大脑前动脉:闭塞时主要引起额叶内侧、基底核和内囊前部血液供应障碍,产生以下肢为主的对侧肢体偏瘫,以小腿和足部明显,可伴有感觉和排尿障碍。部分患者出现精神症状和嗅觉障碍。深穿支闭塞引起内囊前支梗死时,出现对侧中枢性面瘫、舌瘫和上肢轻瘫。

2. 椎基底动脉系统

主要表现为枕叶、小脑和脑干损害,出现交叉性瘫痪、交叉性感觉障碍、多数脑神经麻痹和共济失调症状。

1)脑桥梗死:在脑干梗死中最常见。临床表现为病侧展神经和面神经麻痹,对侧中枢性舌瘫和肢体瘫,瞳孔缩小呈针尖样,梗死累及双侧出现四肢瘫痪和昏迷。

2)中脑梗死:出现 Weber 综合征,病灶侧动眼神经麻痹,对侧中枢性面瘫、舌瘫和肢体瘫,也可出现病灶侧动眼神经麻痹伴对侧肢体震颤或不自主运动。严重者意识障碍,瞳孔散大,光反应消失,四肢瘫痪。

3)延脑梗死:在脑干梗死中少见。延髓脊外侧梗死出现眩晕、声哑、吞咽困难、构音不清、眼球震颤、Horne 综合征和共济失调,病侧面部、对侧面部和对侧肢体感觉障碍,称延髓外侧综合征。延髓内侧梗死出现病侧舌肌麻痹,以对侧上下肢为主的肢瘫和感觉障碍。

4)小脑梗死:以眩晕、恶心、呕吐及平衡障碍为主诉。检查发现眼球震颤、小脑共济失调、肌张力低下。小脑大面积梗死可因水肿压迫脑干出现昏迷和死亡。

5)枕叶梗死:由大脑后动脉闭塞引起。表现为同向偏盲和中枢盲,有时发生严重遗忘症。

(三)实验室及其他检查

1. 腰穿查脑脊液

多数正常,压力不高,清晰。大面积梗死时压力升高。

2. CT 检查

发病24~48小时可见到相应部位低密度梗死灶,梗死后2~3周脑软化坏死,CT 平扫呈等密度不易显示,需做增强扫描。颅后窝梗死病灶由于骨伪影响,CT 影像显示欠佳。

3. MRI

MRI 比 CT 具有一定优越性。梗死后任何时候都能显示病灶异常信号影,可以提供更多的切面影像,脑血管造影无骨性伪影干扰,并能显示颅后窝脑干内的较小病灶。

4. 血流变学指标

异常。

5. 脑电图

脑电图示病侧半球可呈广泛异常,对定侧定位具有价值。

6. SPECT

发病后即可见病灶部位呈灌注减退区或缺损区。

7. TCD

根据收缩峰流速、平均流速、舒张期末流速及脉动指数等衡量颅内主要动脉血管的血流状况,梗死区常出现相应血管多普勒信号减弱或消失。

8. 脑血管造影

颈动脉或椎动脉造影可显示血栓形成部位及程度,在诊断上有决定意义。但因系创伤性检查,近年来,随着 CT、MRI、SPECT 及 TCD 等非创伤性检查的问世,其重要性已远远不如以前。

(四)诊断和鉴别诊断

根据本病在安静或睡眠时发病的特点和多无明显头痛与呕吐;发病后 2 天内意识清楚或仅有轻度意识改变;发病后 6 小时脑脊液一般不含血液;起病缓慢,常有脑动脉硬化及高脂血症;有颈内动脉系统或椎基底动脉系统各分支缺血的表现。结合实验室及特殊检查可确定诊断。初发动脉硬化性脑梗死应注意与脑栓塞、小量脑出血、蛛网膜下隙出血鉴别。复发性脑梗死,特别是合并有视力改变者应与多发性相鉴别。进展型脑梗死与颅内血肿、肿瘤及脑脓肿相鉴别。

三、治疗

(一)治疗原则

急性期应静卧休息,头放平,以改善脑部循环。对于脑水肿明显、伴意识障碍者,可立即予以吸氧及降颅压治疗,如静脉滴注地塞米松、甘露醇等。对血压偏高者,降压不宜过快、过低,使血压逐渐降至发病前水平或 150/90 mmHg 左右。血压偏低者头应放平或偏低,可输胶体物质或应用升压药维持上述水平。吞咽困难者给予鼻饲。预防压疮,保持口腔卫生。

(二)治疗方案

1. 控制血压

除非血压过高,一般在急性期不使用降压剂,以免血压过低而导致脑血流灌注量的锐减,使梗死发展及恶化。维持血压比患者病前平日血压或患者年龄应有的血压稍高水平。

2. 控制脑水肿

对于脑水肿明显,伴有意识障碍者可立即予以吸氧及降颅压治疗。20% 甘露醇 250 mL,加压静脉滴注,每日 1～2 次;地塞米松每日 10～15 mg 加入 10% 葡萄溶糖液 500 mL 中静脉滴注,连用 3～5 天;10% 甘油 250～500 mL(1.0～1.2 g/kg),每日 1～4 次静脉滴注,连用 3～5 天。

3. 溶栓治疗

早期使用可能有效,血栓老化后则反而有害无益。

1)UK:可促进纤溶酶活性,使纤维蛋白溶解,使血栓崩解消散。可用 6 万～30 万 U 溶于 250 mL 生理盐水中静脉滴注,每日 1 次,可连用 5 天,需注意出血并发症。

2)SK:能使纤维蛋白酶原转变为有活性的纤维蛋白酶,而使血栓溶解。用法:首次剂量 20 万～50 万 U 加入生理盐水 100 mL 中静脉点滴,30 分钟滴完。维持剂量为每小时 5 万～10 万 U 加入生理盐水或葡萄糖溶液中持续静脉滴注,直至血栓溶解或病情稳定为止,一般用 12 小时至 5 天。主要不良反应为出血。少数患者有发热、寒战、头痛等反应,可对症处理。为减少反应,在应用之前,先用地塞米松 2 mg 或抗组胺药物。

3）tPA：该药是纤溶系统的主要生理激活剂，是一种能迅速消除血栓的第二代溶栓剂。研究表明，它具有对血凝块的专一性，能选择性作用于血栓局部，不引起全身性纤溶状态；可静脉大剂量使用，无出血并发症；tPA 是一种人类天然蛋白质，无抗原性，有重复使用安全、无过敏反应等优点，认为是一种十分理想的溶栓新药。由于药源缺乏，使用甚少。

4. 抗凝治疗

适用于非出血性梗死，尤其进展型中风，亦可预防再次血栓形成。在治疗开始前及治疗中需多次监测凝血时间及凝血酶原时间。

1）肝素：成人首次剂量以 4 000 ~ 6 000 U 为宜。以后一般以肝素 12 500 ~ 25 000 U 溶于 10% 葡萄糖溶液 500 ~ 1 000 mL 中静脉滴注，每日 1 次，使用 1 ~ 2 天。以后根据病情及实验室检查结果调整药量。出血性疾病、活动性溃疡病、严重肝肾疾患、感染性血栓及高龄患者忌用。

2）双香豆素：可在用肝素的同时口服，第 1 天 200 ~ 300 mg，以后维持量每日 50 ~ 100 mg，治疗天数依病情而定。治疗中应使凝血酶原指数在 20% ~ 30%，或凝血时间（试管法）维持在 15 ~ 30 分钟。应经常检查有无血尿及其他出血倾向，如有出血立即停药，并用鱼精蛋白静脉滴注对抗。

3）华法林：第 1 天给药 4 ~ 6 mg，以后每日 2 ~ 4 mg 维持。

4）藻酸双酯钠：研究表明，该药具有抗凝，降低血黏度，降血脂和改善微循环作用。常用剂量为每日 1 ~ 3 mg/kg 静脉滴注，10 天 1 个疗程。目前认为，该药疗效确切、显著，无明显不良反应及出血倾向，是治疗脑血栓形成比较理想的药物。

5. 扩容治疗

常用低分子右旋糖酐、羟乙基淀粉等，每日 500 mL，静脉滴注。

6. 钙拮抗剂治疗

常用药物有尼莫地平、尼卡地平、氟桂利嗪等。

7. 手术治疗

大面积脑梗死内科治疗困难时，为防治脑疝，可行大骨瓣减压和坏死组织吸出术；急性小脑梗死产生明显肿胀及脑积水者，可行脑室引流术或去除坏死组织以挽救生命。

8. 介入治疗

现有经皮血管成形术，超选择血管内溶栓术，已用于临床。另经皮内膜斑块切除术和超声血管内成形术尚处于试验阶段。

9. 恢复期、后遗症期的治疗

治疗原则是促进肢体、语言、智力恢复，预防再梗死。Svate - 3 号 1.0 ~ 2.0 U 加入 0.9% 生理盐水 250 mL 中，胞磷胆碱、ATP、辅酶 A、细胞色素 C、维生素 C、维生素 B_6 等加入 5% 葡萄糖盐水 250 mL 中静脉滴注，每日 1 次，连用 21 天为 1 个疗程，间隔 7 ~ 10 天，再用下 1 个疗程，可多疗程治疗。对于脑萎缩的患者可加用脑合素 20 ~ 30 mL 加入液体中静脉滴注，每日 1 次，连用 10 ~ 15 天为 1 个疗程，亦可多疗程治疗。低分子右旋糖酐、曲克芦丁、706 羧甲淀粉、复方丹参注射液、川芎注射液（川芎及丹参注射液）、丹红注射液（丹参、红花）、脉络宁（含玄参、牛膝等）复方注射液、PSS（藻酸双酯钠）等均可应用。在恢复期和后遗症期可长期口服抗血小板凝聚药、氟桂利嗪、尼莫地平、PSS、复方丹参片、曲克芦丁、Svate－3号冲剂及中药，如消栓再造丸、消栓口服液、脉络通冲剂、脑得生片、华佗再造丸、人参再造丸等。此外，选用针灸、理疗等，加强语言、肢体功能锻炼，以促进康复。

四、护理措施

（一）一般护理

1. 急性期应静卧休息，头放平，以改善脑部循环。对于脑水肿明显伴意识障碍者，可立即予以吸氧及降颅压治疗，如静脉滴注地塞米松、甘露醇等。对血压偏高者，降压不宜过快过低，使血压逐渐降至发病前水平或150/90 mmHg左右。血压偏低者头应放平或偏低，可输胶体物质或应用升压药维持上述水平。

2. 注意营养，神志不清或吞咽困难者，可鼻饲，并每日注入足量的富有营养的流质。昏睡者，可喂流质或半流质。食物不宜过冷、过热，喂食时不宜过急，以免引起呛咳或呕吐。

3. 昏迷患者按昏迷护理常规护理。

4. 由于患者长期卧位，要加强皮肤、口腔及大小便的护理，防止压疮的发生。早日进行被动、主动运动，按摩患肢，以促进血液循环。

5. 加强心理护理，由于老年人在病前曾看到过脑梗死后遗症对健康的危害，都存有不同程度的恐惧感，瘫痪和失语是造成自理能力的丧失，给患者增加了精神上的负担，要做好精神护理，给予安慰、照顾患者，使其积极配合治疗。

（二）病情观察与护理

1. 密切观察病情变化，注意患者的意识改变、呼吸循环状况、瞳孔大小及对光反射、体温、脉搏、血压等，并详细记录。发现异常，及时报告医生。

2. 应用双香豆素类或肝素等药物抗凝治疗时，应严格执行医嘱，密切观察皮肤、黏膜、大小便、呕吐物，注意有无出血倾向。如有出血立即通知医生。

3. 观察血压变化，备好止血药物，做好输血准备。

4. 使用链激酶或尿激酶溶栓治疗者，注意有无发热、头痛、寒战或其他过敏反应，观察有无出血倾向。发现异常，及时报告医生处理。

五、康复

1. 积极防治高血压、糖尿病、高脂血症、高血黏稠度等脑血管疾病的危险因素，尤其是患高血压的老年人，必须定期监测血压，定期有规律的服用降压药物。高脂血症能促进动脉粥样硬化和血液黏稠度增高等血液流变学变化，所以老年人应定期复查血脂、血糖等。注意劳逸结合，避免过度的情绪激动和重体力劳动。

2. 多食谷类、豆类、蔬菜、水果等高复合糖、高纤维、低脂肪的食物，少食甜食，戒除烟酒，保持大便通畅。

3. 出院时应注意指导患者避免过度劳累和精神刺激，加强瘫痪肢体功能锻炼，低脂饮食，多吃新鲜蔬菜，坚持语言训练。

4.康复护理技术参见"脑出血"有关内容。

（杨颖）

第二节 脑栓塞

脑栓塞系指脑动脉被进入血循环的栓子堵塞所引起的急性脑血管病,其总数高达卒中的20%。

一、病因和发病机制

(一)病因

脑栓塞根据栓子的来源分为:心源性脑栓塞、非心源性脑栓塞及来源不明的脑栓塞。

1. 心源性脑栓塞

占缺血性卒中总数的15%左右,多发生于心脏病患者,如心房纤颤、急性心肌梗死、左心室室壁瘤、风湿性心脏病、感染性心内膜炎、心房黏液瘤等。

2. 非心源性脑栓塞

主动脉弓、颈动脉、椎基底动脉的动脉粥样硬化斑块和附着物可脱落,使其远端的颅内动脉发生栓塞,是引起短暂性脑缺血发作和脑栓塞的常见原因。脂肪栓子多来源于长骨骨折或手术;空气栓子常见于肺部创伤或手术、人工气胸等;感染性栓子常来自于细菌性心内膜炎、支气管扩张症、肺脓肿、肺炎、化脓性感染和脓毒血症等。另外,还有癌细胞、寄生虫或虫卵栓塞。

3. 来源不明的脑栓塞

部分脑栓塞病例不能发现栓子的来源,其原因可能忽略了颈动脉、锁骨下动脉、主动脉弓、椎动脉的血栓样物质。另外可能是目前的检查手段尚未臻完善。

(二)发病机制

栓子进行脑循环后,最后停留在能容栓子通过的动脉血管内,使被阻塞的动脉所供应的区域发生脑梗死。通常左侧大脑中动脉最易发生栓塞,这可能因左侧颈总动脉较右无名动脉与主动脉升段更为平行有关。脑栓塞所导致的脑梗死与动脉硬化性脑梗死有共同之处。脑栓塞常伴有脾、肾和其他内脏及末梢动脉的栓塞。

二、病情评估

(一)病史

询问患者起病情况,如起病的时间、方式,有无明显的前驱症状和伴发症状,如小脑后下动脉梗死的患者可能出现眩晕、恶心、呕吐。了解患者有无脑动脉硬化、高血压、高脂血症及短暂性脑缺血发作病史;是否有过复视、步态不稳、记忆障碍、失语或一侧肢体麻木、无力、突然跌倒病史;是否进行过治疗及目前用药情况,是否按医嘱服用降压、降糖、降脂

· 245 ·

及抗凝药物。了解患者的生活方式、饮食习惯,注意是否长期摄入高盐、高动物脂肪,有无烟酒嗜好,有无家族史。

(二)临床表现

患者常有心脏病或肺部外伤、手术或长骨骨折等病史,多无前驱症状,起病急骤,有头痛、呕吐,常有短暂昏迷、癫痫样发作。有时可出现多个脏器栓塞的症状和体征。带有细菌的栓子阻塞脑血管后,如发展为脑脓肿,则可有颅压增高或化脓性脑炎、化脓性脑膜炎。空气栓塞,发病后即时面色苍白,然后发绀,迅速昏迷、抽搐、偏瘫和失明。

(三)实验室及其他检查

1. 脑脊液检查

脑脊液检查压力不高,多无红细胞,常规化验正常。

2. CT 检查

发病 24～48 小时 CT 可发现阻塞动脉供血区低密度影。

3. MRI 检查

MRI 检查起病后数小时可见病灶区异常信号影,T_1W 呈低信号,T_2W 呈高信号。

4. SPECT 检查

SPECT 检查发病后即可见病灶部位出现灌注减退区或缺损区。

5. TCD 检查

TCD 检查梗死区出现相应血管多普勒信号的减弱或者消失。

6. 颈动脉超声检查

颈动脉超声检查可显示颈动脉及颈内、外动脉分叉处的血管情况及有无管壁粥样硬化斑块及管腔狭窄等。

7. 心脏超声

心脏超声能证实心源性栓子,但阴性者不能排除心源性栓塞。二维超声对左心室大型血栓比较敏感,对诊断心房血栓不可靠。

8. 动态心电图

动态心电图可查出间歇性心房颤动,而心房颤动是诱发心源性脑栓塞的最常见原因。

(四)诊断和鉴别诊断

本病特点为突然发病,多无前驱症状,可立即出现意识丧失和偏瘫,偏身感觉障碍、偏盲、失语等局灶症状,脑脊液检查正常。当发现有栓子来源的原发病如风湿性心脏病,尤其是伴有心房颤动者,诊断更易确定。本病应与脑出血、脑血栓形成、蛛网膜下隙出血等疾病鉴别。

三、治疗

(一)治疗原则

治疗原则应包括三个方面:①治疗脑栓塞;②治疗引起脑栓塞的原发疾病;③治疗并发症。一般治疗原则与脑血栓形成大致相同,但应有个体差异。

（二）治疗方案

1. 一般治疗

一般患者应采取平卧位或头稍低位，以利脑部血液供应。气体栓塞应取头低位、左侧卧位。如患者意识不清，其一般治疗同脑出血。

2. 药物治疗

1）脱水剂：伴有颅内高压者可选用脱水剂，由于栓子来源常由于心脏病，应用甘露醇、山梨醇时应慎重，有心力衰竭或肾功能不全者禁用；利尿剂或高渗葡萄糖，可用 50% 葡萄糖液 40 mL，静脉注射，每日 4 次。呋塞米 20 mg，肌内注射，每日 2～3 次。或依他尼酸 25 mg 口服，每日 3 次。

2）抗凝治疗：治疗原则与动脉硬化性脑梗死相同。已被证明有梗死灶出血者及无症状性二尖瓣脱垂症等不宜抗凝治疗，由亚急性细菌性心内膜炎所致的脑栓塞，抗凝治疗也被禁止，因为有导致颅内出血的危险。此外，要求有良好的实验室条件，而且要多次检查，以防止出血。现临床常用精制蝮蛇抗栓酶及藻酸双酯钠。

3）抗血小板聚积药物的应用：如低分子右旋糖酐、阿司匹林、双嘧达莫、复方丹参、曲克芦丁等均可酌情选用。

4）血管扩张剂：同动脉硬化性脑梗死。但注意输液速度及液体量，尤其有心力衰竭者。

5）脑细胞营养剂：如三磷酸腺苷、辅酶 A、细胞色素 C、胰岛素、10% 氯化钾、脑活素、喜德镇、都可喜、胞磷胆碱等。

6）其他：脂肪栓塞除用扩容剂、血管扩张剂、抗凝治疗外，还用 90% 去氢胆酸钠 5～10 mL，静脉缓慢注入或 5% 乙醇葡萄糖溶液 1 000 mL 静脉滴注，每日 1 次。空气栓塞引起癫痫发作，应使用抗癫痫药物治疗。

3. 高压氧

缺血性脑血管病，脑组织的氧供减少是造成神经损害的重要原因。高压氧疗法就是利用在高气压下吸入纯氧，以提高动脉血中的氧含量及氧分压，从而促进氧由血管向组织细胞中弥散。一般压力不超过 2.5 个大气压 *，一次进行治疗约 2 小时，每 10 天为 1 个疗程，气栓亦为适应证。

4. 治疗原发病

即病因治疗，可预防脑梗死复发。如感染性栓塞及亚急性心内膜炎应积极抗感染治疗。减压病高压氧舱治疗。病因不明者，应尽早查明病因，并及时治疗。

5. 治疗并发症

如抽搐，应予苯妥英钠 0.1 g，每日 3 次，并按抗癫痫治疗原则处理。其他并发症出现后应及时处理。

---

* 1 个大气压 = 0.1 MPa。

四、护理措施

（一）一般护理

1. 休息

急性期应绝对卧床休息，气体栓塞的患者取头低位，并向左侧卧位，预防更多的空气栓子到脑部与左心室。恢复期视病情逐渐适当活动。

2. 饮食

给予富有营养，易于消化的食物，若合并心脏疾患应给予低盐饮食，如有吞咽障碍可给予鼻饲。

（二）病情观察与护理

1. 严密观察有无新的栓塞如突然失语、瘫痪肢体加重、意识逐渐不清、肢体皮肤变色、疼痛及所属动脉是否搏动等，如有异常及时报告医生。

2. 注意心率、心律、血压变化，对合并心力衰竭的患者，按医嘱给予强心剂和利尿剂。

3. 药物反应观察

1）抗凝治疗时应准确给药，注意药物剂量，根据各种不同药物的作用，观察其不良反应，注意观察出血先兆，如皮肤、黏膜下有无出血点，定期检查凝血酶原时间及小便常规，如有异常及时通知医生。

2）使用血管扩张剂及改善微循环药物时，因此类药物有扩张血管的作用，常见的不良反应有皮肤潮红、发痒、恶心，一般短时即过，可减量用之。盐酸罂粟碱直接作用于血管平滑肌，可使脑血管扩张，脑血管阻力减低，脑血流增加从而改善氧供量，注射前应先稀释，静脉滴入须缓慢，过速可致心室纤颤，甚至心搏停止。

（三）症状护理

1. 头痛

头痛，烦躁不安者应注意安全，床边加床栏防止坠床，按医嘱给予止痛剂。

2. 抽搐

脑栓塞伴有抽搐的患者，大多意识不清，不能自主，需加床栏，备缠有纱布的压舌板，插入上下臼齿之间，防止舌咬伤。一切治疗操作应集中，避免光刺激及触动诱发抽搐，应由专人护理，严密观察抽搐的部位，持续的时间和次数，并立即采取有效的措施终止抽搐。

五、康复

积极防治病因，如是风湿性心脏病或其他心脏病引起者，应积极防治风湿性心脏病和其他心脏病。患病后患者可进行一些轻微活动，以利于肢体功能的恢复。预防各种并发症的发生。后期康复护理参见"脑出血"有关内容。

（尉昆）

第三节　脑出血

脑出血系指脑实质内出血。临床上常概括为损伤性和非损伤性两大类。非损伤性脑出血,又称原发性或自发性脑出血,多指脑内的动脉血管病变、坏死、破裂而引起出血。其中以高血压动脉硬化性脑出血最为常见(占 70%~80%)。本病发病一般急骤,病情多在1 小时至数小时内发展到高峰,急性期病死率高,经过抢救治疗度过了急性期的患者虽幸免死亡,但多数患者留下不同程度的瘫痪、失语等致残状态。

一、病因和发病机制

原发性脑出血病因以高血压动脉硬化为主,占脑出血的大多数。高血压和动脉硬化可使脑小动脉形成粟粒状动脉瘤,在血压骤升时,这些动脉瘤可能破裂出血。高血压脑出血 80% 以上发生于大脑壳核及其邻近内囊,其次是脑桥、小脑与大脑半球皮质下白质区,大多数脑出血起始于壳核,可形成血肿,同时可见脑室积血及蛛网膜下隙出血。可见脑向出血对侧移位及脑干扭曲或脑疝形成,常见的出血部位是脑干、内囊区,血液亦可随下行纤维流入中脑、脑桥。

二、病情评估

(一)病史

了解起病的方式、速度及有无明显诱因。是否在白天活动中发病,是否因情绪激动、过分兴奋、劳累、用力排便或脑力过度紧张。起病前有无头昏、头痛、肢体麻木和口齿不利。起病后主要的症状特点,是否存在头痛、呕吐、打哈欠、嗜睡等颅内高压症状。既往有无高血压、动脉粥样硬化、血液病和家族脑卒中病史。了解目前的治疗与用药情况,是否持续使用过抗凝、降压等药物。评估患者及家属心理状态,有无焦虑、恐惧、绝望等心理。

(二)临床表现

多见于 50 岁以上的高血压患者,活动状态下起病,诱因多为情绪激动和过度劳累、饮酒、用力排便等。起病急骤,绝大多数患者出现不同程度的意识障碍,并伴有头痛、恶心、呕吐等急性颅内压增高症状。重症者迅速进入深昏迷,呕吐咖啡状胃内容物,面色潮红或苍白,双侧瞳孔不等或缩小,呼吸深沉,鼾声大作,大小便失禁或潴留。

根据出血部位可相应的出现神经系统症状和体征。

1. 内囊出血

临床最常见,常有三偏征,即偏身感觉障碍、偏身运动障碍、偏盲。

2. 脑桥出血

常有针尖样瞳孔,中枢性高热,深昏迷,病灶侧周围型面瘫,病灶对侧肢体偏瘫,严重者则双侧面瘫与四肢强直性瘫痪。

3. 小脑出血

暴发型者突然死亡。多数突感后枕部剧痛、眩晕、呕吐、复视、步态不稳、眼震，而无肢体瘫痪，病情常迅速恶化进入昏迷。后期因压迫脑干可有去大脑强直发作，或因颅内压急剧升高产生枕大孔疝而死亡。

4. 脑室内出血

昏迷加深，体温升高，瞳孔缩小，呼吸不规则，并常有上消化道出血。

(三)实验室及其他检查

1. 脑脊液检查

压力升高，可呈血性。

2. 颅脑 CT

新鲜血肿呈边缘清楚、密度均匀的高密度影，周围有密度小肿带，可有占位效应。血肿破入脑室或蛛网膜下隙，可在相应区域产生高密度影。3 天后边缘变模糊，1 个月后呈等密度或低密度，2 个月后形成与脑脊液等密度的囊腔。

(四)诊断和鉴别诊断

根据病史及临床表现结合实验室检查等可作出诊断。小量脑出血应与脑梗死相鉴别。高血压脑出血应与蛛网膜下隙出血鉴别。脑出血昏迷应与肝昏迷、糖尿病昏迷、低血糖昏迷、尿毒症昏迷鉴别。

三、治疗

(一)治疗原则

本病的治疗原则是防止继续出血，保持呼吸道通畅，降低颅内压，注意水和电解质紊乱，防止并发症。

(二)治疗方案

1. 一般治疗

就地抢救，尽量减少搬动，如必须搬动，应尽量减少头部震动。绝对卧床休息，保持安静。烦躁不安时选用镇静剂，有抽搐发作时须用抗惊厥药。头颈部放置冰袋、冰帽，以减少颅内出血，保持呼吸道通畅，头部略抬高后仰，侧卧于偏瘫侧。持续吸氧，及时吸痰，清除呕吐物及呼吸道分泌物，雾化吸入。如痰液黏稠，形成痰栓阻塞气道，应及时做气管切开，稍用盐水稀释后吸取痰栓。严密观察病情变化，如有休克、心功能不全或呼吸困难时，应给予及时处理。长期卧床易发生各种感染，必要时可选用合适的抗生素药物。

2. 药物治疗

1)控制高血压:维持血压在发病前原有水平，降低不可过快、过低。舒张压较低，脉压过大者不宜用降压药。血压过高，波动过大，易致继续出血，但血压过低易致脑灌注不良，加重脑水肿。常用利血平 0.5 mg 肌内注射或 25% 硫酸镁注射液 5~10 mL 肌内注射。严密观察血压变化。

2)降低颅内压:减轻脑水肿是脑出血急性期挽救生命的最重要措施。可快速静脉滴注 20% 甘露醇 250 mL(20~40 分钟滴完)，每 6~8 小时 1 次，也可用 10% 甘油 500 mL 静脉滴注，每日 1~2 次，也可将地塞米松 5~10 mg 加入脱水剂内静脉滴注，使用 5~7 天。

能减少脑脊液的生成,降低毛细血管的通透性,抑制垂体后叶抗利尿激素分泌,稳定溶酶体,稳定细胞膜,清除自由基,从而减轻脑水肿。糖尿病、消化道出血者忌用。可合用呋塞米。在脱水治疗过程中,要随时调整水、电解质平衡,避免水、电解质平衡紊乱的不良后果。

3)止血剂:多数患者凝血机制无障碍,一般认为止血剂无效。但对脑实质内多发点状出血或渗血,特别是合并消化道出血时,可用西咪替丁 0.4 g 静脉滴注,每日 1～2 次。亦可选用 6 - 氨基己酸、酚磺乙胺等。

4)营养、水和电解质的补充:昏迷第 1～2 天,禁食,静脉补液,每日补 1 500～2 000 mL,如高热、多汗加量,注意速度要慢,注意补充钾盐。2 天后,如仍昏迷不能进食,可给以鼻饲低盐流质饮食,注意补充热量、维生素,纠正水、电解质酸碱平衡。

5)抗生素:对于昏迷时间较长,部分患者并发感染,针对可能查明的致病菌正确地选用抗生素。

3. 防治并发症

定时翻身、叩背、吸痰,加强口腔护理。尿潴留可导尿或留置导尿管,加强呼吸系统、循环系统、消化系统、泌尿系统、压疮等并发症的防治。

4. 手术治疗

在 CT、MRI 引导下做颅内血肿吸除术。此法仅在局部麻醉(局麻)下施行,手术本身损害少,对各年龄组及有内脏疾病者均可进行。抽出血肿后,用尿激酶或精制蝮蛇抗栓酶反复冲洗,从 CT 结果看,血肿、脑水肿及脑占位效应可在短期消失,效果显著优于保守治疗,是一个有前途的手术方法。对小脑、脑叶、外囊出血应及时争取手术治疗。对脑干的出血禁用。

5. 恢复期治疗

主要是瘫痪肢体的功能恢复锻炼,失语者应积极进行言语训练,应用改善脑循环及代谢的药物,并配合针灸、理疗、按摩、推拿等治疗。

四、护理措施

(一)一般护理

1. 急性期绝对卧床休息。侧卧位,床头抬高 15°～30°,头置冰袋。尽量避免移动和不必要的操作,必要时需更换体位及治疗或护理时,动作要轻,少搬动头部,翻身角度不宜太大,尽量保持安静。

2. 病情危重者发病 24～48 小时禁食,按医嘱静脉补液。不能经口进食者,可进行鼻饲,插入胃管后应抽胃液观察有无出血。对意识清醒吞咽无障碍者给流质或半流质饮食。

3. 松解衣领,有义齿者取出,舌后坠时用舌钳将舌牵出或口腔置入咽导管,及时吸尽气管、口腔分泌物及呕吐物。如呼吸道分泌物部位较深,应捶背翻身后吸痰,不易吸出时,准备气管切开。

4. 及时给氧,保持呼吸道通畅。

5. 对于高热患者,应给予物理降温,头部置冰袋或冰帽。

6. 加强皮肤护理,定时翻身拍背,防止坠积性肺炎。保持床单清洁、平整、干燥、无皱褶。大小便失禁者及时更换衣裤,必要时留置导尿,注意保持皮肤清洁。加强护理措施,防止压疮发生。在护理过程中应注意保暖,防止呼吸道感染。

7. 患者易并发口腔黏膜溃疡及霉菌感染,故应认真做好口腔护理。

8. 两眼不能闭合时应注意保护眼睛,以免角膜干燥或损伤。

9. 大小便应保持通畅,尿潴留行导尿者应严格无菌操作,防止尿路继发感染,便秘者按医嘱给予缓泻剂或肥皂水灌肠。

10. 保持肢体功能位,防止畸形。注意瘫痪部位的保暖。

11. 恢复期护理参照脑血栓形成有关护理常规。

12. 出院患者嘱其除进行功能训练外,应注意避免情绪激动、剧烈活动、用力咳嗽或排便,以防止血压波动过大而再度发生脑出血。

(二)病情观察与护理

1. 密切观察病情变化,详细记录患者意识、瞳孔、体温、脉搏、呼吸、血压的变化。定时观察瞳孔、意识改变。如昏迷加深、病灶侧瞳孔散大、对光反应迟钝或消失,即为脑疝症状,应立即静脉滴注脱水降颅压药物,同时通知医生进行抢救。

2. 注意呼吸频率、节律及型式。如呼吸由深而慢变为快而不规则或呈双吸气、叹息样、潮式呼吸,提示呼吸中枢受到严重损坏,按医嘱给呼吸兴奋剂。呼吸过速者,注意可能引起碱中毒。

3. 观察心率、心律变化。观察呕吐物及大便的颜色及性质,如呕吐物为咖啡色及大便呈柏油样,应密切观察血压、脉搏变化,并做好输血准备。

4. 密切观察药物疗效及反应,如甘露醇要保持滴速不宜太慢,药液不要外渗。另外,还要及时查血、尿常规及血生化,防止发生水、电解质紊乱及肾功能障碍。同时输液速度不宜太快,以免增加心脏负担,影响颅内压。

5. 开颅手术清除血肿者,要做好术前准备及术后护理。

6. 恢复期应配合针灸、按摩、理疗等,加强局部肌肉及关节的功能锻炼。

五、康复

预防脑出血的发生和复发,关键是控制高血压病,定期监测血压,有规律地接受降压药物治疗等。适当的锻炼身体,如太极拳、太极剑和气功等,平时应生活规律,劳逸结合,心平气和,戒除烟酒,以防止诱发高血压脑出血。脑出血的急性期病死率虽高,但如能及时抢救,合理治疗,坚持康复训练,约有半数或更多的患者可能存活,半数以上的患者可重获自理生活和工作能力。此外,要教育患者克服急躁、悲观情绪,预防再次发生脑出血。

中国传统康复疗法是指在中医学理论指导下对患者进行康复治疗的方法,其主要手段有针灸、推拿、中药、拔罐、食疗、运动、气功、调摄情志等,在现代康复治疗中常配合其他方法共同促进疾病的康复。

脑血管病康复护理的基本技术:

1. 体位处理和平衡训练

为防止压疮与肢体挛缩,保持关节良好的功能位置,须注意正确的姿势及体位变换,患者入院后,根据病情需要,按医嘱定出体位放置与翻身次数的安排计划。

1）仰卧位

（1）下肢：将双足底紧蹬住足蹬板，以防足下垂。已发生下垂者，可用足部夹板矫治。足跟悬空放在足蹬板与垫子间的空隙处，以防止压疮。两小腿置于中位，足趾向上。在股骨大粗隆下置一个小枕，以防髋外旋畸形。两膝及两髋关节置于伸位，以防髋与膝关节屈曲性挛缩，并为站立、步行训练创造条件。

（2）上肢：根据病情可选用如下三种功能位置，亦可轮换放置。

肩外展90°，稍内旋，屈肘90°，前臂稍旋前。

肩外展90°或以上，外旋到无不适感的最大角度，屈肘90°，前臂旋前。

肩稍外展，肘伸直，前臂旋后，掌心向上，患侧上肢下垫一个小枕使其高于心脏水平，以防局部水肿。

将整个上肢放在一个枕头上，肘稍屈曲，腕背屈30°，手指轻度弯曲，可握一个乒乓球等圆形物体。

（3）腕及手

腕中位伸直，指间及掌指关节半屈，拇指外展，对掌，指间关节微屈如手握小布卷状，可用小夹板保持手和掌的正常姿势。

保持患者腕关节从中位到充分伸展位的活动和掌指关节全范围的活动，其次是掌指关节的屈曲及拇指对掌等运动，手指挛缩的患者，可用掌面夹板，使指间关节伸直。

2）侧卧位：偏瘫者以向健侧卧为宜，截瘫者四肢瘫患者，应两侧轮流侧卧，上面一侧的下肢呈髋、膝屈位，用枕头将两下肢隔开，接触床的上肢外旋及部分伸展，上面的上肢向胸前伸出。

3）俯卧位：如患者心、肺、骨骼情况允许，可采用俯卧位，可使髋关节充分伸展，并减轻身体后部骨突起处易损伤组织的压力，臀部、背部有压疮者，尤为适用，但不易为一般者接受。

4）翻身频度：常规处理，每2小时翻身一次，再对患者的皮肤敏感性与体位的耐受性具体了解后，可能发现某些体位需减少持续时间，某些则可延长至2.5～3小时，一般日间翻身次数可多，夜间为保证睡眠可适当减少，仍应以病情允许为度。

5）坐位：长期卧床者坐起时，有倾倒现象，需要经过训练，才能保持躯体平衡。可先用靠背架支持或端坐在靠背椅上。待其基本坐稳后，向左右、前后轻推患者，以训练其平衡力。截瘫者，上肢肌力尚存，可以进行坐起训练。偏瘫者可行健手抓床栏坐起训练。步骤为：①仰卧位，将患手放在腹部，健腿放在患腿下，并推移至床边，健手抓住床栏翻向健侧。②手抓床栏坐起，将双脚移到床沿下。由坐位至卧位，程度与上相反。患者不能独立完成起坐时，也可在床上系带，训练患者用健手拉带坐起。

6）立位：当患者能够自行坐稳，两侧或一侧下肢肌力允许时，可进行立位平衡训练。起立后要注意扶持，以免发生意外。偏瘫患者站立时，首先将身体重心放在健肢上，两侧下肢分开3cm左右，站稳后试着将身体重心移向患肢。待较平衡后，再将两足分开距离，做轮流负重训练，转换方向时，将患侧下肢抬起，以健侧脚跟为轴，向外旋转，或以健侧足尖为轴，向内旋转，然后将两腿并齐。立位平衡训练时，应特别注意安全，尤其对高龄、肥胖以及下肢肌力较弱的患者，要辅助。视病情可予单拐或双拐辅助。谨防患者摔倒造成骨折或关节脱位等事故发生。

2. 移动动作训练

移动动作是指患者移动时所做的各种动作。残疾者因某种障碍,往往不能很好地完成这些动作,而必须借助手杖、拐杖、轮椅等,严重者要靠他人协助。移动动作训练的目的是使患者学会独立完成日常活动。移动训练时机宜早不宜晚,当病情稳定后,基本上能掌握坐起、站立动作时即应开始。安全、有效的转移活动不但需要体力,也需要患者精神方面的配合,专门用设备和适当的技术指导。

1)卧位变换:卧位交替可改变血管内压,促进血液循环,防止发生压疮、关节挛缩及静脉血栓形成,并可改善呼吸功能,有利于呼吸道分泌物的排出。瘫痪患者翻身的频率一般为日间每2小时一次,夜间每3小时一次,以病情和患者的耐受度而适当调整。训练翻身的方法:患者用健手抓住患手从胸前移过,健腿置于患腿下面,然后用健手抓住床沿或床栏,将肩部和上部躯干移动,同时移动臀部和腿向健侧。下肢瘫痪患者翻身时,必须首先进行抬起臀部的训练,以两肘部为支点,用两手托起臀部,同时收缩腰、腹肌肉。翻身时把臀部抬起并移向一侧,然后向对侧转动上身,同时带动下身翻转,或用手帮助膝关节屈曲,转动下肢。

2)坐起:有良好坐位平衡能力及臀力较强者,可进行坐起训练。偏瘫患者取仰卧位,把患手放腹部上,健肢放患腿之下,推移出床边,同时健手抓住床栏翻向健侧。然后手抓床栏坐起,将双脚移至床沿下。由坐位到卧位,按上述相反程序进行。

3)床上移动:下肢麻痹患者的基本训练动作是撑起动作。方法:取伸膝坐位,身体前倾,手掌贴在床上,肘伸直,用力撑起,尽量使臂离床,并向后抬起。继而做前后或左右移动。

4)立位移动训练:当患者能平衡站立时应进行行走训练。起立动作与行走动作几乎同时开始。

(1)扶持行走训练:平衡失调者应在患肢侧进行扶持。为了安全。可于患者腰间缠好带子,便于扶扶,以免限制患者双手活动。

(2)独立行走训练:先将两只脚保持在立位平衡状态。行走时,一只脚迈出,身体就要向前倾,重心转移到该下肢,再迈出另一只脚,如此交替前进。训练站立和行走可用平行杠。

5)拐杖训练:训练前要先锻炼两上臂、肩部、腰背部和腹部的肌力,再练习坐起和坐位平衡,然后才能做拐杖练习。

(1)双拐站立姿势:将两拐杖置于足趾的前外侧15~20 cm,曲肘20°~30°,双肩下沉,使上肢的支撑力落于拐杖的横把上。肌力不足者可取三点位站立,将两拐杖置于足前外方20~25 cm,这时身体的大部分重量落于拐杖上。

(2)架拐行走训练:两拐杖置于两腿前方,向前行时,提双拐置更前方,将体重重心置于双拐上,腿稍弯曲,用腰部力量摆动向前。

6)上下楼梯训练:偏瘫者可用健手扶栏,将患肢伸向前方,用健足踏上一级,然后将患肢踏上与健肢并齐。下楼时也是健手扶栏,先将患足先下降一级,健足再下与患足并齐。

7）轮椅训练：轮椅有多种类型，有一般轮椅、电动式轮椅和专门用于某种残疾人的轮椅等。轮椅是残疾人生活、工作的重要运行工具，因此必须反复训练，循序渐进，熟练地掌握其性能和操作技术，如操作轮的作用，自由轮掌握方向，刹车杆制动轮椅的停止和稳定等。感觉消失，截瘫患者乘坐轮椅可因软组织受压而发生压疮，所以每隔十几分钟，就要按住扶手，将身体抬高几秒钟，以除去压力，改善血液循环。

（1）从床转移到轮椅

偏瘫患者：把轮椅置于患者健侧，与床成 30° ～ 45°，轮椅面向床尾，关好刹掣，患者取床边坐位，躯干向前倾，同时健手撑起身体，将身体大部分重量放在健腿上站立，健手放在轮椅的远侧扶手上，以健腿为轴心旋转身体坐在轮椅上。松开刹掣，用健侧足抬起病侧足，轮椅后退，离床；用健手将患下肢抬起，将足放到脚踏板上。

双下肢瘫痪患者：轮椅直角对床，关好刹掣。患者背向轮椅，用双手掌在床上撑起，臀部移向床边，紧靠轮椅，双手握住扶手中央，用力撑起上身，向后使臀部落在轮椅内。打开刹掣，挪动轮椅离床，直到足跟移动床沿，关好刹掣，将双足置于脚踏板上。从轮椅到床的转移顺序与上述相反。

（2）轮椅到床：轮椅朝向床头。关好刹车。健手提患足，将搁脚板移到旁边。躯干向前倾斜并向下撑而移到前缘至双足下垂，使健侧足稍后于患足。抓住床扶手，身体前移，用腱侧上、下肢支持体重而站立，转身坐到床边，推开轮椅，双足收回。

（3）轮椅到坐便器：便器应高于地面 50 cm。两侧须安装扶手。首先将轮椅靠近坐便器，关好刹掣。足离开搁脚板并将其旋开，解开裤子。以健手握扶手站立，后握墙上扶手，旋转身体到坐便器上。乘坐轮椅的训练包括上下轮椅、操纵轮椅、乘坐轮椅的耐力。

（4）使用轮椅移动时的注意事项：①使用方法由患者自己选，尽量使患者发挥其残存功能。②反复训练，循序渐进，多练习肢体柔韧性和力量。③开始应有人保护，以免发生危险。④感觉消失，截瘫患者乘坐轮椅可能因组织受压发生压疮。每隔十几分钟就要按住扶手，抬高身体几分钟，以除去压力，改善血循环。且应使患者经常交换体位或放以软垫。⑤轮椅的选择。轮椅有多种类型，一般轮椅、电动式轮椅或专门用于某种残疾人轮椅。

（尉昆）

第四节　震颤麻痹

震颤性麻痹又称帕金森病，是 1817 年一位英国医生詹姆斯·帕金森描述的一种进行性疾病，以后全世界都把这种类型的病称为帕金森病。本病是老年人常见的神经系统疾病，是一种退行性疾病。据统计，本病 50 岁以上的发病率为 500/10 万人口，60 岁以上则明显增加为 1 000/10 万人口，近十余年来，随着神经生理、生化和药物学的进展，本病的诊治状况大为改观。

一、病因和病理

本病可分为原发性和继发性两种,原发性帕金森病是一种慢性脑部退行性病变,主要是中脑的黑质和纹状体的神经递质多巴胺减少所引起。继发性帕金森病,又称为帕金森氏综合征或震颤麻痹综合征,是由于脑炎、脑动脉硬化、脑外伤、脑肿瘤、一氧化碳中毒、锰中毒以及利血平、噻嗪类药物及抗抑郁剂等中毒所引起。

正常人黑质多巴胺能神经元制造的多巴胺,经黑质—纹状体束作用壳核和尾状核细胞,与纹状体内乙酰胆碱相平衡。多巴胺对新纹状体系统属抑制性神经介质。当黑质制造多巴胺功能降低时,乙酰胆碱功能相对亢进,从而出现一系列锥体外系症状。

本病的病理改变主要位于黑质、苍白球、尾状核及壳核内,但以黑质受累最重,其他部位较轻。肉眼可见黑质色素明显消失;镜检见黑质内含黑色素的神经细胞减少及变性,并伴以不同程度的神经胶质增生。

二、诊断

(一)病史

应询问患者的家族中是否有患同种疾病者,患者是否有长期接触分子结构类似MPTP 的工业毒物和农业毒物;有无继发性因素如脑动脉硬化,脑外伤,脑炎、肿瘤病史及服用吩噻嗪类药物史等。

(二)临床表现

本病起病隐匿,缓慢进展。半数以上的患者以震颤为首发症状。

1. 震颤

患者常于静止时,也就是静坐或静卧时出现手部或足部抖动,称为静止性震颤。静止性震颤多自一侧手部开始,然后逐渐累及其他肢体,最后累及下颌、口唇、舌及头部、上肢比下肢重。手指的节律性震颤形成所谓"搓丸样动作"。这种静止性震颤是帕金森病的特征,常于情绪激动时加重,睡眠时消失。

2. 肌强直

可发生在震颤之前,当四肢被动运动时,可感到均匀的阻抗力,称为"铅管样强直"。因震颤的关系,可见到由震颤引起的阻力节律性时断时续现象。称"齿轮样强直"。强直以指腕关节最早出现,面部表情肌强直,往往使面部缺乏表情,瞬目减少,造成"面具脸"。舌肌及咽喉肌强直,引起发音低沉,语言缓慢,语调缺乏抑扬顿挫。

3. 运动减少

动作缓慢,面容呆板,精细动作差,书写困难,行走时手臂正常摆动消失,步态变小而前冲,不能及时转弯止步(慌张步态)。

4. 自主神经症状

常伴唾液分泌增多,顽固性便秘、多汗,皮脂溢出增多,高龄老人可有情绪波动和痴呆等。

(三)实验室及其他检查

进行必要的特殊检查,如脑 CT 除外症状性帕金森征。

（四）诊断和鉴别诊断

根据临床过程和典型症状,本病诊断并不困难,但需注意与肝豆状核变性、享廷顿舞蹈病等鉴别。

此两种疾病均为遗传性疾病,有阳性家族史,肝豆状核变性有角膜 K－F 氏环,血清铜蓝蛋白降低。

三、治疗

（一）治疗原则

主要用药物控制症状,鼓励患者进行体力活动,培养业余爱好,体疗训练。

（二）治疗方案

1. 一般治疗

本病常因情绪变化而加重病情,因此应保持心情舒畅。服镇静剂不要过量,否则会加重症状。平时宜进食营养丰富的食品,避免辛辣、高脂肪、高胆固醇食物。适当参加体育锻炼和积极的思维、语言训练能减缓和控制疾病的发展。

2. 药物治疗

目前,老年人帕金森病的治疗原则有所改变,以往认为代偿期尽量用物理疗法和运动疗法来维持老年人的日常生活和工作,并且尽量推迟药物治疗的时间,现主张老年人应及早用药物治疗。用药原则:①制订出长期治疗规划;②治疗从小剂量开始,逐渐递增;③对药物的不良反应进行定期观察和分析,适当调整剂量选择用药。

1）抗乙酰胆碱药:协助维持纹状体系统内的递质平衡,主要改善肌肉强直,抑制流涎、多汗,而对震颤及少动的疗效较差。苯海索 2～5 mg,每日 3 次。丙环定 2.5～5 mg,每日 3 次。苯海拉明 12.5～25 mg,每日 2～3 次。近年新研究的抗胆碱药物比优地平能影响多巴胺的释放和吸收,同时具有抗胆碱能作用和 5－HT 系统的刺激效应。剂量每日 10～50 mg,多数为 30 mg,开始第 1～2 天每日 5 mg,自第 3 天起每日增加 5 mg,视药物效应逐渐增量,一般达每日 30 mg。

2）左旋多巴:目前,左旋多巴被认为是本病治疗的最有效药物,可使各种症状均得到改善,尤其对少动效果明显。一般从小剂量开始,125 mg,每日 3 次,每隔 4～5 天增加每日 250 mg,同时增加服药次数每日 4～6 次,用量多在每日 4～5 g。当取得最大疗效后即减量,维持剂量每日 1.0～1.5 g。本品长期用药可出现开关现象,即突然出现严重的不动状态,又能很快好转,此时需将药量减少,再缓慢增量,或减少每次用量,增加服药次数。注意不应与维生素 B_6 合用。

3）脑外多巴脱羟酶抑制剂:该药不易通过血脑屏障,却抑制左旋多巴在脑外的脱羧作用。因此与左旋多巴合用阻止血中多巴转变成多巴胺,使血中有更多的多巴进入脑中脱羟变成多巴胺,从而减少左旋多巴的用量,加强其疗效并减少其外因不良反应。应用此类药时应加用维生素 B_6,使脑内左旋多巴的脱羧加快加强。苄丝肼和卡比多巴都是多巴胺脱羧酶抑制剂。目前多与左旋多巴制成复合剂。如美多巴,是左旋多巴与苄丝肼(4:1)的混合剂。用法:美多巴 125 mg 口服,每日 2 次,每隔 1 周左右增量每日 125 mg,常用量每日 375～1 000 mg,分 3～4 次服用。

4) 多巴胺受体激动剂:指能在多巴胺神经元突触点直接激动受体产生和多巴胺作用相同的药物,根据多巴受体是否会激活腺苷酸环化酶,以催化 ATP 转为 cAMP 而分为 D_1 和 D_2 型受体,D_1 型能激活腺苷酸环化酶,使 ATP 转为 cAMP,D_2 型不能激活腺苷酸环化酶,治疗帕金森病用 D_2 受体激动剂,如溴化麦角隐亭每日 5～10 mg,可加强左旋多巴疗效,减少左旋多巴用量。目前趋向小剂量从 0.625 mg 开始,逐渐加量,不超过每日 40 mg。培高利特,半合成麦角碱制剂,动物实验作用比溴隐亭强 10 倍,作用时间长 4 倍,对严重病例单独应用或与左旋多巴合用,尤其对开关现象有显效,第 1 周每日 0.4 mg,逐渐增量,平均用量每日为 2.4 mg。本药易合成、价格低,较有前途。

5) 多巴胺释放促进剂:促进多巴胺合成和释放,延缓多巴胺的代谢破坏,如金刚烷胺,对本病的僵硬、震颤、运动徐缓均有缓解作用。近年发现还是兴奋性氨基酸受体拮抗剂,对神经元具有保护作用。剂量 100 mg,每日 2～3 次,见效较快,1～10 天即显效,但 4～8 周疗效开始降低,在左旋多巴治疗初期合用为宜,不良反应有下肢网状青斑、头晕、失眠等。

6) 单胺氧化酶抑制剂:最新研究表明,神经元保护治疗可改善帕金森病预后,单胺氧化酶抑制剂可抑制随多巴更新率增加而发生的氧化应激反应,减慢帕金森病的进展,延迟使用复方多巴时间。苯丙胺剂量每日 20 mg,但这方面经验不多。

7) 抗组胺类药物:偶然能减轻症状,尤其是震颤。常用苯海拉明 12.5～25 mg,每日 3 次,口服,也可用异丙嗪 12.5～25 mg,每日 3 次,口服。

8) 金刚烷胺:适用于轻症患者,每次口服 100 mg,每日 2 次。一般用药 1～10 天即可见效。

9) 其他药物

(1) 胞磷胆碱:凡是用左旋多巴无效或有严重不良反应而不能继续使用者可用胞磷胆碱与抗胆碱药合用,以改善震颤、肌肉强直和动作缓慢。文献报告 71 例帕金森综合征患者,以苯海索为基础治疗药,加用胞磷胆碱每日 500 mg 或生理盐水进行双盲对照研究,治疗 28 天后,全部改善程度:胞磷胆碱组为 62%,对照组为 38%,统计学上有显著差异($P < 0.05$)。

(2) 维生素 B_6:大剂量维生素 B_6 可使震颤明显减轻。开始以 50～100 mg 肌内注射,单用或与抗胆碱药合用,以后每日递增 50 mg,直至每日 300～400 mg,可连用 12～15 天,一般在用药后 4～8 天好转,但需注意此药勿和左旋多巴合用,以免起对抗作用。

(3) 普萘洛尔:β 受体阻滞剂能用于震颤性麻痹患者,以改善其震颤的症状,但是其作用的精确机制是不清楚的,当每日口服普萘洛尔 60～240 mg 时,发现许多患者的震颤症状得到明显改善,少数病例的症状能得到完全控制。有资料报道,在年龄较轻,震颤病程较短的病例,对 β 受体阻滞剂的反应是好的。

(4) 清开灵注射液:取本品 40 mL 加入 5% 葡萄糖溶液 500 mL 中静脉点滴,每日 1 次。曾有人治疗 1 例,用药 1 周后症状完全消失,继续治疗 1 个疗程(2 周)巩固疗效。随访 6 个月未再发作。

10) 手术治疗:曾行丘脑后外侧核和苍白球定向破坏手术,因不宜双侧施行,自多巴疗法推广后一度被冷落,近年又有复兴,适用于 60 岁以下患者,震颤、强直或运动障碍明显侧重于一侧肢体,而药物治疗效果欠佳或不良反应严重者。近年来用同体肾上腺髓质组织移植于纹状体获得成功,但疗效不甚显著。

四、护理措施

（一）一般护理

1. 轻者可下床活动,严重震颤和肌强直者应卧床休息。

2. 协助生活护理,如吃饭、大小便、翻身等,吞咽困难者给鼻饲。多食用蔬菜、水果,保持大便通畅,宜给低胆固醇食物。

3. 注意胃食管反流,及时吸出口腔内的反流物,防止窒息和肺炎。大量流涎者,保持口腔清洁,以免并发口腔炎。

4. 对智能减退者应做好生活护理,避免摔伤和烫伤。对晚期卧床不起的患者,需按时翻身、按摩、做肢体被动运动,防止关节畸形,预防压疮和肺炎。

（二）病情观察与护理

1. 观察震颤与肌强直情况,所致运动障碍程度;观察自主神经系统出现的症状,有无胃食管反流等;观察有无吞咽困难,注意精神症状。

2. 按医嘱给抗胆碱药、抗组胺药、金刚烷胺、左旋多巴等,并观察药物不良反应。如抗胆碱药可引起口干、视物模糊、幻觉、便秘等;金刚烷胺的不良反应有恶心、头晕、足踝水肿、精神错乱等;左旋多巴可引起恶心、呕吐、血压下降、期外收缩等。协助检查周围血常规,如行定向手术,执行开颅手术前后护理。

五、康复

震颤麻痹患者常因情绪变化而加重病情,因此应保持心情舒畅。服镇静剂不要过量,否则会加重症状,平时宜进食营养丰富的食品,避免辛辣、高脂肪、高胆固醇食物。适当参加体育锻炼和积极的思维、语言训练能减缓和控制疾病的发展。

（尉昆）

第五节　老年性痴呆

老年性痴呆系指起病于老年期慢性进行性智能缺损并有脑组织特征性病理改变的一种精神病。近年来一些研究者发现,有些老年性痴呆与阿尔茨海默病不仅病理变化相同,皆可出现老年斑和神经元纤维化,而且两者的临床表现也完全相似,只不过两者发病年龄不同而已,前者发病年龄较迟（60岁以上）,后者发病年龄早（45~60岁）。因此,目前认为两者可视为同义语,统称为阿尔茨海默型老年性痴呆。

一、病因和病理

病因未明。有些学者研究发现，遗传因素在本病发生中起着一定的作用，某些患者的家属成员中患同样疾病的危险性高于一般人群。近年来，有人提出脑的老化与铝在脑内的蓄积中毒或神经细胞钙调节机制紊乱、免疫系统的进行性衰竭、机体解毒功能减弱以及慢性病毒感染可能与本病的发生有关。社会心理因素可能是本病的发病诱因。

本病的基本病理变化为脑组织弥漫性萎缩和退行性改变。病理检查可见大脑皮质萎缩。脑回变平，脑沟深而宽，脑室扩大，尤以前额叶为明显。显微镜下可见大脑皮质的神经细胞减少、变性及神经胶质细胞增生。如果用银染色，见大脑内出现特殊的图形或不规则形状的斑块，名为"老年斑"。这是本病患者脑部特征性的病理变化。老年斑的多少与患者的智能衰退程度密切相关。老年斑中有异常元轴索及树状突。这些变化影响神经元之间的连接性及信息传递功能，从而产生智能及记忆力的减退。

二、病情评估

（一）临床表现

发病隐匿，病程进展缓慢。最常见的是性格方面的变化，变得自私，主观固执，急躁易怒，缺乏羞耻感。常为琐碎小事而勃然大怒，常与他人吵闹不休，无故打骂家人。情绪不稳，哭笑无常，幼稚愚蠢。睡眠障碍较常见，表现为日夜颠倒。有的还可以出现饮食无度。随着病情进展，逐渐出现进行性智能减退，早期丧失抽象思维能力，记忆、计算、定向、判断能力差，工作能力逐渐下降。因记忆障碍而出现虚构。部分患者可出现幻觉和片断妄想，以致发生冲动和破坏性行为。病情加重时，出现低级意向增强，当众裸体，性欲亢进，甚至发生违法行为。病程后期陷入痴呆状态，连自己的姓名、年龄都不能正确回答。不认识家里的人，生活不能自理，终日卧床。这时常易并发感染、营养不良或电解质紊乱而产生谵妄，谵妄之后常使痴呆加重。

老年性痴呆患者，常有其他器官衰老的表现，角膜老年环、白内障、皮肤老年斑、老年性重听。神经系统方面可出现步态不稳，肌张力增高，老年性震颤，瞳孔对光反应迟钝等，偶见失语症。

（二）实验室及其他检查

1. 脑电图

可见弥漫性节律紊乱和散见的慢波，但缺乏特征性改变。

2. 气脑造影

显示脑室扩大，大脑有不同程度萎缩，以额叶为明显。

3. CT 检查

可显示皮质萎缩和脑室扩大。

4. 脑脊液检查

除偶见轻度蛋白增高外，余无特殊变化。

（三）诊断和鉴别诊断

老年性痴呆的临床诊断主要根据精神状态和神经系统检查，年龄也是重要依据之一。

65 岁以后发病;起病隐匿,进行性发展;以记忆障碍和个性改变开始的进行性全面痴呆;气脑造影可见脑室扩大,弥漫性脑沟增宽和囊状扩大。根据以上情况不难诊断,但应与下列疾病相鉴别:

1. 脑动脉硬化性精神病

该病起病较快,有高血压动脉硬化的症状和体征,精神症状可有一定的波动性,有时在脑循环改善后,可见意外的记忆恢复。即使在疾病进展期,还存在部分自知力。

2. 老年期发生的中毒性或症状性精神病

本病因急性躯体病而发病,病前没有性格、情绪方面的改变,没有持久性的智能缺损,精神症状常呈谵妄或其他类型的意识障碍,与躯体疾病的严重性相平行,随着躯体痴病的减轻,精神症状也逐渐好转。

3. 额叶肿瘤引起的痴呆

往往出现有定值意义的神经系统体征。脑脊液检查可见蛋白质含量增高,压力增高。

4. 晚发性精神分裂症

当老年性痴呆患者出现妄想时,需与晚发性精神分裂症鉴别。前者的妄想在痴呆的背景上产生,多呈片断,不严密,内容不固定,不系统。后者的妄想特点是内容抽象、荒谬、离奇、有泛化趋势,并有情感淡漠、意志减退等基本症状。病前具有分裂样性格特点。

三、治疗

由于病因未明,迄今尚无特殊治疗方法。对患者必须加强护理,生活上给予照顾,防止进食不良,注意患者的饮食营养及清洁卫生。防止大小便失禁、长期卧床而引起的压疮、感染。防止跌倒而发生骨折,不要让患者自己外出,以免走失。

(一)一般药物治疗

1. 双氯麦角碱,0.25 mg,舌下含化,每日 6 ~ 8 片。

2. 戊四氮,0.1 g,每日 3 次,口服;或烟酸胺 0.1 g,每日 3 ~ 4 次,口服。对意识模糊有效。

3. 氢酯醒,0.1 g,每日 3 次,口服。

4. 乙酰谷氨酰胺,0.25 g,隔日 1 次,肌内注射。

5. 谷氨酸,2.5 g,每日 4 次,口服。

6. 吡硫醇,0.1 g,每日 3 次,口服。

7. 吡拉西坦,0.8 g,每日 3 次,口服。

8. γ - 氨酪酸,0.5 g,每日 3 次,口服。

(二)精神症状的治疗

对兴奋吵闹、行为紊乱及妄想患者,应用抗精神病药时要慎重,剂量宜小,加药应缓慢,并细致观察患者对药物的反应。可选用氯丙嗪、奋乃静、氯普噻吨、硫利达嗪。对抑郁患者可选用抗抑郁剂,同样应严密观察。对失眠患者可选用地西泮、氯氮、硝西泮。

(三)高压氧治疗

高压氧治疗可使部分早期患者获得一定疗效。

四、护理措施

1. 为患者提供安静的交流环境。

2. 当患者听不懂(接受型和流畅型失语)时,对话者要有耐心。可用缓慢的语速、重复简单的短句,直到患者理解。

3. 对精神识别不能者(不能凭感觉识别物体),可以让患者练习将物品名称与印象结合说话,如指着某种物品、图片,缓慢、清晰地说出名称,并写在纸上给患者看,指着实物让患者复述。

4. 指导家属与失语老人沟通时,护士可先做示范,如目光接触、倾听姿势、主动猜测询问患者需要。鼓励家属多与患者交流,并表达关爱。

5. 训练患者保持平衡的能力。坐位时着力点为臀部,站立时为双足,训练时要保证患者的安全。教会患者及家属锻炼和提高平衡与协调的技巧。

6. 为肌肉强直的患者提供安静的环境,便于在训练中集中注意力。活动前可先热敷肢体,以减轻肌张力,轻柔地、有节律地伸展肌肉。通过理疗、温水浴减轻肌肉强直。

7. 了解患者的睡眠习惯,傍晚不喝咖啡、浓茶等富含咖啡因的饮料,建立规律的作息时间,每天按时起床和就寝。临睡前避免过于紧张的脑力和体力活动,喝一杯热牛奶,洗热水浴或做足浴,即放适量热水浸没双脚,5分钟后搓揉足底,特别是涌泉穴等,边搓揉边加热水以维持水温,共20~30分钟,使足部发热并加速全身的循环。晚饭后陪伴老人说说话,给予关照,使老人在情绪愉快的状态下入睡。

8. 为防止智力功能和认知功能的衰退,要鼓励老人维持原来的社会活动或日常生活中所具有的能力,对老人因能力下降而使事情做得不完美,除非老人已丧失某项功能,不能加以指斥或包办,家人的关爱和亲情使老人情绪愉快,可减缓智力退化的速度。

9. 对家属因长期照顾心理上、生理上所承受的负荷表示理解、同情,并给予家属有关信息和指导,使家属了解、适应疾病不同阶段的发展状况,减缓患者的行为退化。

五、康复

1. 药物的使用

用于睡眠的药宜在睡前半小时服用。如果失眠情况好转可逐渐停药,突然停药会影响疗效甚至出现反弹现象。

2. 适量的运动

适量地参加体育活动如打太极拳、散步、游泳并持之以恒,可以促进血液循环和大脑的新陈代谢,改善脑的营养状况,调节情绪,减轻抑郁症状。除体育活动之外,还应学习新领域的知识,保持对新鲜事物的敏感性。使大脑功能得以不断开发利用。

3. 合理平衡的膳食

从生理的角度看,大脑对蛋白质、糖类、卵磷脂及维生素 B_1、维生素 B_2、维生素 C 等的需要量比其他器官要多,在饮食中适当增加鸡蛋、牛奶、海鱼、淡水鱼、坚果类、新鲜水果、蔬菜的补充,均衡饮食。每餐饮食中等量红葡萄酒对防止阿尔茨海默病有一定的作用。

(王荣凯)

第十章　肿瘤疾病

第一节 肺　癌

原发性支气管肺癌根据癌肿所处位置,可分为中央型和周围型两类。根据病理分类可分成鳞状细胞癌、腺癌、未分化癌(未分化癌又分大细胞型和小细胞型)和肺泡细胞癌。鳞状细胞癌占 50% 左右,常为中央型;小细胞型一般亦多为中央型,其恶性程度高、发展快、转移早;腺癌为周围型者多。临床症状出现的早晚一般与肿瘤所处位置有关,周围型肺癌早期可有轻微肺部不适、胸痛及咳嗽,肿块增大时,可有咯血,肺及气管压迫时出现剧烈咳嗽或发热。中心型肺癌有刺激性呛咳,或仅有少量白色泡沫痰;合并有大量咯血。总支气管或叶支气管引起气道阻塞时,会出现胸闷、气急、胸痛等。

一、病因和发病机制

肺癌的病因复杂,尚未完全阐明。一般认为与以下因素有关:

1. 吸烟

烟中芳香族碳氢化合物"苯并芘"为重要的致癌物,其次还有亚硝胺、儿茶酚类物质等,长期吸烟可诱发肺癌。

2. 物理化学刺激因素

如石棉、无机砷、煤焦油、沥青、烟雾、氡气等,长期接触可诱发肺癌。

3. 大气污染

统计表明,城市人比农村肺癌发病率高,大城市比小城市人发病率高,认为其原因与工业废气、汽车尾气等有关。

4. 慢性肺部疾患

如结核、慢性气管炎、真菌及病毒的肺部感染等与肺癌发生有一定关系。肺癌的播散途径有直接蔓延、淋巴道转移、血行转移。小细胞肺癌早期即有血行和淋巴道转移;腺癌往往血行和淋巴道转移兼有。肺癌转移多见于骨、纵隔、远处淋巴结及脑部。

二、病理和分类

肺癌绝大多数起源于支气管黏膜上皮,亦有源于支气管腺体或肺泡上皮者。生长在叶、段以上的支气管、位于肺门附近者称中央型,以鳞状上皮细胞癌和小细胞未分化癌较为常见;生长在段以下的支气管、位于肺的边缘部者称周围型,以腺癌较常见;生长在气管或气管隆凸的癌少见。肺癌的生长和发展多样化,肿瘤起源于黏膜,或向支气管腔内生长,或沿支气管黏膜下蔓延,使黏膜皱襞增粗肥厚、管腔变窄;或穿透管壁向邻近肺组织浸润,形成肿块;或直接侵犯纵隔、胸膜、胸壁、膈肌、心包等引起病变。癌细胞常循淋巴管播散到肺门、纵隔、锁骨上和腋下淋巴结;瘤细胞常循淋巴管播散到肺门、纵隔、锁骨上和腋下淋巴结;瘤细胞亦可直接侵犯血管,发生癌栓,造成远处转移。肝、脑、肾上腺、骨、肾和皮下组织是常见的转移部位。癌细胞可经支气管直接播种到肺的其他部位。癌组织可因缺血、坏死形成空洞,或阻塞支气管引起肺不张。

目前,国内外对肺癌的组织分类颇不一致,但大多按细胞分化程度和形成特征区分为:鳞状上皮细胞癌、小细胞未分化癌、大细胞未分化癌、腺癌和其他5类。

(一)鳞状上皮细胞癌(简称鳞癌)

包括梭形细胞癌,为最常见的肺癌类型,占原发性肺癌40%～50%。多见于老年男性,与吸烟关系非常密切。由于支气管黏膜柱状上皮细胞受慢性刺激和损伤,纤毛丧失,基底细胞鳞状化生、不典型增生和发育不全,最后突变成癌。以中央型肺癌多见,并有向管腔内生长的倾向,常早期引起支气管狭窄,导致肺不张或阻塞性肺炎。癌组织易变性、坏死,形成空洞或癌性肺脓肿。典型的鳞癌细胞呈鳞状上皮形排列,细胞大,多呈多边形,胞质丰富,有角化倾向,核畸形、染色深,细胞间桥易见。生长缓慢,转移晚。手术切除机会多,5年生存率高;但放疗和化疗不如小细胞未分化癌敏感。

(二)小细胞未分化癌(简称小细胞癌)

包括燕麦细胞型、中间细胞型、复合燕麦细胞型。为肺癌中恶性程度最高的一种,占原发性肺癌的10%～15%。发病率次于鳞癌和腺癌。患者年龄较轻,多在40～50岁,多有吸烟史。燕麦细胞型和中间型可能起源于神经外胚层的Kulchistky细胞或嗜银细胞,该细胞内含有神经分泌型颗粒,具有内分泌和化学感受器功能,能分泌5-羟色胺、儿茶酚胺、组胺等胺类物质,可引起副癌综合征。本型肺癌好发于肺门附近的大支气管,倾向于黏膜下层生长。常侵犯管外肺实质,易与肺门、纵隔淋巴结融合成团块。癌细胞类圆形或梭形,胞质少,类似淋巴细胞。癌细胞生长快,侵袭力强,远处转移早;手术时发现60%～100%有淋巴结转移,常转移至脑、肝、骨、肾上腺等脏器。本型肺癌对放疗和化疗特别敏感。

(三)大细胞未分化癌(简称大细胞癌)

大细胞癌可发生在肺门附近或肺边缘的支气管。此型肺癌恶性度较高,但转移较小细胞癌晚,手术切除机会相对较大。

(四)腺癌

女性多见,占肺癌的1/4,与吸烟关系相对较小,多倾向于管外生长,在肺边缘部分形成直径为2～4cm的肿块,也可循肺泡壁蔓延。此型患者症状的出现相对较晚,约有25%患者在就诊时尚无症状。腺癌血管丰富,故局部浸润和血行转移均较鳞癌早,易转移至肝、脑和骨,更易累及胸膜引起胸腔积液。此型肺癌对化疗、放疗敏感性均较差。

细支气管肺泡癌(肺泡癌)是腺癌的一个亚型,发病年龄较轻。男女发病率相近,占肺癌的2%～5%。有人认为,肺泡癌的发生与肺部慢性炎症有关。

(五)其他

类癌、支气管腺体癌等。

三、临床分期

2015年国际肺癌研究学会(IASLC)公布了第8版肺癌TNM分期系统修订稿,见表10-1、表10-2。对于小细胞肺癌,亦可分为局限期和广泛期。局限期指病灶局限于同侧半胸,能安全地被单个放射野包围;广泛期指病灶超过同侧半胸,包括恶性胸腔积液或心包积液以及血行转移等。肺癌的分期见表 10 - 1,TNM 与临床分期的关系见表 10 - 2。

表 10 - 1　肺癌的 TNM 分期

原发肿瘤(T)

T_x:未发现原发肿瘤,或通过痰细胞学或支气管灌洗发现癌细胞,但影像学及支气管镜无法发现

T_0:无原发肿瘤的证据

T_{is}:原位癌

T_1:肿瘤最大径≤3 cm,周围包绕肺组织及脏层胸膜,支气管镜见肿瘤侵及叶支气管,未侵及主支气管

T_{1a}:肿瘤最大径≤1 cm

T_{1b}:肿瘤最大径 >1 ~ 2 cm

T_{1c}:肿瘤最大径 >2 ~ 3 cm

T_2:肿瘤最大径 >3 ~ 5 cm;侵犯主支气管(不常见的表浅扩散型肿瘤,不论体积大小,侵犯限于支气管壁时,虽可能侵犯主支气管,仍为 T_1),但未侵及隆突;侵及脏层胸膜;有阻塞性肺炎或者部分或全肺不张。符合以上任何一个条件即归为 T_2

T_{2a}:肿瘤最大径 >3 ~ 4 cm

T_{2b}:肿瘤最大径 >4 ~ 5 cm

T_3:肿瘤最大径 >5 ~ 7 cm;直接侵及以下任何一个器官,包括:胸壁(包含肺上沟瘤)、膈神经、心包;全肺肺不张肺炎;同一肺叶出现孤立性癌结节。符合以上任何一个条件即归为 T_3

T_4:肿瘤最大径 >7cm;无论大小,侵及以下任何一个器官,包括:纵隔、心脏、大血管、隆突、喉返神经、主气管、食管、椎体、膈肌;同侧不同肺叶内出现孤立癌结节

区域淋巴结(N)

N_x:区域淋巴结无法评估

N_0:无区域淋巴结转移

N_1:同侧支气管周围及(或)同侧肺门淋巴结以及肺内淋巴结转移,包括原发肿瘤直接侵及的肺内淋巴结

N_2:同侧纵隔内及(或)隆突下淋巴结转移

N_3:对侧纵隔、对侧肺门、同侧或对侧前斜角肌及锁骨上淋巴结转移

远处转移(M)

M_x:远处转移无法评估

M_0:无远处转移

M_1:远处转移

M_{1a}:局限于胸腔内,包括胸膜播散(恶性胸腔积液、心包积液或胸膜结节)以及对侧肺叶出现癌结节

M_{1b}:远处器官单发转移灶

M_{1c}:多个或单个器官多处转移

表 10 - 2　TNM 与临床分期的关系

隐性癌	$T_x N_0 M_0$
0 期	$T_{is} N_0 M_0$
Ⅰ A 期：Ⅰ A1	$T_{1a} N_0 M_0$
Ⅰ A2	$T_{1b} N_0 M_0$
Ⅰ A3	$T_{1c} N_0 M_0$
Ⅰ B 期	$T_{2a} N_0 M_0$
Ⅱ A 期	$T_{2b} N_0 M_0$
Ⅱ B 期	$T_3 N_0 M_0$；$T_{1a \sim 2b} N_1 M_0$
Ⅲ A 期	$T_4 N_0 M_0$；$T_{3 \sim 4} N_1 M_0$；$T_{1a \sim 2b} N_2 M_0$
Ⅲ B 期	$T_{3 \sim 4} N_2 M_0$；$T_{1a \sim 2b} N_3 M_0$
Ⅲ C 期	$T_{3 \sim 4} N_3 M_0$
Ⅳ A 期	$T_{1 \sim 4} N_{0 \sim 3} M_{1a \sim 1b}$
Ⅳ B 期	$T_{1 \sim 4} N_{0 \sim 3} M_{1c}$

四、病情评估

(一)临床表现

中心型肺癌呼吸症状出现较早,周围型肺癌症状出现较晚。

1. 呼吸道症状

1)咳嗽:多为持续性干咳,具有连续、高调、抗生素治疗无效顽固存在的特点,是中心型肺癌早期表现之一。肺泡癌弥漫型可出现频繁咳嗽,伴大量稀薄的浆液样痰,阻塞性肺炎可有脓痰。

2)咯血:多为痰中带血或小量咯血,各种止血药物效果不佳且顽固存在,是中心型肺癌的常见症状;晚期癌肿侵蚀大血管时可出现致命性大咯血。

3)胸痛:癌肿位于胸膜附近可产生间歇性胸部钝痛或隐痛不适,常见于周围型肺癌;癌细胞浸润胸膜和胸壁时可出现固定的持续剧烈胸痛,一般止痛药物不能缓解。

4)呼吸困难:支气管狭窄和阻塞以及合并感染可引起或加重通气功能障碍,大量的癌性胸腔积液亦可使肺泡扩张受限,均可引起闷气或使原有的闷气加重;弥漫型肺泡癌的癌性胸腔积液亦可使肺泡扩张受限,均可引起闷气或使原有的闷气加重;弥漫型肺泡癌多有进行性加重的呼吸困难;大气道癌肿所致的阻塞可导致逐渐加重的吸气性呼吸困难伴喘鸣音。

2. 肺外表现

由癌肿的异分泌作用,产生一种特殊的肺外症状。可有骨关节症状、肾上腺皮质功能亢进、男性乳腺肥大、哮喘性支气管炎、高血钙、低血磷、黑色棘皮病、皮肌炎等。在我国以骨关节肥大较为多见。

3. 转移表现

胸膜受侵可仅有胸痛无积液,也可引起胸腔积液;侵犯心包可致心包积液从而出现心脏压塞症状;喉返神经受侵可出现声嘶;上腔静脉受压可致上腔静脉综合征,表现为颜面、颈部水肿,胸壁静脉曲张等;骨转移可致疼痛、截瘫;脑转移可有头痛、呕吐、精神失常、肢体障碍等;肝转移可致肝区疼痛,食欲减退、γ-谷氨酰转肽酶(γ-GT)升高等。

肺癌的早期体征较少,病变位于较大支气管时可听到局限性吸气性笛音。肿瘤较大时可有气管移位,叩诊浊音,语颤减弱或增强,肿瘤压迫可出现上腔静脉阻塞综合征,声嘶,患侧膈肌抬高,霍纳综合征(患侧眼睑下垂、瞳孔缩小、病侧胸壁无汗等)以及癌性胸腔积液、锁骨上淋巴结肿大、脑转移、肝转移、骨转移等症状。

(二)实验室及其他检查

1. X线检查

其是目前诊断肺癌常用的重要方法之一。有5%~10%无任何症状的患者在X线检查时被发现。如胸部透视、胸部平片、断层摄片等,可以显示肺癌肿块或阴影大小及位置,支气管的狭窄、移位,肺门及纵隔淋巴结肿大,肺不张等。

2. CT检查

CT可发现在一般胸部平片上所不能发现的密度浅淡阴影,或处于较为隐蔽部位的肿瘤。对于确诊困难的病例,可有一定帮助。

3. 痰、胸水及纤维支气管镜(纤支镜)刷检物等做瘤细胞学检查

反复进行可提高阳性率。

4. 纤支镜检查

其可直接观察癌肿及可疑组织,并进行刷检或肺活检。

5. 肺活检

如淋巴结活检及穿刺,经胸肺穿刺,经纤支镜及剖胸肺活检等。通过活检可做病理学检查,以确定肺癌及病理类型。

6. 免疫学检查

如癌胚抗原增高等。

7. MRI

MRI为20世纪80年代发展起来的最新医学影像诊断技术,是根据自身组织器官对磁场反应强弱而形成的图像,是一种无害性检查。可以矢状、冠状、横断面三维扫描。其不足之处是对横膈附近可接近大肿瘤的小病灶发现不如CT。另外,它也不能显示有钙化的肿瘤病变。

8. 放射性核素肺扫描

常用^{131}I、^{99m}Tc、^{113}Mo行肺灌注扫描,国内也已采用^{67}Ga、^{169}Yb、^{75}Se行放射性核素亲瘤扫描。前者对中心型肺癌较好,后者对周围型肺癌有较高的诊断价值。

9. 淋巴结活检

锁骨上淋巴结及前斜角肌脂肪垫切除活检为晚期肺癌检查、诊断技术,一旦有阳性发现,即放弃外科手术。

（三）诊断和鉴别诊断

1. 诊断

肺癌的诊断应是多方面和综合的。多数肺癌患者确诊比较容易,根据其症状、体征、X线片和细胞学就可以定论。但有部分患者较为困难,需做更多和更复杂的检查。随着肺癌发病率的增加,肺癌的早期诊断越来越受到关注,也是今后研究的主要课题。

诊断标准:

1）年龄在40岁以上,有长期吸烟史者。

2）出现下列情况之一应警惕本病可能:①刺激性咳嗽持续1个月以上,治疗无效者;②持续痰中带血,无其他原因可解释者;③反复在同一部位发生肺炎者;④出现局限性哮鸣音;⑤X线胸片显示肺不张或孤立性球形病灶。

3）对可疑病例可考虑以下检查,任何一项阳性有助于对本病的诊断:①痰检查找肿瘤细胞;②纤支镜检查,在直视下刷检和活检;③经支气管肺活检或经皮穿刺肺活检;④开胸取肺组织标本;⑤手术摘除肿大的浅表淋巴结活检。

判定:具备第1）项加第2）项为可疑,兼有第3）项中1个阳性即可确诊。

2. 鉴别诊断

肺癌应与下列疾病鉴别:

1）肺炎:肺癌早期约有1/4的患者以肺炎形式出现,应与一般肺炎相鉴别。如肺炎起病缓慢,无毒性症状,抗生素治疗后吸收缓慢,或炎症吸收后出现肿块阴影,应考虑肺癌可能。

2）肺结核:①肺结核球常与周围型肺癌混淆。结核球多见于年轻患者,位于上叶或下叶背段,一般无症状,病灶边界清晰,可见包膜,内容密度高,周围有纤维结核灶,在随访过程中多无变化。②肺门淋巴结结核易与中央型肺癌混淆,肺门淋巴结结核多见于青少年,一般有结核毒性症状,结核菌素试验呈强阳性,抗结核治疗有效。③急性粟粒性肺结核应与弥漫型肺泡癌相鉴别。粟粒性肺结核患者年龄较轻,有发热等全身中毒症状。X线胸片上病灶细小、均匀,肺尖较多。而弥漫型肺泡癌,两肺多有大小不等的结节状播散灶,边界清楚,密度较深,进行性发展及扩大,伴进行性呼吸困难。进行综合判断可以鉴别。

3）肺脓肿:癌性空洞继发感染,应与原发性肺脓肿相鉴别。前者先有肺癌症状,如慢性咳嗽、反复咯血,然后出现感染、咳嗽加剧、脓痰增多症状。原发性肺脓肿起病急,中毒症状严重,常有寒战、高热、咳嗽、咳大量臭脓痰,白细胞和中性粒细胞增多。X线上空洞壁薄,洞内常有液平,周围有炎性病变。

4）结核性胸膜炎:癌性胸膜炎常无急性毒性症状,胸液常为血性,胸水生长较快,抗结核药物治疗无效,胸水癌细胞检查常可阳性。

5）纵隔淋巴瘤:颇似中央型肺癌。淋巴瘤常为双侧性,肺门影增大,可有发热等全身症状,但支气管刺激症状不明显,痰脱落细胞检查阴性。

五、治疗

目前,以手术治疗为主,配合化疗、放疗、免疫治疗以及中药治疗的综合性治疗方案。

对于未发生肺内外转移的肺癌患者,目前多采用手术切除及周围淋巴结清扫术。为保证手术效果,可在术后进行放疗或化疗。对于已经失去手术时机的肺癌患者,或因心、肺、肝、肾功能差而无法进行手术的患者,则主要采用化疗、放疗、免疫治疗和中药治疗的综合疗法。

(一)手术治疗

原则为尽量早期手术切除,包括可疑肺癌。对已有转移征象者则不宜手术。Ⅰ期应行肺叶切除,Ⅱ期应行肺叶切除加肺门淋巴结清扫,Ⅲ期应先行放疗和化疗,符合Ⅱ期时再手术,Ⅳ期以支持治疗为主。手术治疗对早期局限性肺癌很有效,5年生存率达70%左右。对有肺门淋巴结转移但纵隔淋巴结阴性的Ⅱ期肺癌,5年生存率降至45%左右。

肺切除术的范围,取决于病变的部位和大小。对周围型肺癌,一般施行肺叶切除术;对中心型肺癌,一般施行肺叶或一侧全肺切除术。有的病例,癌变位于一个肺叶内,但已侵及局部主支气管或中间支气管,为了保留正常的邻近肺叶,避免行一侧全肺切除术,可以切除病变的肺叶及一段受累的支气管,再吻合支气管上下切端,临床上称为支气管袖状肺叶切除术。如果相伴的肺动脉局部受侵,也可同时行部分切除,端端吻合,称为支气管袖状肺动脉袖状肺叶切除术。

(二)放疗

适用于手术切除处于可能和不可能之间的病例,为局限性病变或发生较大支气管受压征象,亦应进行放疗,可以缩小肿块,从而缓解肺不张或阻塞性肺炎数周至数月,推迟临床症状的进展,提高生活质量。放疗常采用深部X线、^{60}Co直线加透器,未分化癌及鳞癌对放疗较敏感,腺癌较差。

(三)化疗

化疗适用于小细胞未分化癌,再就是鳞癌,不宜用于腺癌及大细胞未分化癌,这两种类型对化疗都不敏感。常用的药物有长春新碱、环磷酰胺、阿霉素、顺铂、卡铂、足叶乙苷等。

需要注意的是,目前,化学药物对肺癌疗效仍然较低,症状缓解期较短,不良反应较多。临床应用时,要掌握药物的性能和剂量,并密切观察不良反应。出现骨髓造血功能抑制、严重胃肠道反应等情况时要及时调整药物剂量或暂缓给药。

(四)其他局部治疗方法

经支气管动脉灌注加栓塞治疗,经纤支镜电刀切割癌体或行激光治疗,以及经纤维支气管引导腔内置入放疗源行近距离照射等,对缓解患者的症状和控制肿瘤的发展有较好效果。

(五)生物缓解调解剂(BRM)和中药治疗

BRM如小剂量干扰素、集落刺激因子和中医能增强机体对化疗、放疗的耐受性,提高疗效。

六、护理措施

(一)一般护理

1. 对已确诊为肺癌的患者,根据患者年龄、职业、文化、性格等情况,给予不同的启发和支持,护士应做好保护性医疗,合理隐瞒。并根据患者病情变化,适当卧床休息。晚期肺癌患者,应卧床休息,呼吸困难者取半坐卧位,由于大部分患者对治疗无信心,情绪消沉,悲观失望,护士应做好安慰和解释工作,调整患者情绪和行为,使之消除顾虑,振作精神,保持乐观情绪,安心治病。

2. 对未确诊或疑为肺癌的患者,应协助医生做好早期诊断。劝说患者接受各种检查,及时留取痰液标本做脱落细胞学检查。痰液采集时应以清晨为佳。方法是清晨起床清水漱口,第一口痰液弃去,然后用力咳出痰液,留作标本立即送验。

3. 肺癌患者呈恶病质表现,加强饮食护理十分重要,应向患者讲解摄取充足的营养物质对保持和恢复身体健康的重要意义,给予营养丰富、易消化、多样化的食物,并鼓励患者多进食,以增强抗病能力。

4. 对晚期卧床患者要做好生活护理,肺癌患者因进食少,抵抗力低,口腔内细胞易活跃繁殖,引起口腔炎和溃疡,常引起口臭,影响食欲和消化。应注意做好口腔护理。对长期卧床而又消瘦的患者,应做好皮肤护理,以防发生压疮。

(二)病情观察与护理

1. 注意观察体温、脉搏、呼吸、血压的变化,注意咳嗽、咳痰、胸痛等情况,咳嗽是否有进行性加重和以高音调金属音为特征的阻塞性咳嗽。如痰液黄黏,量多,伴发热,表示继发感染,应按医嘱给予祛痰药和抗生素治疗。咯血时应注意量及颜色,并密切观察咯血先兆和窒息的发生。

2. 进化放疗及化疗时,应对患者解释放疗和化疗的目的、方法及可能产生的毒性反应,如出现乏力、食欲减退、恶心、呕吐、白细胞减少等,应对症护理,以减轻患者痛苦。此外,应严密观察血常规变化。

3. 做好对患者的疼痛评估,耐心听取患者主诉,观察疼痛部位,持续时间和强度。晚期患者发生胸痛时,可应用止痛药物,或用胶布固定,尽量少用麻醉性止痛药,以免成瘾。

4. 观察患者是否有厌食、黄疸、肝区疼痛,或头痛、恶心、呕吐、视物障碍、瞳孔改变、共济失调及肢体瘫痪等。若有上述情况可能为肝脏及中枢神经系统转移,应及时报告医生,根据医嘱进行处理。

5. 在做纤支镜窥视和活组织检查、胸腔穿刺放液和胸水离心沉淀脱落细胞检查时,护士应做好术前准备和术中配合。标本及时送检。痰液脱落细胞检查时,痰液标本必须新鲜并及时送检,否则细胞溶解,不易辨认,影响检出率。进行化疗时,应了解化学药物的用量、方法和药理作用,遵照医嘱准确给药。

6. 行手术治疗的患者,应做好术前准备及术后护理。

7. 肺癌晚期患者随着机体功能逐渐衰退,患者表现为衰弱、疼痛、畏食等,呈现恶病质状态。此期患者身心极为痛苦,更需要医护人员和亲人的体贴和关心。尽管不应使终末期患者知道其确切的病情发展,但患者亦会感到生命快要终结,因此,更需要采取各种支持措施,以解除患者痛苦。

七、康复

肺癌患者康复通常需 3 ~ 5 年,患者身体康复的大部分时间是在家庭进行,家庭成了患者休养、康复的病房,家属成为护理人员。因此,对患者及家属均要进行必要的康复期护理知识的教育。

1. 保持情绪稳定,为患者创立一个和睦、温馨的家庭环境,使患者有一个松快的心理状态。

2. 调整生活规律和生活习惯,每天起床、就寝、户外活动,身体锻炼和娱乐活动都要做到规律化,形成一种有弛有张的生活节奏。

3. 注意营养,这是患者体力和抗癌能力的基础。

4. 家属应督促患者按时打针服药,观察药物毒副反应,定期到医院复诊。

5. 指导患者进行免疫治疗及中医中药配合治疗。

6. 宣传吸烟对机体的危害,提倡不吸烟或戒烟。

7. 注意改善劳动和生活环境,防止空气污染,特别是粉尘及有害气体的吸入,指出防治慢性肺部疾病对肺癌防治的积极意义。

8. 对肺癌高危人群、地区要健全肿瘤防治网,做到早发现、早治疗。

9. 给予患者心理援助,介绍肺癌的治疗方法及前景,使之摆脱痛苦,正确认识疾病,增强治疗信心,提高生命质量。

(田明月)

第二节　食管癌

食管癌为常见的消化道恶性肿瘤之一。在我国其死亡率居消化道肿瘤的第二位,仅次于胃癌。本病在我国各地分布有较大差异,于太行山南段的河南、河北、山西三省交界地区(以河南林州、安阳县为代表)及四川盆地西北部、广东省某些地区为食管癌高发区。

本病的患病率男高于女,男女之比为(1.7~2.7):1。年龄分布主要在40岁以上,50~60岁为最多见。但高发区年龄一般偏低,40岁以下也不少见。典型的临床表现为进行性吞咽困难。

一、病因和病理

(一)病因

食管癌的病因比较复杂,目前尚无公认的结论,可能与下列因素有关。

1. 亚硝胺类化合物

国内外对这类化合物与癌的关系做了大量的研究。已肯定亚硝胺类化合物有很强的致癌作用。我国食管癌高发区林州市食物中可检出7种挥发性亚硝胺。近年来,为抑制亚硝胺致癌作用,国内外实验证明,鱼肝油、干酵母、核黄素、维生素C、维生素A、胱氨酸等能阻断胺类的亚硝基化和抑制致癌作用,已在我国某些食管癌高发区给群众服这类药物。

2. 霉菌的致癌作用

实验研究证实,用霉变食物可诱发大鼠或小鼠食管和胃的癌前病变或鳞状上皮癌。我国调查部分食管癌高发区的资料证明,高发区居民比低发区食用发酵和霉变的食物为多。

3. 微量元素的缺乏

高发区土壤、饮水和患者血清中钼、锌、铁、铜等微量元素偏低。

4. 饮食习惯

热食、强刺激食物及食物粗糙和进食过快等可形成长期刺激性物理刺激,引起食管上皮损伤、炎症和增生,诱发癌变。

5. 吸烟和饮酒

国内外学者认为,吸烟和过度饮酒是主要的致病危险因素,香烟的烟雾和焦油中含有多种致癌物。

6. 遗传易感性

食管癌患者有阳性家族史者占 23.95% ~ 61.4%。但究系遗传关系还是同家族中具有相同的饮食生活习惯,仍有待今后的研究证明。

7. 地理环境

从食管癌流行病学来看,食管癌常集中在某一地区,可能与气候条件、土壤性质、水质等有一定关系。

(二)病理

食管癌 50% 发生在食管中段,30% 在下段,20% 在上段。以鳞癌最多见,多见于上、中段癌。腺癌次之,多见于下段。未分化癌较少见。早期癌形态分型以斑块型最多见,其次为糜烂型、乳头型、隐伏型。中晚期则以恶化程度最高的髓质型最多见,可侵及管壁各层,呈管状肥厚;蕈伞型次之,突起如蘑菇状;缩窄型(硬化型)呈环形生长,梗阻较早;溃疡型中间凹陷,边缘有隆起,梗阻较晚。食管癌可壁内扩散和直接浸润邻近器官,而转移以淋巴转移最常见且较早,上段癌可直达锁骨上及颈部淋巴结,中、下段常转移至食管旁、肺门、贲门旁淋巴结,中、下段常转移至食管旁、肺门、贲门旁淋巴结,最后上行至锁骨上淋巴结。血行转移见于晚期,常见于肝、肺转移。

二、临床分期

临床分期为 0、Ⅰ、ⅡA、ⅡB、Ⅲ期及Ⅳ期等。

0 期：$T_{is}N_0M_0$。

Ⅰ期：$T_1N_0M_0$。

ⅡA 期：$T_2N_0M_0$,$T_3N_0M_0$。

ⅡB 期：$T_1N_1M_0$,$T_2N_1M_0$。

Ⅲ期：$T_3N_1M_0$;T_4 任何 N,M_0。

Ⅳ期：任何 T,任何 N,M_1。

AJCC 和 UICC 食管癌 TNM 分期标准(第 8 版)见表 10 - 3。

表 10 - 3　食管癌和胃食管交界癌国际 TNM 分期标准第 8 版(AJCC/UICC)

分　类	标　　准
T 分期	原发肿瘤
T_x	肿瘤不能确定
T_0	无原发肿瘤证据
Tis	重度不典型增生(定义为恶性细胞未突破基底膜)
T_1	肿瘤侵及黏膜固有层、黏膜肌层或黏膜下层
T_{1a}	肿瘤侵及黏膜固有层或黏膜肌层
T_{1b}	肿瘤侵及黏膜下层
T_2	肿瘤侵及食管肌层
T_3	肿瘤侵及食管外膜
T_4	肿瘤侵及食管周围结构
T_{4a}	肿瘤侵及胸膜、心包、奇静脉、膈肌或腹膜
T_{4b}	肿瘤侵及其他邻近器官,如主动脉、椎体或气管
N 分期	区域淋巴结
N_x	区域淋巴结转移不能确定
N_0	无区域淋巴结转移
N_1	1~2 枚区域淋巴结转移
N_2	3~6 枚区域淋巴结转移
N_3	≥7 枚区域淋巴结
M 分期	远处转移
M_0	无远处转移
M_1	有远处转移
腺癌 G 分期	
G_x	分化程度不能确定
G_1	高分化癌, >95% 的肿瘤组织由分化好的腺体组成
G_2	中分化癌,50%~95% 的肿瘤组织显示腺体形成
G_3	低分化癌,肿瘤组织由片状和巢状细胞组成,其中形成腺体结构的细胞成分 <50%
鳞癌 G 分期	
G_x	分化程度不能确定
G_1	高分化癌,有明显的角化珠结构及较少量的非角化基底样细胞成分,肿瘤细胞呈片状分布,有丝分裂少
G_2	中分化癌,呈现出各种不同的组织学表现,从角化不全到角化程度很低再到角化珠基本不可见
G_3	低分化癌,主要由基底样细胞组成的大小不一的巢状结构,内有大量中心性坏死;由片状或铺路石样肿瘤细胞组成的巢状结构,其中偶见少量的角化不全细胞或角化的细胞

三、病情评估

（一）临床表现

1. 症状

早期症状可不典型，常有唾液增多，咽下哽噎感，但不影响进食，胸骨后或剑下痛亦较多见，尤其进食过热或刺激性食物时，亦可出现进食停滞感和食管内异物感。

后期症状多较典型，进行性咽下困难是其突出表现，咽下困难加重时，可出现食物反流。如食管痉挛、水肿消退或癌肿溃烂脱落，症状可一度好转。此外，如压迫喉返神经可出现声音嘶哑，累及气管可出现气急、干咳，如形成食管支气管瘘则发生进食呛咳。

2. 体征

早期体征常缺如，中晚期则逐步消瘦、贫血、营养不良、失水或恶病质。如发生转移，多有锁骨上淋巴结肿大、黄疸、肝大有结节、血性胸水、腹水等。

（二）实验室及其他检查

1. 细胞学检查

食管脱落细胞学检查是目前诊断早期食管癌的可靠方法之一。发现率可达80%。

2. X线检查

X线食管钡餐检查，可见食管黏膜纹紊乱、断裂，局部管腔狭窄，充盈缺损，管壁僵直，蠕动消失，或见有软组织阴影。

3. 内镜检查

其是目前诊断食管癌最常用的检查方法。可见食管黏膜呈溃疡性或向外生长的赘生物，取活组织及毛刷病理检查有癌细胞。

4. CT检查

CT检查具有高分辨率的横切面图像是了解食管与周围脏器的关系，提供远处转移的方式。但由于设备尚不普及，检查费用昂贵，尚不能作为手术适应证的主要依据。

5. 淋巴结活检

锁骨上淋巴结穿刺或活检发现癌细胞。

（三）诊断和鉴别诊断

1. 诊断

中晚期患者，症状典型，通过详细询问、症状分析和辅助检查，不难确诊，但多已丧失治疗机会，关键在于早期诊断。故凡遇中年以上患者，如出现吞咽有关症状，均应考虑排除本病。并行上述检查确诊。

2. 鉴别诊断

本病需与反流性食管炎、贲门痉挛、食管瘢痕性狭窄、食管裂孔疝、食管憩室、外压性食管梗阻、食管良性肿瘤、食管功能紊乱等相鉴别。以上经详细询问病史，结合临床症状，进行特殊检查多能得出较为准确的诊断。

四、治疗

(一)手术治疗

手术治疗是本病的主要治疗手段,早期切除常达根治效果。对身体状况许可,无远处转移和重要器官、神经受压或侵犯表现及累及食管长度不到 8 cm 者,应予手术探查,争取切除,清扫引流淋巴结,无法切除可行胃造瘘以姑息治疗。

(二)放疗

放疗是一种较为有效的治疗手段。放疗效果与手术相比,上段癌放疗优于手术,且上段癌手术难度较大,故此时多以放疗为首选。中段癌放疗效果近于手术,而下段癌手术则优于放疗。放疗方法多用^{60}Co、直线加速器或电子感应加速器,进行三野照射。可单独放疗,剂量为 5 000～7 000 cGy/5～7 周。亦可配合手术进行术前、术中、术后照射,多用术前照射,以缩小甚或消灭肿瘤,提高手术切除率。常用剂量为 3 000～4 000 cGy/3～4 周,休息 2～3 周手术。亦可术后照射,术中照射应用较少。放疗适应证较广,食管穿孔,远处转移,明显恶病质,严重心、肝、肺、肾功能异常则应列为禁忌。其并发症有放射性皮炎、食管炎、肺炎、纵隔炎和食管穿孔等。

(三)化疗

化疗是综合治疗的方法之一,可提高治疗效果。化学药物治疗也可缓解晚期患者症状。

(四)生物学治疗

给食管癌患者应用生物反应调节剂,如胸腺素、IFN 等,有利于恢复机体的免疫功能。食管癌有颈淋巴结转移者可用 IFN－α 及肿瘤坏死因子,每次分别以 60 万 U 和 50 万 U 行瘤体内多点注射,用药次数为 15～16 次,有近 30% 的病例可见瘤体缩小。

五、护理措施

(一)术前准备

1. 同胸部外科术前准备。

2. 充分做好心理护理,做好思想工作,护士应加强与患者和家属的沟通,仔细了解患者及亲属对疾病和手术的认识程度,了解患者的心理状况。根据患者的具体情况,实施耐心的心理疏导,解除患者的后顾之忧,增强患者对手术的信心和决心。

3. 给予高热量、高蛋白、丰富维生素、少渣易消化饮食,不能进食也可试插塑料管通过狭窄部位,注入营养液,完全梗阻者禁食,静脉供给营养,增强机体抵抗力。纠正水、电解质、酸碱平衡失调,必要时给予白蛋白、血浆、全血、氨基酸等。

4. 注意口腔卫生,加强口腔护理。凡有口腔及上呼吸道感染者,须待治愈后方可进行手术。呕吐后给予漱口,以消除口腔臭味,增进食欲。

5. 皮肤准备按术野常规包括颈、胸腋窝、腹部。

6. 拟用结肠代食管者,按结肠手术行肠道准备,如清洁灌肠、给予肠道抗菌药。

7. 术日晨留置胃管,并详细说明留置胃管的重要性。如通过梗阻部位不能强行进入,以免戳穿食管。可置于梗阻部位上端,待手术中直视下再置于胃中。

（二）术后护理

1. 胸部外科术后护理。

2. 保持胃肠减压有效的负压吸引,密切观察胃液的颜色及量,及时发现吻合口出血,及时处理。如胃管脱出后应严密观察病情,不应盲目再插入,以免戳穿吻合口,造成吻合口瘘。

3. 饮食指导

术后 3~4 日患者吻合口处于充血水肿期,胃肠蠕动尚未恢复正常,应禁食水,按医嘱静脉补液,维持水、电解质平衡,准确记录出入量,并间断输入白蛋白,以预防吻合口瘘。如肠功能恢复可试饮水 1 天,次日进流质半量,如无不适,1 天后改进流质,一般术后 7 天左右改进半流质。鼓励多进营养丰富,少渣易消化饮食,要坚持少量多餐。

4. 并发症的观察

1)吻合口瘘:吻合口瘘是食管癌手术后最严重的并发症,死亡率高达 50%。多发生在术后 5~17 天,如患者出现高热、胸闷、呼吸困难、脉快、白细胞增高等立即禁食,查胸片,并观察病情变化。必要时行胸腔闭式引流,加强抗感染治疗及静脉营养支持。

2)乳糜胸:食管、贲门癌术后并发乳糜胸是比较严重的并发症,多发生在术后 3~5 天,如患者出现胸闷、气短、心悸、气管移向健侧,每日有大量淡黄色或乳白色液体自胸腔引流管流出,应立即禁食,做好胸导管结扎术的准备。

3)胸腔感染:因胸腔积液感染可引起发热、胸痛等,可应用抗生素至体温正常时止。

5. 出院时,介绍注意事项,嘱其复诊。

六、康复

1. 指导患者自我调节,树立战胜疾病的信心。

2. 对于食管胃吻合术后,应告诉患者进食后可能胸闷或呼吸困难,这是由于胃已拉入胸腔,压迫肺脏之故;使患者有心理准备。

3. 严禁进食硬质药片或带骨刺的鱼肉类、花生、豆类等,以防晚期吻合口瘘。

4. 食管下段癌切除术后,应告诉患者在饭后 2 小时内不要卧床,睡眠时把枕头垫高。因为胃液反流至食管,有恶心、呕吐症状,平卧会加重。

5. 实施结肠代食管患者,因结肠段逆行蠕动,口腔常觉粪味,半年后可获改善。

6. 改变不良饮食习惯,定期门诊随访。

（田明月）

第三节 胃 癌

胃部肿瘤,不论良性或恶性,大多源于上皮。在恶性肿瘤中,95% 是腺癌,即通常所称的胃癌。胃癌是我国最常见的恶性肿瘤之一,居消化道肿瘤死亡原因的首位。男女发病之比为(2～3):1。任何年龄均可发生,多发生于中年以后,以40～60岁最多,30岁以前较为少见。早期多无明显症状,病情进展期可出现酷似胃炎或胃溃疡的症状。本病以进行性胃痛、消瘦、便血等为常见症状。

一、病因和发病机制

胃癌的病因尚不完全清楚,它的世界性地理分布有明显的差异。在同一国家的不同地区和不同人群之间,胃癌的分布也有很大不同。普遍认为和以下因素有关。

(一)饮食因素

世界范围的流行病资料认为在环境因素中,饮食因素是胃癌发生的最主要原因。通过大量人群的回顾性调查并对许多因素进行分析研究之后,发现胃癌与多吃腌酸菜、咸鱼、咸肉及烟熏食物有密切关系。相反,牛乳、新鲜蔬菜、水果、维生素C以及冷藏食物却能降低发生胃癌的危险性。过多摄入食盐也可能与胃癌发病有关,流行区调查示患者每日摄入量大多超过10 g。引起胃癌的致癌物质可能是亚硝胺。动物实验已证明该物质确可致胃癌。亚硝酸是从硝酸盐还原为亚硝酸盐再与胺结合而成。硝酸盐与亚硝酸盐广泛存在于食物中,特别是咸菜、咸鱼、咸肉等。有患者的胃液中也证明有高浓度亚硝酸盐的存在。减少食盐摄入常伴有硝酸盐及亚硝酸盐摄入之减少。低温可抑制硝酸盐转变为亚硝酸盐。近年来美国、日本等国胃癌发病率之下降,冰箱的广泛应用可能是一个因素。维生素C能抑制亚硝酸盐与胺结合,故经常服用维生素C可减少胃癌发生的危险性。

(二)遗传因素

通过流行病学调查,发现A型血的人胃癌的发病率较高。胃癌者的亲属中,胃癌的发病率比对照组高4倍。美国黑人比白人胃癌的发病率高。因此推测胃癌的发生可能与遗传有关。

(三)免疫因素

近年来发现,免疫功能低下的人胃癌发病率较高。从而表明机体的免疫机能障碍,对癌肿的免疫监督作用降低,是发生癌肿的因素之一。

(四)环境因素

高纬度地区胃癌发病率高。我国及世界各地都有胃癌高发地区,这可能与地区的水质、土壤、微量元素如镍、硒和钴的含量有关。

(五)与胃部其他疾病有关

萎缩性胃炎及肠上皮化生被认为可能是最主要的癌前病变,腺瘤样息肉虽并不认为是主要的癌前疾病,但患此症者胃癌发病率较高。良性胃溃疡与胃癌的关系,是一个经常有争议的问题,虽然可观察到良性溃疡的边缘有癌发生,但也有不少人认为两者之间无病因上的联系。也有报道胃溃疡的癌变率为1%～5%。

(六)精神因素

长期处于忧虑、焦急、紧张等心理状态的人易患癌。

二、病理

（一）胃癌的部位

胃癌可发生在胃的任何部位，好发部位依次为幽门48.8%；贲门20.6%；体部14%；广泛性7.8%。

（二）大体分型

胃癌的分型方法较多，按病期分为两期。

1. 早期胃癌

早期胃癌又称为黏膜内癌或表浅扩散性癌，指癌浸润局限于黏膜或黏膜下层。通常分为三型：①隆起型；②浅表型；③凹陷型。

2. 进展期胃癌

又分为中期和晚期胃癌，指癌肿已浸入肌层及浆膜者，分三型：①肿块型；②溃疡型；③浸润型。

（三）组织学分型

1. 腺癌

最多见，由胃腺细胞转化而来，癌细胞呈立方形或柱形，排列成腺管，称管状腺癌，排列成乳头状者，称乳头状腺癌。此型分化较好，预后也较好。

2. 黏液癌

本型恶性程度高，预后较差。由黏液细胞转化而来，癌细胞呈圆形，含大量黏液；有时癌细胞含黏液过多，把胞核压扁，挤在一旁呈印戒状，称印戒细胞癌。

3. 低分化癌

此型较少见，分化程度差，发展快、转移早、预后差。癌细胞形状不一，胞质少，核大而形态多样色深，少有腺管。

4. 未分化癌

细胞体积小，呈圆形，胞质少，核深染，细胞呈弥漫分布。

（四）转移途径

1. 淋巴转移

淋巴转移是主要转移途径，最常见，且发生较早。最初多局限于邻近癌肿的胃壁旁浅组淋巴结，如胃大小弯、幽门上下、贲门旁等淋巴结。进一步则向深组淋巴结转移，甚至通过胸导管转移至左锁骨上凹淋巴结（Virchow淋巴结），并由此进入血循环。

2. 直接蔓延

浸润到胃壁浆膜后的癌组织，可直接与周围组织粘连并转移，如直接转移至肝脏、胰腺、结肠、网膜、腹膜等。脱落的癌细胞可种植于膀胱直肠凹或子宫直肠凹。

3. 血行转移

晚期胃癌可经门静脉转移至肝脏，并经肝静脉转移至肺、脑、骨骼及其他脏器。

4. 腹腔内癌移植

癌细胞脱落入腹腔，可种植于某些器官，常见部位为膀胱直肠窝或子宫直肠窝，也可在壁腹膜上形成许多种植性结节，并产生大量腹水，多呈血性。

三、临床分期

国际抗癌联盟(UICC)和美国癌症联合会(AJCC)2010年共同公布的胃癌TNM分期法,分期的病理依据主要是肿瘤浸润深度、淋巴结以及远处转移情况。以T代表原发肿瘤浸润胃壁的深度。T_1:肿瘤侵及固有层、黏膜肌层或黏膜下层;T_2:肿瘤浸润至固有肌层;T_3:肿瘤穿透浆膜下结缔组织而未侵犯脏腹膜或邻近结构;T_{4a}:肿瘤侵犯浆膜;T_{4b}:肿瘤侵犯邻近组织或脏器。N表示局部淋巴结的转移情况。N_0:无淋巴结转移;N_1:1~2个区域淋巴结转移;N_2:3~6个区域淋巴结转移;N_3:7个以上区域淋巴结转移。M则代表肿瘤远处转移的情况。M_0:无远处转移;M_1:有远处转移。根据TNM的不同组合可将胃癌划分为Ⅰ~Ⅳ临床病理分期,表10-4。

表10-4　胃癌的临床病理分期

	N_0	N_1	N_2	N_3
T_1	ⅠA	ⅠB	ⅡA	ⅡB
T_2	ⅠB	ⅡA	ⅡB	ⅢA
T_3	ⅡA	ⅡB	ⅢA	ⅢB
T_{4a}	ⅡB	ⅢA	ⅢB	ⅢC
T_{4b}	ⅢB	ⅢC	ⅢC	ⅢC
M_1	Ⅳ			

四、病情评估

(一)临床表现

1. 早期胃癌

约1/3患者无任何症状和体征,而有症状者也只是轻度的非特异性消化不良,如上腹部不适、饱胀、隐痛、食欲减退等。此期无特殊体征发现,因此,有上述表现者应及早进行胃镜检查,以免延误诊断时机。

2. 中、晚期胃癌

其主要症状为上腹痛胀、消瘦、食欲减退及黑便等。

1)上腹痛:是胃癌最常见的症状,也是最无特异性而易被忽视的症状。该症状出现较早,即使是表浅型胃癌的患者,除少数临床上无症状者外,大部分也均有上腹痛。初起时仅感上腹胀、沉重感,常被认为胃炎。胃窦部胃癌也常可引起十二指肠功能的改变,而出现节律性疼痛,类似溃疡病的症状,而予以相应的治疗,症状也可暂时缓解。直到病情进一步发展,疼痛发作频繁,症状持续,甚至出现黑便或发生呕吐时,才引起注意,此时往往已是疾病的中、晚期,治疗效果也就较差。所以必须重视上腹痛这一常见而又不特异的症状,及时做进一步检查。

2)食欲减退、消瘦、乏力:此症状有时可作为胃癌的首发症状,而在早期即出现。不少患者常因在饱餐后出现饱胀、嗳气而自动限制饮食,体重逐渐减轻。

3）恶心、呕吐：早期可能仅有食后饱胀及轻度恶心感，此病状常为肿瘤引起梗阻或胃功能紊乱所致。贲门部肿瘤开始时可出现进食不顺利感，以后随着病情进展而发生吞咽困难及食物反流。胃窦部癌引起幽门梗阻时可呕吐有腐败臭味的隔宿饮食。

4）出血和黑便：此症状也可在早期出现，早期表浅型胃癌有此症状者约为20%。凡无胃病史老年人一旦出现黑便时必须警惕有胃癌的可能。

体检：早期无阳性发现，晚期往往可触及上腹部肿块，多在上腹偏右近幽门处，大小不一，多呈结节状，质坚硬，有压痛，可移动。胃癌转移至肝时则有肝大，可触到坚硬结节伴黄疸。腹膜转移时可发生腹水，多呈血性，少数可找到癌细胞。淋巴转移可引起左锁骨上淋巴结肿大、质硬，肛门指检在直肠周围可触到结节状壁，提示癌已有远处转移。

（二）实验室及其他检查

1. 胃液分析

胃液外观可见混有血液或呈咖啡色样沉渣。胃酸降低或缺乏，乳酸浓度大多增高。

2. 粪便隐血试验

粪便隐血试验多持续性阳性，经内科治疗很少转阴。

3. 癌胚抗原检测

大量资料表明，癌胚抗原水平升高与胃肠癌发生密切相关。在胃癌施行各种治疗后，疗效好、无复发者血清癌胚抗原值下降，反之则保持较高水平。

4. X线钡餐检查

X线钡餐检查是诊断胃癌的主要方法之一。但早期胃癌X线征常较难发现，仅表现有局部黏膜僵直，呈毛刷状等非特征改变。对中晚期胃癌X线钡餐检查阳性率可达90%。其主要X线征有：胃壁强直、皱襞中断、蠕动消失、充盈缺损、胃腔缩小及不整齐的癌性溃疡性龛影等，浸润性胃癌如累及全胃则呈"革袋状胃"。

5. 内镜检查

纤维胃镜检查结合刷取的脱落细胞和钳取的活组织检查，是诊断胃癌的最可靠手段，三者联合起来确诊率可在95%以上。早期胃癌可呈现为一小片变色黏膜，或颗粒状，或轻度隆起，或凹陷，或僵直等轻微变化，经脱落细胞和活体组织检查可获确诊。中晚期的病变大多可从肉眼观察作出拟诊，表现为凹凸不平、表面污秽的肿块，常有出血和糜烂；或为不规则的较大溃疡，其底部为秽苔所覆盖，可有出血，溃疡边缘隆起，常呈结节状，质硬，无聚合皱襞。

6. B超检查

饮水或服中药制剂后B超检查，可观察胃肿块大小及部位，了解腹腔淋巴及脏器有无转移。

7. CT及MRI检查

CT及MRI可在术前估价癌肿浸润胃壁深度和范围，了解腹腔转移情况。

（三）诊断和鉴别诊断

晚期胃癌通过病史、症状、体征及辅助检查（主要是X线钡餐检查和纤维胃镜检查）即可确诊，但治愈的可能性极小。早期胃癌治疗效果较好，但诊断较困难。故对临床疑为胃癌的患者，特别是40岁以上，以往无"胃病史"而出现消化道症状者应进行X线钡餐检查、纤维胃镜检查及活检,胃液细胞学检查是早期发现胃癌的关键。

1. 诊断

1)早期上腹部不适,重压感,逐渐出现疼痛或进食发堵甚至呕吐、呕血或便血。

2)X线胃钡餐造影出现胃黏膜改变,龛影或软组织影,充盈缺损,胃壁僵硬等。

3)实验室检查:①胃镜检查及活组织病理证实;②胃细胞学检查癌细胞阳性及免疫学检查;③颈部淋巴结活检阳性。

2. 鉴别诊断

大多数胃癌患者经过外科医生初步诊断后,通过X线钡餐或胃镜检查都可获得正确诊断。在少数情况下,胃癌需与胃良性溃疡、胃肉瘤、胃良性肿瘤及慢性胃炎相鉴别。

1)胃良性溃疡:与胃癌相比较,胃良性溃疡一般病程较长,曾有典型溃疡疼痛反复发作史,抗酸剂治疗有效,多不伴有食欲减退。除非并发出血、幽门梗阻等严重的并发症,多无明显体征,不会出现近期明显消瘦、贫血、腹部肿块甚至左锁骨上窝淋巴结肿大等。更为重要的是X线钡餐和胃镜检查,良性溃疡直径常小于2.5 cm,圆形或椭圆形龛影,边缘整齐,蠕动波可通过病灶;胃镜下可见黏膜基底平坦,有白色或黄白苔覆盖,周围黏膜水肿、充血,黏膜皱襞向溃疡集中。而癌性溃疡与此有很大的不同,详细特征参见胃癌诊断部分。

2)胃良性肿瘤:多无明显临床表现,X线钡餐为圆形或椭圆形的充盈缺损,而非龛影。胃镜则表现为黏膜下肿块。

五、治疗

治疗原则:①手术是目前唯一有可能治愈胃癌的方法,应按照胃癌的严格分期及个体化原则制订治疗方案,争取及早手术治疗。②对中晚期胃癌,因有较高的复发及转移率,必须积极地辅以术前后的化疗、放疗及免疫治疗等综合治疗以提高疗效;治疗方法应根据胃癌的病期、生物学特性以及患者的全身状况选择。③如病期较晚或主要脏器有严重并发症而不能行根治性切除,也应视具体情况争取行原发灶的姑息性切除,以利进行综合治疗。④对无法切除的晚期胃癌,应积极采用综合治疗,多能取得改善症状、延长生命的效果。

(一)手术治疗

包括胃切除和胃周淋巴结的清除。

1. 胃周淋巴结清除范围以D(dissction)表示,如胃切除、第一站淋巴结(N_1)未完全清除者为D_0胃切除,N_1已全部清除者称D_1胃切除术,N_2完全清除者为D_2,依次为D_3。

2. 胃癌手术的根治程度分为A、B、C三级,A级手术必须符合以下2个条件:①$D > N$即清除的淋巴结站别,需超越已有转移的淋巴结的站别;②胃切除标本的切缘1 cm内无癌细胞浸润。切缘1 cm内有癌细胞浸润,或淋巴结清扫范围等同于有转移的淋巴结站别,即$D = N$,则为B级手术。仅切除原发病灶和部分转移病灶,尚有肿瘤残留者为C级手术。A、B两级手术均为根治性切除手术,但其根治程度及疗效,B级手术较A级手术差。C级手术为非根治性切除手术。原发病灶未能切除,为减轻梗阻、出血、穿孔等并发症的症状而采用的胃空肠吻合等各种短路手术,以及肿瘤排外、穿孔缝合、空肠造瘘等手术为姑息性手术。

3. 胃切除手术方式

①胃部分切除术。常用于年高体弱患者或胃癌大出血、穿孔病情严重不能耐受根治性手术者,仅行胃癌原发病灶的局部姑息性切除。②胃近端大部切除、胃远端大部切除或全胃切除。前二者的胃切断线均要求距肿瘤肉眼边缘 5 cm,而且均应切除胃组织的 3/4 ~ 4/5。胃近端大部切除及全胃切除均应切除食管下端 3 ~ 4 cm。胃远端大部切除、全胃切除均应切除十二指肠第一段 3 ~ 4 cm。这三种胃切除均必须将小网膜、大网膜连同横结肠系膜前叶、胰腺被膜一并整块切除。③胃癌扩大根治术,是包括胰体、尾及脾在内的根治性胃大部切除或全胃切除术。④联合脏器切除,是指联合肝或横结肠等其他脏器的联合切除术。⑤近年出现的胃癌的微创手术是指胃镜下的胃黏膜切除和腹腔镜下的胃楔形切除、胃部分切除甚至是全胃切除术。

(二)化学疗法

由于胃癌早诊率低、手术切除率低,确诊时已有10% ~ 20%的患者属于Ⅳ期病变,或仅能做非根治性手术,即使根治术后亦有相当一部分患者出现复发或转移。所以进展期胃癌均需行化疗。单药有效率在20%以上的药物有氟尿嘧啶(5 - FU)、丝裂霉素(MMC)、阿霉素(ADM)、表柔比星(E - ADM)、顺铂(DDP)、伊立替康(CPT - 11)等。

目前,采取选择性胃周动脉灌注化疗加结扎治疗晚期胃癌已收到一定效果。上海市长宁区中心医院,还用中药喜树碱在术前肌内或静脉给药,总量 140 ~ 120 mg,50% 以上的患者腹部肿块缩小,手术切除率提高。

(三)免疫治疗

免疫治疗的适应证包括:①早期胃癌根治术后适合全身应用免疫刺激剂;②不能切除的或姑息切除的病例可在残留癌内直接注射免疫刺激剂;③晚期患者伴有腹水者适于腹腔内注射免疫增强药物。

常用药物:

1. 干扰素(IFN)

其抗癌机理除增加免疫活性细胞活力外,还活化蛋白激酶、磷酸二酯酶等而直接抑制肿瘤细胞。应用生物基因工程技术制成的高浓度的重组人干扰素(rhIFN)已用于临床,300 万 ~ 600 万 U 肌内或静脉注射,每日或隔日 1 次;1 000 万 ~ 3 000 万 U 每周 1 次。

2. IL - 2

IL - 2 可增强杀伤细胞力,人脾细胞或外周血淋巴细胞经 IL - 2 培养后可诱导出直接杀伤自身肿瘤细胞的杀伤细胞,称为淋巴因子活化性杀伤细胞(LAK)。据报道,单用 IL - 2 治疗 46 例胃癌仅 7 例有效,有效率16%,经 IL - 2 + LAK 治疗 157 例晚期胃癌,完全缓解 8 例,部分缓解 15 例,轻度缓解 10 例,有效率增加至 21%。

(四)放射治疗

胃癌对放射线一般不敏感,目前尚不易对胃癌进行单独的放射治疗。

(五)介入治疗

早期胃癌患者如有全身性疾病不宜行手术切除者可采用内镜治疗术,此外通过内镜应用激光、微波及注射无水乙醇等亦可取得根治效果。进展期胃癌不能进行手术者亦可通过内镜局部注射免疫增强剂(如 OK – 432)及抗癌药物。

（六）综合治疗

上述各种治疗方法综合应用可提高疗效。如化疗辅助手术,包括术中及术后局部动脉内注射;放疗辅助手术(术前、术中放疗);化疗加放疗等。

对不能手术切除的晚期胃癌,经股动脉插管至肠系膜上动脉和腹腔动脉注入治疗药物可达到缓解症状的目的。

在抗癌治疗中,必须十分注意对患者的支持治疗,如补充营养、纠正贫血、调整酸碱平衡、预防感染、镇痛、止血等。

六、护理措施

（一）术前护理

1. 改善营养状况:给予高蛋白、高维生素、高热量、易消化饮食,必要时,给予肠外营养,并补充血浆、白蛋白等,以提高对手术的耐受力。

2. 协助患者做好手术前各项检查及术前常规准备。

3. 心理护理:关心、安慰患者,耐心倾听并鼓励患者说出最关心的问题。针对患者的具体情况,采取有效的护理措施。

（二）术后护理

1. 卧位与活动:麻醉清醒血压平稳后给予低半卧位,患者卧床期间,协助患者翻身。病情许可后,鼓励早期下床活动,以促进肠蠕动恢复。

2. 观察病情:密切监测生命体征、意识、面色、末梢循环、尿量、出入量等情况,注意有无内出血征象。

（三）饮食护理

饮食护理术后禁食,行胃肠减压,待肛门排气后拔除胃管,当天可饮少量水或米汤;第 2 天进半量流质饮食,每次 50 ~ 80 mL;第 3 天进全量流质,每次 100 ~ 150 mL;第 4 天可进半流质饮食;第 10 ~ 14 天可进软食。少食产气食物,忌生、冷、硬和刺激性食物,注意少食多餐,开始时每天 5 ~ 6 餐,逐步减少进餐次数并增加每次进餐量,慢慢恢复至正常饮食。

（四）切口及引流管护理

观察切口有无渗血、渗液,保持切口敷料干燥。胸腹联合切口置胸腔引流管者,应妥善固定并保持引流管通畅、密闭,严格无菌操作,2 ~ 3 天可拔管。

（五）药物应用

禁食 2 ~ 3 天,如有腹胀可肌内注射新斯的明 0.5 ~ 1 mg,15 分钟后行低压灌肠。禁食期间行肠外营养或肠内营养,应用抗菌药物。化疗期间注意观察白细胞计数,若低于 3.5×10^9/L 应停止化疗,对症处理。

七、康复

1. 定期门诊复查、坚持综合治疗。

2. 出现不适立即就诊。

3. 胃癌治疗效果很不理想,因而早期发现、早期诊断是提高胃癌治愈率的关键。应

通过健康教育提高大众的自我保健意识。重视可疑患者,对下列情况应深入检查并定期复查:

1)原因不明的上腹不适,隐痛,食欲缺乏及消瘦,特别是中年以上者。

2)原因不明呕血、黑便或大便潜血阳性者。

3)原有长期胃病史,近期症状加重者。

4)中年既往无胃病史,短期出现胃部症状者。

5)已确诊为胃溃疡、胃息肉或萎缩性胃炎者。

6)多年前因胃良性疾病做胃大部切除手术,近年又出现消化道症状者。

(田明月)

第四节 胸膜间皮瘤

胸膜间皮瘤是原发于胸膜间皮组织或胸膜下间质组织的一种少见肿瘤。根据细胞类型、病变范围和恶性程度,胸膜间皮瘤可分为局限型和弥漫型两种,前者可为良性或低度恶性,后者均为高度恶性。

一、病因和病理

病因未明,目前认为弥漫型间皮瘤大多与石棉接触有关,吸烟可能与石棉接触有协同作用。而局限型间皮瘤则与石棉接触无关。本病与放射线、铍、钚、二氧化钍也可能有关。

胸膜局限型间皮瘤,一般为结节状肿物,从脏层胸膜长出,质坚实,大多为良性,少数可为恶性。胸膜弥漫型间皮瘤起源于胸膜的间皮细胞,主要特征是呈弥漫性的局部扩展,从而使胸膜广泛增厚。少数病例可包裹全肺,亦可累及壁层胸膜。胸腔常有渗液,初为浆液性,以后变为血性液体。间皮瘤常转移至局部淋巴结,但很少侵入肺实质中。镜下所见一部分细胞大而呈乳头样或腺泡状排列,另一部分则为梭形细胞。一般二者常混合存在。胸膜间皮瘤恶性者常可侵入胸壁,并转移至纵隔淋巴结以及腹腔器官。

二、临床分期

1.1995 年国际胸膜间皮瘤小组(简称 IMIG)推出了一个最新的详细的 TMN 分期法(简称 IMIG 分期法),见表 10-5,Butchart 分期法见表 10-6。

表 10-5　恶性胸膜间皮瘤的临床分期

Ⅰ期	$I_a:T_{1a}N_0M_0$　　$I_b:T_{1b}N_0M_0$
Ⅱ期	$T_2N_0M_0$
Ⅲ期	任何 T_3M_0、N_1M_0、N_2M_0
Ⅳ期	任何 T_4、N_3、M_1

表 10 - 6　恶性胸膜间皮瘤的 Butchart 分期法

Ⅰ期	肿瘤局限于同侧胸膜和肺
Ⅱ期	肿瘤侵及胸壁、纵隔、心包或对侧胸膜
Ⅲ期	肿瘤侵及双侧胸腹腔或胸外淋巴结
Ⅳ期	有远处血源性转移

2. 国际胸膜间皮瘤 TNM 分期法

T. 原发肿瘤及范围

T_{1a}肿瘤限于同侧壁层胸膜(包括纵隔和膈肌侧胸膜),不累及脏层胸膜。

T_{1b}肿瘤累及同侧胸膜面(包括壁层或纵隔、膈肌和脏层胸膜)。

T_2 肿瘤累及同侧胸膜面(包括壁层或纵隔、膈肌和脏层胸膜),且累及膈肌或肿瘤自脏层胸膜侵入肺实质。

T_3 局部广泛病变但有切除可能,肿瘤累及所有同侧胸膜面(包括壁层或纵隔、膈肌和脏层胸膜),且累及胸内筋膜或纵隔脂肪,或胸壁软组织,或心包。

T_4 局部广泛病变在技术上有无法切除的可能。

N. 淋巴结

N_x 区域淋巴结无法评价。

N_0 无区域淋巴结转移。

N_1 转移至同侧支气管、肺或肺门同侧。

N_2 转移至隆突下或同侧纵隔淋巴结,包括同侧乳房内淋巴结。

N_3 转移至对侧淋巴结。

M. 远处转移

M_x 远处转移无法评价。

M_0 无远处转移。

M_1 有远处转移。

三、临床表现

(一)局限型间皮瘤

多见于年轻人。大多数局限性恶性间皮瘤有症状,有胸痛、咳嗽、呼吸困难和发热。从未发现合并骨关节病。X 线胸片表现与局限性良性间皮瘤相似,当肿瘤侵犯胸壁可有肋骨破坏。大体检查可见肿瘤坚实有包膜,与良性间皮瘤不同,某些部分可因坏死、出血变得柔软。在 Okike 报告 52 例中有 8 例肿瘤无蒂,其中 4 例起源于脏胸膜,3 例来自壁胸膜,1 例不能确定来源。

局限性恶性间皮瘤切除后存活期决定于切除是否彻底。因此要求手术应进行广泛切除,肿瘤基底部侵及胸壁,单独游离肿瘤有困难,或肋骨亦有破坏时,应做肿瘤并局部胸壁整块切除术及胸壁重建。术时应小心处理切除标本,避免挤压肿瘤造成肿瘤胸膜腔种植,造成术后复发。若不能做到肿瘤完全切除,可行腔内或腔外照射放疗。完全切除后长期存活较好,而不完全切除的中期存活期为 7 个月。

恶性胸膜间皮瘤患者大多数是中年人,60～70 岁更多见,男性患者是女性的 3～5 倍。主要症状有剧烈胸痛、干咳和气短,个别可以有发热。胸痛特点为开始隐痛,以后逐渐加剧直到患者难以忍受。疼痛常常位于病变局部,或放射至上腹部、肩部,以致被误诊为心脏疾病、胆囊炎或肩周炎。咳嗽多为干咳,无痰或痰量很少,很少有痰中带血。气短症状很明显,尤其是活动以后胸闷、憋气加重,休息后缓解。随胸腔积液和肿瘤增大,患者呼吸困难程度逐渐加剧。恶性胸膜间皮瘤患者如不经治疗,最后终因极度呼吸困难窒息死亡。个别恶性胸膜间皮瘤患者出现低热。

体格检查在病初时大多无阳性体征,以后可发现有大量胸腔积液,胸部叩诊呈浊音,呼吸音减低,纵隔移向健侧。病程晚期,胸膜间皮瘤生长很大,充满整个胸膜腔时,胸腔积液变少,肺容量减小,病侧胸壁塌陷,肋间隙变窄,纵隔被牵拉移向患侧。肿瘤侵犯邻近脏器时,可导致上腔静脉综合征,下腔静脉受挤压缩窄可出现肝大、腹水,侵犯喉返神经而声音嘶哑,累及脊椎、肋骨可产生相应部位的疼痛。除了胸部体征外,患者全身表现可有消瘦、贫血、全身衰弱。此外,还可有肺骨关节病,杵状指、趾,周身淋巴结肿大。某些患者在疾病晚期,可发现胸壁肿块,其来源于间皮瘤自胸腔向外长出,也可能因胸腔穿刺后针道种植所致。一般来说,在症状出现到医生确诊之间,延误诊断时间为 4～6 个月。穿刺抽液为黄色或血性积液,涂片检查可发现大量间皮细胞。

（二）弥漫型间皮瘤

多见于中年人。病程可快可慢,可有气短、胸闷、胸痛、咳嗽、消瘦,后期可出现恶病质。可有胸腔积液及胸膜增厚体征。

（三）实验室及其他检查

1. X 线检查

局限型胸膜间皮瘤表现为呈孤立的均匀一致的球状阴影,边缘清楚,但有轻度分叶,常位于肺外周或叶间裂;切线位胸片肿瘤基底贴近胸膜,流体边缘与胸壁呈钝角;恶性者可侵及肋骨及肺,可伴有胸膜腔积液。弥漫型胸膜间皮瘤 X 线检查典型者为胸内侧弥漫性不规则胸膜增厚和突向胸膜腔内的多发性结节,呈波浪状或驼峰状阴影。并发大量胸液者,胸廓呈大片浓密阴影,纵隔向对侧移位。CT 能显示病灶形态、病变范围及胸内脏器累及情况。

2. 其他

胸腔液多为血性,也可为黄色渗出液,非常黏稠,甚至可拉成细丝,堵塞穿刺针头。比重高,可达 1.02～1.028;胸液的蛋白含量高,葡萄糖和 pH 值常降低。胸液透明质酸大于 0.8 g/L,但其缺乏敏感性。胸膜间皮瘤患者脑液多数查不到恶性肿瘤细胞,但常可见大量的间皮细胞。穿刺胸膜活检或胸腔镜直视下活检可明确诊断,前者阳性率近 50%,后者可达 90%。仍不能确诊者可考虑开胸活检。

根据病史及上述症状特点,结合上述检查可作诊断。

四、鉴别诊断

局限型胸膜间皮瘤在一般 X 线平片上,有时呈圆形块状阴影,易与包裹性胸腔积液、结核瘤、肺癌、胸壁肿瘤或纵隔瘤相混淆。作切线位投影摄片,可以初步判定肿瘤是否与壁层胸膜相连。必要时通过 CT 或 MRI 检查鉴别。

弥漫型胸膜间皮瘤不伴胸液者,应与一般胸膜增厚相鉴别,前者呈凹凸不平的结节影或驼峰样阴影,后者沿胸壁有较平整的密度增高影。弥漫型胸膜间皮瘤伴大量胸水者,往往为血性,增长迅速,胸痛剧烈,不发热。结核性胸膜炎常为浆液性,增长慢,胸痛不明显,抽胸水及抗结核治疗后胸水常迅速吸收。

弥漫型胸膜间皮瘤并发血性胸水与周围型肺癌并发血性胸水,临床上很难鉴别,二者均有胸痛与气急,大量胸水又将胸膜或肺内肿瘤掩盖,胸水脱落细胞和胸膜活检是较为可靠的鉴别诊断方法。CT 或 MRI 检查有助鉴别。

五、治疗

(一)手术治疗

早期弥漫型胸膜间皮瘤手术治疗效果良好。根据患者年龄、一般状况、肿瘤组织形态、病期,选择不同的手术方式。手术方式从肿瘤局部切除到胸膜切除,胸膜、肺、淋巴结、同侧心包膜与纵隔切除。术后配合放疗、化疗。局限型间皮瘤范围局限,有包膜,虽然属良性,但有潜在恶性,且可复发转移,故应积极手术治疗。切除后复发不常见,预后较好。个别病例临床呈恶性经过,术后有复发或远处转移,预后较差。故术后患者应每年摄 X 胸片复查。

(二)化疗

化学治疗单一药的有效率不高,其中蒽环类最好,其次是顺铂、丝裂霉素、环磷酰胺、氟尿嘧啶、氨甲蝶呤、长春新碱等。所以目前多采用蒽环类为主的联合化疗。其中疗效较好的是阿霉素加顺铂、阿霉素加环磷酰胺、长春新碱。不含蒽环类的方案效果较好的是丝裂霉素加顺铂,顺铂加大剂量氨甲蝶呤。

(三)放疗

放疗对间皮瘤有一定疗效。早年应用[198]金做胸膜内注射,有的患者可以生存 5 年以上,但以后死于远处转移,由于防护困难,目前已很少应用。体外照射 40 Gy 以上可取得良好的姑息性疗效。50 ~ 55 Gy 照射缓解率 67%,有的患者可以长期存活,但几乎所有患者仍死于复发转移。

(四)对症治疗

呼吸困难是主要症状。给氧与治疗性穿刺抽液可减轻呼吸困难,有时每周要抽液 1 ~ 2 次,一般初次抽液不宜超过 1 000 mL,对大量胸水患者可在抽净胸液后,注入抗癌药物或人工胸膜粘连术(注入四环素、滑石粉悬液等)暂时抑制胸水增长。胸痛系肿瘤侵及胸壁所致,局部可用放疗或适当选用止痛剂处理。

(田明月)

第五节 恶性胸腔积液

恶性胸腔积液(MPE)是晚期恶性肿瘤的常见并发症,其中肺癌占第 1 位,第 2、3 位原因分别为乳腺癌和淋巴瘤,75% 的 MPE 由上述 3 种肿瘤引起。临床上常表现为进行性呼吸困难、咳嗽和(或)胸痛,显著影响患者生存质量,确诊后中位生存时间 3 ~ 12 个月(取决于原发肿瘤的类型和分期)。针对 MPE 适当而有效的局部处理是整个治疗过程中重要的组成部分,可缓解症状、提高患者生存质量并改善其功能状态。

一、发病机制

(一)淋巴系统引流障碍

淋巴系统引流障碍是肿瘤性胸腔积液产生的主要机制。累及胸膜的肿瘤无论是原发于胸膜或转移至胸膜均可堵塞胸膜表面的淋巴管,使正常的胸液循环被破坏,从而产生胸腔积液。另外,壁层胸膜的淋巴引流主要进入纵隔淋巴结,恶性肿瘤细胞在胸膜小孔和纵隔淋巴结之间的任何部位引起阻塞,包括在淋巴管内形成肿瘤细胞栓塞、纵隔淋巴结转移,均可引起胸腔内液体重吸收障碍,导致胸腔积液。

(二)肿瘤细胞内蛋白大量进入胸腔

胸膜上的肿瘤组织生长过快,细胞容易脱落,进入胸膜腔的肿瘤细胞由于缺乏血运而坏死分解,细胞内蛋白进入胸腔,使胸膜腔内的胶体渗透压增高,产生胸腔积液。

(三)胸膜的渗透性增加

恶性肿瘤侵犯脏层和壁层胸膜、肿瘤细胞种植在胸膜腔内均能引起胸膜的炎症反应,毛细血管通透性增加,液体渗入胸膜腔。

(四)胸内压降低、胸膜毛细血管静水压增高

肺癌引起支气管阻塞,出现远端肺不张,导致胸内压降低,当胸膜腔内压由 $-12\ cmH_2O$ 降至 $-48\ cmH_2O$ 将有大约 200 mL 的液体积聚在胸膜腔内。肺部恶性肿瘤可以侵犯腔静脉或心包,引起静脉回流障碍,胸膜表面的毛细血管静水压增高,产生胸腔积液。

(五)其他

原发性肺癌或肺转移性肿瘤引起阻塞性肺炎,产生类似肺炎的胸腔积液;肿瘤细胞侵入血管形成瘤栓,继而产生肺栓塞,胸膜渗出;胸腔或纵隔放射治疗后,可产生胸膜腔渗出性积液;恶性肿瘤消耗引起低蛋白血症,血浆胶体渗透压降低,也导致胸腔积液。

肿瘤性胸腔积液的产生往往是多种因素的综合作用。肿瘤对胸膜的直接侵犯或原发于胸膜的肿瘤引起的胸腔积液,常为血性,胸腔积液中多能找到肿瘤细胞,胸膜活检的阳性率高,一般视为外科手术禁忌证。由阻塞性肺不张、阻塞性肺炎、肺栓塞、低蛋白血症、放疗后以及肺门淋巴结肿大等引起的继发性胸腔积液,在查明胸膜未被肿瘤侵犯的情况下,非外科手术绝对禁忌证。

二、病理生理

异常胸液的产生可以是单一、也可以是多种病因共同作用的结果。目前认为：壁层胸膜是胸液和蛋白进出的主要部位，在胸液的产生和吸收中起主要作用；淋巴引流的改变是造成 MPE 的主要原因，机制为肿瘤阻塞壁层胸膜小孔，或肿瘤淋巴播散造成壁层胸膜通透性增加，或纵隔淋巴结受累合并淋巴管受损。此外，胸腔积液也可由胸膜腔以外的因素造成：如心脏、心包疾患或上腔静脉综合征引起静水压增高；纵隔或胸部放疗损伤淋巴管；阻塞性肺不张可改变胸膜腔内压；恶性腹腔积液通过膈肌淋巴管引起继发性 MPE；肝硬化、结缔组织病、低蛋白血症等影响胸腔积液生成速率，在制订治疗方案时应考虑到以上因素的存在。

三、临床表现

大约 1/3 肿瘤性胸腔积液患者临床上无明显症状，仅在查体时发现胸腔积液。其余2/3 患者主要表现为进行性加重的呼吸困难、胸痛和干咳。

呼吸困难主要由于胸腔内液体占据一定空间，肺脏不能充分膨胀，肺通气受到限制。在大量胸腔积液时，患侧肺脏被压迫萎陷，肺循环不能进行气体交换，从而出现动静脉短路；同时，大量胸腔积液还将纵隔压向健侧，限制了健肺通气，加重呼吸困难。呼吸困难的程度与胸腔积液量多少、胸液形成速度和患者本身的肺功能状态有关。当积液量少或形成速度缓慢，临床上呼吸困难较轻，仅有胸闷、气短等。若积液量大，肺脏受压明显，临床上呼吸困难加重，甚至出现端坐呼吸、发绀等。积液量虽然不很大，但在短期内迅速形成，临床上亦可表现为较重的呼吸困难，尤其是肺功能代偿能力较差的情况下更是如此。大量胸腔积液的患者喜取患侧卧位，这样可以减轻患侧的呼吸运动，有利于健侧肺的代偿呼吸，缓解呼吸困难。

胸痛与肿瘤侵犯胸膜、胸膜炎症和大量胸腔积液引起壁层胸膜牵张有关。持续性胸痛多是壁层胸膜被侵犯的结果；膈面胸膜受侵时，疼痛向患侧肩部放射；大量胸液牵拉壁层胸膜引起胀满感和隐痛。咳嗽多为干咳，因胸腔积液刺激压迫支气管壁所致。其他症状均为晚期肿瘤的表现，如体重下降、乏力、恶病质等。

体格检查可发现患侧呼吸运动减弱，肋间隙饱满，气管向健侧移位，积液区叩诊为浊音，呼吸音消失。另外，消瘦、贫血貌等随病情的进展而出现。

四、实验室及其他检查

1. X 线检查

小量积液显示肋膈角变钝，中等量积液显示有上缘斜凹外高内低的阴影，平卧时整个肺野透亮度减低。大量积液时则整个患侧呈致密影，纵隔推向健侧，包裹性胸腔积液不随体位变动，位于叶间、肺与膈之间。

2. 胸水检查

胸腔积液患者应进行胸腔穿刺抽液，做胸水常规、病原体、生化、脱落细胞及胆固醇、甘油三酯、癌胚抗原、乳酸脱氢酶等检查。

1）渗出液：可由炎症或肿瘤引起。外观草黄色、半透明，比重大于1.018，黏蛋白试验阳性，蛋白定量在25～30 g/L以上，胸液蛋白含量/血清蛋白含量>0.5，细胞数>100×10^6/L，脓胸时白细胞可达(10～15)×10^9/L。中性粒细胞增多提示急性炎症；淋巴细胞为主时多为结核性；而红细胞在5×10^9/L以上时，呈淡红色，可由结核或肿瘤引起。胸液乳酸脱氢酶(LDH)/血清LDH<0.6。

2）漏出液：由心衰、低蛋白血症引起。胸液淡黄色，透明，比重<1.018，黏蛋白试验阴性，蛋白定量低于25～30 g/L，胸液蛋白含量/血清蛋白含量<0.5，细胞数<100×10^6/L，以淋巴细胞和间皮细胞为主，胸液LDH/血清LDH<0.6。

恶性胸腔积液多为血性，甚或血胸，亦有黄色积液，且特别黏稠，易凝固。其为胸膜间皮细胞分泌透明质酸所致。继发性胸液早期为黄色，以后转为血性，亦可早期即为血性胸水。细胞学检查时，间皮细胞>5%者可考虑为间皮瘤。癌细胞在血性胸水中的检出率高达85%，在非血性胸水中则为37.5%。癌细胞检出率高低与肿瘤的类型也有一定关系。

3. 胸膜活检

经皮胸膜活检对鉴别有无肿瘤及判定胸膜肉芽肿病变有一定帮助。拟诊结核病时，活检标本除做病理检查外，尚可做结核菌培养。脓胸或有出血倾向者不宜做胸膜活检。必要时可经胸腔镜进行活检。

4. 超声检查

可鉴别胸腔积液、胸膜增厚、液气胸等。对包裹性积液可提供较准确的定位诊断，有助于胸腔穿刺抽液。

根据上述临床表现及X线和胸液检查可明确诊断。有时胸液原因不明，应先鉴别渗出液或漏出液。通常漏出液应寻找全身因素，渗出液多为胸膜本身病变所致；最常见是结核性胸膜炎，青壮年多见，结核菌素试验阳性，胸液中以淋巴细胞为主。但中年以上患者有胸腔积液，尤其是大量血性渗出液，抽液后又迅速生长者仍考虑肿瘤的可能。

五、鉴别诊断

结核性与恶性胸液常需认真鉴别，两者在临床上均较常见，但治疗与预后迥然不同。恶性肿瘤侵犯胸膜引起胸腔积液称为恶性胸液，胸液多呈血性、大量、增长迅速、pH>7.4，CEA超过10～15 μg/L，LDH>500 U/L，常由肺癌、乳腺癌转移至胸膜所致。结核性胸膜多有发热，pH值多低于7.3，ADA活性明显高于其他原因所致胸腔积液，CEA及铁蛋白通常并不增高。若临床难以鉴别时，可予抗结核治疗，监测病情及随访化疗效果。老年结核性胸膜炎患者可无发热，结核菌素试验亦常阴性，应予注意。若试验阴性且抗结核化疗无效，仍应考虑由肿瘤所致，结合胸液脱落细胞检查、胸膜活检、胸部影像(CT、MRI)、纤支镜及胸腔镜等，有助于进一步鉴别。CT检查诊断胸腔积液的准确性，在于能正确鉴别支气管肺癌的胸膜侵犯或广泛转移，对恶性胸腔积液的病因诊断、肺癌分期与选择方案至关重要。MRI在胸腔积液诊断方面，尤其在恶性胸腔积液的诊断上，可补充CT检查的不足，其特征性显然优于CT。胸膜针刺活检具有简单、易行、损伤性较小的优点，阳性诊断率为40%～75%。胸腔镜检查对恶性胸腔积液的病因诊断率最高，为70%～100%，为拟定治疗方案提供依据。

六、治疗

恶性胸腔积液系最常见的胸腔积液之一。其中肺癌、乳腺癌、淋巴瘤、卵巢癌的转移是恶性胸腔积液最常见的病因。

1. 全身性抗肿瘤化学治疗

恶性胸腔积液病变局限于胸腔局部（除原发胸膜恶性肿瘤外），因此，对于全身性抗肿瘤化疗较为敏感的恶性肿瘤，如小细胞肺癌、恶性淋巴瘤、乳腺癌等经全身性化疗约1/3患者胸积液消失。

2. 局部治疗

主要包括胸腔积液引流并胸腔内注药、放射治疗、手术治疗及胸腹分流术等。

1）排除胸腔积液：原则是在机体能耐受的情况下，尽可能一次将胸腔积液排除干净，以使药物能充分与胸膜接触，发挥抗癌作用。排除胸腔积液的方法包括胸穿抽液和胸腔闭式引流。由于后者能比较缓慢彻底地将胸腔积液引流干净，故临床应用越来越广泛。

2）胸腔局部用药

（1）抗癌药：常用的有顺铂（DDP）、卡铂（CBDCA）、博来霉素、阿霉素等。DDP是一种广谱抗癌药，不经肝脏分解代谢，可直接杀伤胸膜表面及胸腔积液中游离的癌细胞，被广泛用于各种恶性胸腔积的治疗，有效率在80%以上。DDP是一种细胞周期非特异性药物，疗效与剂量成正相关，即浓度越高，抗癌作用越强，为进一步提高DDP治疗恶性胸腔积液的疗效。近年来应用"双路疗法"，即在胸腔内注入大剂量DDP（$80 \sim 100 \ mg/m^2$）的同时，全身静脉应用硫代硫酸钠（STS）解毒。STS活泼的巯基和DDP共价结合，使经胸膜吸收入血的DDP灭活，从而大大减轻PDD的全身毒不良反应而并不影响DDP的局部抗癌作用，据文献报告"双路疗法"治疗恶性胸腔积液的有效率为85%～96%，DDP的主要毒性为肾脏损害和消化道反应，采用水化利尿和应用解毒剂（STS）能明显减轻肾毒性的发生率。在注入DDP之前15分钟静注恩丹西酮8 mg，可大大降低DDP呕吐的发生率。CBDCA为第二代铂金化合物与DDP相比，抗瘤谱相似，其优点是肾毒性和消化道反应轻，不需水化利尿及应用解毒剂，使用方便，用法为400～500 mg胸腔内注入，每周1次。此外，博来霉素、足叶乙苷也可用于恶性胸腔积液的治疗。

（2）胸膜硬化剂：胸膜硬化剂能使脏层和壁层胸膜发生无菌性炎症，使胸膜腔粘连闭锁，从而达到控制胸腔积液目的，常用的药如下。

四环素：是目前最常用的硬化剂。可使胸液的 pH 值显著降低，胸膜间皮细胞破坏、胸膜纤维化粘连。用法为 0.5～1.0 g/50～100 mL 生理盐水，在胸腔插管胸水完全引流后注入胸腔，其有效率达80%。注药时疼痛较著者，可用1%普鲁卡因 10 mL 或利多卡因 100 mg 稀释后注射，以减轻疼痛。

阿的平：100～200 mg/20～40 mL 生理盐水，胸腔内注入，每日1次，连续2～5天（或单次剂量 1 500 mg），总量达 400～2 000 mg。

滑石粉：10 g/250 mL 生理盐水1次注入胸腔，或以滑石粉2～5 g直接从胸腔镜喷于胸膜表面。缺点是疼痛较剧，有时需在全麻下进行。

（3）胸腔内注入细菌或病毒性生物缓解调变剂（BMR）：此为近年来探索使用于治疗

恶性胸液较为成功的方法。其共同作用为使胸膜产生化学性炎症,由于纤维性粘连,使胸腔闭锁;以嗜中性白细胞为中心,其他如巨噬细胞、自然杀伤细胞等效应细胞之诱导,产生抗肿瘤作用。目前常用制剂如下。

短小棒状杆菌疫苗(CP):CP 是一种厌氧的革兰阳性杆菌,其细菌壁的类脂质有显著的免疫刺激作用。对恶性胸液的有效率为 70% ~ 100%。用法为 7 ~ 14 mg + 生理盐水 20 mL,每周 1 次,胸腔内注入。待胸水减少或包裹时也可改为肌内注射(以 0.5 ~ 2 mL 注射用水溶解)。

OK - 432:此系溶血性链球菌制备的一种免疫制剂。常用剂量为 5 ~ 10 kE/生理盐水 40 ~ 100 mL 胸腔内注入。有报告,OK - 432 与其他抗癌药物(如阿糖胞苷、MMC)使用,其疗效显著,比单用抗癌药物为佳。

沙培林:沙培林是一种经青霉素处理的 β - 溶血性链球菌低毒株冷冻干燥剂。类似 OK - 432。常用剂量为 5 ~ 10 kE/生理盐水 10 ~ 20 mL,宜从小剂量开始逐渐递增。沙培林对恶性胸液的缓解率达 85%。

其他:用于胸腔内注射的免疫制剂尚有干扰素、白细胞介素 - 3、卡介苗、细胞壁骨架及奴卡氏菌细胞壁骨架等。

(4)放射性核素:放射性核素一方面能直接作用在浆膜表面,使其产生纤维增厚,局部微小血管及小淋巴管闭塞,另一方面能直接杀死胸腔积液中游离的癌细胞。常用的放射性同位制剂有 ^{32}P 和 ^{198}Aa。由于使用放射性同位素需要特殊的防护措施,同时对引流出来的胸腔积液也要作相应处理,并存在骨髓抑制等不良反应,故放射性同位素的应用越来越少。

3. 放疗

对放射线敏感的肿瘤(恶性淋巴瘤、中心型肺癌)所引起的中央性胸腔积液,特别是气道被肿瘤阻塞者应采用局部姑息性放疗,据统计有效率达 80%。

4. 手术治疗

对于胸腔闭式引流及胸腔内药物注射治疗措施仍不能控制症状者,肺萎陷或剖胸探查或肺肿瘤切除时及时发现胸水者,可行胸膜剥离切除术。

1)外科胸膜融合及胸膜切除术:采用开放性胸膜切除或胸膜划痕方法可控制胸水复发,有效率达 95%,但由于需要开胸手术,存在 23% 的并发症发生率和 6% ~ 18% 的死亡率,故较少采用。对于预期生存期较长,其他消除胸腔积液的方法无效,并有胸膜增厚、肺脏膨胀受限的患者,可以采用这种术式。

2)胸—腹分流:Denver 胸腹分流装置是由一个带有瓣膜的泵腔和有孔的胸腔、腹腔硅胶管组成。用人工挤压方法,使胸腔积液逆向腹腔—胸腔压力梯度转运,瓣膜保证液体不能反向流动。胸腹分流适用于化学粘连术后反复胸腔积液或因心、肺功能不全无法承受开胸术的患者。Ponn 等曾对 17 例顽固性胸腔积液患者应用胸腹分流装置,其中 15 例为癌症患者,所有患者的临床症状均得到不同程度缓解。胸—腹分流装置容易被胸液内的沉渣和脱落的组织堵塞,另外,应用胸—腹分流装置最棘手的问题是随胸腔积液引流入腹腔形成肿瘤的种植。

(田明月)

第六节　贲门癌

贲门癌是发生在胃贲门部,是食管胃交界线下约 2 cm 范围内的腺癌。2000 年世界卫生组织将贲门癌称为食管—胃交界腺癌。按 2018 年 AJCC 颁布的第八版 TNM 分期标准,贲门癌是指食管胃交界线下约 2 cm 范围内的腺癌。①肿瘤侵犯胃食管结合部但中心位于胃食管交界线以下 2 cm 以外区域;②肿瘤中心位于胃食管交界线以下 2 cm 以内,但肿瘤未侵及胃食管交界线的,应按照胃癌标准进行分期;③肿瘤侵及胃食管交界线且中心位于胃食管交界线 2 cm 以内的,应按照食管癌标准进行分期。幽门螺杆菌感染与胃远侧部位肿瘤发生关系密切,饮酒和吸烟是贲门癌发病的重要因素。中国贲门癌的死亡率和发病率在各类恶性肿瘤中位居前列。有资料表明,贲门癌的死亡率约占总死亡率的 12% 左右。而在河南的鹤壁市郊、林州市等食管癌高发地区,贲门癌引起的死亡达居民总死亡原因的 20% 。

一、病因

贲门癌与以下因素有关。

1. 贲门失弛缓症、贲门黏膜上皮增生、反流性食管炎等食管慢性炎症。

2. 人体外环境中微量元素锌、钼、镍、铜的含量低。

3. 食用亚硝胺化合物含量高的某些食物和饮用水的人群发病率高。

4. 热、硬、粗、辣食物,饮酒,吸烟及营养缺失等与发病有关。

5. 经常食用霉变食物可诱发贲门癌或鳞癌,霉菌与亚硝胺有促癌作用。

6. 遗传易感性。

二、病理

(一)大体分型

1. 进展期

胃肠道分型一般沿用 Borrman 分型,其基本分类的蕈状、溃疡Ⅰ型、溃疡Ⅱ型与浸润型。我国作者据此对贲门癌分为 4 型。

1)隆起型:肿瘤为边缘较清晰的向腔内隆起的肿块,呈菜花、结节巨块或息肉状,可有浅溃疡;

2)局限溃疡型:肿瘤为深溃疡,边缘组织如围堤状隆起,切面与正常组织境界清晰;

3)浸润溃疡型:溃疡之边缘不清晰,切面与周围组织分界不清;

4)浸润型:肿瘤在贲门壁内浸润生长,受累处均匀增厚,与周围组织无界限,周围黏膜常呈放射状收缩。

大体分型与组织学类型有关,1)、2)两型以高分化腺癌和黏液腺癌较多。浸润溃疡型中低分化腺癌及黏液腺癌的比例增多。浸润型则多数是低分化弥漫型的腺癌或黏液腺癌。外科治疗预后以隆起型最好,局限溃疡型第二,浸润溃疡型较差,浸润型最差。

贲门腺癌的组织学类型主要有二类:腺癌与有明显黏液分泌的黏液腺癌。此二类又根据分化程度各自分为高分化、低分化和弥漫型三个亚型。分化程度之高低与手术预后关系密切。除了腺癌与黏液腺癌、贲门癌还有一些少见的组织学类型,如腺鳞癌、未分化癌、类癌(嗜银细胞癌)以及癌肉瘤等。

2. 早期

早期贲门癌大体形态与胃其他部位和食管的早期癌相似。可以简单分为三型,①凹陷型:癌瘤部黏膜呈不规则的轻度凹陷,有少数为浅溃疡,与周围正常黏膜分界不明确,镜下分化常较差;②隆起型:癌变部黏膜增厚粗糙,稍有隆起,部分表现为斑块、结节或息肉状,以高分化腺癌占多数;③隐伏型:病变部黏膜颜色略深,质地略粗,此外大体无明显改变,经组织学检查始确诊,是3型中比较最早的形态。

(二)贲门癌的组织发生

过去胃癌的组织发生学中,胃溃疡、胃息肉(腺瘤)及慢性萎缩性胃炎皆被认为是胃癌的癌前期病变。近年的研究发现上述几种情况发生癌变的机会很小。特别是在贲门部这三种情况比胃的其他部分更少发生。所以显然与贲门癌的组织发生关系不大。

目前比较被承认的观点是贲门癌起源于贲门腺的颈部干细胞,因有多方向分化的潜能,可以形成具有贲门或腺上皮特点的腺癌。多数贲门癌的光镜、电镜和组化研究发现是混合型,是该观点的有力支持,不典型增生是贲门癌的癌前病变,它也是在上述与贲门癌发病有关的溃疡、息肉、萎缩性胃炎共有的关键病理过程。当它们发生不典型增生的改变时才可能癌变,其中结肠型化生多数具有不典型增生的性质。

三、临床表现

临床常把贲门肿瘤同胃肿瘤或食管肿瘤混在一起。早期患者无明显不适,随病情发展及肿瘤范围的扩大,逐渐开始出现异常感觉。但这种感觉仍不会影响生活起居,不易引起患者警觉。贲门肿瘤的早期症状为:

1. 出血

食管癌、贲门癌患者有时也会呕血或便血,贲门癌的肿瘤可浸润大血管而发生致命性大出血。

2. 疼痛

胸骨后或背部肩胛区持续性钝痛,表示贲门癌的癌外侵,引起食管周围纵隔炎,贲门癌引起的疼痛也可以发生在上腹部,应注意贲门癌的肿瘤有穿孔的可能。

3. 梗阻

贲门癌患者还可有持续呕吐黏液,这是食管癌的浸润和炎症反射性地引起食管腺和涎腺分泌增加所致,黏液积存于食管内可以导致反流,引起呛咳,甚至发生吸入性肺炎。这也是贲门癌的临床表现之一。

4. 吞咽困难

是贲门癌临床表现中较典型的症状,一般出现此症状说明肿瘤已侵及食管周径2/3以上,常伴有食管周围组织浸润和淋巴结转移,总趋势是进行性加重,呈持续性。

5. 体重下降、消瘦

患者因进食困难,营养不良,身体消瘦,肿瘤广泛转移后会出现厌食症状。

6. 声音嘶哑

常是肿瘤直接侵犯或转移淋巴结压迫喉返神经所致。

7. 初期症状

①胸骨后胀闷或轻微疼痛。这种症状并非持续发生,而是间歇性或在劳累后及快速进食时加重;②吞咽食物时的异物感;③吞食停滞或顿挫感;④胸部胀闷或紧缩感,且常伴咽喉部干燥感;⑤心窝部、剑突下或上腹部饱胀和轻痛,以进干食时较明显,呈间歇性。

8. 中期症状

介于早期症状和晚期症状之间,呈进行性发展。有中度恶病质,贫血、水肿、全身衰竭,肝、肺、脑等重要器官转移及腹腔、盆腔转移,引起腹水甚至血性腹水,肝功能衰竭,昏迷,消化道梗阻等。

9. 晚期症状

中晚期患者可见贫血、低蛋白血症、消瘦甚至脱水。如果腹部出现包块、肝大、腹水征、盆腔肿物(直肠指检),均显不适于手术的征象。晚期病例除吞咽困难,还可出现上腹和腰背持续隐痛,表明癌瘤已累及胰腺等腹膜后组织,是手术禁忌证。除食管癌的症状外,贲门癌的其他症状如下:①咽下障碍(包括喝水);②上腹部有沉重感;③上腹部疼痛;④恶心、呕吐;⑤逐渐消瘦。

10. 并发症

多数是食管癌的并发症及压迫症状。如肿瘤侵及相邻器官,可发生食管气管瘘、纵隔脓肿、肺炎、肺脓肿及主动脉穿孔大出血等。转移淋巴结压迫气管引起呼吸困难,压迫喉返神经引起声音嘶哑,压迫膈神经可引起膈肌矛盾运动。

四、辅助检查

贲门癌诊断在临床上主要有X线钡餐造影检查,内腔镜检查,B超检查,CT检查等几种常用的诊断方法,其中X线钡餐造影检查是贲门癌重要诊断方法。

1. X线钡餐造影检查

X线钡餐造影检查是贲门癌重要诊断方法。早期表现为细微的黏膜改变,可以发现溃疡龛影以及不很明显的充盈缺损。晚期贲门癌X线观察非常明确,包括软组织影、溃疡、充盈缺损、黏膜破坏、龛影、下段食管受侵、贲门通道扭曲狭窄,以及胃底大小弯胃体都有浸润胃壁发僵胃体积缩小。在早期X线钡餐造影检查中必须进行纤维胃镜检查合并涂刷细胞学及活检病理才能确诊。

2. 内腔镜检查

纤维食管镜或胃镜均可以作为诊断贲门癌的重要的检查方法。可以了解病灶发生的部位、长度、食管狭窄程度等的诊断。贲门癌没有明确确诊时应在短期内做内腔镜复查。

3. B 超检查

贲门部 B 超检查可以发现贲门癌的位置、形态、大小、与周围组织关系以及癌肿浸润食管深度及附近淋巴结是否肿大能显示清楚,有助于贲门癌和食管癌的早期诊断。

4. CT 检查

贲门癌的 CT 检查能够了解贲门部与食管及周围脏器的关系。肿瘤浸润的情况、大小、部位、食管壁的增厚,上段食管扩张,淋巴结及远处脏器转移等情况。有利于贲门癌与食管癌的诊断和鉴别诊断。

5. 细胞学检查

细胞学检查又称拉网细胞学检查;贲门癌的细胞学检查的阳性率低于食管癌。对具有反复使用钡餐透视及纤维镜检查未能发现病灶或有可疑病灶而未能确诊者,进行拉网细胞学检查,能提高检出率,拉网细胞学检可为诊断提供很好的依据。

五、诊断

1. 早期咽食有异物感,吞咽时有顿挫感,常伴咽干燥感。还会有胸闷或紧缩感,胸骨后不适或疼痛。中期还会有疼痛和消瘦的症状。晚期可出现低蛋白血症、贫血、体重减轻及恶病质。

2. X 线钡餐造影检查、内镜检查、病理学检查是贲门癌的确诊方法。

六、鉴别诊断

贲门癌的鉴别诊断包括贲门痉挛(贲门失弛缓症)、食管下段慢性炎症导致的狭窄,以及贲门部消化溃疡等。贲门痉挛病例的临床特点是年轻、病史长、吞咽困难病史长,但仍能保持中等的健康状况。X 线食管造影可见对称光滑的贲门上方漏斗形狭窄及其近侧段食管高度扩张。

下段食管炎常伴随有裂孔疝及胃液反流,患者有长期胃灼热、反酸史,体态多矮胖,炎症时间长引发瘢痕狭窄,出现吞咽障碍。X 线钡餐表现下段食管贲门狭窄,黏膜可以不整,食管镜检查见到炎症肉芽和瘢痕,肉眼有时与癌不易区分。反复多点活检如一直为阴性结果,可以确诊。

七、并发症

多数是食管癌的并发症及压迫症状。如肿瘤侵及相邻器官,可以发生食管气管瘘、纵隔脓肿、肺炎、肺脓肿及主动脉穿孔大出血等。当转移淋巴结压迫气管引起呼吸困难,压迫喉返神经引起声音嘶哑,压迫膈神经可引起膈肌矛盾运动。

八、治疗

(一)手术治疗

1. 手术适应证

迄今为止,手术治疗是公认的贲门癌的首选治疗。由于其组织学为腺癌或黏液腺癌,放射治疗几乎无效,化学治疗效果也甚微。贲门癌手术适应证:

1）经 X 线、细胞学及内镜确诊。

2）超声检查、腹部 CT 或腹腔镜检除外淋巴结、肝、肾上腺、网膜、腹膜及盆腔转移，无腹水。

3）一般情况中等以上，无重大心肺或其他脏器合并症。

2. 手术的禁忌证

1）肿瘤范围广泛或侵及相邻的重要器官，如肝脏、胰腺及主动脉等，已不能将癌完整切除者。

2）已有肿瘤远处转移的征象，如骨骼、肺、肝、肾、脑等转移及腹腔血性腹水者。

3）重要脏器有严重合并症，如肺功能低下、心脏疾病伴心力衰竭或半年以内的心肌梗死等，不能耐受手术者。

4）高度恶病质者。

3. 术前准备

1）食管高度梗阻者，术前 3 天冲洗食管。

2）入院后即口服食管消炎药。

3）加强营养，纠正水、电解质紊乱。

4）结肠移植者则按结肠癌准备。

4. 手术方法

食管下段癌及贲门癌切除术。

1）切口：左胸后外侧第 7 肋间或肋床切口。

2）左肺下叶向前上方牵开，于心包和胸主动脉之间纵行剪开纵隔胸膜。

3）用手指掏出食管下段，套以纱布条牵引。应尽量避免损伤对侧纵隔胸膜。

4）探查病变。注意肿瘤的部位、大小；与前方有无浸润；纵隔内有无淋巴结的转移等。明确肿瘤可切除后，则应暂停对食管的游离。

5）于肝左叶和脾之间切开膈肌。切开时应妥善止血，同时避免损伤膈神经。

6）探查腹腔脏器有无转移，特别注意肝、脾及胃左动脉周围淋巴结有无转移。

7）打开胃结肠韧带，逐一钳夹、切断、结扎胃网膜左动脉及胃短动脉。

8）游离胃小弯。于胰腺上缘分离出胃左动脉，钳夹后切断，近心端结扎并缝扎。其周围淋巴结均应清除。处理以上胃血管时，随时注意，避免损伤胃大小弯侧的边缘血管弓。

9）距离肿瘤边缘 5 cm 以远切断胃。切面呈斜形，多保留胃大弯。

10）胃远侧端先用连续（或间断）全层缝合，然后间断浆肌层缝合。

11）食管胃端侧吻合：胃底前壁近大弯侧和距肿瘤上缘 5 cm 以远处的食管，作为吻合平面。第 1 排用细丝线间断缝合食管后壁肌层与胃底前壁浆肌层 5 针，针间距 0.3 cm。全部缝完后再打结。

12）距此排缝线 1 cm 处，对应于食管的宽度切开胃壁浆肌层，缝扎黏膜下血管。剪开黏膜，吸尽胃液。以同边距剪开食管后壁肌层，其黏膜应多保留 0.3 cm。

13）第 2 排行间断全层缝合。一般 8～10 针，针间距 0.3 cm，边距 0.5 cm。要求两缘黏膜整齐对拢。胃管经吻合口送入胃，达幽门区。

14）第 3 排缝线自吻合两端向中间边剪除食管前壁边行间断全层内翻或外翻缝合。

15）最后间断缝合食管肌层与胃浆肌层。一般 5 ~ 7 针,距上排缝线 1 cm。吻合口形成一套叠样人工瓣膜,可减少术后的食物反流。

16）食管胃端端吻合:因胃大弯延展性极大,断胃后,保留胃远端大弯侧切口 3 ~ 4 cm 暂不缝合,作为胃作的吻合口。小弯侧缝合后,残胃自然呈管状。食管与胃大弯行端 端吻合,方法与食管胃端侧吻合相同。

17）粗丝线缝合膈肌,胃壁与膈肌切缘用细丝线间断缝合固定,针距 1 cm。应注意勿损伤或压迫胃壁血管弓。

18）冲洗胸腔,安置闭式引流管,放置抗生素,缝合切口。

5. 术后处理

1）持续胃肠减压,待肠蠕动恢复后拔除胃管,进少量流质。逐日增加至全量。

2）静脉中补充水及电解质,加强营养支持。

高老龄食管癌、贲门癌的发病率近年来相对增加,这是随着社会的发展和人们生活水平的提高,人口预期寿命延长,老龄社会悄然而至的结果。一般将 60 ~ 70 岁称老龄,70 到 80 岁称高龄,80 岁以上称超高龄。高老龄患者群在生理、心理及社会生活方面有其特殊性,有关的治疗问题应予以重视。

近年来随着麻醉技术、手术器械设备、材料药品以及围手术期监护手段的进步,高老龄食管癌、贲门癌的手术指征较以往扩大了许多。但手术适应证的扩大,使术后并发症也相应增多。术后 30 天内的手术死亡,多在这一年龄组中。手术并发症与手术死亡的增加一方面与开胸大手术的高打击及重创有关,另一方面也与高老龄食管、贲门癌患者身体状况较差,既往病史多较复杂,常同时合并有多种脏器疾病等有关。

高老龄患者较常见的合并症有营养不良、贫血及糖尿病;心脑血管和呼吸系统系统疾病;陈旧的胸腹腔疾病及外科手术经历、多脏器潜在的亚临床低功能状态、长期吸烟饮酒、心理及社会家庭方面的某些不确定因素也都会对术后带严重的影响。其至一些看似普通的并发症也会成为高老龄患者生命不可逾越的障碍。常见的术后并发症,在肺部方面有肺炎包括感染性及吸入性肺炎、肺不张、肺水肿、呼吸衰竭等;心脏血管方面有各种房性或室性心律失常、高血压、心力衰竭、心肌梗死、深静脉栓子脱落致肺栓塞等;其他包括低蛋白血症、糖尿病相关并发症等致吻合口、伤口水肿愈合不良、重症感染包括霉菌感染以及多脏器衰竭等。

因此,对于高老龄患者在治疗上应严格区分、认真对待。在经过详尽的术前检查,充分了解患者心肺及其他脏器功能的基础上,术前认真查房讨论,综合评价患者的病情及身体状况,特别是抗手术打击能力。同时要了解患者及家属对治疗费用的经济承受能力。制定适宜的不同个体化治疗方案。

对于一般身体情况较好,手术切除的可能性及把握性较大,特别是能够根治性切除的患者,应积极交代及解释病情,充分做好手术前准备;包括治疗及缓解心肺等脏器疾病,改善营养状况,纠正贫血及低蛋白血症,呼吸功能训练等以争取手术治疗。术中尽量减少手术打击,最少出血,轻柔操作,缩短手术时间。要与麻醉师良好配合,加强呼吸道管理,尤其是拔管前彻底吸痰。

手术后严密监护,充分雾化有效排痰,经常拍背揉腿,鼓励床旁活动。对于具有血液高凝倾向的患者,可在术后给予丹参等预防深静脉血栓形成。由于高老龄患者心肺储备功能不足,手术后容易出现心肺并发症,一定要及时处理,包括必要时的气管镜吸痰、气管切开以及机械通气辅助呼吸等。

有些患者,入院前由于较长时间食管梗阻进食困难,营养状况很差。入院后即给予鼻饲高热量营养如豆奶、肉汤等,以迅速提升身体状况,增强对手术打击的耐受能力。手术后翌日,即经鼻饲营养启动肠道功能,质与量逐步增加。一般术后 5 天开始进食,9 天开始细烂面条。

这可避免手术后输注血、血浆及蛋白等,减少术后长时间大量肠道外营养带来的并发症,也降低了治疗费用。针对高老龄食管胸中下段癌手术,我们采取经食管床上提胃,从主动脉弓后、弓上与食管机械吻合,手术后胃居于纵隔食管床内,避免了术后常见的胸胃综合征,减少了肺功能的损失。这种术式尤其适合低心肺功能及超高龄患者。

部分高位病变,包括颈段及高位胸上段食管癌,在保证肿瘤外科治疗根治性原则的基础上,采用左颈上腹正中二切口食管拔脱术,避免了开胸操作,提高了安全性;或采用经右胸后外侧一切口,经食管裂孔游离胃,右胸超胸顶食管胃吻合,避免了创伤较大的常规左颈、右胸后外侧及上腹正中三切口手术。将胃经胸骨后比经食管床上提颈部吻合,对心肺功能的影响要小得多。对于既往曾行胃大部切除的残胃食管癌,可采取将残胃、脾、胰尾拉入胸腔食管胃弓下吻合的方式,必要时可用结肠代食管。部分病变位置较高较长,可能外侵气管膜部或大血管,龛影较大将穿孔的髓质型或溃疡型食管癌,术前可给予半量放疗(4 000 rad),会提高手术切除率,增加手术的安全性。

在贲门癌手术方面,采用经胸腹联合小切口(长 10 ~ 12 cm)轻创手术入路,保留食管裂孔及膈肌,使手术操作更为简便容易,对腹腔胃左血管旁的淋巴结清扫也更为彻底,提高了手术的根治性。比起常规单纯开胸方式明显缩短了手术时间,术后伤口疼痛较轻,易于咳嗽排痰,减少了肺部并发症。一旦术中发现需要全胃切除,稍微扩大切口,即可方便地完成操作。

对于贲门癌全胃手术,采用 R - Y 全机械吻合闭合方式,减少了手术时间和术后并发症,效果很好。一些肺功能很差不能耐受开胸打击,以及左胸腔粘连闭锁经胸入路将会极为困难或造成严重创伤的患者,可以采用经上腹路径手术,但要注意上切缘应足够大,即对于食管胸下段的切除应足够长,以保证上切缘的干净。

根据"生物—心理—社会"医学模式,患者在完成医院治疗后,要在医护人员和家人的帮助下,进行必要的心理调整,要鼓励患者回到正常人群生活中来,开始新生活,树立战胜疾病的信心和勇气。要注意术后生活质量,应少量多餐。患者出院一段时间后,面色红润,体重增加,则表示营养状况较佳,身体恢复良好。术后定期复查,也不可忽视。

对于病期较晚,具有手术的绝对或某些相对禁忌证,或由于心理情绪、经济等各种原因不能手术的患者,也应积极的想方设法给予治疗。WHO 曾提出对于晚期肿瘤治疗的三个目标"减少痛苦、改善生活质量、尽最大可能延长生命"。在对症治疗的基础上,我们采用先安放食管或贲门记忆金属支架,解决进食问题后,再给予放疗或进行其他综合治疗,达到了上述三个目标,又节省了治疗费用,减少了不必要的痛苦,受到了患者和家属的欢迎。

6. 术后并发症

贲门癌手术后常见的并发症主要有出血,常常是由于患者的凝血功能障碍或者结扎的血管脱落导致的出血。对于小范围的出血,临床上不需要特殊处理,比较大的出血可能需要给予药物治疗,必要时再次行手术治疗。

感染,由于贲门癌是一个消化道手术,而消化道内有大量的细菌,因此会出现术后的感染,术前给予抗感染治疗可以降低患者感染的概率。

吻合口瘘,常常是由于患者的营养功能不良或者术中切口张力比较大,导致的这种情况,这个时候治疗上需要给予禁食水,营养支持对症处理,并且给予抗感染治疗。粘连性肠梗阻主要是由于消化道重建以后瘢痕形成导致的这种情况,术后早期的下床活动可以降低发病的概率。

(二) 中医治疗

贲门癌中医中药治疗配合贲门癌手术治疗有着很好的疗效。由于贲门癌对放射治疗几乎无效,化学治疗效果也不很理想,所以术后采用贲门癌中药治疗在临床上广泛应用。中医学没有贲门癌的名称,该病在中医属于噎膈证的范畴,中医认为,贲门癌发病原因为阳气虚弱,机体功能下降,治疗宜温阳益气,扶助正气,提高机体功能,所以治疗主方要体现这一中医治疗原则。

贲门癌的分类不同,治疗方法也各不相同,这就是中医治疗贲门癌的辨证施治原则,一人一方,因人而异,但治法主要是疏肝理气、降逆化瘀、活血化瘀、软坚散结、扶正培本、生津润燥、清热解毒、抗癌止痛、温阳益气等。现对贲门癌的分类与治疗方式介绍如下:

1. 哽噎型

症状单纯,轻度哽噎或吞咽不利。X 线检查多属早、中期髓质型、蕈伞型贲门癌。舌质黯青,苔黄白,脉弦细。

治法:抗癌散结,理气降逆,温阳扶正。

2. 痰湿型

吞咽困难,痰涎壅盛,胸咽噎塞,膈肋胀满,浊气上逆,舌质黯青,舌体肥大,周有齿印,苔白厚腻多津,脉象滑细。X 线检查多为晚期髓质型、缩窄型贲门癌。

治法:温阳益气,健脾祛湿,降逆化瘀。

3. 血瘀型

症状除吞咽不利外,以胸痛为主,且痛有定外,或伴口臭等。X 线检查多为中、晚期髓质型、溃疡型贲门癌。舌质紫黯,舌面有瘀点或瘀斑,舌下静脉怒张,舌苔黄腻,脉沉涩而紧。

治法:活血化瘀,温阳益气,通经止痛。

4. 阴枯阳衰

病期已晚,咽下困难,近于梗阻,呕恶气逆,形体消瘦,气短乏力,烦热唇燥,大便干如粪,舌质黯绛,瘦小,少苔乏津或无苔,也有苔黄黑干而裂者,脉细数或沉细无力。

治法:滋阴温阳,补气养血。

5. 气滞型

早期贲门癌的表现,无明显吞咽困难,只为吞咽时感食管内挡噎、异物感或灼痛,胸郁闷不适及背部沉紧感,时隐时沉的吞咽不利感。X线检查主要为早期贲门癌的病变,舌质淡黯,舌苔薄白,脉弦细。

治法:疏肝理气,温阳益气,扶正抑瘤。

6. 壅阻型

咽下完全梗阻或近于全梗阻,干呕或伴口吐黏液,舌绛干裂或黯淡胖太多津,苔黄而厚腻或少苔,脉沉细。

治法:开道通管,疏壅透膈。

九、康复与防控

1. 改掉吸烟饮酒的习惯,改良水质,减少饮水中亚硝酸盐的含量。

2. 不要吃的太烫,饮食太烫容易烫伤食管和胃黏膜,引起炎症,时间长了,就会慢慢从炎症转变为癌症。

3. 有人喜欢蹲着吃饭,这样腹部的压力比较高,食物滞留在食管和贲门的时间比较长,这可能和食管癌、贲门癌的发生有关。

4. 要普及防癌知识,提高防癌意识。对易感人群进行检测,对高危人群要定期进行防癌体检。

5. 积极治疗食管上皮增生、食管炎、贲门失迟缓症等与食管癌、贲门癌发生相关的疾病。

6. 吃饭别太快,要细嚼慢咽。吃饭太快,食物没有很好的嚼碎就咽下去,不仅不利于消化,而且会刺激食管和胃黏膜。

7. 提倡多吃新鲜的蔬菜和水果,尽量少吃腌制的泡菜、咸菜、酸菜等。不食用发霉变质的食物,尤其是发霉的花生、玉米等,其中含有大量致病的黄曲霉毒素。不要吃过于粗糙的食物,最好少吃油煎油炸食品,这些食品都不容易嚼碎,应增加一些优质蛋白质食品,比如鸡蛋、牛奶等。

8. 贲门癌是完全有可能治愈的,因此您对自己的病情和治疗期间的不良反应要有正确的认识,务必保持乐观开朗的情绪,坚信自己一定能够战胜疾病。只有调整心态,树立信心,积极配合治疗,才能调动身体内部的抗病机制,消极悲观对康复是非常不利的。

9. 出院后可继续半流质饮食,如藕粉、蒸蛋、麦片粥、大米粥、烂糊面等,逐渐由稀变稠,术后一个月左右可过渡到软食乃至正常饮食。注意少食多餐,根据需要每天可进餐5~8顿,进食时要细嚼慢咽。不要忌口,各种食物只要是清淡、新鲜、富于营养、易于消化的都可以吃,不吃辛辣刺激和不易消化的食物,禁烟酒。

10. 不要躺着进食,饭后不要马上平卧,可适当散步30分钟后再睡觉,睡觉时将上半身垫高30°,尽量朝向手术的一侧睡觉。

11. 对于反酸、易饱胀、呛咳等不适感,不必紧张,因为切除了贲门,加上胃肠排空功能减弱,所以胃肠内的食物和胃液有时会反流到食管引起不适,经过上述的饮食和体位的调整措施后,一般可以缓解,如仍不能缓解,可以服用一些药物如奥美拉唑、多潘立酮等加以控制。如果有腹泻症状,往往与手术后胃肠功能紊乱有关,除了注意食物要清洁以外,应避免进食油腻食物,以免加重腹泻症状,经过饮食调理后,如仍不能控制腹泻,可服用一些止泻药物。如果感觉手术伤口有针刺样疼痛和麻木感,与手术时切断了胸壁的神经有关,您要耐心,数月后,这种不适感才会慢慢消退。

12. 应坚持长期定期随访。术后两年内每 3~4 月复查一次,之后每半年复查一次,至第五年后可延长至每年复查一次。医生会给您复查胸片、胸部 CT、腹部 B 超等,根据需要还可能行全身骨扫描、MRI 等其他检查。

13. 如果需要接受术后化疗,一般于术后 1 月左右开始。化疗前半小时可注射止吐药物减少胃肠道反应。化疗一般需每月重复 1 次,视情况可能需要 2~6 次。每次化疗前应验血查血常规和肝、肾功能,若白细胞 <3.5×10^9/L 或肝肾功能异常,则应暂时中止化疗。每次化疗后间隔 3~4 天应复查血常规,至少查 4 次,如有异常随时复诊。

14. 如果医生告诉需要接受放疗,应听从放疗科医生的安排,每日坚持放疗,一般于术后 3~4 周开始,疗程需要 2~6 周时间。

15. 可以在放、化疗的同时服用中药,包括中成药和中草药。建议在有经验的中医师的指导下用药,不要随便服用一些所谓的秘方或偏方,以免毒副作用的危害。请注意,所谓中药没有副作用的说法是完全错误的。必要时,也可以在医生的指导下应用一些免疫调节药物和生物制品如干扰素等,以增强您机体内的抗癌机制。

16. 可以服用一些保健品来加快恢复,提高免疫力,减轻放、化疗的毒副作用。但请注意,目前保健品市场较为混乱,请不要轻信一些不法厂商的不实宣传,警惕上当受骗。如果您需要服用某些保健品,最好事先征求一下医生的意见。

17. 因手术创伤较大,术后常辅以化疗或放疗,需要一段时间的休养和恢复,待这些治疗结束,再休息 2~3 个月,可视体质情况逐步恢复工作,一般可以胜任除较重体力劳动以外的任何工作。

(田明月)

第七节 子宫颈癌

子宫颈癌又称宫颈癌,是最常见的妇女恶性肿瘤之一。在欧美国家,宫颈癌在妇科恶性肿瘤中已退居第二、三位,但在我国仍居首位,并在地理分布上主要集中在中部地区,山区多于平原。宫颈癌的发病年龄呈双峰状,35~39 岁和 60~64 岁高发。近 40 年由于宫颈细胞学筛查的普及使宫颈癌得以早期发现、早期诊断及早期治疗,生存率明显提高,发病率及死亡率已明显下降。

一、病因

宫颈癌的发病原因复杂,人类对宫颈癌的发生已经历了近百年的探索。20 世纪 50 年代初人类认为宫颈癌的发生主要与性生活,早婚及多产有关;60 年代还提出宫颈癌与男性包皮垢中的致癌物质、吸烟等有关系密切;70 年代后研究多集中在生殖道人疱疹病毒感染,提出 HSV－Ⅱ可能是宫颈癌的病毒病因。

1974 年 Zur Hausen 首次提出 HPV 感染与宫颈肿瘤有密切关系。1983 年 Durst 和 Zur Hausen 发现了 HPV16,随着原位杂交、聚合酶链反应 PCR 技术的建立,大量的 HPV 研究在世界各国相继完成。人类对 HPV 感染与宫颈癌病变关系的认识日渐统一。Walboomers·Jaw M 报告了几乎所有宫颈癌病理样本中均能找到 HPV,印证了 HPV 感染是宫颈上皮内瘤变及宫颈癌发生的必要因素。无论是实验室还是流行病学的证据都证实了这一观点。宫颈癌的生物病因学研究取得了突破性的进展,宫颈癌已成为目前人类所有癌症中唯一病因明确的癌症。

二、危险因素

1. 行为因素

性生活过早 <18 岁、多个性伴侣、多孕多产、社会经济地位低下、营养不良及性紊乱。

2. 生物因素

包括细菌、病毒和衣原体等各种微生物感染。

3. 遗传因素

少量研究证实宫颈癌可能存在家族聚集性。

4. 基因因素

在致癌因素作用下,癌基因 *ras* 被激活,抑癌基因 P53 突变或失活。

三、病理

1. 组织学分类

1)鳞状细胞癌:鳞状细胞癌(简称鳞癌)占 90% ~95%,其生长方式有外生型、内生型和溃疡型。其中外生型易出血;内生型临床表现出现晚而淋巴转移发生早;溃疡型易继发感染并有恶臭分泌物排出。

2)腺癌:来源为被覆宫颈管表面和颈管内腺体的柱状上皮,占 5% ~10%,其外观与鳞癌相似。

若腺癌与鳞癌并存时,称为宫颈腺—鳞癌;腺癌合并有鳞状上皮化生时,称为宫颈腺角化癌。

镜检时,根据细胞形态均可分为高分化、中分化和低分化三类,对于选择和制定具体治疗方案有参考价值。

2. 病程发展阶段

1)不典型增生:属于癌前病变。表现为细胞分化不良、排列不齐、核深染等。

2)原位癌:又称上皮内癌,宫颈上皮内癌,宫颈上皮全层被癌细胞所替代,但未穿透基底膜。

3)浸润癌:早期浸润癌,是指癌细胞穿破基底膜,出现间质浸润,但深度不超过 5 mm,宽不超过 7 mm,无临床特征。若进一步发展则成为子宫颈浸润部。

3. 转移途径

1)直接蔓延:向下方沿阴道黏膜蔓延是最常见的方式,其次为向上至子宫下段肌层,向两侧至阔韧带、阴道旁组织,甚至达骨盆壁。晚期可致输尿管阻塞,向前后可侵犯膀胱和直肠。

2)淋巴转移:其发生概率与病程进展阶段有关,愈近晚期,转移率越高。首先受累的是宫颈旁、髂内、髂外及闭孔淋巴结,次为骶前、髂总、腹主动脉旁及腹股沟淋巴结,晚期可转移至左锁骨上淋巴结。

3)血行转移:多发生于晚期,癌组织破坏小静脉后,经体循环至肺、肾、脊柱等处。

四、临床分期

采用国际妇产科联盟(FIGO,2000 年)修订的临床分期(表 10 - 7)。

表 10 - 7 宫颈癌的临床分期标准(FIGO,2000 年)

期　别	肿　瘤　范　围
0 期	原位癌(浸润前癌)
Ⅰ 期	癌灶局限在宫颈(包括累及宫体)
Ⅰ A	肉眼未见癌灶,仅在显微镜下可见浸润癌
Ⅰ A1	间质浸润深度≤3 mm,宽度≤7 mm
Ⅰ A2	间质浸润深度 >3 mm 至≤5 mm,宽度≤7 mm
Ⅰ B	临床可见癌灶局限于宫颈,或显微镜下可见病变 > Ⅰ A2
Ⅰ B1	临床可见癌灶最大直径≤4 cm
Ⅰ B2	临床可见癌灶最大直径 >4 cm
Ⅱ 期	癌灶已超出宫颈,但未达盆壁。癌累及阴道,但未达阴道下 1/3
Ⅱ A	无宫旁浸润
Ⅱ B	有宫旁浸润
Ⅲ 期	癌肿扩散盆壁和(或)累及阴道下 1/3,导致肾盂积水或无功能肾
Ⅲ A	癌累及阴道下 1/3,但未达盆腔
Ⅲ B	癌已达盆壁,或有肾盂积水或无功能肾
Ⅳ A	癌播散超出真骨盆或癌浸润膀胱黏膜或直肠黏膜
Ⅳ B	远处转移

五、病情评估

(一)临床表现

1. 症状

1)早期宫颈癌常无症状或仅有少量接触性出血,与慢性宫颈炎无明显区别。

2)阴道出血:不规则阴道出血是宫颈癌患者的主要症状。年轻患者常表现为接触性出血,发生在性生活后或妇科检查后出血。阴道出血量可多可少,根据病灶大小、侵及间质内血管的情况而定,早期流血量少,晚期病灶较大,表现为多量流血,一旦肿瘤侵及较大血管可能引起致命的大出血。年轻患者也可表现为经期延长、周期缩短、经量增多;老年患者常主诉绝经后不规则阴道流血。一般外生型癌出血较早,血量也多;内生型癌则出血较晚。

3)阴道分泌物增多:亦是宫颈癌的主要症状。多发生在阴道出血之前。患者常诉阴道排液增多,白色或血性,稀薄如水样或米泔水状。早期阴道分泌物可以没有任何气味,随着癌瘤的生长,癌组织继发感染、坏死,可有腥臭。肿瘤向上蔓延累及子宫内膜时,分泌物被颈管癌瘤阻塞,不能排出,可形成宫腔积液或积脓,患者出现下腹不适、小腹疼痛、腰酸腰痛及发热等症状。

4)晚期癌的症状:根据病灶侵犯的范围而出现继发性症状。病灶波及盆腔结缔组织、骨盆壁、压迫输尿管或直肠、坐骨神经等时,患者诉尿频、尿急、肛门坠胀、大便秘结、里急后重、下肢肿痛等。到了疾病末期,患者表现消瘦、发热、全身衰竭等。

2. 体征

宫颈原位癌,镜下早期浸润癌及极早期宫颈浸润癌,局部均无明显改变,宫颈光滑或为轻度糜烂。随着病变的进一步发展,可出现不同的体征。外生型患者可有息肉状、乳头状、菜花状赘生物,常被感染,质脆,触之易出血;内生型则见宫颈肥大,质硬,宫颈膨大如桶状,宫颈表面光滑或有结节。当晚期癌组织坏死脱落时可形成溃疡或空洞并有恶臭。阴道壁被侵及时则可见赘生物生长;宫旁组织受累时,妇检可扪及宫旁组织增厚、结节状、质硬甚或为冰冻盆腔。

(二)实验室及其他检查

1. 宫颈刮片细胞学检查

是普查采用的主要方法。刮片必须在宫颈移行带处。涂片后用巴氏染色,结果分为5级:Ⅰ级正常,Ⅱ级炎症引起,Ⅲ级可疑,Ⅳ级可疑阳性,Ⅴ级阳性。Ⅲ、Ⅳ、Ⅴ级涂片必须进一步检查,明确诊断。

2. 碘试验

用于识别宫颈病变的危险区,以便确定活检取材的部位,提高诊断率。

3. 氮激光肿瘤固有荧光诊断法

用于癌前病变的定位活检。固有荧光阳性,提示有病变;阴性,提示无恶性病变。

4. 宫颈和宫颈管活体组织检查

是诊断子宫颈癌的主要依据。但应注意有时因取材过少或取材不当,而有一定的假阴性,所以多采用在宫颈碘染色情况下,在着色与不着色交界处多点取活检。如宫颈刮片细菌学检查为Ⅲ级或Ⅲ级以上涂片,而宫颈活检为阴性者,应用小刮匙搔刮宫颈管,将刮出物送组织病理学检查。

5. 阴道镜检查

用特制的阴道镜,可将宫颈组织放大数十倍,借以发现肉眼所不能看见的早期宫颈癌的一些表面变化。对于凡宫颈刮片细胞学检查为Ⅲ级以上者,应立即在阴道镜检查下,观察宫颈表面有无异型上皮或早期宫颈癌病变,并提供活检部位,以提高活检阳性率。

6. 宫颈锥形切除检查

宫颈刮片多次阳性,阴道镜下活检又不能确诊者;或活检为重度异型增生,原位癌或镜下早期浸润者;无条件追踪或活检无肯定结论者,可做宫颈锥切术,并将切除组织分块作连续病理切片检查,以明确诊断。目前诊断性宫颈锥切术已很少采用。

（三）诊断和鉴别诊断

由于特殊的解剖部位和易于暴露的特点,晚期宫颈浸润癌的诊断并不困难,但早期宫颈癌（包括宫颈原位癌、镜下早期浸润癌和极早期浸润癌）常无症状,也无明显体征,诊断较为困难,需仔细询问病史、详细体格检查及必要的辅助检查才能明确诊断。

1. 详细询问患者的现病史、既往史、月经史、婚产史及个人家族史,从中发现诊断线索。如患者存在患宫颈癌的高危因素,则应作重点检查,并随访。年轻患者有接触性出血或老年患者有绝经后阴道不规则出血是宫颈癌最重要的早期症状,应引起高度警惕。

2. 做好防癌普查工作,凡已婚妇女妇科检查时都常规进行阴道脱落细胞检查,如细胞学在巴氏Ⅱ级以上或临床检查可疑者,应重复涂片或阴道镜检查;如涂片发现癌细胞,均应在阴道镜下行多点活检,送病理检查。

六、治疗

宫颈癌的治疗是以手术为主,辅以放疗和化疗的综合性治疗。治疗原则应根据临床分期,病变范围,年龄、全身状况及并发症等决定治疗方案,无论早期还是晚期,都应遵循个体化的原则,现代宫颈癌的治疗对策强调了肿瘤治疗的整体化观念。对早期宫颈癌治疗趋向保守,强调综合治疗,注重生存质量。

（一）宫颈上皮内瘤样病变

确诊为CINⅠ级者,暂时按炎症处理,每3~6个月随访刮片,必要时再次活检,病变持续不变者继续观察。确认为CINⅡ级者,应选用电熨、激光、冷凝或宫颈锥切术进行治疗,术后每3~6个月随访一次。确诊为CINⅢ级者,主张行子宫全切术。年轻患者若迫切要求生育,可行宫颈锥切术,术后定期随访。

（二）宫颈浸润癌

手术是早期子宫颈浸润癌首要的治疗手段之一,也是处理某些晚期子宫颈癌及疑难问题不可缺少的一综合治疗手段。

1. 根治性宫颈切除术

1）根治性宫颈切除术的适应证:此手术仅限于宫颈癌年轻病例中低危组并符合下述条件者:①希望保存生育力;②没有其他生育力受损的临床证据;③ⅠA1～ⅠB期（FIGO）;④肿瘤直径小于2 cm;⑤阴道镜检宫颈管内侵犯少;⑥无盆腔淋巴结转移证据;⑦无血管间隙侵犯;⑧向患者充分解释此手术的性质;⑨腺癌用根治性宫颈切除术的资料有限,但并不认为是禁忌证。

2）根治性宫颈切除术的术式种类

（1）阴式根治性宫颈切除（VRT）加腹腔镜盆腔淋巴结切除术:1987年,法国人Dargent首次提出采用腹腔镜和经阴道联合式式,即经阴道根治性宫颈切除术加腹腔镜盆腔淋巴结切除术,并于1994年首次报道此术式。此后,其他学者陆续报道了这项手术,至今共有近300例报道。

（2）腹式根治性宫颈切除加腹式盆腔淋巴结切除术:1997年Smith等报道了腹式盆腔淋巴结切除加根治性宫颈切除术。此式式的优点是较广泛地切除子宫旁组织,与阴式手术比较,术后并发症相对较低,且大多数妇科肿瘤医生熟悉此操作,已有多篇妊娠成功的报道。但 Dargent 认为腹式手术会造成盆腔粘连,引起术后生育力低下,且广泛的子宫旁组织切除对于宫颈癌ⅠA2 期患者并不需要。

(3)腹腔镜根治性宫颈切除加盆腔淋巴结切除术:Lee 等报道腹腔镜根治性宫颈切除加盆腔淋巴结切除术。用腹腔镜分离和切断子宫动脉的分支和宫颈韧带。阴道部位需行阴道切开术,切断宫颈,分离阴道周围组织,做宫体—阴道吻合。

3)根治性宫颈切除术的并发症:阴式根治性宫颈切除术的并发症发生率在 10% ~ 15%,较腹式根治性宫颈切除术略高。其中包括腹腔镜盆腔淋巴结切除术时髂外动脉损伤、膀胱损伤、肠管损伤、盆腔血肿和短暂的膀胱神经病损。

4)根治性宫颈切除术的妊娠结果:Koliopoulos 等分析了 8 个组所做的根治性宫颈切除术的结果。总的来说,术后生育结果满意,205 例根治性宫颈切除术中,有随访记录的 193 例,已有 35 例分娩活婴,还有 1 例正将分娩,总妊娠率是 31.6%(61/193),出生率是 18.7%(36/193),早产率是 56%(14/25)。由于宫颈薄弱而造成的中期流产和早产率较高。最常见的早产原因是胎膜早破,易并发绒毛膜羊膜炎。Dargent 等建议在妊娠 14 周时行宫颈关闭术,手术解剖宫颈的远端部,缝合宫颈前后,这样达到完全闭合。Ludmir J 报道如果宫颈环扎缝合线不去除,新生儿死亡率显著增加。预防性应用抗生素可能会降低感染率。Carey 等随机实验表明预防性应用抗生素并不能降低早产和围生期感染率,但对高危患者有利。

5)根治性宫颈切除术的术后复发:在有随访记录的 257 例根治性宫颈切除术中 8 例术后复发,复发率为 3.1%,其中 2 例是远处复发,6 例是盆腔复发,已报告复发病例的复发危险因素与根治性子宫切除术的危险因素相同。

6)术后随访:术后随访应包括每 3 ~ 6 个月进行一次临床检查、阴道镜检和细胞学检。术后 6 ~ 12 个月可考虑开始妊娠。

2. 宫颈锥切术

由于宫颈锥切术后残存病变及复发率较高,又有一定的并发症,不少学者主张应严格掌握锥切的适应证,主要用于:年轻妇女要求保留生育功能的ⅠA1 期子宫颈浸润癌(无脉管癌栓)患者。

锥切术的要求:

1)手术应在碘染或冰醋酸染色或阴道镜下进行。

2)手术范围应包括阴道镜下所见的异常病变、整个转化区、全部鳞状交界及颈管下段。

3)切除宽度在病灶外 0.5 cm,锥高延伸至颈管 2.0 ~ 2.5 cm。病变在宫颈表面时,锥形切除宽而浅,若病变累及颈管,锥形切除则为狭而深的圆锥体。

4)锥切标本应全面详细检查,尤其是标本边缘和锥顶部组织以明确是否切净。

5)锥切术后如需行子宫切除,多数认为间隔 4 ~ 8 周为宜。

6)锥切术后的并发症,根据发生时间分为近期和晚期,主要是出血(5% ~ 10%)、感染及颈管狭窄(3% ~ 31%),此外妊娠可能引起早产。

保留内分泌功能的手术:随着宫颈癌发病年龄的逐渐年轻化和治疗生存率的提高,有必要使治疗引起的功能障碍减少至最低限度。

卵巢是女性重要的内分泌器官,宫颈鳞癌卵巢转移发生率非常低,所以年轻宫颈癌患者接受治疗时有必要保留卵巢。Sutton 等报道宫颈鳞癌的卵巢转移仅为 0.5%。Yamamoto 等统计了 ⅠB ~ ⅢB 期 631 例宫颈癌患者,其中 485 例宫颈鳞癌,仅 2 例(0.4%)发生卵巢转移。Sakuragi 等报道宫颈鳞状细胞癌卵巢转移一般不超过 1%,甚至有学者报道即使是在较晚期宫颈鳞癌患者中,肿瘤细胞转移到卵巢组织的可能性低于0.2%。此外目前认为卵巢分泌的性激素与宫颈鳞癌的发生无明确关系,保留卵巢不会对宫颈鳞癌产生不良后果。康金玉等研究也显示卵巢移位术后(LOT)卵巢内分泌功能在年龄低于 40 岁的患者和年龄 40 ~ 45 岁的患者之间差异有显著性意义($P < 0.105$)。据报道宫颈癌根治性手术的同时行卵巢移位术保留卵巢功能,可通过取卵后代孕母亲妊娠成功。

术后并发症的防治:

1. 子宫颈广泛切除术 + 盆腔淋巴结切除术后并发症的防治

1)淋巴结状态的确定:与开腹行根治性子宫切除术步骤相仿。RAT 首先必须肯定盆腔淋巴结状态,即切除盆腔淋巴结,然后再行根治性宫颈切除。如发现盆腔淋巴结转移,则放弃行保留生育功能手术,故及时准确地诊断盆腔淋巴结状态是该手术的首要关键。盆腔淋巴结切除范围包括下至旋髂深静脉的髂外淋巴结,上至髂总动脉近腹主动脉分叉髂总淋巴结,闭孔内肌内侧,闭孔神经以上,耻骨后方,髂内动脉直至闭锁脐动脉外侧的闭孔、髂内和髂间淋巴结。任何增大或可疑淋巴结立即送冷冻切片检查,常见的前哨淋巴结可以帮助病理医生提高警惕。

2)子宫体血供选择:切断圆韧带,近端钳夹作牵引子宫用。切开膀胱腹膜反折,分离膀胱至子宫外口下方。分离膀胱侧窝和直肠侧窝,显露主韧带,自髂内动脉起始部分离子宫动脉至宫体旁,途中切断下行分支,仔细分离上行支直至子宫峡部以上部位。亦有医生自子宫动脉起始处结扎之,或一侧或两侧结扎。亦有医生行子宫动脉吻合术。所有医生都认为今后子宫体血供的是漏斗韧带的卵巢血管,因此关键是保持卵巢血管完整性,以及保证卵巢固有韧带、输卵管与子宫角的通道完整,不能像子宫切除术在子宫角处上钳夹牵引。

3)切除病灶范围的确定:除保留宫体外,RAT 切除范围与传统的 Piver's Ⅲ型根治性子宫切除一致,包括宫颈和宫旁组织,2 cm 以上的阴道和阴道旁组织,主韧带和骶韧带。处理好子宫动脉后,先切开直肠子宫腹膜反折,分离阴道直肠间隙至阴道中段。于近骶骨附着处切断骶韧带,注意保留外侧的盆丛神经。分离输尿管至膀胱入口,分别近盆壁切断主韧带和阴道旁组织。于子宫峡部,最好是子宫颈管内口下 0.5 cm 处切断,分离宫体,让断离的宫体维系卵巢、输卵管。要求是宫颈肿瘤距切缘至少在 0.8 cm,亦有医生认为 0.5 cm 以上即可。切除病灶范围的关键在于:术前 MRI 检查宫颈病灶累及范围,术中标本送冰冻切片确定切缘距离。有医生还建议行子宫腔内膜诊刮术和上切缘的活检。我们倾向于先切断子宫峡部,再行宫颈及周围韧带的切除,这样像做残端宫颈癌一样手术,较为便利,并可减少对子宫和卵巢血管的损伤。我们要求肿瘤距切缘至少 1 cm。另有医生先行阴道断离后再行子宫峡部断离。阴道切断长度不是问题,但多数医生认为早期宫颈癌切除阴道 1 ~ 2 cm 即可。此外,我们会在切断时临时阻断子宫动脉以减少出血,另有医生用临时性输尿管支架以便输尿管确定和分离。

4)子宫峡部的环扎技术:RAT手术的主要目的是保留生育功能,由于术后只留下宫体和极少的子宫峡部,妊娠时子宫峡部会扩张拉长。因此,为了避免流产或早产,需要在残留的子宫峡部环扎,采用的环扎线均采用不可吸收材料,外形有带状线(慕丝灵带)、爱惜邦不可吸收等。有作者曾使用过TVT吊带、带状线,目前采用5号线爱惜邦(MB666)不可吸收线,其特点是粗细适中,较为柔韧。也有医生认为吻合子宫下段与阴道上段的线结形成的瘢痕可能具有"环扎"效果,但标准术式应有峡部环扎术,为了避免环扎线结对膀胱的刺激,环扎线打结应置于宫颈后方。

5)安全性考虑:宫颈上切缘安全距离一般认为是0.5 cm以上。如不保留子宫动脉RAT,上切缘应足够宽裕。但我们在保留子宫动脉行RAT时却遇到一定困难,为了达到足够的安全距离,必须分离子宫动脉上行支至子宫峡部,以达到我们的要求肿瘤距上切缘1 cm以上。术前MRI检查可以初步判断宫颈病灶范围,术中冷冻切片检查确定安全距离,并在切缘宫体端行活检和峡部宫颈管的诊刮。

6)并发症:除腹部切口外,术中出血RAT可能比RVT稍多,其余的手术并发症相似,如宫颈管狭窄、影响月经排出和受孕,需要手术处理;阴道感染、排液等。流产和早产率两者相仿。

7)妊娠:一般地根治性宫颈切除术后6个月,即可考虑让患者怀孕,由于子宫峡部已环扎,所有患者需行剖宫产。因此,不孕、流产和早产是最常见的并发症。在腹腔镜手术成熟的单位,在腹腔镜下行根治性宫颈切除和盆腔淋巴结切除术。有些局部晚期患者经新辅助化疗后行RT,这样使得RT适应证更宽。

2. 根治性子宫颈切除术 + 盆腔淋巴结切除术后并发症的防治

1)手术中避免重要脏器的损伤

(1)髂静脉:清除盆腔淋巴结,有作者在手术操作时都打开髂血管鞘膜暴露血管,然后切除血管周围脂肪组织。静脉壁较薄,易损伤管壁破裂出血,如分离右侧髂总淋巴结,因解剖特殊,易损伤右髂总静脉。因为右髂总静脉斜行于右髂总动脉的外下方,而右髂总淋巴结则躺在右髂总静脉的表面,分离时宜在淋巴结与髂静脉之间的间隙中进行,此间隙组织疏松,很易分离和暴露髂总静脉。反之,若在髂总淋巴、脂肪组织中分离,易引起出血并可能误伤髂总静脉。

(2)输尿管:分离输尿管是宫颈癌根治术中操作比较困难的一环,因为只有充分游离输尿管后才能足够切除子宫主、骶韧带。分离输尿管的秘诀,在于掌握操作方法,即必须打开输尿管鞘膜,因为鞘膜并没有小血管供应,仅包裹着输尿管起润滑作用,利于输尿管通畅地在其中蠕动。如果打开鞘膜后,在鞘膜内进行分离输尿管,在术者直视下及充分暴露输尿管的情况下操作,这样可以避免损伤输尿管,又可避免术时引起出血。尤在分离隧道和输尿管盆段的前、中两部分,该处为坚韧、致密韧带并富有血管,输尿管的营养血管都环绕着输尿管筋膜层。因此分离输尿管遇有营养支均须分别切断、结扎,才使输尿管游离。但须慎防损伤输尿管筋膜而导致术后并发输尿管瘘。

(3)直肠:切除阴道和子宫骶骨韧带慎防损伤直肠,在打开直肠侧窝和分离阴道与直肠前壁时须注意、切除较长阴道必须充分分离阴道直肠间隙,一般采用钝性分离,间隙上都比较疏松易分离。至阴道中 1/3 处与直肠前壁比较贴近,如果伴有慢性炎性粘连,很易推离直肠前壁。因此,术者必须谨慎,分离时示指掌面宜紧贴阴道后壁,推力方向是向前、向下,粘连紧密难推时,则在直视下做锐性分离。切除更多子宫骶骨韧带,除充分暴露直肠侧窝外,应先钝性分离直肠阴道间隙,然后锐性分离骶韧带直肠间隙,使直肠侧壁与骶韧带内侧分离,充分暴露骶韧带内侧直达骶骨。反之欲切除较多骶韧带,极易损伤直肠。

2)术中控制出血和分离粘连

(1)控制出血:术时往往因患者的凝血机制差、盆腔慢性炎症、放射治疗后等情况引起出血;或因手术操作粗暴、较多小血管被撕裂,尤以静脉为多;宫颈癌根治术创面大、渗血多,所以术者宜操作细致,按解剖层次循序渐进,发现小血管明显出血或渗血时,均应立即予以止血。

如分离切断子宫主韧带、阴道旁组织,可发生难以控制的出血。当影响患者血压时,可以将双侧髂内动脉结扎,对止血有一定帮助,没有严重后果。山东医科大学江森教授主张手术时先做双侧髂内动脉结扎,以减少术时出血,同样取得相应效果。

髂内动脉结扎术在髂总动脉分叉以下 1.5～2.0 cm 处,先打开动脉鞘膜,用中号血管钳子穿过动脉后方,助手把 7 号丝线送至穿出血管钳,然后血管钳钳夹丝线退回,予以结扎即可。但是操作时须注意髂内动脉与同名静脉的解剖位置,以免在急促中损伤髂内静脉招致出血。左侧髂内静脉位于动脉内侧,右侧位于动脉外侧。因此结扎左侧髂内动脉,应从动脉内侧向外分离,由动脉后方穿向外侧。结扎右侧髂内动脉,应从动脉外侧穿向内侧。这样在分离、穿出髂内动脉时均可以避免损伤静脉的危险。

此外,分离膀胱侧窝,暴露主韧带和推移输尿管常可引起较大的出血。此时控制出血方法,应由助手把子宫向后紧紧提起。如左侧出血,术者左手掌面插入子宫左后侧和主韧带后部;同时掌面紧贴以上组织并向前用力鼓起,以达到压迫止血作用。由于输尿管已经完全游离,助手用静脉拉钩把输尿管提起。术者右手执钳钳夹主韧带外侧,切断、缝扎主韧带。循序向内进行,既达到止血目的,又切除宫旁组织,完成手术程序。

(2)慢性粘连:宫颈癌根治术经常遇到各种不同程度的盆腔炎和慢性粘连,这些粘连临床检查时可以毫无发现,粘连可以是局限性或比较广泛,但是慢性盆腔炎不是子宫颈癌根治术的禁忌证。相反放射治疗可激发急性或亚急性盆腔炎发作,后期可导致盆腔纤维化引起极难解除的疼痛。此外,放疗可促使肠管小血管内膜炎、纤维栓塞和肠周纤维性变引起肠粘连,甚者发生梗阻,个别病例可发生肠管局部坏死、肠瘘。因此,盆腔炎病例更须手术治疗,尤其遇到比较困难的粘连,如输尿管、髂血管,特别是髂静脉紧密黏着,甚者输尿管和静脉与其鞘膜之间的间隙亦已消失。必须指出,在这种粘连情况下,要求术者具有技术熟练、耐心、细致和丰富的临床经验,以及熟悉各器官之间的解剖关系,寻觅器官之间的自然界限,层次必须清晰,采用锐性分离术,一般不致损伤重要器官。因为慢性粘连都已纤维化,粘连虽然紧密,但血供极少,因此,锐性分离时出血或渗血较少,如果术者善于掌握解剖层次,富有临床经验,往往经过比较艰难的一段分离过程,都能完成手术。

3)术后泌尿系统并发症

(1)尿潴留:根治性子宫手术切除子宫主、骶韧带范围距宫颈旁 3 cm 以上,因此在术后最初几日膀胱排空困难和肠道不通是不可避免的,故术后至少 1 周应予耻骨上或尿道置管排尿。如行膀胱测量,则发现两种异常现象:尿道压力增高的高张膀胱最常见,而低张膀胱少见得多。高张膀胱型患者有正常的充盈感而觉得不适,这是自限性现象,一般术后3周内恢复正常;而低张膀胱患者则预示不良后果,甚至其中某些患者需要终身自我导尿。

由于手术损伤副交感神经而引起暂时性膀胱麻痹在所难免,所以绝大多数患者术后最初数周内不能自解小便。此外,个别患者由于排尿习惯改变而不能卧床排尿,这些患者宜术前介绍克服排尿困难的方法,练习在床上采取各种排尿姿势,以利区别术后膀胱麻痹。所以术后保留导尿使膀胱有一个适当的时间休息,以求恢复功能是完全必要的。一般术后2周拔除导尿管,随后超声波测试残留尿,如果残留尿 >100 mL 则继续予保留导尿1周,在保留导尿期间加强护理,每日清洁、擦洗外阴和尿道口敷以金霉素眼药膏和每周更换导尿管一次,使膀胱在排空情况下及早恢复功能,一般术后2~4周恢复功能,少数病例延至4~6周,如伴有继发感染者,则加用抗生素、膀胱冲洗及辅以膀胱理疗等治疗。451例中发生尿潴留共58例,占12.9%,其中14例伴有继发感染,经以上处理后均恢复功能。如果手术范围扩大,沿盆壁切除子宫主、骶韧带,通常尿潴留可延续4~6周或更长时间才能恢复膀胱功能。所以更需要采取抗炎、导尿、消毒等措施,控制下尿路的继发感染。

(2)尿失禁:少数病例,尤其年迈体弱者,由于长期安置导尿管,可能使尿道括约肌闭锁不全,导尿管拔除后易发生尿失禁,一旦发生这种情况,每日嘱患者坐热盆浴,锻炼盆底肌肉的收缩,即能促使早日恢复尿道括约肌的功能。

(3)肾盂肾炎:膀胱炎上行性感染和腹膜后感染未能及时处理和控制,是导致肾盂肾炎的主要原因之一,临床症状:高热、寒战、肾区明显叩击痛和尿常规找到大量脓细胞。肾盂肾炎为泌尿系感染进入严重阶段,可危及患者生命,一旦被发现后应及时使用大量抗生素控制感染,同时注意尿路通畅,尽可能除去导尿管,排除膀胱内异物和上行感染源,增加水分摄入和营养等。

(4)肾功能受损:宫颈癌术后并发肾盂积水或一侧肾功能丧失者颇有发生。451例术后并发肾功能受损者3例,1例为一侧肾功能丧失,2例各为一侧肾盂积水。术后肾功能受损的主要原因,往往因术时游离输尿管过长扭曲,或近输尿管处大块结扎导致输尿管扭转或受压。术时止血不彻底,如处理输尿管营养血管形成术后血肿压迫输尿管,又如术时损伤输尿管,经修补缝合或吻合术后引起输尿管吻合口狭窄等。为防止术后并发肾功能的损害,术者必须操作细致,避免以上情况的发生,同时在手术结束时还需检查两侧输尿管的蠕动和周围组织的关系,缝合后腹膜时,更需注意不使游离过长的输尿管扭曲,必要时予游离过长的输尿管与闭锁脐动脉间断缝几针以纠正扭曲。

宫颈癌根治术后,随访复查肾脏功能,一般术后半年做静脉肾盂造影,以了解术后肾功能和输尿管有无异常,或者在术后3个月做肾脏超声或核素扫描检查,发现肾盂积水等异常情况后,再进一步做静脉肾盂造影术等。

(5)输尿管瘘:子宫颈癌根治术损伤输尿管及术后发生输尿管瘘,一般发生率为0~3%。输尿管瘘的发生,主要在于手术时不同程度的损伤输尿管,局部发生组织坏死、穿孔,结果形成瘘管。一般输尿管瘘发生在术后3~14天,偶有30天后发生。最早的症状之一是突然体温上升,个别患者主诉下腹部区域性胀痛,然后阴道或腹壁有尿液流出。诊断方法除以上症状体征外,可以口服或膀胱注入亚甲蓝,膀胱镜检查和肾盂造影等确定诊断输尿管瘘的位置。如瘘口不大,一般可以自行愈合,或需输尿管吻合术、回肠代输尿管术等,这类手术一般须术后3个月以后进行。为避免和减少术时损伤输尿管,术者除熟悉盆腔解剖和熟练掌握操作技术外,常因盆腔慢性炎性粘连、出血、盆腔解剖异位、放疗后以及撕脱输尿管营养血管或钳夹等情况,以致术后发生输尿管瘘。行输尿管吻合术时,为了防止术后输尿管狭窄或瘘管的发生,需要同时予以输尿管支架。膀胱前窝置烟卷引流,1周后去除,输尿管导管手术后2周拔除。个别病例术后输尿管导管无尿液流出,亦需保留导管至2周拔除,因保留导管可起引流尿液作用,同时能达到支架作用。

如果损伤输尿管超过1/3圈或已经被切断,则需做输尿管端端吻合术。吻合前需剪除输尿管断端损伤组织,剪成斜面以利扩大吻合口,对合方向要准确,防止内外翻转、保持吻合口无张力,一般缝合6针,同样必须放置输尿管导管作支架,缝合第一层4-0号肠线,缝合的第一针全层缝合并做导管内固定,其线结在管腔内,然后用1号丝线做输尿管筋膜、肌层间断加强缝合6针,膀胱前窝引流和拔管时间均同输尿管修补术。

壁段输尿管或近壁段输尿管损伤时,因为壁段输尿管为输尿管三狭窄处之一,其直径仅2~3 mm,因此需做输尿管膀胱植入术(端侧缝合术),其步骤:先在膀胱前壁做一垂直切口,切开膀胱,探查和窥视膀胱三角区,然后在膀胱侧壁下部,在输尿管断端外侧部做一小切口,然后用4-0号羊肠线做输尿管全层、膀胱黏肌层间断缝合6针,第一针需做内固定输尿管导管用,如果膀胱切口的缝合口过大,则用羊肠线全层间断缝合至与输尿管缝口相应大小为度,然后在膀胱浆肌层与输尿管植入处用1号丝线做膀胱浆肌层与输尿管筋膜肌层间断加固缝合4~6针,用2号肠线间断全层缝合膀胱前壁切口,并用丝线浆肌层加固间断缝合。

以上植入术和术后的导管支架,卷烟引流和拔除输尿管导管时间等均同修补术。此外,可采用输尿管抗逆流隧道式输尿管植入术,其原理优于上述植入术。此术可增进输尿管抗逆流,其方法类似植入法,所异者,输尿管植入膀胱,在膀胱切口黏膜下距创面1.5~2 cm处再穿出膀胱黏膜;然而用4-0号肠线做膀胱黏膜与输尿管全层间断缝合6针,输尿管导管内固定等都同植入术。膀胱浆膜与输尿管筋膜加固间断缝合以及支架引流等都类同植入法。

根治术时避免和减少输尿管损伤和术后输尿管瘘的发生并不是不可能的,首先要求术者操作熟练,解剖清晰,方法合理。如分离输尿管盆段前部和中部,子宫颈膀胱韧带和子宫主韧带时,该处组织坚韧外并富于血管,如果术者不慎,很易损伤输尿管。此外输尿管越过髂内外动脉和子宫血管交叉处也须重视。我们体会分离游离输尿管时,均需打开输尿管鞘膜,因为输尿管鞘膜并无血管,打开鞘膜,操作在鞘膜内进行,这样输尿管在术者直视下进行分离可以避免输尿管的损伤,更不致发生切断等严重后果。相反,输尿管筋膜营养血管丰富,交叉纵横,术时必须细致、轻柔,切勿损伤,如需结扎处理其营养支时也需避免过度牵拉,撕脱营养血管导致损伤输尿管,酿成术后输尿管瘘的发生。451例采用以上操作方法,除术时输尿管游离时误钳致伤1例外,无术后发生输尿管瘘。

4)术后胃肠道并发症

(1)腹胀:麻醉、手术干扰、术后伤口疼痛等均可使腹壁运动和胃肠蠕动受到抑制,胃肠道内液体和气体滞积至腹胀。腹胀不但增加患者痛苦,重者可引起肠麻痹。

预防腹胀可于术前2天进食无渣及不易产气的食物,并可口服缓泻药。手术前夕行清洁灌肠。术时尽量避免过度干扰肠段。填塞棉垫上推肠段前应先用塑料布包裹肠段,避免纱布与肠段直接接触。术后鼓励患者早期翻身活动。腹胀时宜先用增强胃肠道蠕动的药物,如垂体后叶素、新斯的明等,还可肛管排气或温水灌肠。上述措施无效而腹胀更趋严重者,应予胃肠减压。胃肠减压者应注意水和电解质的平衡,特别是钾的补充。

(2)肠梗阻:长时间的腹部手术,纱布压迫肠段的损伤,尤伴有腹腔内发生炎症者,更易引起术后肠梗阻。肠道通气受阻,至肠腔充满气体和液体而膨胀。患者腹胀、阵痛,伴有恶心、呕吐。肠梗阻可能为麻痹性或机械性,也可能先为机械性后转为麻痹性。触诊时满腹压痛。听诊麻痹性肠梗阻无肠鸣音和击水声;机械性则肠鸣音亢进而有击水声等。X线腹部摄片示肠段明显液平出现。

治疗原则以控制炎症和恢复肠功能为主。麻痹性肠梗阻一般腹部用湿热敷,并注射垂体后叶素、新斯的明或阿托品等药物。有时亦可静脉注射高渗盐水,以促进肠道收缩。同时行胃肠减压,吸出胃肠道内容物,以解除气胀并逐渐恢复肠蠕动。机械性肠梗阻在应用补液和胃肠减压等保守疗法无效时,才需手术治疗解除机械梗阻的原因。

5)术后肺部感染:由于抗生素的普遍应用和全身麻醉的显著减少,术后肺部并发症亦明显减少。但在个别患者中仍有肺不张等并发症的发生。

肺不张:多发生于术后36~48小时。早期症状是体温增高、咳嗽有痰。叩诊:早期可无明显改变,后期呈现浊音以及心和纵隔移向患侧。听诊:早期呼吸音低或消失,后期可有啰音。X线检查:早期肺部阴影增加不明显,后期才出现典型肺不张阴影。

肺不张的预防很重要。术前气管内必须无异常分泌物。手术时保持呼吸通畅,个别全身麻醉的患者,应及时吸出呼吸道的分泌物。术后第二天置半卧位。鼓励翻身和主动咳出呼吸道的分泌物。如已发生肺不张,而又因疼痛不能咳嗽时,可于3分钟内静脉注射0.5%普鲁卡因10 mL,然后协助患者咳嗽。若咳痰不多,可再注射0.5%普鲁卡因10 mL后嘱患者咳嗽。同时加用庆大霉素8万U做喷雾吸入,每日2次。此外应用抗生素预防肺部感染也是非常必要的。

6)术后盆腔淋巴囊肿:宫颈癌根治术后并发盆腔淋巴囊肿的发生率一般为0.5%~4%,但其发生率随盆腔淋巴结选择性和En Bloc清除术而异。宫颈癌根治术后往往因盆腔创面渗液和淋巴液的回流汇集形成假性囊肿,451例患者中术后发生盆腔囊肿57例,占12.6%,其中5例伴有继发感染。

淋巴囊肿的发生一般在术后2~7天最为多见,患者最初症状为下腹部有疼痛,一侧或双侧可扪及椭圆形肿块,大多有边界、压痛,伴有感染时可发热,局部疼痛加剧。术后盆腔放疗增加了淋巴囊肿的危险性。

淋巴囊肿的治疗,一般腹部外敷金黄散和预防性抗感染治疗。如果已有感染时则加强抗生素的应用,个别囊肿较大并贴近髂外部者可在严格消毒下予以穿刺吸取。

预防淋巴囊肿的发生方法有三:①手术清除髂外和闭孔区淋巴时必须一一结扎腹股

沟上部髂外区和闭孔神经出闭孔上缘的脂肪、淋巴组织,以上两区为下肢淋巴回流的主干。②术时盆腔腹膜后两侧放置硅胶管,留待术后持续负压吸引。中国医科大学魏永和教授等报道,术后48~72小时,平均吸出288 mL盆腔渗液,根治术后很少发生淋巴囊肿。③术时盆腔腹膜后两侧各置烟卷引流一条,由阴道残端或腹壁创面引出,以利术后引流盆腔积液,术后48~72小时拔除引流。

7)术后腹壁伤口感染和全裂:451例腹壁伤口继发感染10例,为2.2%,其中2例腹壁全层裂开,部分小肠脱出。发生腹壁继发感染的因素较多,如术前皮肤准备(包括脐部清洁)、术时消毒和手术室空气污染,腹壁层未彻底止血等。妇科患者多数比较肥胖,术时采用电刀切开腹壁层,常致腹壁脂肪因电刀高温液化,也是引起感染的因素之一。

防止腹壁伤口感染除加强以上消毒、止血等因素外,电刀的使用最好不做直接切开腹壁层,用血管钳钳夹后电灼止血为好,这样既节省手术时间,又能防止因电刀切割脂肪造成液化之弊。此外,对于脂肪层较厚的病例,在缝合腹壁层时,应不使缝合太密太紧造成脂肪坏死,又不留有间隙造成无效腔感染,以适度达到脂肪层的对合为好。

8)性功能障碍:术后阴道的缩短、瘢痕的刺激等,均可使性生活受到不同程度的影响,致患者精神上遭受痛苦,甚至影响夫妻感情,因此应当引起重视。子宫切除术阴道顶端缝合应注意切缘要整齐,断端缝合用可吸收肠线,缝合时针距不应过宽,拉线松紧适宜,以免切缘在一起使瘢痕过厚。同样阴道手术时,缝合缘亦应将组织展平,缝线不可过紧,手术中注意无菌操作,止血彻底,减少感染。

3. 子宫颈癌的放疗

至今,放疗仍是公认的宫颈癌的首选疗法。FIGO统计全世界1982—1989年收治的30 332例宫颈癌中,单纯放疗者占59.6%,放疗结合手术治疗者占24%。近50年来宫颈癌放射治疗方法不断改进,已趋成熟阶段。

放射治疗的适应证广,可治疗临床各期宫颈癌。但对于"桶状"宫颈癌仍应首选手术治疗为好。由于Ⅰ期和Ⅱa期病例放疗的疗效与根治性手术的疗效相当,所以目前根治性放疗的主体对象仍为Ⅱb~Ⅲ期病例。对于Ⅳ期者,可行放射姑息治疗,改善症状,延长生命,仍有约20%患者可望获得根治。

放射治疗包括腔内放疗和体外放疗两部分,两者相辅相成达到理想的剂量分布。腔内照射多用后装治疗机,放射源为^{137}Cs、^{192}Ir等。体外照射多用直线加速器、^{60}Co等。早期病例以腔内放疗为主,体外照射为辅。晚期病例以体外照射为主,腔内放疗为辅。腔内照射用于控制局部病灶,体外照射用于治疗盆腔淋巴结及宫旁组织等处的病灶。但宫颈癌的疗效,近40年无明显改进。尽管技术设备较以往有所改善,如高能射线、后装技术及计算机的临床应用,生存率无明显变化。李爱玲等报道512例子宫颈癌放射治疗总的5年生存率为65.5%,其中2例为临床Ⅰ期、Ⅱ期74.5%,Ⅲ期56.5%,Ⅳ期28.6%,较孙建衡报道的传统的腔内治疗总的5年生存率无明显改善。

手术及放射综合治疗适用于较大病灶,术前先放疗,待癌灶缩小后再行手术。或术后证实淋巴结或宫旁组织有转移或切除残端有癌细胞残留,放疗作为手术后的补充治疗。

放疗中需要注意的问题:注意宫腔剂量:20世纪50年代后,修改后的宫颈癌国际分期,已不再将宫体受累作为分期标准,其中主要原因在于宫体受累与否不易判定,而且无论放疗或手术,宫体均在根治范围之内,似乎对预后不应产生影响。实际上,不把宫体受累作为分期条件,并不反映宫体受累少,或对预后不产生影响。Nogachi 等曾报道了 301 例宫颈癌的根治术标本的检查结果,其中宫体受累在ⅠB 期中为 7.8%,ⅡA 期为 25.5%,ⅡB 期为 38.2%,总的受累率达 21.6%,并可见随着期别增加,宫体受累明显上升;宫体受累常伴有其他组织受侵,如侵犯阴道达 58.5%,侵犯宫旁达 87.7%,淋巴转移 52.3%。从这个报告中很清楚说明宫体受累是常见的,可且对预后产生重要影响,在放射治疗应予以足够重视。子宫移位问题:临床经常可以见到,子宫并未位于盆腔中部,而是侧向移位。其原因可能与一侧宫旁浸润有关,但亦可由其他原因造成,如炎症、盆腔手术等。由于子宫移向的一侧、常伴该侧宫旁的明显增厚,被认为是宫旁肿瘤侵犯,而增加该侧剂量。对侧宫旁由于离子宫较远,接受宫腔放疗的剂量反而较低。因此应分析究竟哪侧宫旁应增加剂量。

对于较轻的宫腔移位,行腔内后装治疗时,在放置宫腔管时,很易纠正至正常位置。若明显的移位,则应确定宫腔管的位置,进行测算。简单方法是安放好管腔管后,在模拟机下(或 X 线骨盆平片)确定位置,根据所采用标准程序中显示的剂量曲线,找出参照点剂量。亦可依治疗计划设计过程,先行放射源在空间位置重建,做出有关平面剂量分布,找出参照点剂量。然后分析子宫移位对宫旁剂量的影响,再对宫旁剂量予以调整。

治疗中及治疗后的处理:由于放射敏感性的差异及其他因素的不同,如照射剂量、照射范围等影响,放射反应可大不相同。放射治疗中的反应主要表现在消化系统和造血系统。消化系统反应多表现为食欲缺乏、恶心、呕吐、腹泻等。造血系统的反应主要表现为白细胞减少、血小板减少等。对这些患者应积极对症处理,保证其充足营养(包括蛋白质、糖及维生素等)、水分及休息,一般都能使患者保持在良好的状态下,按计划完成放射治疗。治疗过程中应定期做化验检查及查体,一般情况下每周查一次血、尿常规。疗程中间、治疗结束及随诊时均应做全面查体如妇科检查、血常规、尿常规和胸片等,其他检查如肝肾功能、SCC - Ag、TCT、盆腔 CT 等根据需要进行。自治疗开始起即应坚持阴道冲洗,每日或隔日一次,直至治疗后半年以上,无特殊情况可改为每周冲洗 2~3 次,坚持 2 年以上为好,以减少感染、促进上皮愈合、避免阴道粘连。原则上宫颈癌放疗后的患者应终生阴道冲洗。按计划完成治疗后,如检查局部肿瘤消失、宫颈形态恢复、质地均匀、硬度正常(如硬橡皮感属正常)、宫旁组织硬结消失、质地变软、弹性好转,则可认为治疗效果满意,可以结束治疗。治疗后恢复期亦应保证营养和休息。治疗后 2 周左右行第一次随诊检查,以决定是否需要补充治疗,6~8 周行第二次检查,以后根据检查情况 3~6 个月随诊一次。治疗后 2 年以上者,6 个月至 1 年随诊一次,如有可疑情况随时就诊。患者病历资料和每次随诊记录应输入随访数据库。

4. 宫颈癌的化疗

宫颈癌是最常见的妇科恶性肿瘤之一,手术或放疗的疗效肯定。虽然宫颈癌的放射治疗有近百年历史,放射技术、设备、剂量学等不断进步,手术技巧和方法的改进,但近 50 年来宫颈癌 5 年生存率无明显提高,尤其是中晚期患者 5 年生存率仍徘徊在 50%。治疗失败的原因主要为局部肿瘤未控制或复发,其次为淋巴结或远处转移。以往宫颈癌的化疗主要用于晚期复发转移病例的姑息性治疗,随着宫颈癌发病的年轻化、腺癌患者比例的增加、患者对治疗后生活质量要求的提高以及随着新的化疗药物的研制成功、新的化疗器械及化疗途径的应用,化疗已由晚期姑息治疗的手段进入有效的综合治疗行列,适当的术前化疗或必要的术后化疗对于获得手术机会、改善生活质量和提高生存率具有积极的意义。

1. 子宫颈癌化疗的适应证和禁忌证

宫颈鳞癌细胞对化疗中度敏感。作为宫颈癌综合治疗的一部分,化疗与手术、放疗联合应用或者序贯应用可能会提高宫颈癌患者治疗的有效率、生存率和生活质量。目前在宫颈癌治疗中,化疗主要用于以下 3 种情况:

1)新辅助化疗,是指在宫颈癌局部治疗(主要是手术)前给予的全身化疗,一般为 2 ~ 3 个疗程,目的是减小肿瘤体积,使手术易于施行,或者获得手术的机会,并控制亚临床转移,以期提高远期疗效。

2)作为放疗增敏剂,主要是用于同步放化疗,NCCN 专家组一致认为以顺铂为基础加放疗的同步放化疗(顺铂单药或者顺铂/氟尿嘧啶)应成为ⅡB 期及更高分期宫颈癌的治疗方法;此外,宫颈癌根治术后若发现宫颈肿瘤体积大、宫颈间质深部受侵、盆腔淋巴结阳性、切缘阳性或宫旁组织阳性的患者可以给予术后盆腔放疗[和(或)阴道近距离放疗]加含顺铂的同步放化疗。

3)辅助治疗,这主要是针对晚期、复发或者转移宫颈癌的治疗。

禁忌证:①白细胞低于 40×10^9/L,中性粒细胞低于 20×10^9/L,血小板低于 80×10^9/L;②中、重度肝肾功能异常(轻度异常者慎用);③心功能障碍者,不能用蒽环类抗癌药物,比如阿霉素、表柔比星等;④一般状况差者;⑤有严重感染者;⑥精神病患者不能合作者;⑦过敏体质者应慎用,对所用抗癌药过敏者忌用;⑧妊娠合并肿瘤需根据孕周、肿瘤性质等情况而定。

2. 宫颈癌化疗常用的药物和方案

1)单一化学治疗:单一化学治疗应用不多,主要用于晚期癌及复发癌的姑息治疗。和有严重并发症不能耐受手术或放射治疗者。有单一药物化疗和两种以上药物联合化疗。一般采用联合化疗,常用的有效药物有 DDP、卡铂(CBP)、环磷酰胺(CTX)、异环磷酰胺(IFO)、氟尿嘧啶、BLM、丝裂霉素(MMC)、长春新碱(VCR)等,其中以 DDP 疗效较好。治疗鳞癌常用的有:PVB(DDP、VCR、BLM)方案与 BIP(BLM、IFO、DDP)方案。治疗腺癌有:PM(DDP、MMC)方案与 FIP(氟尿嘧啶、IFO、DDP)方案。化疗途径可采用静脉或介入化疗。

2)联合药物化疗:目前对晚期癌、复发癌或与手术、放射治疗并用时多采用联合药物化疗,较单一药物化疗有更好的效果。联合用药中应注意以下原则:①联合用药中的药物在单一用药时确有效果;②选用抗肿瘤机制不同的药物;③每种药物的毒不良反应不完全相同,毒性作用不能累加;④每一种药物的剂量尽可能和常用有效剂量相近;⑤联合用药的药物之间不能有减效及拮抗的作用。

常用的有 Pr 即紫杉醇加铂类,目前相关报道较多,且应用比较成熟。紫杉醇和顺铂的剂量分别是 $135 \sim 175$ mg/m^2 和 75 mg/m^2。Moore 等进行一项随机Ⅲ期临床试验比较了紫杉醇联合顺铂与顺铂单药的疗效,结果表明尽管中位生存期没有改善,两药联合可以提高缓解率和肿瘤无进展生存期。

BIP 方案具体为博来霉素 10 mg/m²，第 1~2 天；异环磷酰胺 1.2~1.5 g/m²，第 1~5 天，同时用美司那剂量为异环磷酰胺的 20%，于使用异环磷酰胺的 0 小时、4 小时、8 小时重复使用，可以避免异环磷酰胺引起出血性膀胱炎对泌尿系统的损伤；顺铂 50 mg/m²，第 1~2 天。3 周重复。此方案常见的不良反应有消化道反应、出血性膀胱炎、发热、肺损伤等。

此外联合化疗方案还有：

（1）BVP 方案：DDP 60 mg/m²，静脉滴注，第 1 天；VCR 1 mg/m²，静脉滴注，第 1 天；BLM 25 mg/m²，肌内注射，第 1~3 天。3 周重复。

（2）BOMP 方案：BLM 30 mg，静脉滴注，第 1~4 天；VCR 0.5 mg/m²，静脉滴注，第 1 天，第 4 天；MMC 10 mg/m²，静脉滴注，第 2 天；DDP 50 mg/m²，静脉滴注，第 1 天，第 22 天。6 周重复。

（3）PFM 方案：DDP 100~120 mg，静脉滴注，第 1 天；氟尿嘧啶 750 mg，静脉滴注，第 1~5 天；MMC 4 mg，静脉注射，第 1~5 天。4 周重复。

（4）FIP 方案：DDP 30 mg/m²，静脉滴注，第 1~3 天；氟尿嘧啶 500 mg/m²，静脉滴注，第 1~3 天；IFO 1 g/m²，静脉滴注，第 1~3 天。4 周重复。

（5）BM 方案：BLM 5 mg，静脉滴注，第 1~7 天；MMC 10 mg，静脉滴注，第 18 天。15 天为一个周期。

除了一般的全身给药的传统方法外，现在一些临床医生评价了动脉化疗的应用。宫颈癌动脉化疗可以缩小瘤体，利于肿瘤的完整切除；改善宫旁浸润情况，降低脉管转移率，使其分期下降至可以手术的期别，为手术治疗创造机会；降低癌细胞的活力，消灭微小转移灶，减少术中播散及术后转移；消除亚临床病灶，减少复发的潜在危险；通过术前化疗可客观评价肿瘤对化疗的反应，为患者术后的治疗提供依据；增强肿瘤细胞对放疗的敏感性；提高中晚期宫颈癌的综合治疗效果。基于以上的目的，可选择的患者为：具有高危因素的局部晚期宫颈癌的术前新辅助动脉化疗：如局部癌灶直径大于 4 cm、组织细胞分化不良等；无法手术的中晚期宫颈癌的术前动脉化疗，目的在于降分期以期能获得手术机会；宫颈癌放疗前或放疗时的动脉化疗；宫颈癌急性出血时的止血。

具体方法是通过选择性动脉插管技术，在明确局部病灶的基础上，将化疗药物通过导管直接注入肿瘤供血动脉。可选择在病灶对侧股动脉搏动处内侧，平行腹股沟斜切口暴露游离腹壁下动脉，钳夹切断，远端结扎，在近端将备好的导管向心插入达标记线，使顶端达髂总动脉分叉处上方腹主动脉内，将导管固定于腹壁下动脉，末端引出腹壁外固定。在局麻下采用 Seldinger 技术，经皮行股动脉穿刺将动脉导管插入并送至腹主动脉，经压力注射器注入造影剂，行盆腔动脉造影并快速拍片，以显示双侧髂内动脉开口位置、肿瘤血管等，并将导管分别置于左右髂内动脉，经导管注入药物及栓塞物质，肿瘤侧注入总药量的 2/3，剩余药物注入另一侧。早期宫颈癌可选择子宫动脉，中、晚期宫颈癌应选择髂内动脉的前支。为了提高安全性，可以先行计算机断层扫描下的血管造影之后，再行动脉化疗。2000 年的一项 97 例 FIGO Ⅰ~Ⅳ期的局部晚期宫颈癌的回顾性研究显示这种化疗方案取得了较好的疗效。选择的药物为顺铂（60~70 mg/m²）、盐酸多柔比星（30~40

mg/m²）、丝裂霉素(15 mg/m²)和氟尿嘧啶(500 mg/例)，经双侧髂内动脉给药。结果显示29%的Ⅰ期患者和20%的Ⅳ期患者达到了完全病例缓解，Ⅰ～Ⅳ期的手术患者5年生存率为64%～100%。常见的不良反应有胃肠道反应、骨髓抑制、肝肾功能损害，常见的并发症有发热、疼痛、血肿、穿刺部位血栓形成、动脉内膜剥脱、迟发性出血、皮肤溃烂、肾衰竭等。

3)新辅助化疗：新辅助化疗(NACT)是 Frei 于 1982 年首先提出，是指在恶性肿瘤局部治疗(手术或放疗)前给予的全身化疗，目的是减小肿瘤体积，使手术易于施行，并控制亚临床转移，以期提高疗效。新辅助化疗针对局部晚期宫颈癌(LACC)即一组具有预后不良因素的高危宫颈癌，广义包括宫颈癌ⅠB2～Ⅳa，狭义则指局部肿瘤直径≥4 cm 的早期宫颈癌，此类宫颈癌局部肿瘤不易控制，容易发生淋巴或远处转移，预后差，5 年生存率低。新辅助化疗的原理可能为缩小肿瘤的直径、作用于血管化形成好的组织、通过缩小肿瘤体积和减少缺氧细胞部分，增加放疗敏感性、可以减少手术后的微小进展、使不能手术的病例有手术机会、作用于局部和远处的亚临床转移、指导治疗选择，鉴别化疗敏感肿瘤。新辅助化疗也存在缺点，为延长治疗(增加放疗耐药)，延迟可能有治愈作用的治疗(将临床上明显的肉眼转移灶转化为隐藏的转移灶)，肿瘤进展的可能(可能增加术后并发症)，增加总的治疗毒不良反应(判断肿瘤原来边缘的难度增加)，增加治疗的费用。

目前多数临床研究主张宫颈癌新辅助化疗的疗程为 2～3 个疗程，给药途径为全身静脉和动脉介入及动脉插管。新辅助化疗方案以顺铂为基础的联合方案最多，常用的有 PT(紫杉醇、铂类)、PVB(顺铂、长春新碱、博来霉素)、BIP(顺铂、博来霉素、异环磷酰胺)、PVBM(顺铂、长春新碱、博来霉素、丝裂霉素)，其他常用药物还有氟尿嘧啶、甲氨蝶呤、奥沙利铂、表柔比星、足叶乙苷、拓扑替康等。

4)同步放化疗：尽管放射设备和技术不断进步，但对宫颈癌治疗效果却提高甚微，生存率无明显变化。近些年来，国内外学者的研究发现小剂量的化疗药物可提高放疗敏感性，放疗联合化疗在中晚期宫颈癌的研究和应用亦取得一定的进展。同步放化疗(CCR)又称同期放化疗，即盆腔外照射加腔内近距离照射，同时应用以铂类为基础的化疗。主要用于局部进展型，广泛淋巴及全身转移和复发转移宫颈癌。

众所周知单纯放疗对宫颈癌可取得良好效果，化疗也有一定的疗效，但同步放化疗的作用机制并不是化疗和放疗的简单相加，而是化疗药物对放疗有增敏作用，从而提高了放疗的疗效。尽管化疗药物对放疗增敏的机制还未完全明了。但大多数的学者认为其机制可概括如下几点：①放疗和化疗联合可产生协同作用，化疗和放疗分别作用于细胞周期的不同时相，从而起互补作用，但不延长总体治疗时间；②化疗药物能使更多的 G0 期细胞进入细胞周期，可促使肿瘤细胞同步化进入对放疗敏感的细胞周期；③化疗药物可作用于已扩散或远处转移的肿瘤细胞，减少复发机会；④化疗通过其本身的细胞毒作用使肿瘤体积缩小，改善了肿瘤中心部位的乏氧区，增加肿瘤细胞对放射的敏感性；⑤化疗可抑制放疗所导致的肿瘤细胞损伤后的修复。

5)辅助化疗：化疗对晚期宫颈癌、手术或放疗后复发转移患者有一定的姑息性效果，单药顺铂仍然是治疗晚期或复发性宫颈癌的金标准。对于什么是晚期宫颈癌，通常认为是指Ⅲ～Ⅳ期宫颈癌，而临床实际工作中将较重的ⅡB期也按晚期宫颈癌来对待，在20

世纪 90 年代后期,首先由国外学者提出了局部晚期宫颈癌的概念,一般是指具有不良预后因素的高危型宫颈癌。复发性宫颈癌指肿瘤经根治性治疗痊愈后的癌瘤再现,包括了局部复发(复发的肿瘤局限在盆腔内):中心性复发(宫颈、阴道或阴道残端、宫体等复发)和宫旁复发(盆壁);远处转移指复发的肿瘤位于盆腔外的组织和脏器,如肺、骨等。宫颈癌术后复发是指所有的大体肿瘤经根治性手术切除后且标本切缘无肿瘤者,初次手术 1 年后又出现肿瘤的。若在 1 年内局部肿瘤再现或大体肿瘤持续存在,则为术后肿瘤未控。放疗后复发是指宫颈癌经根治性放疗后宫颈和阴道痊愈后盆腔或远处再现肿瘤,放疗结束后 3 个月内出现称放疗后肿瘤未控,也有以 6 个月为限,判断肿瘤是否复发。两者无实质性的差别,不影响患者的治疗和预后。

5. 宫颈癌的分子靶向治疗

除了手术、放射治疗外,化疗也成为重要的治疗方法。但对于局部晚期宫颈癌患者的治疗效果还不令人满意。目前,虽有针对宫颈癌的主要诱因——HPV 的预防性疫苗,然而,对于已发生的宫颈癌仍无效。传统的放疗和化疗由于缺乏特异性,在杀伤肿瘤细胞的同时,对正常组织细胞也有毒不良反应,由于生活水平的提高、年轻患者的增加,对传统治疗方法的毒副反应越来越关切,因而宫颈癌的治疗面临了新问题,需要进一步探索治疗新模式。因此,选择肿瘤细胞特异性靶点,针对该靶点进行治疗,避免对正常细胞的损伤,获得高效低毒的治疗模式将成为方向。随着肿瘤分子生物学的深入研究和生物制药的不断进步,抗肿瘤药物正从传统的细胞毒性药物向着针对肿瘤不同发生发展环节的新型抗肿瘤药物——分子靶向性治疗发展。这些分子靶向药物主要有单克隆抗体和小分子化合物,其作用途径主要包括:调节细胞增生的信号转导途径、细胞受体、调节血管生成的转导途径、肿瘤抑制基因丢失功能的转导等。目前,已有一些宫颈癌分子靶向治疗的临床研究。

1. 表皮生长因子受体拮抗剂

表皮生长因子(EGF)受体酪氨酸激酶家族由 4 种不同的受体组成,分别是 EGF type 1(EGFR 也称 ErbB – 1,或 Her1),ErbB – 2(Her2),ErbB – 3(Her3)和 ErbB – 4(Her4)。该家族所有蛋白拥有一个细胞外配体结合区域、一个疏水转膜区域和单个的细胞质酪氨酸激酶包含区域。内源性配体结合到细胞外区域,EGFR 形成受体同或异二聚体,并激活酪氨酸激酶包含区。随后,复杂的信号转导网被启动,诱导增生、迁移、侵袭和血管形成,包括 P13K/Akt/mTOR 通路和 Erk1/2 分裂原活化蛋白激酶通路。

1)表皮生长因子受体:表皮生长因子受体(EGFR,亦称 Her – 1),是酪氨酸激酶生长因子受体家族的成员之一,属于 I 型酪氨酸激酶受体亚族(ErbB1 – 4),具有酪氨酸激酶活性,EGFR 在包括宫颈癌在内的多种人类实体肿瘤组织中均有过表达,EGFR 通过介导多条细胞内信号转导途径,调节正常细胞的生长和分化,增强肿瘤细胞侵袭力、促进血管生成、抑制肿瘤细胞凋亡,使其成为肿瘤诊断和治疗的新靶点。目前,靶向 EGFR 的肿瘤治疗药物主要分为两类:EGFR 单克隆抗体和小分子化合物酪氨酸激酶拮抗剂。

(1)抗 EGFR 单克隆抗体

西妥昔单抗:西妥昔单抗是基于鼠单克隆抗体 225 的嵌合免疫球蛋白 G_2 单抗,已被批准用于联合放疗治疗头颈部鳞癌和联合化疗治疗结直肠腺癌。西妥昔单抗加放疗治疗头颈部肿瘤,在统计学上可明显延长 2 年总生存期和改善局部控制率。

此外,西妥昔单抗联合伊立替康治疗,提高了结直肠癌患者的反应率和无进展生存率。这些结果为使用抗 EGFR 作为宫颈癌单独治疗或联合放疗和(或)化疗提供了依据。临床前研究表明,宫颈癌对西妥昔单抗介导的细胞毒性和肿瘤生长的抑制均很敏感。

几个西妥昔单抗治疗宫颈癌的临床研究正在进行中,包括西妥昔单抗单独治疗残存或复发的宫颈癌,西妥昔单抗加放疗治疗早期宫颈癌,以及西妥昔单抗加顺铂治疗残存或复发的宫颈癌。

马妥珠单抗:马妥珠单抗是一种人源化的抗 EGFR 的 G_1 免疫球蛋白单抗,每周 800 mg,单独使用,治疗 44 例用顺铂为主的联合化疗后病情进展的宫颈癌患者有效。在 38 例可评价的患者中,2 例 PR(部分有效),9 例 SD(稳定),该单抗有良好的耐受性。

(2)EGFR 酪氨酸激酶抑制剂:EGFR 酪氨酸激酶抑制剂,例如吉非替尼,厄洛替尼,以及拉帕替尼,正在用于宫颈癌的评价中。

吉非替尼:单独使用吉非替尼,500 mg/d,作为晚期宫颈鳞癌或腺癌的二线或三线治疗的多中心 Ⅱ 期临床已在 30 例患者中做了评价。虽然没有客观的反应,但 20% 的患者稳定,中位稳定期为 111.5 天。到进展的中位时间为 37 天,中位总生存时间 107 天。吉非替尼的耐受好,最常见的药物不良事件为皮肤和胃肠道反应。

厄洛替尼:尽管吉非替尼的研究显示缺乏活性,但另一个 EGFR 酪氨酸激酶抑制剂厄洛替尼,正在进行单独治疗残存或复发宫颈鳞癌的 Ⅱ 期临床试验,以及联合顺铂和放疗治疗局部晚期宫颈鳞癌的临床评价。拉帕替尼,一种 Her1(EGFR)和 Her2 的二元酪氨酸激酶抑制剂,正单独和联合帕唑帕尼(一种多靶点的酪氨酸激酶抑制剂)进行 FIGO IVB,或复发,或残存的宫颈癌 Ⅱ 期临床试验。这些结果尚未见报道,但巴西进行了厄洛替尼的非随机多队列的 Ⅰ 期临床试验已有结果。

2)表皮生长因子受体 2:Her2 在 1/4 的乳腺癌患者中过表达,而且,与预后不良相关。然而,Her2 阳性的乳腺癌用抗 Her2 治疗可显著地改善预后,如使用曲妥珠单抗。Her2 阳性仅见于 3% ~9% 的宫颈癌病例,而且是腺癌多于鳞癌。与乳腺癌相反,Her2 阳性在宫颈癌预后中的价值有争议。有报道 126 例 Ⅰ B/ ⅡA 期宫颈癌行根治性子宫切除和盆腔淋巴结清扫术,Her2 阳性者预后不良。另一报道 55 例 Ⅰ ~ⅣA 宫颈癌行根治性放疗,Her2 阳性预后好。这些结果提示,单独使用抗 Her2(如曲妥珠单抗)宫颈癌尚缺少理论依据。

2. 血管内皮生长因子抑制剂

肿瘤的生长和转移依赖于血管,这使得血管生成成为癌症的基础和治疗的理论靶点。血管形成的一个主要通路是血管内皮生长因子(VEGF)家族的蛋白和受体。VEGF 通路在正常及病理血管形成中起关键作用,激发多个信号网络,其结果是内皮细胞生长、迁移、分裂、分化及血管通透。有趣的是,VEGF 的表达是由氧张力牢固控制,而且,乏氧引起 VEGF 表达的上调,其方式就像乏氧引起促红细胞生成素上调一样。VEGF 通路也上调几个生长因子,包括 EGF 和 EGFR。

1)贝伐单抗:贝伐单抗是一种人源化的抗 VEGF - A 单克隆抗体,与化疗联合治疗转移性结直肠癌和非小细胞肺癌,明显改善了反应率和生存率。这些发现确认了抑制 VEGF 信号通道作为一种癌症治疗的重要方式。2006 年,小样本量的回顾性研究显示贝伐单抗联合氟尿嘧啶治疗复发性宫颈癌有抗癌活性。从此以后，几个贝伐单抗治疗宫颈癌的Ⅱ期临床试验开始了。一个是评价贝伐单抗单独治疗残存或复发性宫颈鳞癌的有效性试验，另一个是研究贝伐单抗联合放疗和顺铂治疗初发的局部晚期宫颈癌，而且还有一个是评价贝伐单抗联合托泊替康和顺铂作为一线方案治疗复发或残存宫颈癌的试验。

2)舒尼替尼:苹果酸舒尼替尼是抑制肿瘤增生和血管生成的口服小分子多靶点药物，靶点为VEGFR-1、VEGFR-2和VEGFR-3，PDGFR(血小板衍生生长因子受体)-α和PDGFR-β，KIT，以及FLT3RTKs(受体酪氨酸激酶)。舒尼替尼被批准为转移性肾癌和胃肠间质肿瘤的标准治疗。

3. 环氧化酶2抑制剂

环氧化酶-2(COX-2)是重要的肿瘤血管生成因子，研究发现，在宫颈癌组织中COX-2存在于癌细胞中，不存在于宫颈癌间质细胞，其表达水平与微血管数量密切相关。COX-2高表达的宫颈癌预后较差。COX-2低表达的宫颈癌患者2年生存率达90%。在其他治疗的基础上长期应用COX-2抑制剂可能有效控制肿瘤再生长和复发。

COX-2是花生四烯酸转化为前列腺素所需的酶，它的促肿瘤活性是通过一些机制来介导的，包括前致癌物转化为致癌物，刺激肿瘤细胞生长，抑制凋亡，促使血管生成，以及免疫抑制。COX-2的过表达见于晚期宫颈癌、转移性宫颈癌，以及预后差的宫颈癌。

塞来昔布(塞来考西、西乐葆)非甾体类抗感染药物(NSAID)，可直接抑制COX-2，增强放射线诱导的凋亡和G_2M细胞周期阻滞，抑制亚致死性放射损伤的修复。塞来昔布的治疗降低COX-2、细胞增生的标志物Ki67、新血管生成的标志物CD_{31}的表达。在临床前研究的模型中，塞来昔布抑制了受碱性成纤维细胞生长因子刺激的大鼠角膜毛细血管的生长，并且，这种有效的血管生成抑制剂似乎是基于通过COX-2抑制前列腺素的产生。这样，塞来昔布有直接攻击乏氧细胞的潜能，以克服肿瘤微环境的不利因素，对增强宫颈癌同步放化疗的疗效可能有益。因此，加拿大开展了COX-2抑制剂塞来昔布联合同步放化疗治疗局部晚期宫颈癌的Ⅰ~Ⅱ期研究，以评价其安全性和毒性。

4. 分子靶向治疗展望

晚期宫颈癌以及该病的复发、转移性宫颈癌的疗效差，可选择的治疗方法有限，而肿瘤细胞的分子事件可为我们提供理想的靶点，并以此来开发新的药物。EGFR和VEGF信号通道是两个理想的治疗靶点，在肿瘤生长和血管生成中起重要作用;西妥昔单抗、马妥珠单抗和EGFR酪氨酸激酶抑制剂作用于EGFR，贝伐单抗和VEGFR酪氨酸激酶抑制剂作用于VEGF信号通道。单独使用这些药物或联合化疗和(或)放疗治疗宫颈癌的更多结果有待报道。就实体瘤而言，仅靶向于单一靶点的治疗是不理想的，因肿瘤细胞群会发生多个分子异常事件，对于宫颈癌的个体化治疗，需要检测和描绘完整的分子异常事件，采用多靶点的联合治疗，克服EGFR信号通道耐药的不足，这将是未来理想的靶向治疗方向。

6. 子宫颈癌的生物治疗

1)肿瘤疫苗:HPV感染已被证实为宫颈癌发生的主要因素，故采用HPV疫苗预防HPV感染，进而预防宫颈癌，是最根本的防治方法。目前HPV疫苗主要包括预防性疫苗和治疗性疫苗两大类。其中，预防性疫苗主要通过诱导有效的体液免疫应答，使特异性抗体与病毒的包膜抗原结合,破坏病毒,阻止病毒进入宿主细胞,从而达到预防感染的目的。HPV 的包膜蛋白 L1 和 L2 是预防性 HPV 疫苗的靶抗原。而治疗性疫苗则主要通过刺激细胞免疫应答,消灭表达 HPV 抗原的被感染细胞。由于 E6 和 E7 两种基因产物是 HPV 阳性的肿瘤细胞表达的癌蛋白,是完全的外来病毒蛋白,具有比突变细胞蛋白更多的抗原决定簇,也是最适于作为治疗性 HPV 疫苗的抗原物质。诱导针对 E6 和 E7 蛋白的 CTL 是最常用的方法。

(1)预防性疫苗:将 HPV 的主要外壳蛋白 L1 单独在真核细胞中高表达时,L1 能将自己包裹形成病毒样颗粒(VLP),如同时表达次要外壳蛋白 L2,则病毒颗粒的产量更高。VLP 在形态上与 HPV 完全一样,但不含病毒 DNA。动物实验表明,经接种免疫后,VLP 可保护动物免受同种 HPV 感染。L1 或同时含有 L2 的 VLP 能诱导产生大量的特异抗同种 L1 的中和性抗体。因此 VLP 成为最好的天然病毒模拟物,并以此构建预防性疫苗。

(2)治疗性疫苗

细菌载体重组疫苗:与病毒载体疫苗的制备原理相类似,仅载体不同。目前,用于载体的减毒细菌有沙门菌、乳球菌、志贺菌和利斯特菌等。

肽类疫苗:肽类疫苗含有 HPV 蛋白中能被 T 细胞识别的特异性抗原表位,无癌蛋白的致瘤性,能借助基因工程技术大量生产,从理论上说是一类很有潜力的疫苗。

HPV16 阳性的宫颈癌患体,外周血淋巴细胞经 HPV16 E711 - 20 刺激后,所产生的 CTL 可以识别和攻击肿瘤细胞。另有研究发现在宫颈非浸润性病变如 CIN 中,HPV E7 11 - 20 或脂化 E711 - 20 肽疫苗显示了一定的疗效,16 例 CINⅢ患者经免疫后,有 10 例产生了效应 CTL,其中 3 例临床效果显著。这些研究也提示,肽类疫苗可能在非浸润型病变中具有更好的应用前景。

基于细胞的疫苗:DC 是目前发现功能最强的专职抗原提呈细胞的 APC,虽然在体内数目较少,但其抗原呈递功能远强于巨噬细胞、B 细胞等其他抗原呈递细胞,具有强大的激活 CD_8^+ CTL + CD_4^+ T 细胞的功能,并能分泌多种细胞因子参与免疫调节。树突状细胞能以不同方式负载肿瘤抗原,激活机体的细胞免疫和体液免疫,DC 疫苗治疗宫颈癌在动物试验及部分临床试验中显示出广泛的应用前景。DC 能以不同的方式成功负载抗原,抗原可以为病毒样颗粒(VLP)、蛋白多肽、病毒载体、DNA 或 RNA 及肿瘤裂解产物等。

肿瘤细胞裂解物冲击 DC:目前,采用体内 HPV16 和 HPV18 自体肿瘤组织裂解物冲击的 DC 作为宫颈癌患者的一种扩增 HPV 特异性的 CTL 反应的方法正处于临床试验当中。周昌菊等采用冻融法制备术后宫颈癌细胞抗原,以 GM - CSF 和 IL - 4 诱导自体外周血单个核细胞获得 DC 并负载抗原,刺激自体 T 细胞制备宫颈癌抗原特异性 CTL,观察 CTL 对宫颈癌细胞的杀伤活性。结果显示负载自体宫颈癌抗原 DC 诱导的特异性 CTL 对自体宫颈癌细胞的体外杀伤率显著高于 LAK;且对宫颈癌 HeLa 细胞株具有一定杀伤效应;特异性 CTL 对 HepG2、MCF7、A549 和 MGC803 细胞无明显杀伤效应。显示了自体肿瘤抗原负载 DC 比细胞株制得的抗原对宫颈癌患者进行治疗的具有更为广泛的应用前景。

宫颈癌 HPV 蛋白多肽致敏:将宫颈癌 HPV 所产生的蛋白作为抗原,预先对树突状细胞进行冲击强化,是常用的方法之一。Santin 等人用完整的 HPV16 和 HPV18 的癌蛋白

E7 蛋白对自体的 DC 细胞进行负载,用于验证以 HPV16 和 HPV18 的癌蛋白 E7 负载 DC 诱导宫颈癌患者 TIL 的抗肿瘤作用。随后的体内外实验中显示,全长的 E7 负载 DC 能够都能激活抗自身诱导针对自体 HPV16 和 HPV18 感染的宫颈癌肿瘤细胞的 CD_8^+ CTL 的免疫反应,并产生保护性抗肿瘤免疫反应,而且对转移或复发的宫颈癌患者而言,比 PBL 所产生调节性 T 细胞免疫反应能更为有效。

HPV 的 DNA 刺激致敏 DC:DNA 刺激的 DC 较蛋白抗原冲击法有多个优点:病毒 DNA 可以产生大量的蛋白作为抗原,转染后可能会持续刺激产生特异 CTL;病毒比蛋白更易进入细胞,再者病毒能更好进行表位呈递,促进 HLA Ⅰ 类分子的表达;宫颈癌细胞中大量存在的 HPV16 和 HPV18 的 E6 和 E7 基因都是病毒原癌基因,其产生的 E6 和 E7 蛋白能激活特异性的针对 E6 和 E7 的 CTL 反应。载体病毒 Ankara(MVA)改良了 HPV16 E6、E7 和自分泌 T 细胞因子 IL-2,该疫苗已经证实有更好的治疗效果。

HPV 的 RNA 转染 DC:DNA 疫苗安全性差,具有诱发肿瘤的潜在危险。由于 RNA 不会整合到宿生的染色体上,所以用 RNA 疫苗安全性高。Thornberg 等发现经过编码 HPV E6 和 E7 蛋白的 RNA 冲击过的 DC,无论在体外或体内均能激发出特异性的、强烈的针对表达 E6 和 E7 蛋白的靶细胞的 CTL 效应,识别并溶解包括转染 E6 和 E7 RNA 的 DC 在内的靶细胞,而且溶解宫颈癌细胞的能力比 E6 和 E7 多肽冲击的 DC 所激发 CTL 反应要强,该结果表明用 DC 转染 RNA 编码抗原可诱导潜在的抗原特异的 CTL 反应。

2)基因治疗

(1)针对子宫颈癌基因的治疗研究:目前研究证明,至少有 42 种亚型的 HPV 能感染生殖器,其中高危型 HPV 有 15 种,如 HPV16、HPV18、HPV31、HPV33 和 HPV35 等,高危型 HPV 感染是引起宫颈癌和宫颈上皮内瘤变的主要因素。其中 HPV16 和 HPV18 亚型对宫颈移行带具有高度的亲和力,与宫颈癌的关系最为密切。HPV 感染与组织学类型相关:HPV16 型多见于宫颈鳞癌,HPV18 型以宫颈腺癌为主。

针对 HPV E6 和 HPV E7 的癌基因治疗:研究表明,HPV 病毒基因组整合人类染色体后,早期转录区 E6、E7 基因的表达产物 E6、E7 原癌蛋白在细胞周期调控及凋亡调节中起重要作用,E6、E7 癌蛋白分别使抑癌基因 p53 和 pRb 失去活性,最终引起细胞生长失控,是宫颈癌发生、发展的主要原因。E6 可以和 p53、泛素连接酶组成复合物,导致 p53 的泛素化,最终导致其降解。E7 阻挠了磷酸化的 pRb,当 pRb 丢失时,E2F 可以释放转录因子,导致细胞周期继续,甚至转化细胞克隆扩张。仅表达 E6 或 E7 不能致癌,但是当两者同时表达时大大地增加了细胞的致癌可能性。

RNAi 是一种以双链 RNA 分子形式存在的基因沉默机制,其中微小干扰 RNA(siRNA)可以通过碱基互补配对来阻断特异 mRNA 基因的翻译。以启动子为靶目标的 siRNA 可以有效地降低外源性 HPV16、E6 和 E7 的转录水平,然后抑制 HPV 感染细胞的增生,甚至死亡。Yamato 等认为,通过对引 5'端的前 6 个核苷酸和对中间链核苷酸予以修饰的 RNA-DNA 嵌合体,可加强针对 HPV16、E6 和 E7 的 siRNA 的特异性。

TNF 相关的凋亡诱导配体(TRAIL)是一种跨膜蛋白,隶属于 TNF 家族的可溶性配体,由于它在肿瘤细胞中可诱导细胞凋亡,而在正常细胞中不能发挥作用的能力,故成为许多研究的焦点。TRAIL 可以通过结合两种死亡受体(DR)DR4 和 DR5 而激活,然后激活 caspase 依赖的细胞凋亡。在宫颈肿瘤样本中存在着 DR4 和 DR5 的表达,预示着运用 TRAIL 的治疗是一条可行之路。

其他癌基因的治疗:研究 E6 和 E7 在宫颈细胞的恶性转化过程中起着非常重要的作用。但是 E5 癌蛋白常被忽略。研究发现,E5 癌蛋白可能在肿瘤形成早期通过调节细胞信号通路,来加强 E6、E7 的永生的潜能。HPV16 E5 引起的细胞恶性转化涉及多项机制,包括 EGFR(激活 Ras－Raf－MAP 激酶通路或者 PI$_3$K－Akt 通路)、炎性细胞信号通路的活化(COX－2－PGE2 通路)、细胞分化和细胞凋亡。因此,针对 E5 亦可设计出新的治疗宫颈癌的方法。最近研究表明,缺氧诱导因子 1 在多种肿瘤中表达水平升高,它通过影响肿瘤的微环境调控癌基因的表达,已有研究机构合成了针对缺氧诱导因子 1 的药物 YC1 治疗宫颈癌的报道。肿瘤中 Bcl－2 高表达也是通过抑制细胞凋亡使细胞永生化,有学者用反义 C－myc 腺病毒抑制了 Bcl－2 的表达,在 Bcl－2 高表达的肿瘤中效果更好。

livin 基因:livin 是一种新发现的凋亡抑制蛋白(IAPs)家族成员。研究表明 livin 基因在正常宫颈组织不表达或极低表达,但在 CIN 和宫颈癌组织中的阳性表达率逐渐升高,与宫颈癌及其癌前病变有一定关系,可能参与宫颈癌的发生;同时,发现随着宫颈癌临床分期增加及淋巴结转移,其阳性表达率明显增高,表明 livin 高表达可能反映宫颈癌侵袭和转移能力。Cmkovic Mertens 等通过干扰细胞 livin 基因表达,使肿瘤细胞增敏而发生凋亡,也可以通过 RNA 干涉技术对其进行基因封闭,促进肿瘤细胞凋亡。国内于利利等也做了类似研究,采用 RNA 干扰技术阻断宫颈癌 HeLa 细胞 livin 基因的表达,并加入不同浓度的顺铂,结果显示宫颈癌 HeLa 细胞中的 livin 表达被有效地抑制,同时增强顺铂诱导细胞凋亡的效应。根据 livin 基因在肿瘤中的特异表达及其功能,提示其可能成为某些恶性肿瘤检测的分子标志物,同时为探讨宫颈癌治疗的新途径提供试验依据。

(2)针对子宫颈抑癌基因的治疗研究:目前研究较多的子宫颈癌的抑癌基因有 p53、p73、pPb、Bax、FHIT、p21 和 Fas。

Smac/DIABLO 基因:Smac/DIABLO 是 2000 年 Du 等发现的一种定位于线粒体并发挥调节细胞凋亡的蛋白质。有活性的 Smac 可与 IAPs 特异性结合,解除 IAPs 对 Caspase 的抑制进而促进凋亡并增加细胞对各种刺激的敏感性。Arellano－Llamas 等研究了 109 例宫颈癌发现,Smac 基因在宫颈癌组织表达加强,尤其在局部复发的病例中。随着宫颈癌临床分期升高,Smac 阳性率逐渐下降。郑丽端等将 Smac 基因转染到宫颈癌 HeLa 细胞,观察到 Smac 基因高表达可以提高肿瘤细胞 caspase－3 的表达和活性,增强放疗对癌细胞的诱导凋亡作用。赵宝锋等发现宫颈癌细胞对 Smac 基因的高表达可提高对 γ 射线的辐射敏感性,提示 Smac 基因可能成为宫颈癌放疗效果的判断依据。

(3)基因治疗联合放疗的治疗研究:放射治疗在宫颈癌治疗中占有重要地位,约80% 患者把放射治疗作为治疗手段之一。放疗疗效受到限制常由以下几种生物学因素引起:肿瘤细胞克隆形成率、肿瘤内乏氧细胞的放射抵抗、DNA 修复和分次放疗间歇期损伤的修复等。为了进一步提高放疗的治愈率,基因治疗靶向性处理肿瘤细胞,提高其对射线的敏感性,然后联合放疗。根据技术特点可将基因治疗联合放疗分成免疫基因联合放疗、直接杀伤或抑制肿瘤细胞的基因联合放疗、抗肿瘤血管生成的基因联合放疗和放疗保护性基因治疗 4 项技术。Wang 等证实,放疗联合含有 Egr－1/TRAIL 的腺病毒,可以大大增加肿瘤细胞的死亡和凋亡。Jung 等认为,肿瘤坏死因子 α 联合放疗对治疗局灶性肿瘤是有意义的。

(4)基因治疗联合化疗的治疗研究:临床上经常用铂类为基础的化疗方法来治疗浸润阶段或复发状态的宫颈癌,如顺铂等,然而化疗药物的不良反应较大,如何将药物减少到最低有效剂量,但又不降低治疗的效果,这是一个值得深究的问题。单核细胞化学诱导蛋白 1 是一种能在炎性病变和肿瘤部位催化巨噬细胞渗透和提高它们噬菌作用的化学运动性的物质。Nakamura 等研究发现,单核细胞化学诱导蛋白 1 表达使宫颈癌细胞对低剂量顺铂敏感,可能诱导巨噬细胞的迁移从而根除肿瘤细胞。这个系统可能成为一种结合免疫基因治疗的化疗新策略,用于治疗难治性宫颈癌。García‐Lõpez 等在几个宫颈癌细胞系中研究得出,ICI 182、ICI780 和顺铂联合产生协同抗增生效应,在细胞周期 G_2+M 期时雌激素和黄体酮基因表达部分地被抑制。因此认为,在宫颈癌细胞中 ICI182、ICI780 能增强顺铂的效果。在癌症治疗中,在联合抗肿瘤药物尤其是顺铂的进一步评价中,这种抗激素药物治疗可作为有价值的候选药物。

3)细胞因子及体细胞治疗

细胞因子是由免疫效应细胞(淋巴细胞、单核‐巨噬细胞)和相关细胞(成纤维细胞、内皮细胞)产生的具有重要生物学活性的调节蛋白,在免疫反应中起介导和调节作用。

研究表明,在子宫颈癌患者血清中 IL‐2 含量明显低于正常人,而血清中 ICI‐2R 明显高于正常人,表明宫颈癌患者血清中 IL‐2 与 ICI‐2R 水平呈负相关。HPV 感染的细胞逃逸免疫监视证明 TNF‐α 和 TNF‐β 对感染 HPV 的宫颈癌细胞株具有免疫调节作用。体内和体外实验表明 IFN‐γ 或 TNF 对治疗宫颈腺癌患者有效。这些研究结果均提示,宫颈癌患者体内存在免疫功能异常,在手术、化疗或放疗中进行免疫治疗是非常必要的。但研究同时表明细胞因子对恶性宫颈癌的有效治疗具有非常复杂的机制。

7. 复发性宫颈癌的治疗

子宫颈癌目前仍是最常见的妇科恶性肿瘤,随着子宫颈癌筛查技术的推广和应用,提高了子宫颈癌前病变和早期癌的检出率,死亡率明显降低,但晚期子宫颈癌的生存并未改善。文献报道 Ⅲ 期宫颈癌的 5 年生存率为 30% ~ 50%,Ⅳ 期仅为 5% ~ 15%(Downs Jr 等,2004)。国内较大的肿瘤治疗中心报道晚期子宫颈癌仍占较高的比例,可达 63.8% 和 93.5%(孙建衡,1992),且晚期宫颈癌治疗困难,是导致治疗失败—肿瘤局部未控和(或)复发的主要原因,必须予以重视。据统计 35% 的宫颈浸润癌治疗后复发(Disaia et al Creasman,2002)。

对于复发性宫颈癌的定义,有关的见解基本一致,指肿瘤经根治性治疗痊愈后的癌瘤再现,包括局部复发和远处转移。局部复发指复发的肿瘤位于盆腔内,包括:中心性复发(指宫颈、阴道或阴道残端、宫体等复发)和宫旁复发(指盆壁复发);远处转移指复发的肿瘤位于盆腔外的组织和器官,如肺转移、骨转移、腹主动脉旁淋巴结转移等。根据宫颈癌初次治疗的方法不同,又可将复发性宫颈癌分为手术后复发和放疗后复发。

1)宫颈癌术后复发和未控

复发指所有的大体肿瘤经根治性手术切除后,且标本切缘无肿瘤者,初次手术 1 年后又出现肿瘤的,称为术后复发。如果手术后,术野内大体肿瘤持续存在或初次手术后 1 年内局部肿瘤再现的,称为术后肿瘤未控。根治术后的肿瘤复发,25%位于阴道上段或残端(Disaia et al,2002)。

2)宫颈癌放疗后复发和未控

放疗后复发是指宫颈癌经根治性放射治疗,宫颈和阴道痊愈后,盆腔和(或)远处再出现肿瘤。如果放疗结束后3个月内,原发肿瘤或部分肿瘤持续存在,或盆腔内出现新的病灶,则为放疗后肿瘤未控。宫颈癌放疗后复发,27%在宫颈、宫体或上段阴道,6%在阴道下2/3段,43%宫旁和16%的远处转移(Disaia et al,2002)。

宫颈癌放疗后的愈合时间以放射治疗后3个月为界,也有从放射治疗开始计算,以6个月为限,判断肿瘤复发还是未控,中国医学科学院肿瘤医院采用此标准。两者无实质性差别,不影响患者的诊治和预后。

治疗原则:晚期和复发性宫颈癌的治疗较困难,治疗前应详细地了解病史和全面的检查(包括:血、尿、便三大常规、肝功能和肾功能、胸片、心电图、B超、CT或MRI/PET/PET-CT等,必要实行膀胱镜、结肠镜及消化道造影等检查),充分了解和评估肿瘤的范围、与周围组织器官的关系及患者对治疗的耐受程度等,应根据初次治疗的方法、复发肿瘤的部位和范围、复发距初次治疗的时间及患者的一般状态、经济情况等制订合理的、个体化的治疗方案。

基本的治疗原则为:

1)晚期宫颈癌目前多采用同步放疗和化疗综合治疗。若患者不能耐受同步放化疗,也可采用单纯放疗或化疗进行姑息治疗。

2)根治术后的盆腔复发和(或)腹膜后淋巴结转移者,首选放射治疗,近年多采用同步放疗与化疗联合治疗。Waggoner SE等(2003)报道根治术后盆腔复发放疗者的5年生存率达33%。若盆腔复发肿瘤较大,且为中心型复发时,也可考虑手术,术后酌情补充放疗或放化疗。

3)放疗后的肿瘤复发,在原照射野外的宜选择放疗或放化疗;在原照射野内小的或中心型复发肿瘤,宜选择手术治疗。

4)对于肿瘤广泛转移或不能耐受手术或不宜放疗的患者,可选择姑息性化疗。对于原照射野内复发肿瘤的再放疗,目前尚有争议。主要由于再放疗的剂量受到限制,疗效差,而并发症的发生率高,因此限制了再放疗的应用。另外,目前有文献报道热疗合并放化疗治疗晚期或复发性宫颈癌,可提高肿瘤的控制率,并改善患者的生存(Westermann A M,et al,2005)。

七、护理措施

1. 健康教育

1)加强性知识教育,提倡晚婚,杜绝性紊乱。

2)积极治疗宫颈糜烂及慢性宫颈炎。

3)育龄妇女应每1~2年定期进行防癌检查1次。

2. 护理

1）一般护理

（1）早期宫颈癌患者在普查中发现宫颈刮片报告异常时，会感到震惊，常表现为发呆或出现一些令人费解的自发性行为。几乎所有的患者都会产生恐惧感。因此，护士应向患者介绍有宫颈癌的医学常识，介绍各种诊治过程、可能出现的不适及有效的应对措施。为患者提供安全、隐蔽的环境，鼓励患者提问，尽力解除其疑虑，缓解其不安情绪，使患者能以积极态度接受诊治过程。

（2）鼓励患者摄入足够的营养，评估患者对摄入足够营养的认知水平、目前的营养状况及摄入营养物的习惯。注意纠正患者不良的饮食习惯，兼顾患者的嗜好，必要时与营养师联系，以多样化食谱满足其需要，维持体重不继续下降。

（3）指导患者维持个人卫生，协助患者勤擦身、更衣，保持床单清洁，注意室内空气流通，促进舒适。指导患者勤换会阴垫，每天冲洗会阴 2 次。便后及时冲洗外阴并更换会阴垫。

2）手术前、后护理

（1）术前护理

①执行妇科腹式手术前护理常规。

②手术前 3 天给 1∶5 000 高锰酸钾溶液阴道冲洗，每日 1~2 次。

③手术前 2 天少渣饮食，手术前 1 天晚给流质饮食，手术日晨禁食。

④手术前 1 天晚肥皂水灌肠 1 次，手术日晨清洁灌肠。

⑤手术前 1 小时准备阴道，用肥皂水棉球擦洗阴道后，用温灭菌外用生理盐水冲洗，再以无菌干棉球擦干，宫颈及穹隆部涂 1% 甲紫，然后填塞纱布条，其末端露出阴道口外，便于术中取出。

⑥手术前在无菌操作下留置尿管，以无菌纱布包好尿管开口端并固定。

（2）术后护理

①执行妇科腹式手术后护理常规。

②持续导尿 5~7 天，于第 5 天后开始行膀胱冲洗，每日 1 次，连续 2~3 天，保持尿管通畅，每日更换接管及尿袋，观察尿量及性质。

③拔尿管前 2 天改间断放尿，每 2~3 小时开放尿管 1 次，训练膀胱机能。

④拔尿管后，根据患者排尿情况适时测残余尿，残余尿量 80 mL 以下者，亦膀胱功能恢复正常。若残余尿超过 100 mL 者，需保留尿管给予间断放尿。

⑤注意保持腹腔负压引流管通畅，观察引流液量及性质，每 6~8 小时抽负压 1 次。48~72 小时可拔出引流管。

⑥密切观察病情变化，观察体温、脉搏、呼吸及血压的变化。按医嘱给予抗生素。如发现异常，应及时通知医生给予处理。

3）放疗护理：放疗是女性生殖器官恶性肿瘤的主要治疗方法之一。放射线可直接作用于细胞的蛋白质分子，使之电离，并产生凝结现象，破坏其原有的形态和生理功能，造成细胞死亡，放射线也可使组织产生不正常的氧化过程，破坏细胞的主要生理功能。因此，放射线的作用主要在于使体内蛋白质合成受阻，酶系统受干扰，造成细胞功能障碍，导致其死亡。放射线在抑制和破坏肿瘤细胞的同时,也对正常组织产生不良影响。人体各个器官对放射线的敏感度不一样,卵巢属高度敏感,阴道与子宫颈中度敏感。

(1)放疗患者的心理支持:患者对放疗不了解,常误认为放疗是不治之症的姑息治疗。在放疗期间由于局部和全身的反应,往往难以完成疗程。护士在患者放疗期间除耐心细致地做好护理工作外,还要给患者以精神的支持,解除患者的思想顾虑。详细叙述放疗的原理和疗效,使患者明白放疗绝不是癌症晚期的姑息治疗,某些肿瘤经过几个疗程的治疗是可以治愈的,并要讲清放疗的效果与患者的身体和心理状态有关,放疗的一些不良反应是可以通过治疗和护理来预防和减轻的,说服患者坚持治疗。

(2)放疗患者的一般护理:放疗患者常出现乏力、疲劳、头晕等全身症状,应嘱患者多休息,有充足的睡眠。饮食上尽可能增加食量,给易消化食品,少食多餐,并辅以各种维生素。放疗患者全身抵抗力较低,易于感染,要保持清洁卫生的环境,所住房间应定时用紫外线消毒等。

(3)注意观察一些特殊症状:放疗引起患者血液系统的变化较多,主要因放射线抑制骨髓的造血功能,这与接受放射治疗的剂量、次数、照射面积有关。有白细胞下降、血小板下降、出凝血时间延长,毛细血管通透性增高,因此可以造成出血或大出血。要注意患者有无口腔牙龈出血、鼻出血,注意大便颜色,有无皮下斑点或出血点。若有这些出血倾向,可以输成分血。当白细胞低于 $3.0 \times 10^9/L$ 或血小板低于 $50 \times 10^9/L$、血红蛋白降至 $70\ g/L$ 以下,以及其他全身反应严重时,应考虑暂停放疗,注射用维生素 B_4、B_6 脱氧核苷酸;或口服利血生,复方核苷酸等。

也有的外照射后皮肤瘙痒,是为放射皮肤反应,可用无刺激软膏,严重的似灼伤,出现水疱,可将水疱刺破,但不要擦破水疱上皮肤,以防感染,涂以 10% 甲紫等,使其自愈。

(4)对放疗反应严重者,或晚期癌接受放疗时,应有特别护理如助翻身防止压疮、照料饮食、床头护理、照顾生活等。

(董长艳)

第八节 子宫内膜癌

子宫内膜癌,又称子宫体癌,指发生于子宫内膜的一组上皮恶性肿瘤。以来源于子宫内膜腺体的腺癌最常见,故又称子宫内膜腺癌。属女性生殖道常见的三大恶性肿瘤之一,占女性全身恶性肿瘤7%,占女性生殖道恶性肿瘤20%~30%。本病发生可自生殖年龄到绝经后,以 50~69 岁为发病高峰年龄,绝经后妇女占70%~75%,围绝经期妇女占15%~20%,40 岁以下仅占5%~10%。本病近年发生率有上升趋势,特别是工业发达国家,上升更为明显。

一、病因

确切病因不明,可能与下列因素有关:

1. 雌激素对子宫内膜的长期刺激

正常情况下,子宫内膜受雌、孕激素交替作用,呈周期性剥脱,基本不发生癌变;但临床发现雌激素长期、持续、高涨、不适当的产生与刺激是重要的直接原因,它可引起子宫内膜腺囊样增生、腺瘤样增生甚至不典型增生,进而转变为内膜癌。绝经后虽体内雌激素水平不高,但肾上腺分泌的皮质类固醇在脂肪中发生芳香化,转化为雌酮,增加对内膜的刺激,导致恶性转变。据报道,绝经后长期服用雌激素类药物,子宫内膜癌发生率比未用药者多4倍,但预后较好。

2. 子宫内膜增生过长

国际妇科病理学协会(ISGP,1987)将子宫内膜增生分为单纯型、复杂型及不典型增生过长。不典型增生过长发展为内膜癌的机会最多,约30%;而前两者分别为1%和3%。

3. 体质因素

肥胖、高血压、糖尿病是本病的高危因素。临床实践发现,子宫内膜癌患者常合并肥胖、高血压、糖尿病(称之为内膜癌"三联征")。因垂体功能失调导致代谢障碍及雌、孕激素对内膜的不协调作用。

4. 不孕、晚绝经、多囊卵巢综合征

不孕与绝经延迟均是由于雌激素刺激过长所致,不孕妇女雌激素水平比经产妇高3倍,内膜癌患者绝经年龄比一般妇女平均晚6年,而这些妇女发生内膜癌的危险性增加4倍。多囊卵巢综合征患者因失去排卵功能,内膜缺少孕激素的调节而增加患病危险性。

5. 遗传因素

约20%内膜癌患者有家族史。较之宫颈癌更具家族倾向性。

6. 社会及经济因素

与宫颈癌比较,子宫内膜癌更多发生于中上等社会阶层的妇女。

二、分类

按其累及范围和生长方式,可分为两类:

1. 局限型

癌变局限于宫壁某部,肿瘤呈颗粒状、小菜花状或小息肉状生长。范围虽小,可浸润深肌层。

2. 弥漫型

癌变累及大部或全部内膜。肿瘤呈息肉状或菜花状生长,可充满宫腔,甚至下达宫颈管,质脆,表面可有坏死、溃疡。如浸润肌层,则形成结节状病灶;如蔓及浆膜层,子宫表面出现结节状突起。

按细胞组织学特征,可分为以下几类: ①子宫内膜样腺癌,包括腺癌、腺棘皮癌(腺癌合并鳞状上皮化生)和腺鳞癌(腺癌和鳞癌并存),占80%~90%;②黏液性癌;③浆液性癌;④透明细胞癌;⑤鳞状细胞癌;⑥混合性癌;⑦未分化癌。

三、转移途径

多数生长缓慢,局限于内膜或宫腔内时间较长,也有极少数发展较快,短期内出现转移。主要转移途径是直接蔓延、淋巴转移,晚期可有血行转移。

1. 直接蔓延

癌灶沿子宫内膜向上蔓延生长,经子宫角达输卵管;向下蔓延累及宫颈、阴道;向肌层浸润,可穿透浆膜而延及输卵管、卵巢,并广泛种植于盆腔腹膜、子宫直肠陷凹及大网膜。

2. 淋巴转移

为内膜癌的主要转移途径。其转移途径与肿瘤生长的部位有关。宫底部的癌灶可沿阔韧带上部的淋巴管网转移到卵巢,再向上到腹主动脉旁淋巴结。子宫角及前壁的病灶可经圆韧带转移到腹股沟淋巴结。子宫后壁的病灶可沿骶韧带至直肠淋巴结。子宫下段及宫颈管的病灶与宫颈癌的淋巴转移途径相同。

3. 血行转移

少见,出现较晚,主要转移到肺、肝、骨等处。

四、临床分期

至今仍用国际妇产科联盟 1971 年的临床分期(表 10-8),对手术治疗者采用手术—病理分期(表 10-9)。

表 10-8　子宫内膜癌的临床分期(FIGO,1971)

0 期	腺瘤样增生或原位癌(不列入治疗效果统计)
Ⅰ 期	癌局限于宫体
Ⅰa 期	宫腔长度≤8 cm
Ⅰb 期	宫腔长度>8 cm
根据组织学分类:Ⅰa 期及Ⅰb 期又分为 3 个亚期:G_1:高分化腺癌;G_2:中分化腺癌;C_3:未分化癌	
Ⅱ 期	癌已侵犯宫颈
Ⅲ 期	癌扩散至子宫以外盆腔内(阴道或宫旁组织可能受累),但未超出真骨盆
Ⅳ 期	癌超出真骨盆或侵犯膀胱或直肠黏膜或有盆腔以外的播散
Ⅳa 期	癌侵犯附近器官,如直肠、膀胱
Ⅳb 期	癌有远处转移

表 10 - 9　子宫内膜癌手术—病理分期(FIGO,2000)

分　　期	肿　瘤　范　围
Ⅰ期	癌局限于宫体
ⅠA	癌局限在子宫内膜
ⅠB	侵犯肌层≤1/2
ⅠC期	侵犯肌层 >1/2
Ⅱ期	癌扩散至宫颈,但未超越子宫
ⅡA	仅累及宫颈管腺体
ⅡB	浸润宫颈间质
Ⅲ期	癌局部或(和)区域转移
ⅢA	癌浸润至浆膜和(或)附件,或腹水含癌细胞,或腹腔冲洗液阳性
ⅢB	癌扩散至阴道
ⅢC	癌转移至盆腔和(或)腹主动脉旁淋巴结
ⅣA	癌浸润膀胱黏膜和(或)直肠肠黏膜
ⅣB	远处转移(不包括阴道、盆腔黏膜、附件以及腹主动脉旁淋巴结转移,但包括腹腔内其他淋巴结转移)

五、病情评估

(一)临床表现

1. 症状

阴道出血、阴道排液、宫腔积液或积脓是子宫内膜癌的主要症状。

1)阴道出血:绝经前表现为月经紊乱、经量增多、经期延长或经间期出血,绝经后表现为阴道不规则出血。

2)阴道排液:可为白带增多、浆液性或浆液血性分泌物增多。合并感染者可有脓性或脓血性恶臭分泌物。

3)疼痛:当癌瘤浸润周围组织或压迫神经时可引起下腹及腰骶部疼痛。有宫腔积液、积脓时可刺激子宫收缩,出现下腹痛及痉挛性疼痛。

4)恶病质:晚期可出现贫血、消瘦、发热、全身衰竭等。

2. 体征

早期可无明显体征,子宫可以正常大小或稍大。疾病发展时,子宫增大变软、固定或在宫旁或盆腔内扪及不规则形结节状肿物。

(二)实验室及其他检查

1. 细胞学检查

阴道细胞学检查阳性率仅为50%,宫腔吸引官腔毛刷涂片阳性率可达90%。

2. 诊断性刮宫(分段)

是诊断宫内膜癌最常用的方法,确诊率高,所有不正常出血妇女均应做诊刮,绝经后妇女子宫内膜厚度≥4 mm,诊刮阳性率超过80%,但当病灶较小或位于宫底角时易漏诊,故对有症状而诊刮阴性者应做进一步检查。

3. 宫腔镜检查

可在内镜直视下对可疑部位取活体组织送病理学检查,适用于有异常出血而诊刮阴性者,可了解有无宫颈管病变,及早期癌的镜下活检。

4. 阴道超声(TVS)

了解宫内膜厚度,病灶大小,宫内膜占位病变有无侵犯肌层,有无合并子宫肌瘤,是否侵犯宫颈,有助于术前诊断及制定手术方案。

5. 血清 CA 125 检测

癌血清标记物 CA 125 可升高,CA125 阳性与内膜癌临床分期,病理类型,病灶子宫外转移有关。如 CA 125 > 40 kU/L,可有深肌层侵犯,CA 125 > 350 kU/L,87.5% 有子宫外转移。

6. CT 与 MRI

均为非创性检查方法,对子宫内膜癌肌层侵犯准确率 CT 为 76%,MRI 为 83% ~ 92%,可联合应用。

(三)诊断

根据病史、症状、体征,参考高危因素及辅助检查,可做出初步诊断,但最终要依靠刮宫的病理检查结果。对于围绝经期妇女月经紊乱或绝经后又阴道不规则出血者,应先排除内膜癌或其他恶性肿瘤,再按良性疾病处理。最常用的辅助诊断方法有:

1. 分段刮宫

是简单易行的可靠方法。先用小刮匙环刮宫颈管,再进宫腔搔刮内膜,获得内容物分瓶标记送病检。操作时动作要轻柔,内容物够病理所需即应停止操作,以免子宫穿孔。

2. 宫腔细胞学检查

用特制的宫腔刷或吸管置入宫腔,直接吸取内容物查找癌细胞,阳性率达到 90%,但最后确诊仍需根据病理诊断。

3. B 超检查

子宫增大,宫腔线紊乱、中断或消失。宫腔内可见实质不均匀回声区,有时肌层可见不规则回声紊乱区,边界不清,可提示肌层浸润程度。

4. 宫腔镜检查

可直视宫腔,观察病灶形态、大小、部位并直接咬取活体组织送病检。

5. MRI、CT、淋巴造影等检查

有条件者可选 MRI、CT 或淋巴造影等辅助方法协助诊断。

(四)鉴别诊断

1. 绝经过渡期功能失调性子宫出血

其临床症状与体征和子宫内膜癌相似,临床上难以鉴别。应先行分段性诊刮,确诊后对症处理。

2. 老年性阴道炎

老年性阴道炎表现为血性、脓性白带,妇科检查阴道黏膜充血或散在性出血点,子宫颈与子宫体明显萎缩。子宫内膜癌阴道壁正常,排液来自子宫颈管内。

3. 子宫黏膜下肌瘤或内膜息肉

多表现为月经过多,经期延长,及时行分段刮宫,子宫镜检查及 B 超检查,确诊并不困难。

4. 输卵管癌

输卵管癌主要表现为阴道排液,阴道流血,但刮宫为阴性,妇科检查及 B 超检查在子宫旁发现肿物。而内膜癌刮宫阳性,宫旁无肿块。

5. 子宫颈管癌、子宫肉瘤

子宫颈管癌、子宫肉瘤均表现为不规则阴道流血及排液增多。宫颈管癌宫颈扩大成桶状;子宫肉瘤,一般子宫可增大。分段性刮宫及宫颈活检即能鉴别。

六、治疗

采用手术治疗为主,放疗、化疗或激素治疗为辅的综合治疗方法。

1. 手术治疗

子宫内膜癌手术分期程序是:腹部正中直切口、打开腹腔后立即取盆、腹腔冲洗液或腹水进行细胞学检查,然后仔细探查整个腹腔内脏器。网膜、肝脏、结肠旁沟和附件表面均需检查和触摸任何可能存在的转移病灶,然后仔细触摸腹主动脉旁和盆腔内可疑或增大的淋巴结。在开始手术前先结扎或钳夹输卵管远侧端以防在处理子宫及附件时有肿瘤组织流出。切除子宫后,应该在手术区域外切开子宫以判断病变的范围。许多子宫内膜癌患者过度肥胖或年纪过大,或有并发症和合并症,所以在临床上必须判断患者能否耐受过大的手术。

2. 放疗

单纯放疗适用于晚期或有严重的全身疾病、高龄和无法手术的病例,术后放疗用于补充手术的不足及复发病例。在大多数西方国家;常采用先放疗,然后进行全子宫及双侧附件切除术、选择性盆腔及腹主动脉旁淋巴结切除术的方法。

腔内放射包括宫颈癌腔内放射、宫腔填充法腔内治疗、后装法腔内放射 3 种方法。腔内照射可在术前进行,以利于手术的成功,可减少复发,提高 5 年生存率。近代研究表明,术前先行腔内放疗,2 周内切除子宫者,36% 已无残余癌;8 周后手术者,59% 无残余癌。无残余癌者 5 年复发率为 3.8%,有残余癌者 19.2%。又有研究指出,Ⅰ期癌单纯手术 5 年存活率为 69.5%,术前腔内放疗组 5 年存活率为 93.75%;单纯手术组复发率为 11.51%,术前放疗组为 6.97%。此外,腔内照射亦可在术后进行,主要针对病变累及宫颈或阴道切缘残瘤,最好在术后 3~4 周时辅以阴道内放射。

体外照射治疗,不论为术前、术后或单纯放射,都必须考虑个体差异区别对待。术前体外照射主要针对宫旁或盆腔淋巴结可疑转移灶。术后体外照射主要针对手术不能切除的转移灶和盆腔及腹主动脉旁淋巴结转移。单纯体外照射适用于晚期病例,阴道及盆腔浸润较广泛,不宜手术,且腔内放射治疗亦有困难者。

3. 化疗

子宫内膜癌的化疗主要适宜于晚期或复发、转移的患者或作为高危患者手术后的辅助治疗,如低分化肿瘤,肿瘤侵犯深肌层、盆腔或主动脉旁淋巴结阳性者以及一些恶性程度极高的病理类型的肿瘤。

1）PAC 方案

顺铂（DDP）60 mg/m²，静滴

多柔比星（ADM）50 mg/m²，iv

环磷酰胺（CTX）500 mg/m²，iv

间隔 4 周，连续 6 个疗程。

2）CP 方案

环磷酰胺（CTX）500 mg/m²，iv

顺铂（DDP）60 mg/m²，静滴

间隔 4 周，连续用 6～8 个疗程。

3）CAF 方案

环磷酰胺（CTX）500 mg/m²，iv

多柔比星（ADM）50 mg/m²，iv

氟尿嘧啶（5-FU）500 mg/m²，静滴

间隔 4 周，连续用 6 个疗程。

4. 激素治疗

对晚期癌、癌复发患者，不能手术切除的病例或年轻、早期患者要求保留生育功能者均可考虑孕激素治疗。

1）孕激素：正常子宫具有较丰富的雌激素受体（ER）和孕激素受体（PR），能分别识别雌激素和孕激素，与其结合后发挥生物效应。子宫内膜癌为激素依赖性肿瘤，但受体含量较正常内膜低，且肿瘤分化程度越差，临床期别越晚，受体含量就越低。公认激素受体含量与预后和治疗选择有重要关系：受体含量低者，肿瘤复发率高，生存期短，预后不良，死亡率高，对孕激素治疗反应差，对细胞毒药物反应好。反之，受体含量高者，肿瘤分化好，生存期长，预后好，适宜孕激素治疗。据报道，受体阳性者，治疗有效率分别为：ER 阳性者，50%～60%，PR 阳性者，70%～80%，两者均阳性为 80%；未做受体检测者则为 30%。

在孕激素作用下，子宫内膜癌细胞可以从恶性向正常内膜转化，直接延缓脱氧核糖核酸和核糖核酸的合成，从而控制癌瘤的生长。孕激素还可增强癌细胞对放疗的敏感性，使早期患者肿瘤缩小、消失或分化好转。诸多学者的研究表明，孕激素不但对原发灶有抑制作用，对转移灶，尤其是肺转移灶也有较好疗效，对内膜癌的皮肤转移灶也有治疗作用，年轻未育的子宫内膜癌患者在孕激素治疗后可以妊娠。

当今临床应用的孕激素主要有 3 种：

（1）醋酸甲孕酮：200～300 mg，每日 1 次口服，或 500 mg，每日 3 次口服，或 400～1 000 mg，肌内注射，每周 1 次。8 周以后每周 250g；或每日 100 mg×10 天，后每日 200 mg，每周 3 次，维持量为每周 100～200 mg。

（2）醋酸甲地孕酮：每日每次 400 mg，肌内注射，连用半年至 1 年；或每周 40～60 mg 口服。

（3）17-羟乙酸孕酮：500 mg，每周 2 次，肌内注射，或 1 000 mg，肌内注射，每周 1 次，连用 3～6 个月；或每日 500 mg，1～2 个月后每日 250 mg。

上述长效孕激素通常应连续使用 2 个月以上,才能产生疗效,对癌瘤分化良好,PR 阳性者疗效好,对远处复发者疗效优于盆腔复发者,治疗时间至少 1 年以上。大规模随机安慰剂对照研究未显示出辅以孕激素治疗能够改善子宫内膜癌患者的无进展生存率及总生存率,故目前激素治疗多用于晚期和复发转移患者,孕激素的有效率 <20%。

孕激素治疗产生的不良反应少,症状轻,偶见恶心、呕吐、水肿、秃发、皮疹、体重过度增加及满月脸等,严重的过敏反应及血栓性静脉炎、肺动脉栓塞较罕见。

2)抗雌激素药物:近年报道,雌激素拮抗剂三苯氧胺(TMX)对原发性肿瘤为雌激素受体阳性的复发病变有效,或当孕激素治疗失败时,应用此药有效。用法:20 mg,每日 2 次,口服连用 3 个月至 2 年。三苯氧胺有促使孕激素受体水平升高的作用,对受体水平低的患者可先用三苯氧胺使受体水平上升后,再用孕激素治疗,或者两者同时应用可以提高疗效。药物副反应有潮热、畏寒类似更年期综合征的表现,骨髓抑制表现为白细胞、血小板计数下降,但一般较其他化疗药物反应轻,其他可以有少量不规则阴道流血、恶心、呕吐等。

3)氨鲁米特:是一种作用于中枢神经系统的药物,除有镇静作用外,还能抑制肾上腺,从而抑制外周组织芳香化酶的产生。使血浆 17 - 羟孕烯醇酮、雄烯二酮下降,体内雌激素水平下降。从 20 世纪 80 年代开始,氨鲁米特用于乳腺癌的治疗,取得了一定的疗效,但其对内膜癌的治疗,国内外鲜见报道。国内刘惜时等用氨鲁米特治疗子宫内膜癌患者发现,氨鲁米特可降低患者血中雌激素、孕激素水平,并使内膜癌组织中雌激素受体、孕激素受体含量下降,用药后癌组织在光镜下形态学变化主要表现为癌细胞退性变,提示氨鲁米特可抑制癌细胞生长,由于此类报道较少,氨鲁米特对内膜癌的作用有待进一步研究。

七、预后

由于宫内膜癌的症状显著,易于诊断,并且其病情发展缓慢,发生转移的时间亦较慢,因此子宫内膜癌确诊时多数患者处于早期,无论给予手术治疗或放射治疗,其治疗效果均较满意。从总体来说,子宫内膜癌的治疗效果在妇科恶性肿瘤中是比较理想的,治疗后 5 年生存率一般在 60% ~70%,个别的可高达 80% 左右。影响子宫内膜癌预后的相关因素有临床分期、组织类型、组织学分化程度、肌层浸润、淋巴结转移、腹腔细胞学、子宫大小、发病年龄、治疗方法及患者绝经年龄、生育情况等,这些因素在通常情况下不是孤立存在的,而是相互关联或是多元存在相互影响的。

八、护理措施

1. 健康教育

1)普及防癌知识,对 40 岁以上妇女应定期作妇科检查,尤其是绝经后妇女有不正常的阴道排液增多或不规则的阴道流血时,应立即就诊。

2)平时应注意控制饮食和体重,控制外源性雌激素药物的剂量,尤其应避免长期应用。对于不孕、肥胖,并患有高血压、糖尿病的妇女,应提高警惕。

3)对更年期综合征、功能性子宫出血患者,应慎用雌激素治疗。以免用药不当引起子宫内膜过度增生。对于已经出现子宫内膜增生的患者,宜及时应用孕激素。

4)密切随访及治疗子宫内膜癌的前驱病变,尤其是腺瘤样增生及不典型增生,以防癌变。子宫内膜癌的预后一般较好,总的 5 年治愈率为 55% ~60% ,原位癌和腺瘤样增生治愈率近 100% ,能被适当治疗的 I 期癌患者,治愈率一般为 70% ~75% 。因此,早期治疗、早期诊断尤其重要。

5)无论是手术、放疗、化疗或综合治疗后的子宫内膜癌患者均需密切随访,定期检查,发现异常及时处理。

2. 护理

1)指导患者保持外阴清洁,及时更换会阴垫;鼓励进食,促进营养,纠正贫血等不良健康状态,以提高肌体对手术和放射等治疗的耐受性。

2)向患者介绍有关内膜癌的医学常识,使患者认识到内膜癌发展慢、转移晚、手术治疗效果较好,以增强患者坚持治疗的信心。教育患者保持愉快心情,有利于疾病的康复。

3)需要手术治疗者,严格执行腹部及阴道手术护理活动。术后 6 ~7 日阴道残端羊肠线吸收或感染可致残端出血,需严密观察并记录出血情况,此期间患者应减少活动。孕激素治疗的作用机制可能是直接作用于癌细胞,延缓 DNA 复制和 RNA 转录过程,从而抑制癌细胞的生长。常用各种人工合成的孕激素制剂,通常用药剂量大,至少 8 周才能评价疗效,患者需要具备配合治疗的耐心。药物的不良反应为水钠潴留、药物性肝炎等,但停药后即好转。他莫昔芬用药后的副反应有潮热、急躁等类似围绝经期综合征表现和轻度的白细胞、血小板计数下降等骨髓抑制表现,还可有头晕、恶心、呕吐、不规则少量阴道流血、闭经等。晚期病例及考虑放疗、化疗者,参考有关护理内容。

(董长艳)